图解膝关节置换
手术操作与技巧

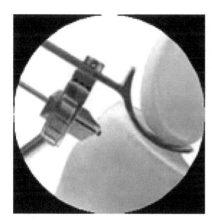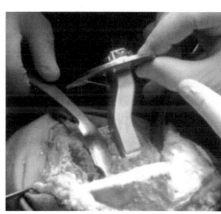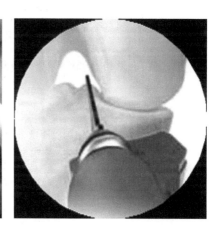

主 编 王坤正

科学出版社

北 京

内 容 简 介

　　本书由国内膝关节外科领域的著名专家执笔编写，重点介绍了膝关节置换的基础理论、围术期管理、手术操作与技巧、前沿技术在膝关节置换中的应用等。配以大量的手术图片，以增加读者对手术过程和步骤的理解。具体包括膝关节假体的设计和固定方式，人工膝关节置换围术期的处理和术后评估，单髁人工膝关节置换术，人工膝关节表面置换术，特殊情况下的人工膝关节置换术，人工全膝关节翻修术，人工膝关节置换术后并发症的诊断与防治，微创技术、导航技术、3D打印技术及机器人在人工膝关节置换中的应用等。

　　本书适合各级医院骨科医师参考阅读，特别对关节外科医师而言，是一本难得的参考书。

图书在版编目(CIP)数据

图解膝关节置换手术操作与技巧 / 王坤正主编. —北京：科学出版社，2019.6
　ISBN 978-7-03-061641-8

　Ⅰ.图…　Ⅱ.王…　Ⅲ.人工关节－膝关节－移植术（医学）－图解
Ⅳ.R687.4-64

　中国版本图书馆CIP数据核字（2019）第114302号

责任编辑：王海燕 / 责任校对：张　娟
责任印制：赵　博 / 封面设计：吴朝洪

科学出版社 出版
北京东黄城根北街 16 号
邮政编码：100717
http://www.sciencep.com

涿州市般润文化传播有限公司印刷
科学出版社发行　各地新华书店经销

＊

2019 年 6 月第 一 版　　开本：889×1094　1/16
2025 年 1 月第三次印刷　　印张：20 1/4
字数：656 000

定价：258.00 元
（如有印装质量问题，我社负责调换）

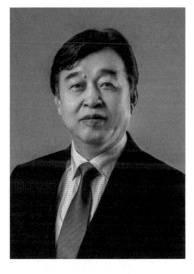

王坤正　一级主任医师，教授，骨外科学博士，博士生导师，西安交通大学医学部关节外科中心主任。现任中华医学会骨科学分会候任主任委员，中华医学会骨科学分会关节外科学组组长，中国医师协会骨科医师分会副会长，中国医师协会骨科医师分会关节外科专家工作委员会主任委员，中国医师协会骨科医师分会会员发展工作委员会主任，陕西省关节外科学会主任委员，陕西省骨与关节学会会长。

《JBJS》（中文版）副主编，《JOA》（中文版）副主编，《中华骨科杂志》副主编，《中华关节外科杂志（电子版）》副主编，《中华临床解剖杂志》副主编，以及《中国修复重建外科杂志》《国际骨科学杂志》《实用骨科学杂志》《中国骨与关节损伤杂志》等20余种国家期刊常务编委或编委。

入选国家人事部"百千万人才工程"第一、二层，教育部"骨干教师"，1992年起享受国务院特殊津贴。主编、参编大型骨科学专著20余部。曾获省部级科技进步一等奖2项，卫生部科技进步三等奖2项，陕西省科技进步二等奖4项、三等奖6项，卫生部"强生"医学奖二等奖1项。主持和参与研究国家"十一五"科技攻关项目子课题、国家"十五"科技攻关计划项目、国家863计划、卫生部临床学科重点项目、陕西省重点研发产业链项目及国家自然科学基金等各层次科研项目，累计获得研究经费逾千万元。

培养硕士研究生100余名，博士研究生40余名。已经毕业的博士研究生多就业于国内知名的关节外科中心，他们坚实的临床和科研基础受到所在单位的一致好评。该团队累计发表研究论文300余篇，其中SCI收录论文60余篇。

编者名单

主　编　王坤正　西安交通大学第二附属医院

副主编　杨　佩　西安交通大学第二附属医院

　　　　　　曲铁兵　中国康复研究中心北京博爱医院

　　　　　　曹　力　新疆医科大学第一附属医院

　　　　　　张先龙　上海市第六人民医院

　　　　　　马　瑞　西安交通大学第二附属医院

编　者（以姓氏笔画为序）

　　　　　　马树强　中山大学附属第八医院

　　　　　　王　伟　西安交通大学第二附属医院

　　　　　　王　强　皖南医学院弋矶山医院

　　　　　　尤武林　南京中医药大学无锡附属医院

　　　　　　田　润　西安交通大学第二附属医院

　　　　　　朱裕昌　同济大学附属第十人民医院

　　　　　　刘　峰　江苏省人民医院

　　　　　　刘忠堂　海军军医大学附属长海医院

　　　　　　刘瑞宇　西安交通大学第二附属医院

　　　　　　许建中　郑州大学第一附属医院

　　　　　　杨大威　哈尔滨医科大学附属第四医院

　　　　　　吴立东　浙江大学医学院附属第二医院

　　　　　　宋科官　哈尔滨医科大学附属第一医院

　　　　　　张　晨　西安交通大学第二附属医院

　　　　　　张子琦　西安交通大学第二附属医院

　　　　　　陈云苏　上海市第六人民医院

　　　　　　武士清　山东大学第二医院

　　　　　　尚希福　中国科学技术大学附属第一医院

　　　　　　宫福良　大连医科大学附属第一医院

　　　　　　倪建龙　西安交通大学第二附属医院

　　　　　　徐　杰　福建省立医院

　　　　　　唐一仑　西安交通大学第二附属医院

　　　　　　康鹏德　四川大学华西医院

　　　　　　强　辉　陕西省人民医院

　　　　　　樊立宏　西安交通大学第二附属医院

　　人工关节置换术经过近百年的发展，目前已在临床上广泛应用，且能有效地消除关节疼痛、恢复关节功能、提高患者生活质量，现已被认为是最成功的外科手术之一。中国人口基数巨大，老龄化程度逐渐加剧，膝关节骨关节炎的发病率也逐年增加。病变早期可非手术治疗，当发展至中晚期出现疼痛加重、关节功能障碍、软骨损伤加重甚至出现畸形时，人工膝关节置换术是一种解除疼痛、改善功能的有效治疗手段。其他诸如类风湿关节炎、强直性脊柱炎、创伤性关节炎、血友病性关节炎、大骨节病、骨肿瘤等疾病累及膝关节并发展至终末期时，也常常需要进行人工膝关节置换。

　　在中国接受人工膝关节置换术的患者呈逐年增长的趋势。同时，新技术、新方法和先进的围术期处理的理念已经在国内得到了传播与应用，并在临床上逐渐积累了符合我国国情的关节外科手术技巧和围术期管理经验。由于外科医师孜孜不倦的追求，对人工膝关节置换术的手术技巧、内植物设计及临床决策等问题都取得了相当大的成果。一些复杂的全膝关节置换术，如僵直膝、固定性膝内外翻及严重畸形等，也都能获得良好的手术效果。

　　随着患者对手术效果要求的提高、外科医师对手术技术的不断创新，人工膝关节置换术越来越趋向于微创化。同时计算机辅助定位技术的应用、外科医师操作技术的规范化及机器人手术系统的出现，使微创膝关节置换技术日臻成熟。针对个体化的病情复杂的患者（如严重畸形或肿瘤膝），应用3D打印技术进行关节定制，其精准化、个体化、微创化的特点使其具有无可比拟的优势。诸如微创技术、导航技术、机器人系统和3D打印技术代表着人工膝关节置换术的发展方向和潮流，但是传统的人工膝关节置换术是基础技术且仍在普遍应用，对于正在成长的年轻医师来说，掌握传统技术仍然是必需的。

　　为了使关节外科年轻医师迅速成长，为了给患者以优质的服务，从事关节外科的先行者及时将其经验推广、传授手术技巧是十分必要的。本书配以大量的手术图片，更直观地阐述人工膝关节置换的手术操作方法和技巧，以使读者分享作者和他人的经验。

　　由于编者水平有限，遗漏和编写不当之处敬请各位前辈、专家和同道批评指正。

中华医学会骨科学分会候任主任委员
中华医学会骨科学分会关节外科学组组长
中国医师协会骨科医师分会副会长
中国医师协会骨科医师分会关节外科专家工作委员会主任委员
西安交通大学医学部关节外科中心主任

目 录

iii

第一部分

1

膝关节置换的基础理论

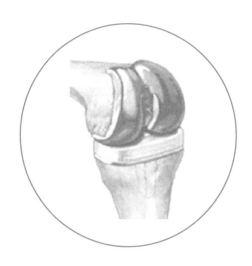

第1章

膝关节外科学基础

第一节　膝关节解剖学概要

膝关节是全身最大、结构最复杂的关节。膝关节由股骨内外侧髁、胫骨上端及髌骨构成。膝关节的主要功能为屈伸运动，同时膝关节还存在范围较小的旋转及内外翻活动。肌肉收缩时，牵动它所附着的骨，围绕关节支点转动就构成了杠杆系统，膝关节处于下肢中部，在活动过程中承受的杠杆力量比较大，故膝关节也是最容易受伤的关节。熟悉膝关节解剖基础是膝关节手术成功的基础。

一、骨性结构

构成膝关节的骨性结构包括股骨、胫骨及髌骨。上述三骨对应形成 3 个相互独立的膝关节内、外侧间室及髌股关节室。胫骨外侧的腓骨虽不参与膝关节的构成，但是腓骨对膝关节也起到了一定的支撑作用。

（一）股骨

股骨是人体最长最结实的管状骨，长度约为体高的 1/4，分为一体两端。股骨的远端逐渐膨大形成股骨髁。髁前方为比较平滑的关节面，髁部向后变成弧形，分为股骨内侧髁和股骨外侧髁，内髁较大，外髁较小，股骨的内外髁分别于胫骨内外侧平台构成关节。两髁之间为髁间窝，前方为股骨滑车，滑车与前方的髌骨构成髌股关节，内外侧髁之间的距离约为股骨干横径的 3 倍。

（二）胫骨

胫骨是位于下肢双骨内侧的长管状骨，是小腿的主要承重骨，胫骨近端由下至上逐渐膨大为胫骨平台，胫骨平台内外侧分别是胫骨内外侧髁构成的比较平滑的关节面，内外侧髁之间有一骨性隆起，称为髁间嵴；髁间嵴的前后方分别为髁间前区及髁间后区。胫骨上端前面有一粗糙的骨性隆起，称为胫骨粗隆；外侧髁的后下面与腓骨小头相关节，胫腓关节面胫骨体部前缘为一锐利的弧形突起，称为前嵴，是皮下可触及的骨性标志。胫骨后侧面有一明显的骨性隆起，起于胫腓关节面后方并向内下方走行，称为比目鱼肌线。

（三）腓骨

腓骨位于胫骨外侧，相对于胫骨较为细长，负重能力有限。腓骨近端膨大形成腓骨小头，可从皮肤表面触及，腓骨小头上端仅与胫骨相连构成胫腓关节，并不参与膝关节的构成。

（四）髌骨

髌骨位于膝关节前方，是人体最大的籽骨。髌骨前面观大致呈卵圆形，侧面观呈三角形，股骨的关节面有一嵴将关节面分为内外两侧，内侧关节面较外侧关节面小而浅，分别与股骨两髁相适应而形成髌股关节。二分髌骨为临床十分罕见的先天性髌骨畸形，需与髌骨骨折相鉴别。

二、关 节 囊

膝关节囊是包覆骨和软骨组织的结构，边缘附着于骨面，近端附着于股骨关节面，远端附着于胫骨。关节囊分为内外两层，内层为滑膜层，外层为纤维层。纤维层坚韧且富有弹性，主要作用是稳定关节。滑膜层为平滑、半透明粉红色组织，向关节腔伸出可形成绒毛或皱襞突入关节腔内。在髌上缘，滑膜向上方囊状膨出，形成髌上囊，在髌骨下方的两侧，滑膜向关节腔突起形成一对翼状襞，内充脂肪和血管。滑膜可以分泌滑液来润滑关节和营养软骨，正常情况下关节腔积液较少，炎症时可增多。

三、半 月 板

半月板是垫在股骨髁与胫骨髁之间的纤维软骨盘，主要成分为胶原与非胶原蛋白及少量的黏多糖蛋白。半月板分为内、外侧半月板，内、外侧半月板又各分为前脚、体部、后脚。半月板外侧 1/3 的血供较丰富，称为"红区"，而中间 1/3 仅有很少的毛细血管，内侧为无血区，称为"白区"。因此，半月板内侧的损伤极难愈合。

内侧半月板呈"C"形，外侧半月板呈"O"形。半月板具有一定弹性，可随股骨在一定范围内移动，称为可移动的关节白。内侧半月板与周围关节囊广泛相连，而外侧半月板不与周围关节囊相连，外侧半月板的活动度较内侧更大，可达 1cm，因此内侧半月板较外侧半月板更易受伤。半月板的主要作用是扩大关节面、维持关节稳定及润滑关节等。

四、韧 带

关节囊的周围附有韧带，以增加关节稳定性，防止膝关节活动时脱位。

1. 髌韧带 又称为髌腱，是股四头肌肌腱的延续。起于髌骨下缘和后缘下方，止于胫骨粗隆，扁平而坚韧。

2. 腘斜韧带 在膝关节后方，半膜肌肌腱延伸形成腘斜韧带，起于胫骨内侧髁，斜向外上方，止于股骨外上髁，可限制膝关节过伸运动。

3. 腓侧副韧带 又称外侧副韧带，起于股骨外上髁、止于腓骨头前方的宽扁束状纤维索，与外侧半月板不直接相连，伸膝时紧张，屈膝时松弛，半屈膝时最松弛，可抵抗膝内翻运动。

4. 胫侧副韧带 又称为内侧副韧带，起于股骨内上髁，止于胫骨上端内侧面的条索状纤维索，与内侧半月板紧密相连，可限制膝外翻。

5. 前交叉韧带 起于胫骨髁间隆起的前方，止于股骨外侧髁的后内侧面，前交叉韧带是对抗胫骨在股骨上向前滑动的主要静态稳定结构。

6. 后交叉韧带 起于胫骨髁间隆起的后方，止于股骨内侧髁的外侧面。后交叉韧带被认为是膝关节的主要稳定结构，可防止胫骨向后滑动。

五、肌 肉

膝关节静止时，韧带对关节的稳定性起主要作用，但是在膝关节运动时，一些韧带变得松弛。此时，膝关节周围的肌肉成为维持膝关节稳定的主要力量。

1. 伸膝肌 位于大腿前面的股四头肌是伸膝肌的主要组成，包括股直肌、股内侧肌、股外侧肌、股中间肌。股四头肌受股神经支配，主要功能是屈髋、伸膝，是维持人体直立姿势、行走、跑跳的主要肌肉。

2. 屈膝肌 在股（大腿）的屈侧，腘绳肌与股四头肌相对应，包括股二头肌、半腱肌、半膜肌。股二头肌起于坐骨结节后上方外侧面及股骨粗线，两头汇合以一长腱止于腓骨头；半腱肌起于坐骨结节后上方外侧面，止于胫骨上端内侧面的肌肉；半膜肌起于坐骨结节后上方外侧面，止于胫骨内侧髁后面。腘绳肌受坐骨神经支配，主要功能为伸髋、屈膝。

3. 旋转肌 腘肌起于股骨外侧髁的外侧面的上缘，止于胫骨比目鱼肌线以上的骨面的肌是小腿旋内肌，同时具有协助屈膝作用；膝关节屈曲位，股二头肌及阔筋膜张肌可使小腿旋外。

六、血 管

膝关节血供十分丰富，有股动脉、腘动脉、胫前动脉、胫后动脉、股深动脉等的分支在膝关节周围相互吻合形成动脉网。膝关节动脉网不但能给膝关节提供营养，而且在腘动脉受损时，其周围丰富的血管网可以成为远端侧支循环的重要途径。因此，当怀疑有膝关节动脉受损时，应反复进行足背动脉搏动的触诊及多普勒检查，以防漏诊。

七、神　　经

膝关节神经分为前、后两组：前组包括股神经、腓总神经及隐神经的关节支，后组包括胫神经和闭孔神经的后关节支。在膝关节置换术中应该尽量避免皮神经损伤，防止术后局部皮肤麻木，而关节支应尽可能切除，降低术后髌股关节疼痛并发症的发生，膝关节置换、膝关节镜等术中通过滑膜切除、关节支切断，进行髌骨周围去神经化术等可降低髌股关节疼痛。

八、滑　膜　囊

膝关节周围有较多的滑膜囊，对肌腱的运动具有积极作用。较重要的滑膜囊有位于髌骨前方的髌前囊、髌韧带之后的髌下囊及位于缝匠肌、股薄肌、半腱肌肌腱和胫骨之间的鹅足囊。这些滑膜囊由内皮细胞构成，少数与关节腔相通，能够保护关节组织，其产生的关节液也可以为关节活动提供润滑，外伤或炎症后这些滑膜囊会发炎。

（刘瑞宇）

第二节　膝关节生物力学

膝关节是人体最复杂的关节，是下肢运动的枢纽。在各种活动中，膝关节承受了超过自身体重的力量，因此其伤病率也是较高的。膝关节的解剖结构、力学环境及其功能要求使其成为遭受损伤的关节之首，膝关节的解剖结构如图 1-1 所示。关节软骨退变所造成的骨关节病的生物力学根源在于关节运动和关节内部应力分布的不合理。膝关节运动包括屈伸、收展及沿肢体长轴的轴旋转。膝关节的几何形态与韧带共同作用限制膝关节屈伸运动，使其沿一个不断变化的横轴进行。膝关节的稳定性依赖于膝关节的骨性结构、半月板、关节囊及附属韧带结构，膝关节静态和动态的稳定依赖这些结构的共同作用。膝关节的稳定性与活动度是相辅相成的一对耦合体，是由三方面因素决定的，即关节面的形合度、周围软组织的被动限制、肌肉的主动收缩。其中任一因素的改变均会导致膝关节其他结构和功能的变化。膝关节骨折的治疗，全膝关节假体的设计都必须建立在充分了解膝关节解剖知识和生物力学性质的基础上。人体运动过程中，关节间的接触应力、剪切应力、流体静压力及摩擦等力学因素对关节软骨及骨的影响尚需进一步研究。

1.膝关节的运动　膝关节的运动范围为 0°～140°，但常有 5°～10° 的过伸。功能范围为 0°～90°。屈膝 90° 时，胫骨在股骨上的被动旋转可达 25°～30°，但这种被动旋转因人而异。

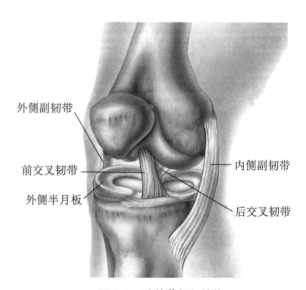

图 1-1　膝关节解剖结构

外侧副韧带
前交叉韧带
外侧半月板
内侧副韧带
后交叉韧带

Dennis 等认为正常膝关节屈曲轴呈螺旋形变化，屈曲程度不同时旋转运动范围则随之变化，伸直位时，膝关节旋转角度极小；屈膝 90° 时，外旋可达 45°，内旋可达 10°～30°。收展运动接近 0°，通过动态荧光及三维 CT 扫描测得屈膝时股骨内侧髁平均后移 2mm，外侧髁后移 21mm。切断前交叉韧带，该轴的变化更大，膝关节的屈曲轴是内侧髁屈曲面球心与外侧髁 FFC 的连线。膝关节轴移以内侧为主，伸膝过程中胫骨相对股骨发生外旋，屈膝时发生胫骨内旋。由于股骨两髁的曲率由后向前逐渐变大，伸直位曲率半径在增长，屈曲位变短，最前方与最后方的半径比为 9 : 5。

膝关节的活动是一系列瞬心变化的转动组合，其变化轨迹是一条围绕股骨髁的J形曲线（图1-2）。

膝关节的屈伸运动包括滚动和滑动，滚动运动由移动部分等距离的点与静止部分等距离的点相互接触构成。例如，股骨髁在胫骨平台上的运动，滑动运动是指关节运动的一端在移动时，该端上的多点与相对静止端的某一点相接触（图1-3）。滚动一般发生在膝关节屈膝的前20°，以后过程为滑动。

膝关节的整个屈膝过程实际上可以分成三段：

（1）完全伸直位：屈膝10°～30°，即终末伸展段。其起点是屈膝5°或反屈膝5°，该段是膝关节被动伸展的极限，并不为日常步行所必需。

（2）屈膝10°～30°：屈膝120°，即主动功能段。在此段中，膝关节实际存在着3种运动：屈、旋转和侧翻。该段为大多数日常活动所需求，常规的膝关节置换术即可实现。在此段胫骨不增加屈膝角度即可以发生30°的轴向旋转，在屈膝20°～90°的过程中，无须轴向旋转即可完成屈膝角度的增加。同时，由于胫骨平台内外侧高度上的差异，屈膝过程中会发生胫骨的内翻。

（3）屈膝120°：被动屈膝的最大角度，即被动屈曲段，该段起自约120°屈膝，因膝关节屈膝受阻挡不能继续为止。在此段内，股骨内外侧髁同时后移至与胫骨不再接触，此时膝关节实际上是半脱位的。通过大腿肌肉对抗重力膝关节最大屈膝度可达到120°，如膝关节继续屈膝，则需要依靠外力，如深蹲、跪坐等，最大屈膝度达165°。

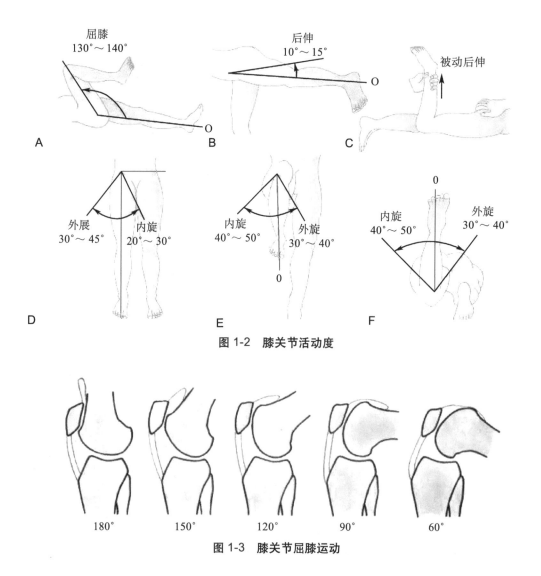

图 1-2　膝关节活动度

图 1-3　膝关节屈膝运动

2. 髌股关节的生物力学及功能解剖 髌股关节为滑动关节，呈伸膝位时，髌骨可上移7cm。此关节的瞬心位于股骨髁上后侧骨皮质附近。正常情况下，屈膝10°时，髌骨与股骨滑车开始接触，随着屈膝角度的增加，两者的接触面积也随之增大(图1-4)，接触部位移向髌骨上部。屈膝120°时，髌骨与股骨髁开始相接触。

股四头肌腱、髌骨与髌韧带组成伸膝装置。主动伸膝时，股四头肌收缩，力通过髌韧带和支持带传递到胫骨结节。膝关节前方的髌骨的主要功能是增加伸膝装置的杠杆力臂，起到了杠杆支点的作用，提高股四头肌的收缩效率（图1-5）。股四头肌和髌韧带止于髌骨前侧，两者力的向量由于髌骨的厚度而远离膝关节中心。股四头肌到髌韧带的力的传递过程非常复杂，膝关节屈膝角度不同，肌腱的作用力也有差异，其调节是通过

髌骨在矢状面上的倾斜度来完成。股四头肌传递到髌韧带上的力与膝关节屈膝角度呈正相关。在膝关节屈膝30°～90°的过程中，股四头肌的力较髌韧带的力由30°时＜30%，至90°时＞30%，其中屈膝50°时，两者的力基本一致。原因在于当膝关节屈膝角度较小时，髌股关节的接触面在髌骨远侧，从而伸膝时股四头肌发挥优势。随着屈膝角度的增加，髌股关节的接触面向上移，从而有利于髌韧带在屈膝过程中发挥优势。

髌股关节的稳定性是髌骨关节面与股骨滑车的形合度所决定的。股骨解剖轴线与髌骨中点和胫骨结节连线之间的夹角构成Q角（图1-6）。股四头肌的作用方向与股骨解剖轴线一致，股内侧肌斜行纤维除外，其作用是在伸膝末期使髌骨向内。髌骨向外半脱位的趋势随Q角增大而增加。在膝关节运动过程中，髌骨的稳定性随髌骨与股骨髁接触面的改变而变化。由于股骨滑车沟的开口从远及近逐渐增大，屈膝早期，髌骨与股骨滑车接触面较小，主要依靠股内侧肌斜行纤维限制髌骨向外半脱位。屈膝超过40°时，髌骨与股骨滑车接触面积增大，两者的形合度越来越好。在屈膝位，两者之间接触面积最大，形合度最好，髌后压力也增加，此时对于维持髌股关节稳定是最有效的。

3. 膝关节的稳定结构 膝关节的稳定性主要依靠关节周围的韧带、肌肉来维持。在膝关节的稳定性与活动度中，周围软组织的被动限制发挥

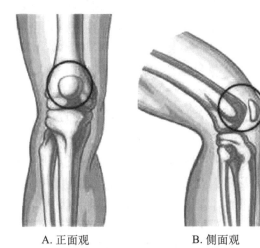

A. 正面观　　　　　B. 侧面观

图1-4　髌股关节

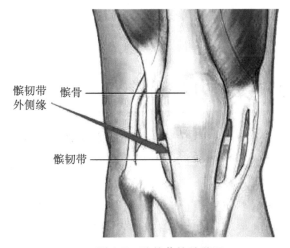

髌韧带
外侧缘

髌骨

髌韧带

图1-5　膝关节伸膝装置

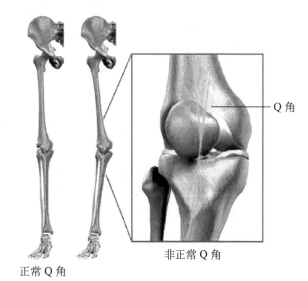

Q角

非正常Q角

正常Q角

图1-6　膝关节Q角

了极大作用，特别是前、后交叉韧带，内、外侧半月板和胫侧、腓侧副韧带。而其中前、后交叉韧带又是最为关键的。

前交叉韧带（ACL）和后交叉韧带（PCL）位于膝关节中央，ACL 既能限制胫骨前移，又能对抗胫骨内、外翻，在侧副韧带缺如的情况下尤其明显。行走时，前交叉韧带承担的载荷为 170N，跑步时为 500N，前交叉韧带可承受的最大载荷在正常青年人可高达 1750N。在持续的拉力作用下，前交叉韧带被伸长 10%～15% 时可出现断裂。

PCL 的主要作用是限制胫骨后移，近来研究显示，PCL 截面积从其胫骨止点到股骨止点逐渐增大，ACL 则相反。在股骨止点处，PCL 的截面积比 ACL 的大 50%，在胫骨止点处大 20%。PCL 分成两个功能束：前外束比后内束强硬，前外束在膝关节屈曲时紧张，后内束在膝关节伸展时紧张。

4. 胫股关节活动　胫股关节在矢状面上的形态与其伸屈活动相关。股骨内侧髁在矢状面上呈一个向后的半圆形，其平均半径是 22mm，对应的总弧度为 190°。该段弧的最后方部分半径较小，在极度屈膝时，该段仅仅与内侧半月板后角相接触，并不直接参与构成胫股关节。行走时，胫股关节承受的力是体重的 3 倍；上楼梯时，可达体重的 4 倍。半月板参与载荷的传递，承受体重的 1/3～1/2，当半月板切除后，关节面间的压力增加。

在膝关节完全伸直时，内、外侧半月板均稍向前移，屈膝时向后移。内侧半月板活动度比外侧半月板小，因此内侧半月板损伤较常见。半月板受外侧的腘肌及内侧的半膜肌的向后牵拉，有助于防止膝关节活动时发生嵌顿。

5. 病理影响　任何改变膝关节轴线相互关系

的病理状态，都可能导致膝关节的受力增加，膝内翻时，力线内移，导致膝关节内侧压力增加；膝外翻时，关节外侧压力增加，内外受力不均衡，加速了关节的退行性变。骨关节炎时，关节内侧受力多增加，截骨时，股胫解剖轴线间的正常外倾角需要恢复。同样，行膝关节融合术时，骨固定位置应有 10°～15° 的屈曲及 0°～7° 的外翻。

6. 全膝关节置换术（TKA）后的膝关节生物力学　近年来，TKA 术后的膝关节生物力学是研究重点。通过模拟生理性膝关节的生物力学，进一步提高 TKA 术后的临床效果。

一般认为，TKA 术后膝关节生物力学改变如下：

（1）TKA 术后，半月板的缺如，胫股关节面矢状面形合度减低，使得股骨髁与胫骨垫关节面前后运动有更大的自由度。

（2）TKA 术后，为防止髌骨外脱位，假体的股骨滑车沟均会略微外置，而 Q 角通常也会减小。

（3）因胫股关节面矢状面形合度减低，在伸直位上股骨髁的相对位置会偏后，胫骨后方的受力将增加。

（4）由于术中 ACL 的切除，"伸直锁定"功能将完全丧失。

（5）由于"四边框架连结"（指的是前、后交叉韧带及它们在股骨、胫骨止点之间的骨质）的消失，屈膝过程中股骨髁的后滚将大为减少。

（6）因人工膝关节假体设计的巨大差异，膝关节内外髁运动的旋转中心有所不同，从而使 TKA 术后膝关节的运动模式多样。

（尤武林）

第三节　全膝关节置换的放射学力线测量

因 TKA 与放射学的力线测量密切相关，故本部分重点阐述相关内容。由于篇幅限制，相关疾病的诊治等影像学内容不再赘述。

一、概　　述

下肢力线 X 线测量是指通过一定方法，利用 X 线片影像测量下肢的长度、角度等各个力学参数，对比正常和畸形的差异，为临床和科研工作提供参考。

根据下肢力线正确安放假体是全膝关节置换术成功的关键，如果假体位置不当，会导致患者疼痛、关节活动度受限、松动磨损和关节不稳定。

因此，下肢力线准确重建对术后患者功能和人工关节长期生存具有重要意义，其中冠状位力线的恢复比矢状位力线更加重要。

研究表明，如果 TKA 术后下肢内、外翻畸形残留＞3°，将对 TKA 远期疗效产生不良影响，人工膝关节生存率可因其松动和失败而降低。当术后下肢力线畸形在3°以内，人工关节松动可以减少19%。总之，术后下肢力线的恢复有助于减少人工关节松动的风险。充分准确的畸形力线纠正有利于 TKA 术后长期表现和人工关节生存。

为了获得 TKA 术后良好的力线，手术医师需要获取患者相关影像学资料，其中最基本和最重要的即是 X 线片。下肢负重位全长 X 线片对于判断下肢力线的偏移和来源具有重要作用。

拍摄下肢负重位全长 X 线片，一般采用的体位是患者负重取前后站立位，面向球管，背靠站立支架，两手扶住支架以固定体位，双足并拢，呈标准人体站立位姿势。需要注意的是，膝关节应尽量伸直，下肢位于旋转中立位，髌骨垂直指向正前方。

因为在摄下肢全长像时，存在人为视差、肢体及股骨旋转、膝关节屈、股骨假体遮挡等问题，会影响下肢力线测量的准确性。有研究认为，如果肢体距中立位旋转不超过10°，对轴线测量的影响很小，由此看来，在拍摄下肢全长像时，如能按照放射学标准位置摆放下肢，下肢旋转对评估 TKA 术后肢体力线的影响不大。研究显示，在膝内、外翻畸形时，不管内、外翻畸形多大，下肢旋转对股骨解剖轴 - 机械轴夹角的影响很小，对胫股角影响较明显。

大多数医师推荐使用立位拍片。但是，肢体疼痛影响立位测量的准确性，而骨缺损严重者可能导致截骨过多。研究证明，负重位拍片比平卧位拍片，膝内翻平均增加2°。

测量下肢力线的最佳方法是在站立正位时下肢全长像的 X 线片上，首先要确定髋、膝、踝中心及各种轴线，然后测量各个长度、角度等力线参数。

二、有关概念及常用参考值

（一）髋、膝、踝中心的确定

1. 股骨头中心　由于股骨头是一个相对比较规则的圆形，使用 Mose 圈或圆规很容易确定股骨头中心。

2. 膝关节中心　较难确定，可参照以下5个中心进行。膝关节间隙水平的软组织中点，胫骨平台上缘中点，髁间窝顶点处股骨髁的中点，胫骨髁间嵴中心，股骨髁间窝的中心。这5个中心彼此相距很近，大都在纵向5mm 以内，因此可以将这5个点的中心确定为膝关节的中心。

3. 踝关节中心　可参照以下3个中心进行：踝关节间隙水平的软组织中点，踝关节间隙水平的内、外踝表面间距的中点，距骨中心。这3个中心的距离在纵向上彼此相距2～3mm，因此可以将这3个点的中心确定为踝关节的中心。

（二）下肢轴线的确定

1. 股骨机械轴（femoral mechanic axis, FMA）股骨头中心与膝关节中心的连线。

2. 股骨解剖轴（femoral anatomic axis, FAA）可采用两种方法确定股骨解剖轴。

（1）股骨解剖轴 I：股骨干第一中点，为股骨全长（从股骨头上缘至股骨内髁远端的连线）的中点与该处股骨宽度中心的交点，这个交点与膝关节中心的连线称为股骨解剖轴一。值得注意的是，该解剖轴在股骨髁部并非处在股骨的中心，一般略偏向股骨外侧。

（2）股骨解剖轴 II：股骨干第二中点，为膝关节间隙以上10cm 与该处股骨宽度中心的交点。该点与膝关节中心的连线称为股骨解剖轴二。由于该轴比较接近股骨干中心，很接近股骨的解剖形态，并且与术中股骨导向棒方向一致，因此被广泛使用。

3. 胫骨机械轴（tibial mechanic axis, TMA）膝关节中心与踝关节中心的连线。

4. 胫骨解剖轴（tibial anatomic axis, TAA）通常胫骨机械轴和解剖轴重合。

5. 下肢机械轴（mechanic axis of leg）股骨头中心与踝关节中心的连线。

6. 膝关节横轴（transverse axis of knee）股骨髁远端的切线。

7. 踝关节横轴（transverse axis of ankle）贯穿距骨顶端的横线。

（三）角度测量

下肢力线测量的角度尚无统一名称，不同作者命名不同。为便于交流和测量可采用以下使用比较广泛的正式名称。

1. **髋 - 膝 - 踝角**（hip-knee-ankle，HKA）　股骨机械轴与胫骨机械轴的夹角，理想的角度为 0°，邻角参考值为 173.5°～ 183.0°，平均为 178.5°（图 1-7）。

2. **膝关节生理外翻角**（knee physical valgus angle）　股骨机械轴与股骨解剖轴之间的夹角，正常值为 5°～ 7°（图 1-8）。

3. **胫骨平台后倾角**（posterior slope of the tibial plateau）　胫骨平台关节面与胫骨解剖轴的垂线之间的夹角，一般测量内侧平台，正常值为 9°～ 13°，平均为 11.3°±4.5°（图 1-9）。

4. **胫股角**（femorotibial angle，FTA）　胫骨与股骨解剖轴在膝关节中心形成的向外侧的夹角，正常值平均为 174°，此角度目前较为常用（图 1-10）。

5. **踝角**（ankle angle）　胫骨机械轴与踝关节横轴之间的夹角，一般测量外下角，正常值为 90°（图 1-11）。

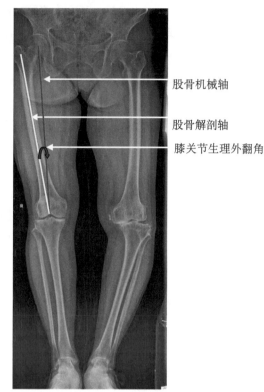

图 1-8　膝关节生理外翻角

股骨机械轴
股骨解剖轴
膝关节生理外翻角

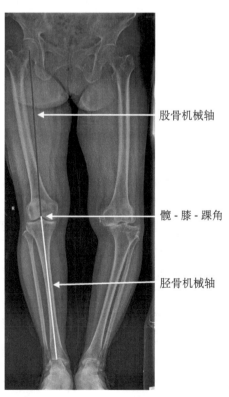

股骨机械轴

髋 - 膝 - 踝角

胫骨机械轴

图 1-7　髋 - 膝 - 踝角

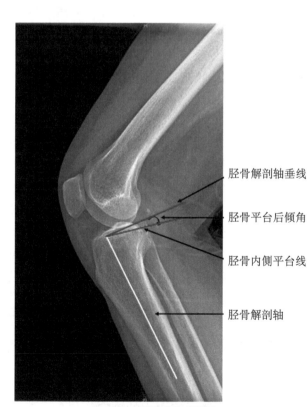

胫骨解剖轴垂线
胫骨平台后倾角
胫骨内侧平台线
胫骨解剖轴

图 1-9　胫骨平台后倾角

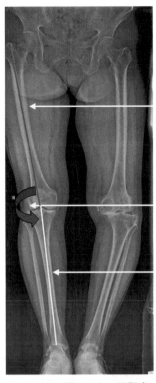

图 1-10 胫股角

股骨解剖轴
胫股角
胫股解剖轴

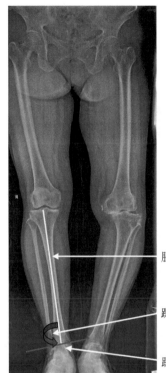

图 1-11 踝角

胫骨解剖轴
踝角
踝关节横轴

（武士清）

主要参考文献

[1] 柏树令. 系统解剖学. 北京: 人民卫生出版社, 2010: 29-31.

[2] 徐建武, 闫汝蕴. 膝关节运动损伤康复学. 北京: 军事医学科学出版社, 2014: 23-33.

[3] 田伟. 实用骨科学. 北京: 人民卫生出版社, 2008: 157-165.

[4] 余正红, 蔡胥, 卫东, 等. 膝关节神经分布的解剖学研究及其临床意义. 中国临床解剖学杂志, 2008, 26(1):1001-1006.

[5] 黄文华, 姜楠, 钟世镇. 胫骨平台后倾角的测量及临床意义. 中国骨与关节损伤杂志, 2007, 22(10): 825-828.

[6] 王大伟, Lo Nagi Nung, Yeo Seng Jing. 全膝关节置换的放射学力线测量. 中华骨科杂志, 2005, 25(9): 565-567.

[7] 柴旭峰, 卫小春. 下肢力线的 X 线测量及影响因素. 中国矫形外科杂志, 2007, 15(12): 915-917.

[8] 王怀经, 张绍祥. 局部解剖学. 第 2 版. 北京: 人民卫生出版社, 2010:360-371.

[9] 秦廷武. 临床生物力学基础. 北京: 军事医学科学出版社, 2015:127-129.

[10] Mijailovic N, Vulovic R, Milankovic I, et al. Assessment of knee cartilage stress distribution and deformation using motion capture system and wearable sensors for force ratio detection. Computational and Mathematical Methods in Medicine, 2015:963746.

[11] Bennel KL, Wrigley TV, Hunt MA, et al. Update on the role of muscle in the genesis and management of knee osteoarthritis. Rheumatic Disease Clinics of North America, 2013, 39(1): 145-176.

[12] Thambyah A, Pereira BP, Wyss U. Estimation of bone-on-bone contact forces in the tibiofemoral joint during walking. Knee, 2005, 12(5): 383-388.

[13] Li G, Loopez O. Variability of a 3D finite element model constructed using magnetic resonance images of a knee for joint contact stress analysis. 23rd Proceedings of the American Society of Biomechanics, 1999.

[14] Xiao F, Liu AM, WuY, et al. Comparison of biomechanical characteristics of the knee joint during forward walking and backward walking. Journal of Medical Biomechanics, 2015, 30(3): 264-269.

[15] Shen Y, Li X, Fu X, et al. A 3D finite element model to investigate prosthetic interface stresses of different posterior tibialslope. Knee Surg Sports Traumatol Arthrosc, 2015, 23(11) : 3330-3336.

[16] Schwarzkopf R, Scott RD, Carlson EM, et al. Does increased topside conformity in modular total knee arthroplasty lead to increased backside wear? Clin Orthop Relat Res, 2015, 473(1) : 220-225.

第2章

膝关节假体的设计和固定方式

第一节　人工膝关节假体的设计

人工膝关节置换术已成为治疗关节严重病变的主要手段之一，被誉为 20 世纪骨科发展的里程碑。20 世纪 70 年代初，John N. Insall 提出的全髁置换标志着现代人工膝关节置换术的开展，随着人们对膝关节生物力学研究的不断深入，人工膝关节假体设计理念也不断更新。

膝关节假体从最初的铰链式设计到目前应用较多的是双间室假体，其设计越来越符合解剖和生物力学要求，临床优良率不断提高。由于改变了生理状态下膝关节几何形态与载荷的匹配，而且为了改善关节活动功能，要求膝关节置换术后在保证稳定的前提下，使膝关节尽可能地与生理状态下的形态和受力分布相似。大多数临床医师和科研工作者认为，除了需要娴熟的手术技巧和术中正确地安放假体外，假体的设计是影响置换效果的重要因素。因此，如何使膝关节假体在形态学和生物力学方面达到与生理状态的相似，是人工膝关节假体设计领域中首要的课题。

一、人工膝关节假体的演变及设计

1. 初期设计

（1）内置隔膜关节成形术：1861 年，Fregusson 报道了用膝关节切除成形术治疗关节炎。一般认为 Verneuil 于 1863 年首次进行间置式膝关节成形术，将关节囊瓣植入在切除了关节面的膝关节两骨之间，以防止膝关节融合。从这以后许多

材料被尝试植入膝关节，如皮肤、肌肉、脂肪，甚至包括经过铬酸盐处理的猪膀胱。到 20 世纪 20～30 年代，Campbell 用游离筋膜作为内植物，并在强直膝的治疗上取得了有限的成功，但对膝关节骨关节炎无效。

（2）铸型半膝关节假体：Campbell、Boyd 和 Smith-Petersen 分别于 1940 年和 1942 年设计了铸型半膝关节假体，即根据股骨髁外形单纯铸造股骨髁假体，但这两种假体术后均未能明显解除疼痛。后来，在 Smith-Petersen 股骨髁假体上添加了股骨柄，以强化假体的固定，并获得一些短期成功。McKeever 和 Mac intosh 也设计了胫骨平台半膝关节假体，这些胫骨半膝关节假体与股骨半膝关节假体一样，由于未对另一侧膝关节病变进行置换，造成疼痛性早期松动，这也是半关节置换术后持续疼痛的原因（图 2-1 和图 2-2）。

2. 铰链式假体

铰链式人工膝关节使用一个铰链装置替代膝关节，仅仅在矢状面允许旋转，不需要韧带稳定。这一方式可矫正膝关节畸形，并使膝关节重新获得稳定。铰链式人工膝关节可使一个条件很差的膝关节至少可获得很好的短期效果，但这种简单的铰链式假体无法完成膝关节的复杂运动，其金属与金属表面接触摩擦，松动率极高，并且伴有很高的感染率。

1971 年 Guepar 等对前述假体进行了改进：①最少的骨切除；②膝关节屈膝不受限制；③屈

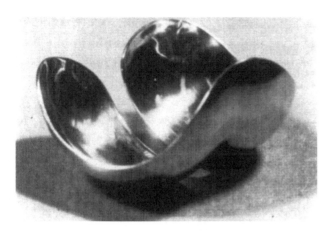

图 2-1 Smith-Petersen 设计的股骨半膝关节假体

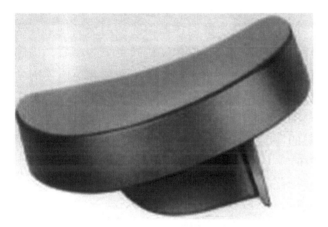

图 2-2 McKeever 设计的胫骨半膝关节假体

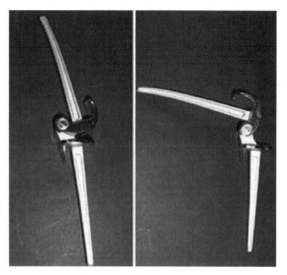

图 2-3 Guepar 铰链式假体

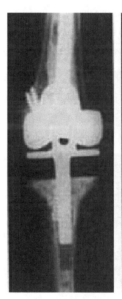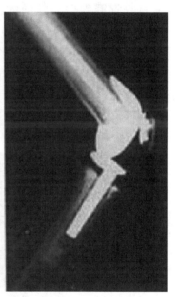

图 2-4 运动旋转型铰链式膝关节假体

膝时胫骨在股骨下滚动;④股骨髁假体前方设计有与髌骨相关节的滑槽;⑤有一个硅塑料制止膝关节过伸;⑥假体分左右,有外翻角。虽然 Guepar 铰链式假体得到了短期的推广和应用,但松动和感染仍很常见。球心型膝关节于 1981 年推出,它除了进行髌部置换外,还设计了一个球臼式关节连接部,以保证自由旋转(图 2-3)。

1978 年运动旋转型铰链式假体由工程师和外科医师组成的团体设计,主要用于重建严重毁坏的膝关节,替代骨缺损和韧带缺失。设计者考虑到固定轴铰链的弊端,采用旋转非限制型铰链,两个聚乙烯和钴铬合金关节面可保证膝关节的屈曲与轴向旋转。但是它在感染、松动和髌骨并发症等方面并不比早期的 Guepar 铰链式假体好。此假体目前仍被部分外科医师用于膝关节功能严重不良的病例,或用于保留肢体的挽救手术(图 2-4)。

3. 双间室假体 Gunston 认识到膝关节并不像铰链一样沿单轴心旋转,而是股骨髁在胫骨上按照许多瞬时旋转中心滚动与滑动。这一概念被称为"股骨后转"和"多轴心旋转"。Gunston 假体包括替换股骨髁后部的半球形不锈钢滑动面及比较平坦的内外侧高密度聚乙烯胫骨平台。该多轴心膝关节假体在改善运动方面优于铰链式假体,早期结果较好,但假体与骨质之间固定不牢靠,因此易于失败。

双髁假体出现于 20 世纪 70 年代中期,在设计上与早期的多轴心假体相似,为一种解剖型假体。股骨假体部分好像是两个单髁假体被一前桥所连接，它与两个扁平的胫骨平台假体形成关节，胫骨平台假体比早期的多轴心假体明显增宽。但胫骨假体下沉与变形仍很常见（图 2-5）。

4. 三间室假体　1973 年纽约特种外科医院的 Insall 等设计了全髁假体，该假体设计所遵循的原则更重视机械问题，而不是从解剖方面复制正常的膝关节运动学考虑的。它的设计特点：①股骨髁部件采用钴 - 铬 - 钼合金，吸收了双髁膝假体的优点，矢状面上假体关节面曲率半径由前向后逐渐减小，较为接近正常股骨髁的解剖外形，关节活动范围增加。内外髁前方连接成凹槽，与髌骨相关节。②胫骨平台为聚乙烯材料，设计上充分吸收几何型假体的特点，平台面呈杯形，在伸膝位与股骨髁外形充分匹配，因而稳定性良好。在屈膝位，匹配程度有所减小，允许髁在平台表面滑动、滚动。中央棘突将平台分为两侧，维持关节侧方稳定作用。平台下方正中有一髓内固定柄，前缘垂直，后缘倾斜而与胫骨近端后方骨皮质解剖外形一致，防止活动时平台倾斜。③髌骨

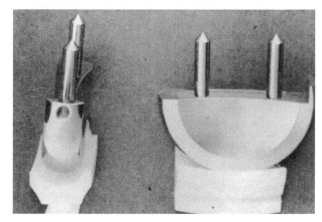

图 2-5　Gunston 设计的多轴心膝关节假体

假体为圆弧形，避免了解剖型髌骨假体复杂的旋转对线过程。全髁假体需切除前后交叉韧带，这样有利于准确安置假体，让固定更为牢靠。该假体原型设计至今仍在应用，成为膝关节假体的金标准，临床应用也取得了很好的效果。即便是在早期，假体尺寸有限，以及韧带平衡技术还不成熟的情况下，该假体仍取得了较好的治疗效果（图 2-6）。

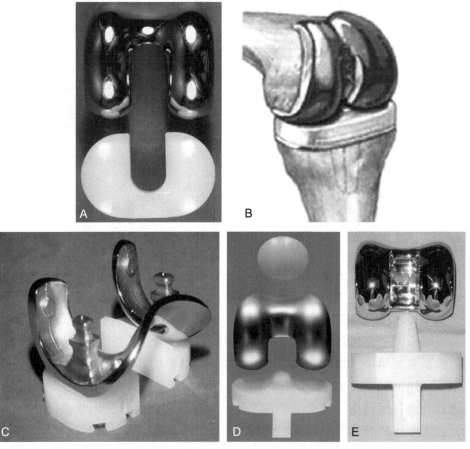

图 2-6　Insall 等设计的全髁膝关节假体

5.髁限制型假体　Insall 等在后稳定型假体的基础上发展了髁限制型假体（CCK），该假体加大了胫骨聚乙烯假体的中间柱，加深了股骨假体中间的凹槽，使中间柱被限制在凹槽的内外侧壁之间。这种结构只允许少量的内外翻活动，从而控制内外翻稳定性。这种假体在功能上属于后稳定型假体，主要用于膝关节不稳。由于该设计不能控制过伸，所以不能用于反屈畸形患者。最初的设计中股骨与胫骨髓腔柄均用骨水泥固定，以后改进为胫骨与股骨假体都有组配式紧压配合柄和骨水泥柄可供选择。CCK 假体被广泛用于不稳定的人工膝关节翻修术，以及有极度外翻畸形且胫侧副韧带松弛的复杂初次关节置换。CCK 假体增加了限制，也必然带来它是否会有与铰链式假体同样的高松动率问题（图 2-7）。

6.带半月板型假体　1976 年，Goodfellow 与 O'Conner 设计了 Oxford 膝关节假体，这是一种双髁假体，其特征为股骨髁弧度的矢状径一致，并与胫骨聚乙烯衬垫或"半月板"完全匹配，而"半月板"能够在光滑的胫骨金属底板上自由活动。因此，半月板同时与股骨髁及胫骨金属底板形成关节，并依靠完整的交叉韧带与侧副韧带保持稳定。该假体的聚乙烯接触应力很低，需要所有四根韧带的功能都正常才能相互平衡、良好。聚乙烯半月板向后脱出是少见的并发症，其发生与韧

带平衡差有关，尤其是与前交叉韧带功能差有关（图 2-8）。

Buechal 等开发的低接触应力型（LCS）假体结合了许多 Oxford 膝关节假体的特征，胫骨金属底板上有鸠尾榫样弓形槽，以控制半月板前后移动的路径。LCS 全膝假体系统还有一种旋转平台假体，其胫骨和股骨假体的几何形状相互匹配，与当初的全髁假体相似，但聚乙烯衬垫能在胫骨平台的柄内旋转，增加了自由度。这种假体的胫骨衬垫很少因屈 - 伸间隙平衡不良而发生旋转脱位，而且它已经展现出了非常好的长期在位率。

7.单间室假体　20 世纪 50 年代，McKeever 开始用金属胫骨半关节假体进行单间室的表面置换术。Marmor 在 70 年代早期开始行单关节间室置换术，Marmor 假体是解剖型假体，有一个扁平的全聚乙烯胫骨假体。其后发展的假体使用了金属托，但偶尔会发生与带金属托的髌骨假体相同的聚乙烯磨损加速现象。带半月板的单髁置换术也在发展，并为少数学者所推崇。Goodfellow 和 Murray 报道单间室 Oxford 半月板膝关节假体置换术的 10 年生存率是 96%。在瑞典国家登记处，Oxford 单间室膝关节假体的效果较差，6 年的翻修率是 7%。单关节间室置换保留了交叉韧带、对侧股骨胫骨间室及髌股关节，其目的在于获得更接近于正常膝关节的运动学，使后期进行的三间室关节翻修术更容易。与全膝关节置换比较，单间室膝关节置换的患者康复比较快，活动范围更

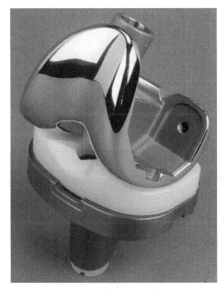

图 2-7　髁限制型假体

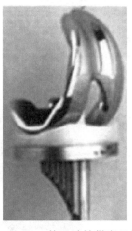

图 2-8　Goodfellow 等设计的带半月板型膝关节假体

大，因此单间室人工膝关节置换可获得一个比较正常的膝关节。第 2 个优点是可以保留骨量，但尚未被证实。单间室人工膝关节目前还不能达到三间室人工关节的使用寿命（图 2-9）。

二、人工膝关节假体设计目标、原则与标准

1. 膝关节假体的设计目标

（1）使用寿命要达到 20 ～ 25 年。

（2）膝关节假体接触面要求低摩擦，几乎没有磨损碎片产生。

（3）设计结构简单，具有较强的适应性，符合人体的解剖关系，能够满足正常生理功能。

（4）可与人体组织结合固定，不易产生松动和下沉。

2. 膝关节假体设计原则

（1）假体的形状应适应正常膝关节扭转、滑动及滚动的应力。

（2）假体对关节周围骨只产生压应力作用。

（3）关节周围软组织应得到最大限度的保留，并保持其原有张力。

（4）假体各部件之间的接触面积应足够大，从而减少单位面积上的应力分布，以达到人工材料能够承受的程度。

3. 膝关节假体设计标准

（1）保证关节间隙。

（2）允许关节活动并稳定。

（3）设计上简单实用；能提供简单而长期的固定。

（4）可抵抗力和退变。

（5）符合人体的解剖结构和生物力学机制，使宿主在生物学和力学上可接受。

（6）容易制造、消毒和使用，有良好的手工操作工具，能较简单地安装并能确保准确地安装到位。

（7）便于康复锻炼。当然目前还没有任何一种人工关节能够满足上述所有条件，需要临床医师、材料学家、生物力学工程师等相关学科人员共同努力，以便创造出完美的假体。

三、人工膝关节假体分类

1. Laskin 分类法　首先分为人工股／胫连合式与不连合式两类，然后再分为若干次类。

（1）连合式人工膝：①简单轴链式人工膝；②沿轴有旋转功能的轴链式人工膝。

（2）不连合式人工膝：①非限制型；②关节表层替代型；③匹配一致关节面型；④前、后稳定型；⑤内、外翻稳定型。

2. Scott 分类法　将人工膝分为关节相连型与关节表层替代型两类。

（1）关节表面替代型：①保留后交叉韧带型；②不保留后交叉韧带型；③后交叉替代型。

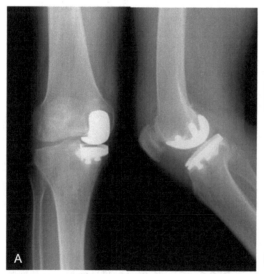
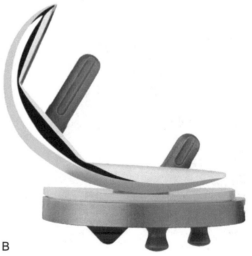

图 2-9　单间室膝关节假体

（2）关节相连型：轴链型。

3. 国标标准（ISO）分类法　见表 2-1。

表 2-1　ISO 分类

ISO 编码	ISO 定义
3.6	全膝置换人工膝
3.7	非限制型人工膝
3.8	部分（或半）限制型人工膝
3.9	完全限制型全人工膝

四、人工膝关节假体的基本结构

人工膝关节假体的基本结构一般分为 4 个部分：股骨部件、胫骨部件、半月板部件和髌骨部件。人工膝关节假体各部件的功能大体上与人体原有部位的组织相对应。由于需要关节置换的患者膝关节组织大多会有变形或缺损，此时就必须通过部件的设计来弥补膝关节组织缺陷所带来的特殊情况。

1. 髌骨部件　主要目的是模拟髌骨的功能，提供股四头肌腱的附着点，使肌肉得以牵动膝关节做出所需的运动。

2. 股骨部件　主要目的是模拟人体真实股骨髁的外形，配合半月板部件的几何外形，在人工膝关节弯曲和伸展时，为其旋转运动提供正常平滑的关节面。其上方设有固定装置，可以稳固地安装在股骨远端。

股骨部件设计的重点在相对旋转时能够产生近似真实膝关节的运动模式，以及接触面是否会产生过高的接触应力。膝关节假体接触面接触应力的高低与上下形面之间是否形合有很大的关系。大部分人工膝关节的接触面设计是不完全一致的。在某些旋转角度时股骨部件和半月板部件之间只有线接触甚至是点接触，造成极高的接触应力，会加速半月板部件的磨损。膝关节弯曲时，髌骨会沿着股骨外侧向下滑动，因此，股骨部件的几何外形设计上须考虑到股骨髁与人工髌骨之间相互滑动的位置关系。

3. 胫骨部件　主要功能是为人工膝关节假体提供支持、承载膝关节之上人体全部的负荷，还包括运动过程中所承受的各种应力。置换关节时

胫骨截面露出的部分较少，因此胫骨部件的设计重点为在其下方插入胫骨的柄部，使其可以稳定地固定在胫骨顶端，并能长期承受扭力而不致松脱。

4. 半月板部件　是人工膝关节假体中关键的部件，具有十分重要的作用。在设计中需要考虑以下方面：

（1）提供膝关节的平滑运动：为了实现人工膝关节产生接近人体膝关节的平滑运动，半月板衬垫要能够有一定的移动，并具备弹性变形能力，以使膝关节的运动变得更加顺畅平滑，在设计中可以让人工半月板在胫骨托上具有一定自由度的活动。

（2）半月板磨损考虑：人工半月板过度磨损，是造成再次接受人工膝关节置换手术的主要原因。造成人工半月板快速磨损的因素有很多，除了高接触应力外，由于人工半月板外形多为内凹，磨损后产生的磨屑会堆积在凹面内，造成"三体"效果，加速磨损。因此，人工半月板的设计必须考虑磨损的问题。半月板部件通常采用超高分子量聚乙烯材料，可以吸收膝关节所承受的负荷和冲击。

（3）提供膝关节运动的稳定性：有关设计稳定性的问题主要考虑是否保留后交叉韧带，采用不同的设计理念会有不同的保持人工膝关节稳定性的设计。一般在关节面上增加导引面的设计是一种较理想的选择。

五、膝关节假体设计中的运动学

在人工膝关节置换术中，还应考虑膝关节的运动学。对于膝关节复杂的运动及其所产生的应力缺乏足够认识，是导致早期膝关节假体设计缺陷和纯铰链式假体使用寿命短的主要原因。

解剖学上膝关节属于屈戌关节，早期经典的瞬时旋转轴心理论指出，膝关节屈伸时，在股骨髁上许多曲率半径的中心点，实际上是不同角度下的横轴位置，曲率中心移动的轨迹是横轴移动的距离和方向，在不同的屈伸角度描出的瞬时旋转中心可连成一个"J"形曲线。近年来在膝关节三维立体上的运动学研究中，又有学者提出了膝关节固定轴理论，认为可以将膝关节运动描述为

2个同时旋转的固定轴线的运动，即膝关节屈伸活动轴位于股骨上髁的固定轴，胫骨内外旋转运动轴固定于胫骨长轴，除此以外，无其他任何位移和旋转轴线存在。

与经典的瞬时旋转轴心理论相比，膝关节运动学固定轴理论在某种程度上简化了膝关节的运动学模式。用两个固定的骨性旋转轴即可准确地描述膝关节运动，从而便于人们更加容易地理解膝关节运动，这对于膝关节假体设计、手术等方面有重要的作用。

此外，行人工膝关节置换术患者在术前、术后与正常人的步态进行实验室分析已成为假体设计与手术后期效果评价的重要工具。膝关节置换后步态经三维有限元计算机模拟显示，假体所承受的应力分布和假体的表面设计及其骨面的接触与膝关节运动相互关联影响。在考虑假体置换后对位、对线及步态的同时，假体与周围软组织的平衡问题对于膝关节置换后远期效果有重要作用。计算机模拟膝关节试验指出髌股关节具有复杂而规律的三维活动，髌骨在屈膝30°前运动时最不稳定，容易受到伤害。而在深度屈曲膝关节时，股骨外侧髁的几何形状对于髌骨关节面的接触面积和接触压力起主要作用。总之，膝关节具有复杂的运动，在设计中要对其进行充分的认识。

六、现代膝关节假体设计要求

1. 增加膝关节的活动度　由于年轻患者的增多，大部分患者对人工膝关节的要求不只是减轻疼痛，术后对关节活动功能也提出了更高的要求。一般来说，膝关节活动能达到90°即能满足一般行走、坐立、上下楼梯的要求。正常膝关节活动能达到120°～135°，现在高度屈膝的膝关节能达到120°以上，使患者的日常生活更为方便，与正常膝关节活动无异。

人工全膝要达到高度屈膝（＞120°）的前提是假体设计。NexGen LPS-Flex 针对以上问题在设计上进行了改进。

（1）改变凸轮机制，增加跳跃距离。

（2）将后髁关节面延长，后髁曲率半径减小，增大后方撞击时屈膝角度的同时，仍保留较大的接触面积，避免应力集中。

（3）改变股骨前髁的设计，加深加宽髌股沟槽，改善髌股接触，减小深度屈膝时的应力。

（4）在胫骨垫片前方做出凹陷，使深度屈膝时避免髌韧带的撞击。这些改进使该型假体理论上能获得155°的安全屈膝。但这并不等于能获得术后的高屈膝角度，术后的屈膝活动度还受术前活动度、手术技术、术后康复等多种因素的影响。

2. 恢复膝关节的自然动力学　是否保留后交叉韧带是目前矫形外科医师时常讨论的问题，后稳定型假体和后交叉韧带保留型假体各有所长，哪种假体更有利于恢复膝关节的自然动力学，不同的专家有不同的观点。

后交叉韧带保留型假体，设计目的是为了降低假体和骨之间固定界面的剪切应力，降低假体松动。假体特点是低吻合性、低限制型。后交叉韧带保留型假体的优点是保留了后交叉韧带，膝关节屈膝时可使股骨向后滚动，可以增加膝关节屈膝程度；运动产生的应力可以被膝周围韧带吸收，使假体与骨之间所受的剪切应力降低，韧带组织保留好，使膝关节具有好的本体感觉功能，有比较正常的步态和爬楼功能；术中容易保持关节线；增加后稳定性，防止脱位。后交叉韧带保留型假体的潜在缺点有后交叉韧带功能需要接近正常，不适合运用于膝关节严重畸形的患者；增加了胫股关节之间的接触应力，增加了内衬的磨损，容易引起因磨损颗粒导致的骨溶解。后交叉韧带替代型假体设计目的是增加稳定性，减少假体间的接触应力。它的特点是高吻合性，一般有凸轮设计。后交叉韧带替代型假体的优点因切除了后交叉韧带，容易使伸屈膝间隙相等，比较适合应用于严重屈膝畸形和外翻畸形的患者；可以通过轻微增加屈膝间隙来增加膝关节的屈膝角度；由于假体前后向稳定性好，可以用于伸膝装置受损的患者，如髌骨切除或髌韧带受损的患者。后交叉韧带替代型假体的潜在缺点为高吻合性使应力更多地通过假体传导，增加了假体-骨界面间的剪切应力，增加机械松动；安装假体时去除骨量较多，翻修时困难增加；有髌股撞击征和膝关节脱位的报道。截至目前，后交叉韧带保留型假体和后稳定型假体的长期临床效果几乎相同，采用何种假体主要取决于医师的个人经验和看法（图2-10）。

3. 提高假体的使用寿命

（1）更稳定的假体固定：在假体的固定方式上，主要分为骨水泥固定型和非骨水泥固定型。非骨水泥假体因术后恢复时间长，并且长期稳定性能不佳而已经渐渐淡出主流膝关节假体行列。骨水泥固定对较好动的患者而言，胫骨部分和骨水泥界面容易产生微小裂纹而致"松动"；此外，骨水泥碎屑与假体松动亦有一定关系。但实践证明，只要使用方法得当，绝大多数骨水泥固定型膝关节置换的临床效果令人十分满意。而非骨水泥固定型假体原理主要是通过紧密压配和骨组织长入假体多孔层以达到生物固定的效果。

（2）更低的垫片磨损：无菌性松动是人工膝关节失败的主要原因之一，这主要与假体聚乙烯部分的磨损有关，因聚乙烯磨损或破坏的膝关节翻修率高达 9% ～ 10%。负重面的几何形态设计是影响假体应力分布的重要因素，直接与聚乙烯磨损有关。由于膝关节的活动兼有滚动、滑动和旋转，不同的假体设计均需满足膝关节的自由活动，并且与假体周围韧带相容。目前，膝关节负重面的设计主要有固定式负重面和活动式负重面。

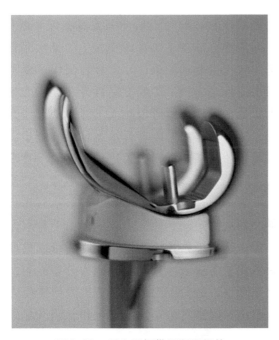

图 2-10　后交叉韧带保留型假体

在固定式负重面假体设计中，现代的假体设计对股骨和胫骨假体的设计有了进一步的提高，改变了早期胫骨、股骨假体点对点和点对面等高应力的设计，现代假体提高了假体关节面的符合度和制约度，在矢状面和冠状面都设计为弧形形态，对关节面的符合度比以前显著提高，成为"球面对球面"的低应力设计，显著降低了膝关节聚乙烯垫片的磨损。活动式负重面的假体设计更符合正常膝关节的活动特性，经过不断反思和探索，并受"自然膝"设计理念的影响，活动式负重面假体仍采用"球体对球面"设计，聚乙烯在高度抛光处理的胫骨平台上可自由旋转，即用聚乙烯衬垫 - 胫骨平台的旋转代替了股骨 - 胫骨关节的旋转，关节的接触面增加了，而接触应力减小了。正常情况下，行走中的扭转力和剪切力通过关节软骨蠕变或相对位移将应力分散，甚至转移至软组织，使软组织得到加强，这是正常人体负荷分散效能。活动式负重面的假体发挥了这种效能，假体负重时关节受到的应力通过旋转得到适当的分散，理论上使聚乙烯磨损和胫骨假体的松动减少。

七、数字骨科在人工膝关节假体设计中的研究

随着计算机技术的飞速发展，其在人类社会中的应用也越来越广泛，数字骨科的出现为膝关节假体设计研究提供了新的思路，成为推动膝关节置换临床发展的重要动力之一。在膝关节置换中，通过数字骨科可以为患者制订个体化的治疗方案，术前模拟手术，制订个体化的人工假体，术中精确截骨，提高假体与膝关节的匹配程度，缩减手术时间，最终提高假体使用寿命。

人工关节计算机辅助设计技术（computer aided design，CAD）系统实现了从医学图像的输入、处理、关节的三维几何重建，有助于术前准确了解膝关节的解剖结构，起到设计、指导手术的作用。将 CAD 和计算机辅助工程（computer aided engineering，CAE）等技术应用于膝关节假体的设计，同时结合 CT 和计算机三维重建方法，可以由骨组织的 CT 断层图像精确重建它们原来的三维模型，模拟手术截骨，测量截骨后膝关节

相关参数，个体化定制膝关节假体，使假体与患者膝关节解剖结构匹配。在几何学和力学上是针对单个患者的最优设计，使植入区覆盖率及应力分布得到良好的控制，假体获得最佳固定，患者的关节功能获得最好的恢复。延长膝关节假体寿命。

3D打印技术最早起源于19世纪末的美国，随着智能化的发展，3D打印技术逐步成熟。我国学者对3D打印技术在全膝关节置换术中的临床应用研究中发现，3D打印技术应用于全膝关节表面置换术，术前有效确定植入物的类型、大小和位置，使手术操作更精准，手术一次性完成，减少了操作、术中使用工具数量，从而减少了手术时间，取得了良好的临床疗效。但因3D打印的使用费用高，个体化假体制作耗时相对较长，大多数打印材料不能满足临床医学的需求等，该项技术尚未得到广泛推广。

八、个性化膝关节假体设计与计算机辅助技术

我国幅员辽阔，人口众多，老龄化现象严重，并且存在明显的地域及种族差异。需要进行膝关节置换的人口数量大，设计适合我国不同地域及种族的人工膝关节假体尤其重要。但我国人工膝关节技术的发展落后于西方发达国家，国内人工膝关节市场仍以进口产品为主，而这些进口产品的设计参数通常以欧美人种为标准，于是会出现与国人膝关节尺寸不匹配的状况。另外，有些特殊患者膝关节畸形，在市场上找不到与之匹配的人工膝关节假体。因此，开展个性化人工膝关节的设计研究具有重要的社会意义和实用价值。基于影像学技术如CT、MRI，数字骨科技术的迅速发展为膝关节解剖学研究、关节假体的设计、生物仿真模拟等带来了巨大变革，我们需要综合利用CT等现代影像学技术，运用计算机辅助技术，通过对不同地区、种族的国人关节进行三维重建，模拟手术截骨、测量等手段，得到关节表面或截骨面相关参数，为国产个性化膝关节假体设计提供更好的参考价值。个性化膝关节设计是一个典型的多学科交叉领域，它涉及外科学、生物医学和力学、医学图像处理等技术，是医工技术合作的结晶。

（樊立宏）

第二节　人工膝关节假体的固定方式

应用人工膝关节置换方法重建膝关节功能已有近百年的历史，在世界范围内得到较快发展，取得了肯定的疗效。人工膝关节假体的固定是膝关节置换术的关键所在，有骨水泥固定和非骨水泥固定（即生物学固定）两种方式，其中骨水泥固定是应用最为广泛，也被认为是可靠持久的固定方式。

一、骨水泥固定

在人工膝关节置换术的发展史上，骨水泥固定占有重要地位。骨水泥是以聚甲基丙烯酸甲酯（polymethylmethacrylate，PMMA）为主体，可用于填充骨与植入假体间隙并有自凝性的生物材料。其作用机制在于：通过骨水泥在假体和骨之间形成与骨表明相一致的整体结构，即容积填充，以及骨水泥和骨床之间的微交锁固定而达到界面的机械稳定。达到容积填充需要具备以下条件：①骨床清洗与准备；②骨床止血；③骨水泥紧密堵塞。微交锁要求的条件：①骨表面保留缝隙以利骨水泥形成交锁；②低度黏性骨水泥；③维持加压。骨水泥技术的应用对人工膝关节置换起到了重大的推动作用，随着骨水泥技术的进步，骨水泥固定的长期效果得到了进一步提高，骨水泥型人工膝关节仍是用于评价其他新型膝关节假体置换术的金标准。骨水泥显著的特点是假体可以获得即刻的固定，其他优点有：①由于骨水泥向骨小梁中的渗透，骨松质得到加固后可以更好地承受形变；②使假体骨之间的应力分布均匀，不良反应减小，避免应力集中；③扩大假体应力传导范围；④提高对医师技术偏差和骨骼质量的容忍度。

成功的骨水泥固定取决于骨水泥应用技术。随着人们应用骨水泥固定经验的积累和对骨水泥生物力学性能了解的增加，骨水泥固定的临床效果也明显提高，表现为松动率显著下降，它不是由骨水泥成分改变引起，而是由其应用技术不断提高带来的。骨水泥的应用技术已从20世纪70年代的第一代发展到现在的第三代，它是根据假体的骨水泥固定技术发展中的技术含量划分的，而不是根据应用时间划定的。第一代骨水泥技术包括手工搅拌和指压填塞；第二代骨水泥技术在第1代的基础上，应用了髓腔冲洗、髓腔栓、骨水泥枪等技术；第三代技术包括第二代技术及真空搅拌、中位装置的应用和骨水泥加压等新技术。骨水泥中的孔隙除可以降低骨水泥的机械强度外，还可以导致骨水泥的脆性增加，第三代骨水泥技术中的真空搅拌可以有效地解决此问题。

最近出现新的填充技术，被称为第四代骨水泥技术，将假体置入髓腔后，再加压注入低黏稠度骨水泥，骨水泥成分内加入添加剂，如骨粒、磷酸三钙陶瓷粉粒、金属丝等，以增加骨水泥强度，减慢退化速度，使骨水泥发挥"完全镶嵌作用"。第四代骨水泥技术是在第三代骨水泥技术的基础上，通过技术的改进使骨水泥与骨具有更强的结合能力，假体被更好地安放。

增强骨水泥的强度是提高骨水泥固定效果的有效方法之一，其强度与骨水泥的厚度、均匀程度和孔隙率有关。改变骨水泥的成分，特别是在聚甲基丙烯酸甲酯的基础上，掺入生物活性颗粒，如羟基磷灰石和生物玻璃等，制成部分生物活性骨水泥，也是改变骨水泥强度和固定方式的有效途径。戴克戎等曾通过试验证明在骨水泥中加入一定量的骨粒，其抗疲劳强度能显著提高。其原理是在骨水泥中加入直径150～300μm的无机或有机颗粒，达到一定重量比例，骨粒之间相互接触。植入体内后，骨水泥表面的骨粒被吸收，然后新骨沿着骨粒构成的通道慢慢长入骨水泥内部，形成良好的骨-骨水泥之间的交锁。实验证明，骨粒骨水泥与骨之间的界面强度随着新骨的长入逐渐上升，术后5个月时的界面强度是单纯骨水泥的3倍，其抗疲劳强度是单纯骨水泥的10倍，且能降低骨水泥的聚合热。将微量元素锶添加入磷

酸钙骨水泥(calcium phosphate cements，CPC)中，实验证明其无毒性，且具有优良的多孔结构，比普通CPC的性能更优越。

理论上，可通过增加假体表面的粗糙程度以加强假体和骨水泥之间的结合，也可以通过表面处理，使假体与骨水泥化学结合。目前，骨水泥型假体分为三种：光面、粗糙面和骨水泥预涂面，这也说明对假体界面的处理存在着分歧。有实验表明，粗糙面和骨水泥预涂假体在骨水泥固化早期，其抗张力和抗剪力明显高于光面假体，随着固化时间从2min延长到6min，上述指标明显下降，而光面假体则保持不变。也有实验表明，光面假体潜在的锁定作用比粗糙面假体强。降低骨水泥的气泡含量也能加强骨水泥假体之间的结合力。

骨水泥，无论是手工植入还是真空搅拌，都存在骨水泥疲劳，骨水泥疲劳使骨水泥对维持人工膝关节的长期稳定并不理想，机械性松动和广泛的骨丢失问题最受关注。到20世纪70年代以后，骨水泥固定膝关节假体的松动和下沉问题日益突出，某些学者甚至提出了"骨水泥病"的概念，或称为骨水泥植入综合征(bone cement implantation syndrome，BCIS)。BCIS发生机制有骨水泥毒性、肺栓塞和脂质介质三种学说。据统计，膝关节置换术中BCIS的发生率为1.41/10万，并发现BCIS有一定的猝死发生率。骨水泥致过敏性休克并发生死亡，死亡多数由心肺疾病引起，且常与骨水泥有关。由于发生时抢救非常凶险、急速，事先预知和防范十分困难。另外，骨水泥固定对较好动患者而言，人工膝关节胫骨部分和骨水泥界面容易产生微小裂纹而致"松动"。

目前临床上使用的骨水泥包括粉末状多聚体和液态单体，液态单体的主要成分为甲基丙烯酸甲酯(methyl methacrylate，MMA)，此外尚含有激活剂二甲基氨基甲苯和防止单体聚合的保护剂对苯二酚。骨水泥粉剂主要成分为PMMA及激动剂过氧联苯甲酰，此外尚含有二氧化钴或硫酸钡等X线成像剂和抗生素等。在骨水泥固定假体中，磨损颗粒包括骨水泥和聚乙烯磨损颗粒被大量纤维瘢痕肉芽组织所包裹，从而导致骨溶解和骨吸收，它的直接结果是假体的松动（图2-11）。

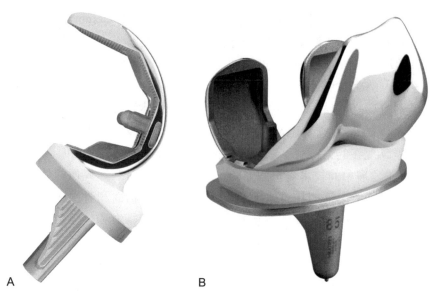

图 2-11　A. 固定平台后稳定型骨水泥膝关节假体；B. 活动平台保留后交叉韧带型骨水泥膝关节假体

二、非骨水泥固定

通过对美国入院患者数据库 (NIS) 的分析，在过去的 10 年里不仅仅是高龄人群 (> 65 岁) 接受全膝关节置换的数量在上升，上升幅度更大的是相对年轻 (< 65 岁) 并且活动量更大的人群。全膝关节置换低龄化这一客观趋势带来两个问题：①人工膝关节假体需要对应低龄人群有更长的手术后寿命；②人工膝关节假体的生存率满足人群逐渐年轻化对应的膝关节活动水平要求更高。更重要的是，2011 ～ 2016 年，接受人工膝关节翻修的亚组中年龄 < 65 岁的患者数量超过了 50%。对于年轻患者，还需要考虑未来翻修中简化手术难度，尽可能保留骨量的问题。随着假体设计制造工艺及材料学的发展，非骨水泥固定的生物型假体的应用开始增多，其具有与人类骨最相近的弹性模量，从而降低应力遮挡。多孔化提高了初始的摩擦匹配，从而加强假体的初始稳定性及骨长入，大多数文献回顾也表明生物型膝关节假体有着良好的临床应用效果。

膝关节置换术后若发生假体松动、断裂、感染等严重并发症，需行翻修手术，尽管翻修术的手术技术与初次置换术很相似，但其手术难度明显大于初次置换术，尤其是对于骨水泥型膝关节置换的患者。骨水泥型假体翻修时假体取出麻烦且较困难，容易造成骨质缺损。翻修手术本身较复杂，处理骨缺损更是翻修手术的最大问题；大块移植骨常需修整以适应膝关节假体，但这样会露出较大面积骨松质，术后有可能加速移植骨血管再生、重吸收现象，从而导致再置换失败。由此可见骨水泥型假体不便于术后翻修，而应用生物型假体的一大优点是翻修手术相对容易、成功率高且翻修术后效果好。另外，生物型膝关节假体的固定不需要骨水泥，自然就避免了骨水泥本身的缺陷及给患者带来的各种风险。总体来说，生物型膝关节假体具有以下优点：保存骨量、容易翻修、避免发生骨水泥相关的并发症及假体长期生存率更高。

与骨水泥型膝关节假体相比，生物型假体在适应人群上有所不同，主要适合于年龄较小、体重较轻、无明显骨质缺损的患者。但有研究发现，在假体松动方面，年轻、肥胖患者和老年、轻体重患者行生物型全膝关节置换有同样的效果。一般来说生物型膝关节置换术对患者的骨质条件要求较高，严重骨性关节炎、类风湿关节炎、创伤性关节炎、肿瘤等导致的膝关节疼痛、畸形，日常活动严重障碍，经非手术治疗无效或效果不显著的骨质较好患者，均可行生物型膝关节置换术。长时间融合于功能位，没有疼痛和畸形等症状，关节感染未得到控制者，被视为生物型膝关节表面置换的禁忌证。生物型膝关节表面假体应用于年龄大、骨质疏松的患者时要慎重考虑，因其对这些患者的固定效果并不理想。

目前，临床应用的生物型膝关节假体可分为螺钉固定与非螺钉固定两种设计。早期担心胫骨平台可能存在固定不稳定，故胫骨假体应用螺钉固定，但结果发现这种固定并不能提供充分的机械稳定性，也不能促进骨整合，固定效果并不理想。有学者认为选用新的固定材料将逐渐不再需要额外的螺钉固定，从而避免在术后随访中见到的钉道骨溶解。但有研究却发现，尽管生物型假体机械应力更高，使用生物型假体的患者体力恢复更好，但就术后假体松动而言，骨水泥型和生物型假体置换，两组之间无差异，假体固定效果不受固定技术的影响。

制造生物型膝关节表面假体的材料有不锈钢、钴铬合金、钛及钛合金等。目前，临床上应用的主要是钛合金，其具有密度与人骨相近、重量轻、弹性模量较低、机械强度高、抗疲劳性及耐腐蚀性高等优点。生物型假体表面可以附着多孔涂层，有利于骨组织长入，从而达到生物学固定的目的。目前，临床应用较多的是带有钴-铬-钼合金烧结涂层的钛合金假体。另一种常用假体是应用等离子喷涂技术对假体表面进行生物陶瓷涂层处理，陶瓷涂层材料多用生物活性玻璃陶瓷、羟基磷灰石(hydroxyapation，HA)、氟磷灰石、β-磷酸钙等，其中以 HA 涂层使用最多。HA 具有良好的生物相容性和诱导成骨活性，与骨组织在结构、成分上极其相似，可促进骨组织长入孔隙和在其表面附着，从而形成生物自锁固定与机械咬合固定，有效地防止了假体松动和下沉，提高了假体的远期生存率。生物型膝关节表面假体的设计多采用低度吻合和低限制型的关节面，这样可以减低传导到固定界面上的应力，增加固定界面的稳定性(图 2-12)。

多孔钽金属(porous tantalum)作为一种新材料在这几年悄然崛起，其具有较高的摩擦系数、良好的延展性、较低的弹性模量，耐腐蚀性强，良好的生物相容性并且植入体内后周围组织无炎性反应。多孔钽金属材料由 Zimmer 公司最先研制并申请专利，具有类似于骨的特性，并且具有良好的潜在骨长入特点，故被称为 Trabecular Metal 骨小梁金属。

骨小梁金属材料具有以下主要特点：① 75% ~ 80% 的体积孔隙率，结构组成类似骨小梁；②骨长入及植入物血管化要求孔径平均大于 300μm，而骨小梁金属材料平均孔径为 547μm；③低弹性模量(3MPa)支持组织长入，在正常的生理负荷下有助于最大限度地减少应力遮挡；④与骨松质相似的高摩擦系数(0.98)已被证明有助于植入物的初始稳定性。

骨小梁金属与传统的钛、钴、铬合金及同类生物材料羟基磷灰石等骨科植入物材料相比有更好的天然骨特性。在膝关节置换翻修手术中骨小

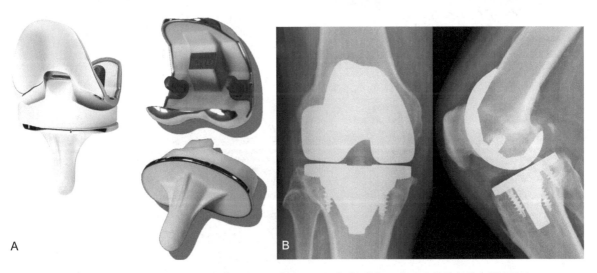

图 2-12　A. 羟基磷灰石涂层膝关节假体（无螺钉）；B. 羟基磷灰石涂层膝关节假体（带螺钉）

梁金属也用来填充胫骨近端大量的骨缺损。有学者对29例人工全膝关节翻修患者使用骨小梁金属植入重建胫骨的骨缺损（骨缺损安德森分类ⅡB型和Ⅲ型）。根据膝关节临床评分和影像学表现结果，平均33个月的随访结果显示翻修中修复重建胫骨大量骨缺损时表现良好，简化手术操作时间的同时提供了优秀的机械稳定性并加速了康复。

2002年骨小梁金属胫骨假体（trabecular metal tibial component）在英国推出，简称为TMT假体。胫骨假体不同于以往的聚乙烯和胫骨背托组配式安装，而是一体化的假体设计。超高分子聚乙烯通过直接压缩成形工艺连接到骨小梁金属基底板，从而实现了约1.5mm的均匀渗透。多孔钽是通过化学气相沉积技术形成的金属支柱，具有相似骨松质的75%～80%孔隙度，TMT假体底部有两个骨小梁金属材料六角形钉，直接钻孔压入胫骨平台截骨表面。依靠材料特性可以完成生物应力的转移，高摩擦系数和多孔隙结构可保证良好的初始固定性和更好的骨长入。这种聚乙烯和骨小梁金属的一体化复合物结构减少了假

体背面聚乙烯的磨损并且增加了假体的机械强度。根据此假体的特性也可称为钽金属一体化胫骨假体（tantalum monoblock tibial component），同样可简称为TMT假体。目前的研究表明，一体化设计的优势主要是减少假体组件之间的磨损，但同时对手术技术的要求更高，聚乙烯衬垫的厚度可选择性较小，无法根据术中平衡膝关节韧带来灵活选择（图2-13）。

因为骨小梁金属一体化胫骨假体推出时间不长，目前相关的长期临床随访病例报告并不是很多。2013年，有学者统计了2003～2010年芬兰关节置换登记中的1143例初次人工全膝关节置换术TMT假体。多元回归分析显示，以胫骨假体的无菌性松动为统计学终点的7年存活率为100%（95%CI为99～100），以任何理由为各自的终点的生存率是97%（95%CI为96～98）。因此，可以看出TMT假体拥有广阔的发展前景。其理论上的优势受到国内越来越多学者的关注，虽然该假体早期的稳定性和临床效果评分相比其他传统水泥固定型假体未体现出明显的优势，但骨小梁金

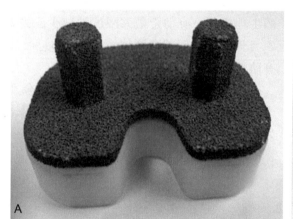
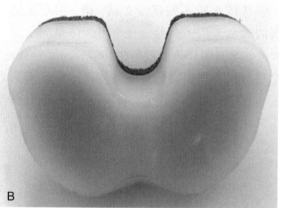
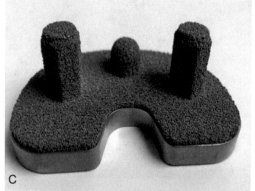
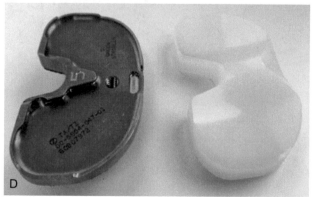

图2-13 胫骨平台与聚乙烯衬垫整体设计与分体设计

属良好的生物学固定效果应该在大样本的长期随访中慢慢展现出来，特别是体现在年轻患者远期随访的翻修过程中。随着膝关节置换患者人数增加和患者年龄年轻化，在未来骨小梁金属一体化胫骨假体将会是活动需求更多年轻患者良好的选择（图2-14）。

三、展　望

人工膝关节假体固定方式的研究越来越广泛且深入，在多方面取得了令人可喜的成果，然而其中仍有许多细节问题亟待解决。目前，骨水泥固定的人工膝关节还是主流，因此研究如何改进其生物和机械性能具有十分重要的实用意义。实践证明，只要方法得当，骨水泥固定的人工膝关节假体效果还有进一步提高的空间。骨水泥技术的改进方法目前主要有以下四方面：①使用技术，满足均匀充填和微内锁固定；②搅拌技术，目前公认最佳的搅拌方法是单体预冷后真空机器搅拌；③骨水泥添加剂；④新型骨水泥，研制既符合医学材料设计标准，又同时具备生物学固定和骨水泥固定优点的新型骨水泥。对于生物型固定的人工膝关节来说，有专家认为最终发展方向是朝着组织工程化的方向发展，能够让关节假体自身成骨是一个研究目标。

目前，对于膝关节表面置换中生物型假体和骨水泥型假体哪一种更好的问题仍然存在很大的争议，关于这两类假体的临床对比研究并不很多，我们还很难对这两类假体哪种更好做出确切的判定。生物型假体所具有的理论上的优点使得越来越多的研究者关注其临床使用效果。就目前对于生物型膝关节表面假体的研究，可以看出其较骨水泥型假体有很大优势，术后膝关节评分、膝关节活动度等较术前明显提高，患者满意度高且严重并发症发生率低。随着膝关节置换患者的年轻化与人口的老龄化，行生物型膝关节置换的患者会越来越多，不能说生物型膝关节表面假体终究会替代骨水泥型假体，但其为需行膝关节置换的患者提供了更多的选择，未来可能是多数患者的良好选择，同时生物型膝关节表面假体的优缺点尚需更长时间随访与研究。

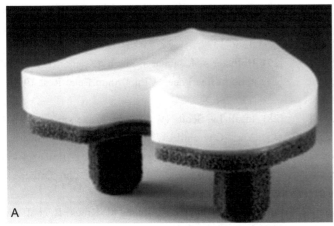
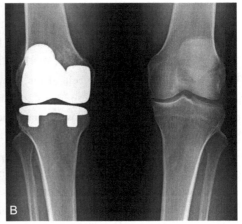

图 2-14　多孔钽金属骨小梁制备的膝关节胫骨平台假体及术后 X 线片

（倪建龙）

主要参考文献

[1] 戴尅戎，裘世静，王友，等.无机骨粒骨水泥植入后骨生成的实验观察.中华外科杂志，1992，30(10): 588-589.

[2] 黄菲，曲铁兵.关于当前人工膝关节假体设计的焦点与展望.中华关节外科杂志（电子版），2012，6(4):

617-624.

[3] 任博，朱庆生，朱锦宇.骨小梁金属胫骨假体的临床应用新进展.中华关节外科杂志（电子版），2014，8(1): 90-93.

[4] 王岩，周飞虎，周勇刚，等.国人正常膝关节三维几

何形态测量及相关研究. 中国矫形外科杂志, 2004, 12(8): 617-619.

[5] 王寿文, 方积乾. 膝关节几何学研究及其对膝假体设计的意义. 中华外科杂志, 1992, 13(7): 434-439.

[6] 张博, 林源, 曲铁兵, 等. 国人胫骨平台截骨面与西方进口胫骨假体解剖学参数的偏差. 中华骨科杂志, 2014, 34(4): 394-399.

[7] 周飞虎, 王岩, 周勇刚. 人工膝关节设计中的相关问题. 中国临床康复杂志, 2003, 7(14): 2081-2082.

[8] Andersen MR, Winther N, Lind T, et al. Monoblock versus modular polyethylene insert in uncemented total knee arthroplasty. Acta Orthop, 2016, 87(6): 607-614.

[9] Aprato A, Risitano S, Sabatini L, et al. Cementless total knee arthroplasty. Ann Transl Med, 2016, 4(7): 129.

[10] Arami A, Delaloye JR, Rouhani H, et al. Knee Implant Loosening Detection: A Vibration Analysis Investigation. Ann Biomed Eng, 2018, 46(1): 97-107.

[11] Argenson JN, Scuderi GR, Komistek RD, et al. In vivo kinematicevaluation and design considerations related to high flexion intotal knee arthroplasty. J Biomech, 2005, 38(2): 277-284.

[12] Ayre WN, Birchall JC, Evans SL, et al. A novel liposomal drug delivery system for PMMA bone cements. J Biomed Mater Res B Appl Biomater, 2016, 104(8): 1510-1524.

[13] Bencharit S, Byrd WC, Altarawneh S, et al. Development and applications of porous tantalum trabecular metal-enhanced titanium dental implants. Clin Implant Dent Relat Res, 2014, 16(6): 817-826.

[14] Blumenfeld TJ, Scott RD. The role of the cemented all-polyethylene tibial component in total knee replacement: a 30-year patient follow-up and review of the literature. Knee, 2010, 17(6): 412-416.

[15] Camus T, Long WJ. Total knee arthroplasty in young patients: Factors predictive of aseptic failure in the 2nd-4th decade. J Orthop, 2017, 15(1): 28-31.

[16] Dalury DF. Cementless total knee arthroplasty: current concepts review. Bone Joint J, 2016, 98-B(7): 867-873.

[17] Ayers DC, Franklin PD. Joint Replacement Registries in the United States: A New Paradigm. J Bone Joint Surg Am, 2014, 96(18): 1567-1569.

[18] Derome P, Sternheim A, Backstein D, et al. Treatment of large bone defects with trabecular metal cones in revision total knee arthroplasty: short term clinical and radiographic outcomes. J Arthroplasty, 2014,29(1): 122-126.

[19] D'Onofrio A, Kent NW, Shahdad SA, et al. Development of novel strontium containing bioactive glass based calcium phosphate cement. Dent Mater, 2016, 32(6): 703-712.

[20] Epinette JA. Long lasting outcome of hydroxyapatite-coated implants in primary knee arthroplasty: a continuous series of two hundred and seventy total knee arthroplasties at fifteen to twenty two years of clinical follow-up. Int Orthop, 2014, 38(2): 305-311.

[21] Frédéric Borrione, Paul Bonnevialle, Christian Mabit, et al. Scorpio single radius total knee arthroplasty. A minimal five-year follow-up multicentric study. Int Orthop, 2011, 35(12): 1777-1782.

[22] Gerscovich D, Schwing C, Unger A. Long-term results of a porous tantalum monoblock tibia component: clinical and radiographic results at follow-up of 10 years. Arthroplast Today, 2017, 3(3): 192-196.

[23] Guo W, Zheng Q, Li B, et al. An Experimental Study to Determine the Role of Inferior Vena Cava Filter in Preventing Bone Cement Implantation Syndrome. Iran J Radiol, 2015, 12(3): e14142.

[24] Han HS, Lee MC. Cementing technique affects the rate of femoral component loosening after high flexion total knee arthroplasty. Knee, 2017, 24(6): 1435-1441.

[25] He J, Li D, Lu B, et al. Custom fabrication of a composite hemikneejoint based on rapid prototyping. Rapid Prototyping Journal, 2006, 12(4): 198-205.

[26] Maradit Kremers H, Larson DR, Crowson CS, et al. Prevalence of Total Hip and Knee Replacement in the United States. J Bone Joint Surg Am, 2015, 97(17): 1386-1397.

[27] Hollister AM, Jatana S, Singh AK, et al. The axesof rotation ofthe knee. Clin Orthop Relat Res, 1993, 290: 259-268

[28] Insall JN, Scott NW. Surgery of the knee. 3rd ed. New York: Churchill Livingston, 2001: 1717-1738.

[29] Jones RE. High-flexion rotating-platform knees: rationale, design, and patient selection. Orthope-dics., 2006, 29(9 Suppl): S76-S79.

[30] Hirschmann MT, Hoffmann M, Krause R, et al. Antero-lateral approach with tibial tubercle osteotomy versus standard medial approach for primary total knee arthroplasty: does it matter? BMC Musculoskelet Disord, 2010, 11: 167.

[31] Nagel K, Bishop NE, Schlegel UJ, et al. The influence of cement morphology parameters on the strength of the cement-bone interface in tibial tray fixation. J Arthroplasty, 2017, 32(2): 563-569.

[32] Nakama GY, Peccin MS, Almeida GJ, et al. Cemented, cementless or hybrid fixation options in total knee arthroplasty for osteoarthritis and other non-traumatic diseases. Cochrane Database Syst Rev, 2012, 10:

CD006193.

[33] Niemeläinen M, Skyttä ET, Remes V, et al. Total knee arthroplasty with an uncemented trabecular metal tibial component: a registry-based analysis. J Arthroplasty, 2014, 29(1): 57-60.

[34] Norman TL, Thyagarajan G, Saligrama VC, et al. Stem surface roughness alters creep induced subsidence and 'taper-lock' in a cemented femoral hip prosthesis. J Biomech, 2001, 34(10): 1325-1333.

[35] Pijls BG, Valstar ER, Kaptein BL, et al. The beneficial effect of hydroxyapatite lasts: a randomized radiostereometric trial comparing hydroxyapatite-coated, uncoated, and cemented tibial components for up to 16 years. Acta Orthop, 2012, 83(2): 135-141.

[36] Prudhon JL, Verdier R. Cemented or cementless total knee arthroplasty? -Comparative results of 200 cases at a minimum follow-up of 11 years. SICOT J, 2017, 3: 70.

[37] Shepard MF, Kabo JM, Lieberman JR. The Frank Stinchfield Award. Influence of cement technique on the interface strength of femoral components. Clin Orthop Relat Res, 2000, (381): 26-35.

[38] Skowronek P, Olszewski P, Wiszkowski W, et al. An evaluation of the potential consequences of drilling titanium and tantalum implants during surgery - a pilot study. BMC Musculoskelet Disord, 2017, 18(1): 426.

[39] Sultan PG, Most E, Schule S, et al. Optimizing flexion after totalknee arthroplasty: advances in prosthetic design. Clin OrthopRelat Res, 2003, (416): 167-173.

[40] Vertullo CJ, Zbrojkiewicz D, Vizesi F, et al. Thermal Analysis of the Tibial Cement Interface with Modern Cementing Technique. Open Orthop J, 2016, 10: 19-25.

[41] Voigt JD, Mosier M. Hydroxyapatite (HA) coating appears to be of benefit for implant durability of tibial components in primary total knee arthroplasty. Acta Orthop, 2011, 82(4): 448-459.

第二部分

2

膝关节置换的
围术期管理

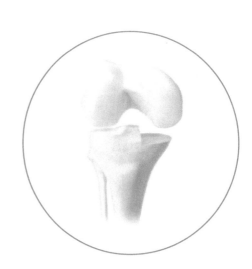

第3章

人工膝关节置换围术期的处理和术后评估

第一节 人工膝关节置换术的适应证和禁忌证

一般来说，人工膝关节置换术的适应证包括：①严重的退行性膝关节骨关节炎（OA），OA是人工膝关节置换术的最常见原因；②创伤性骨关节炎，涉及关节面的严重创伤后的骨关节炎，如粉碎性胫骨平台骨折，关节面未能修复而严重影响功能的病例，因半月板损伤或切除后导致的继发性骨关节炎等；③类风湿关节炎（RA）和强直性脊柱炎（AS）的膝关节晚期病变，RA或AS常可累及双侧膝关节，晚期往往导致关节畸形、疼痛及功能障碍；④感染性关节炎后遗留的关节破坏，在确认无活动性感染的情况下，可作为膝关节置换术的相对适应证；⑤其他非感染性关节炎引起的膝关节病损，并伴有疼痛和功能障碍，如大骨节病、血友病性关节炎等；⑥大面积的膝关节骨软骨坏死或其他病变，不能通过常规手术方法修复的病例；⑦涉及膝关节面的肿瘤切除后无法获得良好的关节功能重建的病例。例如，股骨远端或胫骨近端的骨肿瘤，有条件保存肢体者，可以在行瘤段切除后，用特殊假体行人工膝关节置换术。

在临床实践中，我们需要对患者情况做出个体化评估，来确定患者是否应该行人工膝关节置换术。我们应当明确，人工膝关节置换术的目的是解决患者的疼痛或关节功能问题。因此，所有引起膝关节疼痛、畸形及活动障碍并严重影响生活的病例，都可能是人工膝关节置换术的适应证。

但只有在全面、充分评估患者的全身情况，并结合患者的症状、体征及影像学资料，进行综合判断之后，才能做出是否适合行人工膝关节置换术的决断。如果手术带来的收益远超出手术可能的风险，那么就是手术的适应证；反之，如果手术的风险很大，而收益可能并不理想，那么就是手术的禁忌证。

有时，这种判定并不容易。医师的职责正是尽可能做出正确的判断，从而帮助患者做出是否手术的决断。

首先，必须排除引起膝关节和下肢疼痛的其他原因，如腰椎疾病引起的下肢放射痛、同侧髋关节疾病引起的牵涉痛、周围血管疾病、半月板病变、膝关节韧带损伤和膝关节滑囊炎等，从而确定疼痛是由膝关节疾病引起。

其次，患者的临床症状和体征应该与X线表现相符。若患者症状严重，而X线影像学仅有轻微病变，此时在决定手术方案时有些困难，应考虑其他可能的原因和治疗方法，如果病因不易确定，可以先观察，定期追踪复查和深入了解疼痛性质与类型。必须在经过非手术治疗的基础上，包括减轻体重、减少膝关节负重活动、走路时扶拐、口服消炎镇痛药物等各种非手术治疗措施都无效的情况下，才考虑选择人工膝关节置换手术治疗。若患者症状较轻，而X线改变较为严重，只有单独的结构畸形，除非对功能影响很大，影响正常工作和生活，那么就没有必要手术。因为，无论多么成功的膝关节置换术也不会具有正常膝关节那样的功能和感觉。

最后，当施行人工关节置换术时，必须考虑患者的年龄、体重及合并内科疾病情况。必须认识到，即使现在的假体材料学、假体设计理念和假体生物工程学在不断进步，人工关节假体仍具有一定的使用寿命，可能会出现松动、磨损等长期并发症，导致翻修。一般认为人工关节使用年限与假体固定、材料磨损及假体机械性失败有关。很难想象人工关节能无限承受巨大应力而不发生并发症。有研究发现50岁以下患者行膝关节置换术，术后更容易发生假体周围感染或无菌性松动，并因此需要行翻修手术。因此，在决定是否手术时，年龄是一个重要参考因素。单髁关节置换术的适应年龄比全膝关节置换术低，因后文会对单髁置换术进行详细介绍，本节不予详细说明。当然年龄并非决定性因素，如果患者疼痛症状或功能障碍情况已经非常严重，并且非手术治疗无效，那么可适当放宽年龄限制。

以往认为，体重过大是关节置换手术的相对禁忌证。许多研究证实，超重和肥胖患者进行膝关节置换术也可以取得令人满意的膝关节功能改善，但应重视肥胖患者全膝关节置换术后潜在的围术期并发症风险。

我们还要注意患者合并的内科病情况。接受人工关节置换手术的患者大致有两大群体：一大类是老年人，常为关节退变，因症状严重影响到生活质量而要求手术；另一大类是因各种疾病造成关节破坏而需要手术治疗。这两大类患者除了关节需要手术外，往往都合并内科疾病，如心脏病、高血压、糖尿病、激素依赖或风湿活动期等，因此在其接受人工关节置换术之前，必须妥善处理合并的内科疾病。在内科疾病得到有效控制并且达到稳定后，方可安排手术，否则可能会引起严重并发症。

膝关节置换术的绝对禁忌证相对较少，包括活动性或潜在的感染；肌肉力量减低、皮肤感觉障碍等。相对禁忌证包括沙尔科关节、皮肤条件差、有过高的生理或职业要求、一般情况差、严重骨质疏松等。

（唐一仑）

第二节　多关节病变的关节置换次序选择

对一些多关节病变患者，如类风湿关节炎患者，四肢多关节常有侵犯，在考虑安排关节置换手术先后顺序时，必须根据病患具体情况而定。一般原则是先近侧后远侧，即先髋后膝，先上肢后下肢，这样的好处是上肢手术可改善使用手杖功能，有助于下肢术后功能康复。

如果患者双膝关节均需行膝关节置换，那么就需要选择同期进行或分期进行。随着手术技术的进步，为达到缩短患者住院时间、减少住院费用的要求，在过去的15年中全世界范围内的同期双侧膝关节置换病例数在不断地增加。但是临床治疗中对同次麻醉下行同期双侧膝关节置换术还是行分期双侧膝关节置换术仍有不同看法。有研究指出，同期双侧膝关节置换术后心血管事件、胃肠道出血、血栓栓塞疾病和围术期出血风险增加。它的优势在于单次手术降低了手术和麻醉风险，术后疼痛过程较短，同时减少了患者二次住院时间，降低了治疗费用，且双侧置换后膝关节功能得到同步恢复，避免了对侧膝关节疼痛、内外翻及屈膝挛缩畸形对置换侧的影响，防止单侧手术带来的双膝干扰和恢复不统一。

我们的建议是，术前全面评估患者病情，严格筛查入选病例并针对性预防可能存在的并发症，对于存在心脑血管意外、肝功能不全、依赖胰岛素的糖尿病等基础性疾病的患者，不宜实施双侧膝关节置换术进行治疗。在充分与病患沟通的前提下，可以先行症状较重一侧关节置换，术中监测患者生命体征，若情况欠佳，则二期再行对侧手术；若情况良好，则可考虑同期双侧置换。

（唐一仑）

第三节　围术期全身各脏器功能评估与处理

一、心理评估和处理

随着社会医学的发展，人们对健康和疾病的观念也发生了转变，生物 - 心理 - 社会医学模式是人们对健康与疾病的全新认识。随着物质文明的发展，人们对身心健康的要求也在提高，需要医师在解决患者身体疾病的同时，还要减轻患者精神上的痛苦。手术对患者不仅有躯体刺激，同时还有心理刺激，影响患者正常的心理活动，严重的消极心理反应可直接影响手术效果，增加并发症的发生率。Utrillas 等研究发现，关节置换患者术后一年的疼痛、关节功能、术后生活质量与患者术前的心理压力有明显相关性。Khatib 也发现术前心理状态明显影响关节置换术后功能及全身健康。因此，评估患者围术期的心理特点并采取针对性的心理干预可减轻患者的消极心理反应，使患者顺利度过围术期，取得最佳的临床效果。

（一）术前心理评估与处理

多数老年患者合并有多种基础疾病，大多数患者住院后对主治医师及责任护士不够信任，担心手术失败，担心生活不能自理且无人照顾，对昂贵的医疗费用有心理抵触，对增加家庭经济负担有心理压力。心理特点包括紧张、焦虑、恐惧、怀疑、抗拒、自责、失眠、抑郁等多种心理反应。

医护人员应对患者的心理状态进行系统的评估后再对其针对性地进行心理干预。针对患者关心的手术相关知识、切口位置及大小、术后常见并发症的预防、疼痛的控制、饮食的限制、可能留置的引流管等方面进行围术期健康教育。要通过语言，把患者的心理问题逐一认真、正确地解释和指导，以消除患者对手术的焦虑、抗拒情绪，指导并协助患者练习床上大小便，锻炼深呼吸，学会有效咳嗽、咳痰的方法，学会使用助行器，了解术后康复办法、时间及进程。鼓励患者家属与患者积极沟通。对于严重的患者可以根据病情进行抗抑郁、抗焦虑、抗失眠的药物治疗。

（二）术后心理评估与处理

术后患者的主要心理反应是担心手术失败，疼痛如何缓解，有没有并发症，伤口恢复情况，锻炼的方法，远期疗效的猜疑等。其心理特点往往是恐惧、抗拒、失眠、抑郁等。术后应尽早地向患者反馈手术成功的喜讯，减少担心手术失败的恐惧心理。积极处理术后疼痛，因为疼痛不仅增加躯体不适，还会增加患者对手术的担心和抵触心理，术后疼痛是痛感觉和痛情绪的综合反应，耐心解释疼痛的来源及可能持续的时间，教会患者分散和转移对疼痛的注意，如深呼吸，看看网络、杂志报纸，播放一些爱听戏曲、相声、音乐，玩玩游戏，术前、术中、术后综合运用多模式镇痛方法。在无痛的条件下指导患者进行积极的康复训练，极早地下床活动可以提高患者对手术的信心，走出疾病及手术的阴影。孤独、社会孤立影响关节置换效果，鼓励家属多陪伴患者并与患者多沟通。

二、循环功能评估与处理

（一）心脏功能评估

1. 术前心脏功能的评估方法　行关节置换的患者大多为老年患者，心脏风险往往是手术患者面临的较大风险，因此术前对患者进行合理客观的心脏功能评估至关重要。尤其注意活动性心脏病患者，如不稳定型冠心病、严重心绞痛和近期心肌梗死；失代偿性心力衰竭，如心功能Ⅳ级，恶化和新发的心力衰竭；严重心律失常、传导阻滞和快速性心律失常；重度心瓣膜病，如主动脉瓣和二尖瓣狭窄。细致的病史采集，详尽的心血管方面的体格检查是评价患者危险性分层的基本方法。心电图、胸部Ｘ线、超声心动图检查是评估患者心脏储备功能的主要依据。

（1）Goldman 计分法：目前普遍采用的是 Goldman 计分法进行的手术危险性评估。Goldman 心脏风险指数（Goldman index of cardiac risk）是由 Goldman 等于 1977 年提出的，用于评估 40 岁以上患者的围术期心脏并发症发生风险。每级计分与心脏病发病率的危险性相关（表 3-1）。

（2）纽约心脏病协会（NYHA）分级：是按

表 3-1　Goldman 心脏风险指数评分

项目	内　　容	计分
病史	心肌梗死 6 个月	10
	年龄＞ 70 岁	5
体检	第三心音奔马律、颈静脉怒张等心力衰竭表现	11
	主动脉瓣狭窄	3
心电图	非窦性节律，术前有房性期前收缩	7
	持续室性期前收缩＞ 5 次 / 分	7
一般内科情况差	$PaO_2 < 60mmHg$，$PaCO_2 > 50mmHg$，$K^+ < 3.0mmol/L$，$BUN > 18mmol/L$，$Cr > 260mmol/L$，SGOT 升高，慢性肝病及非心脏原因卧床	3
胸腹腔或主动脉手术		3
急诊手术		4
总计		53

　　Goldman 计分法共分 5 级。1 级：0 ～ 5 分，死亡率为 0.2%；2 级：6 ～ 12 分，死亡率为 2%；3 级：13 ～ 25 分，死亡率为 2%；4 级：26 分，死亡率为＞ 56%，3 级和 4 级的手术危险性较大；5 级：＞ 26 分，5 级患者只宜施行急救手术

诱发心力衰竭症状的活动程度将心功能的受损状况分为四级。这种方法操作简便易行，因此广为使用。但其主要是依赖患者的主观陈述，与实际情况可能存在差距，因此只可以借鉴并粗略评估患者的手术耐受程度（表 3-2）。

　　（3）6min 步行试验：临床上我们可以采用 6min 步行试验来简单评估患者心脏代偿功能，此是一项简单易行、安全、方便的试验，要求患者在平直走廊里尽可能快地行走，测定 6min 的步行距离，若 6min 步行距离＜ 150m，表明为重度心功能不全；150 ～ 425m 为中度心功能不全；426 ～ 550m 为轻度心功能不全。

　　（4）对患者心脏储备功能的评估：功能状态对于预测围术期和远期心脏事件是一个可靠的

指标。活动能力是评估心脏储备功能的具体表现，与手术耐受能力和围术期心血管危险密切相关，是一种简单实用的判断标准。功能状态可用代谢当量（MET）来判断。一名 40 岁、体重 70kg 的男性在休息状态下基础性氧耗量是 3.5ml/(kg•min)，即为 1MET。优秀＞ 10，良好为 7 ～ 10，中等为 4 ～ 7，差＜ 4。对于优良患者手术风险低，中等以下手术风险明显升高，建议内科医师协助评估（表 3-3）。

　　（5）围术期高危因素评估：术前根据病史、物理检查、实验室检查等对患者临床疾病及其临床特征的危险程度进行危险评估，具有活动性心脏病和心脏临床风险因素的患者围术期心血管事件发生要高得多，详见表 3-4。

表 3-2　纽约心脏病协会分级与手术耐受性评估

心功能评级	临床表现	心功能与耐受力
Ⅰ级	体力活动完全不受限。无症状，日常活动不引起疲乏、心悸和呼吸困难	心功能正常
Ⅱ级	日常体力活动轻度受限。可出现疲劳、心悸、呼吸困难或心绞痛，休息时无症状	处理恰当，麻醉耐受力仍好
Ⅲ级	体力活动显著受限。轻度活动即出现临床症状，必须静坐或卧床休息	心功能不全。麻醉前充分准备，麻醉中避免心脏负担增加
Ⅳ级	静坐或卧床时即可出现心功能不全的症状或心绞痛综合征，任何轻微活动都可使症状加重	心力衰竭。麻醉耐受力极差，择期手术必须推迟

表 3-3　心脏储备功能评估表

代谢当量	活动能力
1MET	1—能照顾自己吗？
	2—能吃饭、穿衣或上厕所吗？
	3—能以 3.2 ~ 4.8km/h 的速度在平地步行 1 个或 2 个街区吗？
	4—能在家里做些轻体力家务，如除尘或洗碗吗？
	5—能爬一层楼梯或攀登一座小山吗？
	6—能以 6.4km/h 的速度在平地步行吗？
	7—能跑一小段距离吗？
	8—能在住宅周围进行重体力劳动，如刷地板、提起或挪动重家具吗？
	9—能参加适度的娱乐活动，如打高尔夫球、打保龄球、跳舞、打网球、投篮或射门吗？
10MET	10—能参加紧张的运动，如游泳、打网球、踢足球、打篮球或滑雪吗？

2. 心脏疾病围术期干预措施

（1）瓣膜病：若主动脉瓣重度狭窄患者有症状，且可以排除手术高危因素，则推荐在择期手术前进行主动脉瓣置换术。若主动脉瓣重度狭窄患者无明显症状，既往无主动脉瓣手术史，则可以考虑行择期手术。二尖瓣轻度或中度狭窄时，应保证控制围术期心率，可不做特殊处理。当二尖瓣狭窄严重时，可行二尖瓣球囊扩张术或开胸瓣膜修复术后择期行关节置换。

（2）缺血性心肌病：术前可进行运动负荷试验来评定心功能，术前术后规律应用防治心肌缺血的药物。目前已明确具有临床价值的药物有 β 受体阻滞剂、他汀类药、硝酸酯类药及钙通道阻滞药。手术前需对下列缺血性心肌病患者进行冠脉血管重建（CABG 或 PCI）：①严重左主干

表 3-4　**增加围术期心脏并发症的活动性心脏病和心脏临床风险因素**

1. 活动性心脏病
(1) 不稳定型心绞痛
(2) 急性心力衰竭失代偿
(3) 严重心律失常
(4) 有明显症状的心脏瓣膜病
(5) 近期心肌梗死（30d 内）和残存心肌缺血
2. 心脏临床风险因素
(1) 缺血性心脏病 [心绞痛和（或）陈旧性心肌梗死]
(2) 心力衰竭
(3) 卒中和短暂性脑缺血发作（TIA）
(4) 肾功能不全：肌酐 > 170μmol/L 或肌酐清除率 < 60ml/（min · 1.73m^2）
(5) 需胰岛素治疗的糖尿病

狭窄的稳定型心绞痛患者；②三支血管病变的稳定型心绞痛患者，LVEF < 0.50 者获益更大；③二支血管病变（左前降支近端严重狭窄，LVEF < 0.50，或非侵入性检查证明心肌缺血）的稳定型心绞痛患者；④高风险不稳定型心绞痛或非 ST 段抬高的心肌梗死；⑤急性 ST 抬高的心肌梗死。

（3）心律失常：高龄患者心律失常和传导障碍在围术期常见。室上性和室性心律失常是围术期发生心脏病的独立危险因素。轻度的窦性心动过缓和过速、窦性心律不齐及偶发的房性期前收缩对血流动力学几乎无影响，也不引起明显症状；心房扑动、心房颤动、完全性房室传导阻滞、阵发性室上性心动过速、室性心动过速等可明显降低心排血量；尖端扭转型室性心动过速的心排血量更少，以至不能维持最基本的生理需要，可出现阿 - 斯综合征；心室颤动时心脏不能排出血液，循环停止，数分钟即可死亡。严重的心律失常术前必须妥善处理，在内科医师指导下进行抗心律失常药物治疗，心房颤动或心房扑动患者心室律的控制可以采用 β 受体阻滞剂、钙通道阻滞药及地高辛三类药物，而以 β 受体阻滞剂效果最好，部分患者可采用射频消融治疗。大部分心房颤动患者会服用抗凝药物，术前数天应停用或调整抗凝药。高度心脏传导异常，如完全性房室传导阻滞、二度 II 型或三度房室传导阻滞、双束支或三束支传导阻滞、严重窦性心动过缓，病态窦房结综合征患者伴晕厥者，会增加手术风险，对于该类患者，术前需要安装临时或永久的起搏器。无严重心脏传导病史或出现临床症状的室内传导延迟患者即

使存在一支左束支或右束支阻滞,在围术期发展成完全性心脏传导阻滞的机会相对小,通常不需要安装临时起搏器。

(4)心功能不全:若患者确诊或疑似心力衰竭,且拟近期手术,推荐术前行食管超声评估左心室功能和(或)检测利钠肽水平。若患者已经确诊心力衰竭,推荐遵照欧洲心脏病学会(ESC)指南,在使用β受体阻滞剂、ACEI或ARB药物、盐皮质激素拮抗剂及利尿药的基础上,优化治疗。若患者最近确诊心力衰竭,推荐至少在心力衰竭治疗3个月后进行手术,目的是稳定左心室功能。心力衰竭患者术前继续服用β受体阻滞剂;术前早晨应根据患者血压决定是否停用ACEI或ARB药物,若决定使用,应监测患者血流动力学情况并及时调整剂量。术后检查心力衰竭的各项指标。

(二)高血压

根据1999年世界卫生组织/国际高血压联盟(WHO/ISH)的高血压防治指南,年龄≥60岁、血压持续或3次以上非同日坐位收缩压≥140mmHg和(或)舒张压≥90mmHg,可定义为老年高血压。若收缩压≥140mmHg,舒张压<90mmHg,则定义为老年单纯收缩期高血压。治疗老年高血压的主要目标是保护靶器官,最大限度地降低心血管事件和死亡的风险。对于高血压合并心、脑、肾等靶器官损害的老年患者,建议采取个体化治疗、分级达标的治疗,手术前将血压降低至<160/100mmHg,如果患者能够良好的耐受,可继续降低到<140/90mmHg。老年人降压治疗应为多种药物联合、逐步使血压达标,多数患者联合应用降压药物时需从小剂量开始,逐渐增加药物种类及剂量。治疗包括非药物治疗和药物治疗。

1. 术前措施

(1)非药物治疗包括控制钠盐摄入、调整膳食结构、控制总热摄入并减少膳食脂肪及饱和脂肪酸的摄入、戒烟戒酒、减轻精神压力、避免情绪波动,保持精神愉快、心理平衡和生活规律。必要时可给予镇静、安神药物,患者能有安静的休息及充足的睡眠,以稳定情绪和血压。

(2)药物治疗:冠心病患者首选β受体阻滞剂,对于血压难以控制的冠心病患者,可使用钙通道阻滞药(CCB类药物)。慢性心力衰竭患者首选ACEI、β受体阻滞剂、利尿剂及醛固酮拮抗剂治疗。ACEI不能耐受时可用ARB替代。若血压不能达标,可加用长效CCB类药物。糖尿病患者首选ACEI或ARB,不能耐受或血压不达标时可选用或加用长效CCB类药物,尽量避免使用β受体阻滞剂,因其可能干扰血糖代谢。慢性肾功能不全的患者首选ACEI或ARB,可降低蛋白尿,改善肾功能,延缓肾功能不全进展,减少终末期肾病。严重肾功能不全时选用袢利尿剂。利血平片需停药1周后使用,否则在麻醉过程中可能出现恶性低血压。

2. 术后措施 手术后要动态观察血压变化,疼痛是引发高血压的重要原因之一,尽量做好镇痛治疗,控制液体量,吸氧改善微循环氧供,减少心脏负荷,要尽早继续抗高血压药物治疗,尽早开始口服降压治疗,对于必须禁食者,不能口服降压药物的患者或口服降压药降压困难或血压持续升高≥200/110mmHg,可选择静脉降压药物缓慢降压(24h降压幅度<15%),并严密观察血压变化。

三、呼吸功能评估与处理

呼吸系统术后并发症(PPC)在围术期非常多见,有研究结果显示,37.8%的外科手术患者合并肺部并发症,常见的并发症包括:感染肺炎、支气管炎,肺不张,支气管痉挛,心源性或非心源性肺水肿,肺栓塞,长时间留置气管导管,呼吸衰竭等。这些并发症可以明显影响手术效果,危及患者生命健康。因此,对于高危患者积极进行术前肺功能评估和围术期干预,有助于提高肺功能稳定,增加手术耐受性,降低术后肺部并发症的发生率,缩短住院时间。术后肺部并发症的易感因素包括:①吸烟;②肥胖;③年龄>60岁;④麻醉时间长于4h;⑤慢性咳嗽伴有痰液;⑥慢性阻塞性肺气肿。

(一)术前肺功能评估

评估方法包括患者的呼吸困难程度、气道炎症、吸烟指数、肺功能检查等。术前肺功能评估可预测手术效果及术后并发症,选择麻醉方式,必要时可行心肺运动试验。

1. **病史**　了解有无慢性阻塞性肺部疾病史，如慢性支气管炎、肺气肿、支气管哮喘、支气管扩张、肺尘埃沉着病、神经肌肉疾病等；了解有无吸烟史，有无咳嗽、咳痰、气急、心悸、呼吸困难等症状，以及了解出现呼吸困难相应的运动极限。

2. **肺功能测定**　常用的肺功能测试指标包括肺活量（SVC）、用力肺活量（FVC）、第1秒用力呼气量（FEV_1）、最大分钟通气量（MVV）、功能残气量（FRC）、一氧化碳弥散率（DLCo）等。当出现下列情况时：FVC＜预计值的50%；FEV_1＜预计值的50%；RV/TLC＞预计值的50%；DLCo＜预计值的50%；MVV＜预计值的50%或50L/min，出现肺部并发症的机会明显增加。动脉血气分析一直是常规术前评价的一部分，术前PaO_2＜50mmHg或$PaCO_2$＞45mmHg者增加了PPC的发生。

3. **在临床上我们也可以用简单方法粗略评估肺功能**

（1）吹气试验：被测者尽力吸气后，能在3s内全部呼出者表示时间肺活量基本正常。5s以上才能完成呼气，提示有阻塞性通气功能障碍。

（2）屏气试验：若屏气时间长于20s，患者承受麻醉一般无特殊困难。在10s以下，患者往往不能耐受手术和麻醉。

（3）心肺功能综合测定：患者按自身的步幅行进，但不能停顿状态下能登3层以上楼梯，术后并发症率及病死率显著降低；登楼不足2层则被认为是一个高危因素（20阶梯为一层，每阶梯高6in）（1in=2.54cm）。

4. **肺部影像学检查**　为了解肺部有无器质性病变，术前行常规肺部CT检查，了解有无肺部炎症、肺气肿、间质性肺病、支气管扩张、肿瘤等影响肺功能的疾病。

（二）围术期处理

1. 术前

（1）戒烟：术前至少禁烟2周。戒烟4周可降低围术期并发症发生率。

（2）采用雾化吸入保护呼吸道，控制COPD急性发作，在缓解期手术，祛痰、解痉、抗感染，给予肺源性心脏病患者利尿、强心治疗。

（3）术前呼吸锻炼训练，指导患者如何有效深呼吸、咳嗽、体位引流、胸背部拍击等方法，通畅呼吸道，清除呼吸道分泌物。手术2周前每天20min的呼吸功能锻炼可以减少50%的术后并发症。

（4）处理原发病：肺炎患者进行抗感染治疗，严重哮喘和气道高反应患者可应用糖皮质激素，支气管痉挛患者可用氨茶碱等对症处理。

2. **术中**　尽量缩短手术和全身麻醉机械通气时间至关重要，尽量减少全身麻醉药的应用及大量液体的使用；避免吸入高浓度氧气，机械通气时FiO_2宜＜60%。如果可以使用硬膜外麻醉，则尽量不选择全身麻醉。避免误吸引起吸入性肺炎。

3. 术后

（1）吸氧：通过吸氧改善肺功能不济引起的乏氧，COPD鼻导管吸氧其流量宜低于3L/min。

（2）改善通气功能：鼓励患者早期离床活动，鼓励呼吸功能锻炼，如深呼吸、叩背、吹气球等，使用化痰类药物以获得良好的通气功能。

（3）改善消化道症状：采取减轻腹胀的措施、及时拔除胃管；预防恶心和呕吐，防止误吸。

（4）对症治疗：肺炎患者应用敏感抗生素；应用氨溴索、激素、支气管扩张药、黏液溶解药等药物以扩张支气管、化痰、防止气道痉挛等，从而保护肺功能。充分镇痛。

（5）积极预防肺栓塞：关节置换手术易引起脂肪栓塞、下肢血栓导致致命性肺栓塞，因此应密切观察有无肺栓塞症状。术后使用弹力袜、下肢电按摩、应用低分子量肝素等药物、加强下肢肌肉锻炼等多种方式预防血栓，检测D-二聚体，其短期持续升高意味着血栓形成，建议积极进行CTA检查以明确诊断。

四、肾脏功能评估与处理

在接受髋膝关节置换的患者中有约6.8%会出现急性肾功能不全，临床上，将肾功能不全通常分为四期。一期，肾功能不全代偿期：血肌酐（Scr）为133～177μmol/L，因肾脏代偿能力大，因此临床上肾功能虽有所减退，但其排泄代谢产物及调节水、电解质平衡能力仍可满足正常需要等，导致临床上并不出现症状，肾功能检验也在正常范围或偶有稍高现象等。二期，肾功能不全失代偿期：Scr 为 177 ～ 443μmol/L，肾小球硬化纤维化数量增多，损伤 60% ～ 75%，肾脏排泄代谢废物时已有一定障碍等，或者是血肌酐尿素氮偏高或超出正常值。患者出现贫血、疲乏无力、体重减轻、精神不易集中等症状，需要引起患者重视。三期，肾衰竭期：Scr 为 443 ～ 707μmol/L，肾小球硬化、肾小管 - 间质纤维化、肾血管纤维化，导致肾脏功能损伤严重，贫血明显、夜尿增多、血肌酐、血尿素氮上升明显。四期，尿毒症期或肾功能不全终末期：Scr ＞ 707μmol/L。肾功能不全尿毒症期患者是肾小球损伤超过 95%，有严重临床症状，如剧烈恶心、呕吐、尿少、水肿等症状，危害严重。一期患者大多可以承受关节置换术，二期患者需要在严密监护下实施手术，对三期、四期患者必须慎重，尽管透析治疗的广泛应用提高了疾病的治疗效果，但是这部分患者基础疾病大多较严重，机体代偿能力差，产生严重不良反应的机会明显增多，手术必须有内科医师的大力支持和保障。对于一期、二期患者，在进行手术前也必须做好术前评估和各种准备。

（一）术前评估与处理

详细询问病史及完善术前检查，对于有明确尿路梗阻引起肾功能不全患者，先于泌尿外科解除尿路梗阻，对于并发尿路感染的患者，包括无症状性菌尿患者，予以补液、碱化尿液及使用对肾脏功能影响较小的头孢二代抗生素行抗感染治疗，直到小便常规正常；停用损伤肾功能的药物，尽可能减少药物使用；术前保持足够的能量摄入，适当控制蛋白质摄入量，予以口服活性炭片、爱西特、百灵胶囊保护肾脏；纠正水、电解质紊乱，对于有高钾血症患者，予以补液、利尿等措施降低血钾浓度，当血钾浓度高于 6.5mmol/L 时予以透析治疗；对于合并高血压患者，选用钙通道阻滞药和血管紧张素转换酶抑制药将血压控制在合适范围；积极纠正贫血，对于血红蛋白（Hb）为 60 ～ 80g/L 的患者，予以人类重组红细胞生成素皮下注射，补充铁剂，对于并发严重贫血的患者（Hb ＜ 60g/L），除上述治疗措施外，予以少量输入新鲜红细胞悬液，使术前 Hb 达到 90g/L 以上。

（二）术中处理

1. 尿量的监测　常规安置尿管，记录术中尿量。尿量是肾滤过率的直接反映。少尿是急性肾功能不全的表现。为保证有效的肾灌注和排泄，术中监测标准尿量至少达到 40ml/h。

2. 手术操作　动作轻柔、简单，缩短手术时间。术中止血彻底，尽量减少出血。补液速度适当，维持术中血压稳定，避免血压波动，尤其避免低血压肾脏灌注不足而加重肾脏损伤。

（三）术后处理

1. 术后常规　术后 6h 恢复饮水及进食流质饮食，监测电解质及肾功能，必要时查血气分析。术后 24h 内拔除血浆引流管及尿管，必要时适当延长尿管放置时间，方便记录每小时尿量及 24h 尿量，维持每小时尿量 50ml 以上。

2. 控制液体量　原则是"量出为入，宁少勿多"，每日补液量为前一天液体总出量加 500ml。

3. 稳定血压纠正血容量不足　对于手术中出血多的患者，应积极补充液体量，补充浓缩红细胞和血浆，稳定血压，否则引起肾脏低灌注，导致肾缺血和肾小管细胞凋亡、肾小管阻塞。

4. 改善肾脏微循环　液体补足时使用血管活性药物可改善微循环，减少肾脏损伤。小剂量多巴胺可增加心排血量，改善微循环，扩张肾血管，增加肾血流，提高肾小球滤过率（GFR），增加尿量，但不增加血 BUN、Cr 的清除。

5. 纠正离子、酸碱平衡紊乱　高钾血症者应及时处理，可予以 50% 葡萄糖溶液和胰岛素静脉输入以促进糖原合成；5% 碳酸氢钠静脉滴注纠正酸中毒，使钾离子转入细胞内；10% 葡萄糖酸钙 10 ～ 30ml 静脉注射，拮抗钾离子对心肌的毒性作用等。

6. 避免使用肾功能有影响的药物　非甾体抗炎药（NSAID）抑制前列腺素合成，引起血容量不足、肾功能不全。血管紧张素转换酶抑制药（ACEI）和血管紧张素受体阻滞剂（ARB）有抑制血管效应，能够加重急性肾衰竭，故也应慎用。

7. 透析治疗　急性肾衰竭一旦确立，即应考虑透析疗法。透析的指征：①氮质血症，尿素氮在 30mmol/L 以上；血清肌酐＞ 707.2μmol/L，GFR ＜ 10ml/min；②严重高血容量综合征，包括高血压脑病、心力衰竭或肺水肿；③高血钾，血钾高于6.5mmol/L；④代谢性酸中毒、少尿、无尿；⑤败血症休克、多脏器衰竭患者。

五、肝功能评估与处理

肝功能不全（hepatic insufficiency）指某些病因造成肝细胞严重损伤，引起肝形态结构破坏，并使其分泌、合成、代谢、解毒、免疫等功能严重障碍，出现腹水、黄疸、出血倾向、严重感染、肝肾综合征、肝性脑病等临床表现的病理过程或临床综合征。肝功能不全的患者围术期处理不当，术后可加重肝功能的损害，产生急性肝衰竭，术中、术后发生大出血的概率较大，因为关节置换放置内植物引起感染风险也很高。因此，术前肝储备功能的正确评估、术中维持肝正常的灌注压和术后护肝处理等能最大限度地保护肝功能，使患者安全度过围术期至关重要。

（一）术前肝功能的评估

用于肝功能评估的指标可分为四大类。

1. **坏死炎症指标** 主要指谷丙转氨酶（ALT）和谷草转氨酶（AST）。ALT主要存在于肝细胞的细胞质中，其活性比血清中的高约100倍，只要1%的肝细胞破坏，肝细胞膜的通透性增高，即可使血清中的ALT活性升高，因而是反映急性肝功能损害的最敏感指标。

2. **淤胆指标** 指的是血清胆红素、碱性磷酸酶和谷氨酰胺转肽酶等。肝功能不全时，间接胆红素和总胆红素增高，出现黄疸或黄疸加深，说明病情严重。

3. **肝合成功能的指标** 指白蛋白（ALB）、前白蛋白（PA）、凝血酶原时间（PT）和血清胆碱酯酶（CHE）。白蛋白的合成在肝内进行，血清白蛋白的高低是反映肝脏合成代谢功能和储备功能的重要指标之一，也是诊断肝硬化及预后判断的指标。白蛋白是维持血浆渗透压的重要因素，如血清白蛋白小于30g/L时，部分患者出现或将要发生腹水；如血清白蛋白降至25g/L以下时患者预后不良；降至20g/L时患者预后极差。如经内科治疗后白蛋白能够回升，说明患者近期预后尚好。

肝病患者的凝血因子、纤维蛋白原、第Ⅷ因子降低和抗纤维蛋白溶酶体不足，并且肝脏清除激活凝血物质能力降低，对肝素的灭活能力减退，这均会导致围术期出现严重出血。凝血酶原只能由肝实质细胞产生，半衰期为2h。在反映肝细胞功能急性损伤方面，PT要优于白蛋白，在估计凝血功能方面要优于出、凝血时间和血小板计数，是预测肝功能不全者手术危险的良好指标。当PT超过正常对照4～6s时已表明严重的肝脏损害，预后极差。国际标准化比值（INR）＞1.5，禁忌手术和有创性操作。INR＜1.5，一般较少发生术中严重出血，但大多外科医师仍希望患者手术前的INR＜1.2。

4. **肝储备功能** 根据单一的指标来判断肝储备功能，甚至根据其来确定手术的安全性常存在较大偏差。肝功能试验仅能反映肝实质损害的严重程度和肝代偿功能的现状，不能敏感地反映潜在的肝储备功能的不足，也不能预测肝脏在外来不利因素（如手术和麻醉）作用下的储备能力。

临床上一般使用葡萄糖耐量试验（OGTT）测定肝细胞能量代谢功能，单乙基甘氨酰二甲苯胺（MEGx）试验测定肝细胞代谢清除功能，吲哚菁绿（ICG）试验测定肝脏排泄功能。

近年来，作为一种特异性的受体显像剂 ^{99m}Tc-GSA 的价值日益受到关注。目前一致认为，在反映肝功能方面，^{99m}Tc-GSA SPECT显像明显优于肝脏CT。^{99m}Tc-GSA SPECT显像的优点在于能评价功能性肝细胞数量和进行肝功能的检查，并且不受胆红素的影响。

（二）术中术后麻醉管理与肝脏保护措施

1. **麻醉管理** 首先做好术前综合预测肝储备能力，选择正确的麻醉方案。尽量选用对肝低毒性、短效、快苏醒的麻醉药。尽可能采用低浓度浅麻醉，多用复合麻醉，以减少麻醉剂用量。术中维持血压、血氧稳定至关重要，利于保护肝功能，手术应尽量微创，减少失血，快速完成。

2. **维持术中体温稳定** 低温导致外周血管收缩和酸性代谢产物增多，使心肌耗氧量增加，会诱发并加重凝血异常。术中体温低至36℃以下标志着低温出现。手术第一个小时的热量散失足以使多数患者出现低温。围术期维持体温常用保温毯、输液加温器升温后输入液体等办法。

3. 检测凝血功能，合理应用血制品　主要包括血小板计数、凝血四项、纤维蛋白降解产物（FDP）、D-二聚体等，必要时检查凝血因子含量等，结合监测结果如凝血弹性描记仪（TEG）和临床表现，及时给予含丰富凝血成分的血制品。

（1）血小板：血小板的检测参数主要是血小板计数（PLT），肝病患者因脾功能亢进，PLT破坏增多，造成血循环中PLT减少；肝炎病毒是吞噬性病毒，其对骨髓巨核细胞有抑制作用，造成血小板生成减少；大量出血时消耗血小板。重度和极重度血小板减少（PLT $< 10 \times 10^9$/L）的患者应及时补充机采血小板。术中尽可能维持血小板计数在 50×10^9/L 以上，当血小板计数 $> 50 \times 10^9$/L 时，如果仍有明显的出血则可能存在纤溶亢进而抑制了血小板的功能，此时首先考虑抗纤溶治疗。

（2）新鲜冷冻血浆（FFP）：FFP的输注指征为血浆中凝血因子不足，包括：①华法林抗凝治疗的紧急拮抗（剂量通常为 5～8ml/kg）；②在没有单一的凝血因子成分可提供的情况下用于纠正已知的凝血因子缺乏；③纠正伴有APPT和PT延长时手术面广泛渗血；④急性大出血并输入大量库存全血或红细胞后。输注FFP的要求是必须给予足够的剂量，通常为 10～15ml/kg，以达到凝血因子至少为血浆浓度正常值的30%。

（3）冷沉淀：血浆冷沉淀保存有较多的纤维蛋白原。出血患者输注冷沉淀之前应该检查纤维蛋白原浓度，如纤维蛋白原浓度高于1.5g/L不必输注冷沉淀。输注冷沉淀指征：①有大量渗血，纤维蛋白原浓度低于 0.8～1.0g/L 者；②用于纠正大量输血发生广泛渗血的患者，又不能及时检测纤维蛋白原浓度者；③先天性纤维蛋白原缺乏的患者。纤维蛋白原浓度在 1.0～1.5g/L 的患者是否应用，应根据出血风险大小决定。

（4）凝血酶原复合物：包括第Ⅱ、Ⅶ、Ⅸ、Ⅹ在内的多种凝血因子，主要用于PT延长、急慢性肝病、维生素K缺乏等。可于手术前按 10～20U/kg 给予。术中和术后可根据情况补充应用。

（5）人纤维蛋白原：可迅速提高血浆纤维蛋白原浓度，当血浆纤维蛋白原 < 0.8g/L 时应用，一般首次给药 1～2g，每 2g 纤维蛋白原可使血

浆中纤维蛋白原提高约 0.5g/L。对严重凝血功能障碍的患者，大量应用新鲜冷冻血浆存在高容量负荷的风险，所以需与输注凝血因子同步进行。

（6）重组活化凝血因子Ⅶ（rFⅦa）：rFⅦa是止血的天然始动因子，主要通过与组织因子结合经外源性凝血途径发挥止血作用。它能在活化的血小板表面促进凝血酶的产生，用于难控性、难治性出血。rFⅦa能在肝胆疾病凝血酶产生不足的情况下发挥止血作用。

（7）止血药物与抗纤溶药物的应用：血凝酶可促进血小板的激活和聚集，能促进凝血因子Ⅹ的激活，将凝血酶原活化为凝血酶。氨甲环酸、6-氨基己酸等为纤溶抑制药，阻抑了纤溶酶、纤溶酶原与纤维蛋白结合，从而抑制由纤溶酶所致的纤维蛋白溶解。抑制纤溶药物的使用主张足量、预防性应用。

4. 术中术后根据肝脏损伤情况使用护肝药物

（1）基础代谢类药物：主要包括维生素及辅酶类。主要的水溶性维生素，如维生素C、复合维生素B、维生素E。酶和辅酶类药物，如辅酶A（CoA）、三磷酸腺苷（ATP）、肌苷。在肝细胞受到损伤时不论是在维持自身功能方面还是在其自身修复方面都需要维生素和辅酶类的参与。

（2）解毒保肝药物：葡萄糖醛酸内酯(肝泰乐)、谷胱甘肽（古拉定、阿拓莫兰）、硫普罗宁（凯西莱）等。此类护肝药物能增强肝脏的氧化、还原、水解、合成等一系列化学反应，能将有毒物质转变成易溶于水的化合物，并通过尿和胆汁排泄出体外，从而减轻有害因素对肝的持续损害。

（3）肝细胞膜保护剂：如多烯磷脂酰胆碱（易善复）。补充外源性磷脂成分，增加细胞膜的流动性，防止膜的稳定性受到破坏，减少肝细胞坏死，对肝细胞的再生和重构具有非常重要的作用。

（4）利胆护肝药物：如腺苷蛋氨酸（思美泰）、熊去氧胆酸。它可以增加胆汁的分泌，抑制肝脏胆固醇的合成，减少脂肪肝的形成，松弛Oddi括约肌，促进胆汁排出。

（5）抗炎护肝药物：如甘草甜素制剂。该药在化学结构上与醛固酮的类固醇环相似，有激素样作用，但无皮质激素的不良反应，可以减轻肝脏的非特异性炎症。

（6）生物制剂：如促肝细胞生长素，能明显刺激新生肝细胞的 DNA 合成，促进肝细胞再生，促进肝坏死后的修复。

（7）其他：降酶药物如五味子；中药制剂，如水飞蓟素（水林佳、利肝隆、保肝宁）、齐墩果酸（肝舒片）、茵栀黄制剂等。

5. 避免使用损伤肝功能的药物　常用的容量发生肝功能损伤的药物要避免使用，如抗结核药、抗肿瘤药、抗真菌药、抗甲状腺药、免疫抑制剂及某些中草药等。

总之，肝功能异常的患者进行关节置换手术具有较大风险，一定在术前对肝功能进行详细评估，与消化科及普外科医师共同制订术前及术中、术后的具体保肝措施，严密监视肝代谢指标的变化，积极应对，防患于未然。

六、血液系统评估与处理

关节置换手术出血量大，患者手术后贫血的发生率较高，围术期失血和未纠正的术前贫血增加了术后急性贫血的发生率，Spahn 纳入 19 项前瞻性或回顾性研究，结果显示 29 068 例整个髋关节成形术（THA）和 TKA 患者术前贫血发生率为 24%，术后贫血发生率为 51%，术后血红蛋白平均下降 30g/L，输血率达 45%。关节置换的患者普遍年龄偏大，贫血的发生增加了术后感染及心脑血管肾脏等重要脏器并发症风险，延长了住院时间，影响术后功能康复和生活质量。美国外科学会 NSQIP 数据库 227 425 例非心脏手术患者随访数据显示，术前轻度贫血依然是术后 30 天内并发症和死亡率的独立危险因素。较高异体输血率增加了输血相关不良反应的发生风险，因此贫血的评估与管理对髋膝关节置换手术的安全至关重要。

（一）术前血液评估

1. 术前贫血的诊断　术前贫血的诊断按照 WHO 贫血诊断标准：血红蛋白（Hb）男性 < 130g/L，女性 < 120g/L 或血细胞比容（Hct）男性 < 39%，女性 < 36% 可诊断贫血。

（1）小细胞低色素性贫血：MCV < 80fl、MCH < 27pg、MCHC < 320g/L 为小细胞低色素性贫血。其主要见于缺铁性贫血、铁幼粒红细胞性贫血、珠蛋白生成障碍性贫血及慢性疾病性贫血等。其中，以缺铁性贫血最为常见。

（2）正细胞正色素性贫血：MCV 正常（80～100fl），MCH 正常（27～34pg），MCHC 正常（320～360g/L），Hb 含量、红细胞数量平衡下降，为正色素型贫血。其主要见于再生障碍性贫血、急性失血性贫血（包括术后失血性贫血）、某些溶血性贫血及正常幼红细胞大细胞性贫血等。

（3）大细胞性贫血：MCV > 100fl，MCH > 34pg，MCHC 正常（320～360g/L），大多为正色素性贫血。其主要见于叶酸和（或）维生素 B_{12} 缺乏引起的巨幼细胞贫血。

2. 术前贫血的治疗

（1）治疗慢性出血性原发疾病：贫血患者有慢性出血性疾病如消化道溃疡出血、肠息肉出血或痔疮出血等，应先治疗出血性疾病，同时纠正贫血。

（2）营养支持：根据患者贫血程度和患者饮食习惯等进行个体化营养与均衡膳食，促进造血原料的吸收和利用。

（3）治疗血液原发病：巨幼细胞贫血的药物治疗有叶酸、维生素 B_{12} 的补充。缺铁性贫血或急性失血引起的贫血的治疗包括使用促红细胞生成素 EPO 和恰当补充铁剂。

（4）输血治疗：输血是治疗中重度贫血的有效方法，对于药物使用后反应不良患者或着急手术的患者，可在短时间内快速纠正贫血。掌握输注红细胞制剂的指征：① Hb > 100g/L，可以不输血；② Hb < 70g/L，应考虑输血；③ Hb 为 70～100g/L，根据患者的贫血程度、心肺代偿功能、有无代谢率增高及年龄等因素决定是否输血。当术前血小板计数 < $50×10^9$/L 时应考虑输注血小板。

（二）术中血液管理

术中控制出血有利于改善预后，从而加快 THA 和 TKA 患者的术后康复进程。术中控制出血主要包括控制性降压、微创化手术操作技术、血液回输、药物控制出血等。

1. 控制性降压　是指利用药物和（或）麻醉技术使平均动脉压降低至 50～65mmHg，或将动脉收缩压控制在其基础值 30% 以内，以达到减少失血和红细胞输注需求的目的。控制性降压目的在于减少创面渗血，使术野更清晰，减少止血带应用时间，降低失血量和输血率。

2. 应用抗纤溶药物减少出血

（1）THA：切开皮肤前 5～10min 氨甲环酸 15～20mg/kg 静脉滴注完毕，关闭切口时氨甲环酸 1～2g 局部应用。

（2）TKA：松止血带前或切开皮肤前（不用止血带者）5～10min 氨甲环酸 15～20mg/kg 或 1g 静脉滴注完毕，关闭切口时以氨甲环酸 1～2g 局部应用。

3. 优化手术操作 将微创理念贯穿于手术全过程，保护肌肉和软组织，减少组织损伤，尽可能减少出血，缩短手术时间。

4. 术中血液回输 对于同时双侧手术、难度大、手术时间长、肿瘤、凝血功能差、稀有血型的患者，预计术中出血量达全身血容量的 10% 以上，建议采用术中血液回输。

（三）术后血液管理

关节置换手术不但有明显的显性失血，同时还有不可小觑的隐性失血，易造成术后贫血、加重贫血或低血容量性休克。因此，应该重视术后血液的评估与管理。

1. 减少术后出血 术后冰敷、加压包扎伤口，抬高患肢。密切观察手术引流量，如引流量在术后 6h 内较多，可加用 1g 氨甲环酸。术后动态检测血红蛋白变化，分别在术后第 2 天、第 4 天、1 周后复查血常规，动态观察是否有隐性失血引起的贫血。

2. 抗贫血药物 针对术前诊断为缺铁性贫血或术后急性失血性贫血者：①铁剂治疗，Hb ＜ 95g/L 者可先选择铁剂静脉滴注，Hb ≥ 95g/L 者可口服铁剂；② EPO 治疗，Hb ＜ 95g/L 者给予 EPO 1 万 U/d，皮下注射，术后第 1 天开始连用 5～7 天。

3. 输血 掌握不同输血成分的不同指征。

（1）红细胞指征：血红蛋白 ＜ 70g/L；术前有症状的难治性贫血患者；心功能 Ⅲ～Ⅳ 级，心脏病患者（充血性心力衰竭、心绞痛）及对铁剂、叶酸和维生素 B_{12} 治疗无效者；血红蛋白低于 80g/L 并伴有症状（胸痛、直立性低血压、对液体复苏反应迟钝的心动过速或充血性心力衰竭）的患者；

术前心肺功能不全和代谢率增高的患者应保持相对较高的血红蛋白 80～100g/L。

（2）浓缩血小板：用于血小板数量减少或功能异常伴异常渗血的患者。①血小板计数 ≥ 100×10⁹/L，不需要输注血小板；②术前血小板计数 ＜ 50×10⁹/L，应考虑输注血小板；③血小板计数在（50～100）×10⁹/L，应根据是否有自发性出血或伤口渗血决定是否输注血小板；④如术中出现不可控性渗血，经实验室检查确定有血小板功能低下，输注血小板不受上述指征的限制；⑤血小板功能低下（如继发于术前阿司匹林治疗）对出血的影响比血小板计数更重要。

（3）血浆：用于围术期凝血因子缺乏的患者和急性大出血的患者。① PT 或 APTT ＞正常 1.5 倍或 INR ＞ 2.0，创面弥漫性渗血；②患者急性大出血输入大量库存全血或浓缩红细胞；③病史或临床过程表现为先天性或获得性凝血功能障碍；④紧急对抗华法林的抗凝血作用（FFP，5～8ml/kg）。

（4）冷沉淀：①存在严重伤口渗血且纤维蛋白原浓度 ＜ 150mg/dl。②存在严重伤口渗血且已大量输血，无法及时测定纤维蛋白原浓度时，将输注冷沉淀作为辅助治疗措施。③轻型血友病 A、血管性血友病、纤维蛋白原缺乏症及凝血因子 Ⅷ 缺乏症患者。④严重血友病 A 需加用 Ⅷ 因子浓缩剂。

七、血糖水平评估与处理

糖尿病患者围术期的血糖管理正日益受到重视，它是决定糖尿病患者能否安全度过手术危险期、影响手术成败及预后的关键因素。围术期手术应激可引起糖尿病患者血糖水平增高。同时，禁食水、肠道准备及不恰当的降糖治疗也可能出现血糖降低。大量证据表明，围术期血糖异常影响抵抗力和免疫力，极易造成感染，而一旦感染则整个手术功亏一篑，增加手术患者的死亡率和并发症发生率。因此，对糖尿病患者要做好对糖尿病的围术期控制和管理工作。

与普通人群相比，合并糖尿病者尤其是未发现、未治疗的糖尿病患者血糖升高时更加危险，围术期死亡率和并发症发生率更高，应当在术前加以识别。单纯应激血糖增高的患者往往提示手术应激很强或合并感染、败血症等并发症,可能成为危重患者。

（一）术前评估及血糖管理

明确糖尿病的类型、并发症与合并症;了解患者血糖控制状况;明确治疗方案,综合评价患者手术承受能力。

1.检测糖化血红蛋白(HbA1c)　糖化血红蛋白反映采血前3个月的平均血糖水平,可用于术前筛查糖尿病和评价血糖控制效果。HbA1c≥6.5%即可诊断糖尿病。既往已有明确糖尿病病史的患者,HbA1c≤7%提示血糖控制满意,围术期风险较低;HbA1c>8.5%者建议考虑推迟择期手术。

2.检测血糖　术前控制餐前血糖≤7.8mmol/L,餐后血糖≤10.0mmol/L。术前血糖长期显著增高者、高龄者、多种合并症患者,围术期血糖不宜下降过快,可适当放宽术前血糖目标上限至空腹≤10.0mmol/L,随机或餐后2h血糖≤12mmol/L。既往不使用胰岛素的患者,如果血糖控制良好,可以坚持使用口服降糖药,术前3天停用磺脲类和格列奈类口服降糖药,因其不仅易诱发低血糖反应,还可能增加手术期间心肌缺血的发生率;对于肾功能不全患者,术前24～48h停用双胍类药物,以减低患者发生乳酸性酸中毒的风险,换用短效胰岛素皮下注射控制血糖。超短效或短效胰岛素主要控制三餐后的高血糖;中、长效胰岛素主要控制基础和空腹血糖。原来应用胰岛素治疗的糖尿病患者应于手术当日将中长效胰岛素用量减少1/3～1/2。对于病程较长,合并有急、慢性并发症的糖尿病患者,均需于术前3天改为胰岛素治疗。治疗方案可为三餐前短效胰岛素+睡前中长效胰岛素,或一天2次预混胰岛素注射治疗,根据监测的空腹、三餐后2h及睡前血糖水平调整胰岛素剂量。接台患者禁食期间注意血糖监测,必要时输注果糖液体或5%～10%葡萄糖溶液加短效胰岛素。

3.注意严重糖尿病患者的并发症　合并有酮症酸中毒或高渗性昏迷的糖尿病患者禁忌手术,需要完全纠正血糖后进行择期手术。

（二）术中血糖管理

关节置换手术创伤刺激大,应激明显,术中应严密监测血糖变化,根据病情每0.5～1h监测1次血糖。常规应补充葡萄糖溶液,以5～10g/h的速度输注以防止脂肪分解,同时按比例静脉给予短效胰岛素,将血糖控制在7～10mmol/L。

持续静脉滴注胰岛素具有安全、稳定、易于调节剂量等优点。目前多采用双通道方法,即一通道给予生理盐水+短效胰岛素持续静脉输入(或泵入);另一通道给予静脉葡萄糖营养支持,也可以极化液方式给予,即5%～10%葡萄糖溶液+短效胰岛素+氯化钾。根据血糖结果调整胰岛素的输入速度。同时术中应谨防低血糖,麻醉可使患者对低血糖的反应性降低,而低血糖反应可造成严重的神经系统损伤,导致休克、昏迷甚至危及患者生命。因此,在严格控制高血糖的同时,也应警惕和避免低血糖的发生。

（三）术后血糖管理

术后患者处于高分解状态,同时术后的常规禁食和较不稳定的血糖水平也都直接影响着患者的营养代谢和术后恢复情况,因此加强围术期的营养支持对糖尿病患者尤为重要。一般将每天总热量供给维持在20～30kcal/kg。

由于术后易发生酮症酸中毒、高渗性脱水、电解质紊乱甚至昏迷,术后常规每3～4h监测一次血糖,根据血糖水平调整胰岛素剂量,将血糖控制在7～10mmol/L。同时需密切监测肝功能、肾功能、酮体和电解质水平。持续静脉滴注葡萄糖溶液加普通胰岛素或极化液,保证每天葡萄糖溶液输入量不少于150g,以保障中枢神经细胞、红细胞等仅依赖葡萄糖供能组织的能量供给。积极纠正并发症。极化液加入胰岛素的量应根据患者手术当日或前1天FBG适当调整。血糖低于8mmol/L者,500ml液体中加胰岛素4U;血糖为8～11mmol/L者加入胰岛素8U;血糖大于11mmol/L者加胰岛素12～15U。如果手术当天FBG超过14mmol/L,可用生理盐水加胰岛素和氯化钾,血糖控制到14mmol/L以下后再改用经典极化液配方。

待患者恢复进食后,可将胰岛素改为皮下注射,一般采用三餐前短效胰岛素加睡前长效胰岛素的治疗方案。待患者伤口愈合后,可根据血糖情况决定继续胰岛素或改为口服降糖药物治疗。

一般胰岛素应用 3 个月或手术拆线后 3 个月可停掉胰岛素，但若口服降糖药控制血糖效果不好则需终身应用胰岛素控制血糖。关节置换术出院患者一定安排在内分泌科门诊进行严密随访并严格控制血糖。

（四）糖尿病并发症管理

1. 低血糖

（1）临床特点：糖尿病患者血糖值 ≤ 3.9mmol/L 即可诊断低血糖。低血糖症是一组多种病因引起的以静脉血糖浓度过低，临床上以交感神经兴奋和脑细胞缺氧为主要特点的综合征。其主要表现为：①自主（交感）神经过度兴奋的表现，出汗、饥饿、心悸、颤抖、面色苍白等；②脑功能障碍的表现，是大脑缺乏葡萄糖供应引起功能失调的一系列表现。初期表现为精神不集中、思维和语言迟钝、头晕、嗜睡、躁动、易怒、行为怪异等精神症状，严重者出现惊厥、昏迷甚至死亡。

（2）治疗：对怀疑低血糖的患者，应立即测定血糖水平，以明确诊断；无法测定血糖时暂按低血糖处理，应积极寻找原因，调整胰岛素治疗方案和用量，适当调高血糖控制目标。静脉输注胰岛素的患者血糖 ≤ 5.6mmol/L 应重新评估，调整泵速。血糖 ≤ 3.9mmol/L 时立即停用胰岛素，开始进行升血糖处理；意识清楚者，口服 15 ~ 20g 含糖类食品；意识障碍者，给予 50% 葡萄糖溶液 20 ~ 40ml 静脉注射，或胰高血糖素 0.5 ~ 1mg 肌内注射。每 15min 监测血糖 1 次，血糖仍 ≤ 3.9mmol/L，再给予葡萄糖口服或静脉注射。直至血糖 ≥ 5.6mmol/L。注意，长效磺脲类药物或中、长效胰岛素所致的低血糖不易纠正，且持续时间较长，可能需要长时间行葡萄糖输注。意识恢复后至少监测血糖 24 ~ 48h。

2. 糖尿病酮症酸中毒

（1）临床特点：糖尿病酮症酸中毒（DKA）指糖尿病患者在各种诱因的作用下，胰岛素明显不足，生糖激素不适当升高，造成高血糖、高血酮、酮尿、脱水、电解质紊乱、代谢性酸中毒等病理改变的症候群，此是糖尿病患者常见的急症之一。

急性感染、胰岛素治疗不当（如中断药物治疗、药量不足及抗药性产生等）、饮食失控、手术应激都可以产生 DKA。

DKA 代偿期，患者表现为原有糖尿病症状如多尿、口渴等症状加重，明显乏力等；病情进展，逐渐出现食欲减退、恶心、呕吐，乃至不能进食进水。少数患者有急腹症样表现。酸中毒时出现 Kussmaul 呼吸，表现为呼吸频率增快，呼吸深大，当血 pH < 7.2 时可能出现，当血 pH < 7.0 时则可发生呼吸中枢受抑制而呼吸麻痹。重度 DKA，呼吸中可有烂苹果味的酮臭味。中、重度 DKA 患者常有脱水症状和体征。高血糖导致大量渗透性利尿，患者可有脱水征，如皮肤干燥，缺少弹性，眼球及两颊下陷，眼压低，舌干而红。如脱水量超过体重 15% 时，可出现心率加快、脉搏细弱、血压及体温下降等循环衰竭表现，严重者可危及生命。意识障碍的临床表现个体差异较大。早期表现为精神萎靡、头晕、头痛，继而烦躁不安或嗜睡，逐渐进入昏睡，各种反射由迟钝甚而消失，终至进入昏迷。

（2）治疗

1）积极补液：纠正失水，恢复肾灌注，有助于降低血糖和清除酮体，补液速度应先快后慢，并根据血压、心率、尿量及周围循环状况决定输液量和速度，患者清醒后鼓励饮水。

2）合理使用胰岛素：小剂量胰岛素静脉滴注，开始以 0.1U/（kg·h），如在第一个小时内血糖下降不明显，且脱水已基本纠正，胰岛素剂量可加倍。动态检测血糖，调整胰岛素用量。

3）纠正酸中毒：血 pH 在 6.9 以下时，应考虑适当补碱，直到上升至 7.0 以上。

4）纠正离子紊乱：在开始胰岛素及补液治疗后，尿量正常，血钾低于 5.2mmol/L 即可静脉补钾。严重低钾血症时应立即补钾，当血钾升至 3.5mmol/L 时，再开始胰岛素治疗。

5）去除诱因治疗并发症：积极应对休克、感染、心力衰竭、心律失常、脑水肿和肾衰竭等。

3. 高血糖高渗综合征

（1）临床特点：高渗综合征患者有严重的高血糖、脱水、高血钠、血浆渗透压升高，但无明显的酮症酸中毒，患者常有意识障碍或昏迷。血糖多高于 33.3mmol/L（600mg/dl），血钠常升高，多大于 145.0mmol/L，血钾多正常或降低，少数可升高。血尿素氮（BUN）与肌酐（Cr）常显著升高，反映有严重的脱水和肾功能不全。血浆有效渗透压高于320mmol/L。约50%患者有轻度或中度代谢性酸中毒，表现为阴离子间隙扩大，血清碳酸氢离子水平 > 18mmol/L，pH多高于7.3；

尿糖多为强阳性，酮体多为阴性或弱阳性。

（2）治疗：尽早使用胰岛素逐步控制血糖。去除诱因，防治感染，防治其他并发症。积极补液，纠正脱水，纠正酸碱失衡及电解质紊乱。

（宫福良）

第四节　术前准备和计划

人工膝关节置换术患者的术前准备、评估及计划是一项复杂的综合过程，包括多个部分。术前准备的每一个方面都需要详尽细致地进行，以此进行手术能改善患者预后并减少并发症发生。

一、术前一般情况准备

（一）病史采集

与其他的医学领域一样，病史采集和体格检查是术前评估最重要的组成部分。所有的诊断和治疗过程都是以此为基础进行的。

完整的检查应当从详细的病史采集开始。关键要记录症状发作的时间、部位、严重程度、频率、改善或加重症状的因素，伴发症状及既往治疗情况。

疼痛的特点和部位对于明确诊断与排除反射性疼痛的原因十分重要。膝骨关节炎导致的疼痛常常位于膝关节前部，较为弥散，而半月板疾病常常引起后侧关节线疼痛，较为局限。膝骨关节炎导致的疼痛通常表现为活动后加重，而休息后减轻。仅在膝关节弯曲，如上下楼梯、长时间坐或跪时出现的疼痛，可能与单纯性髌股关节病变有关。三间室关节病变的患者具有相似症状，但在平地行走时也会出现疼痛。膝关节交锁通常由半月板撕裂引起关节无法完全伸直，但也可能由关节内游离体或骨软骨损伤引起。虽然晚期膝骨关节炎会导致患者持续性疼痛，甚至夜间痛醒，但是如果患者休息后疼痛仍然持续存在，则应当考虑炎症、肿瘤或存在感染的可能性。

发现关节不稳症状也很重要。膝关节"打软"通常由疼痛反射引起而非关节不稳，然而潜在的韧带功能不良（交叉韧带、侧副韧带或髌韧带）可能影响到手术决定。

所有既往的治疗过程及患者对这些治疗的反应都应当被记录，包括患者教育、减轻体重、营养支持、非处方及处方药物的使用、注射（激素或润滑剂）、理疗、活动习惯调整及辅助工具（手杖、拐杖、助行器）的使用。

许多并发症被列为假体关节感染的危险因素，感染可能会导致不良预后。已报道的危险因素有类风湿关节炎、糖尿病、营养不良、肥胖、合并泌尿道感染、激素治疗、恶性肿瘤、手术时间长、低血钾、输血、吸烟史、术后手术部位感染、既往关节手术，以及术前牙齿、皮肤或泌尿道感染。

病史采集还应包括目前用药情况及过敏史。术前要对阿司匹林、非甾体抗炎药、抗凝剂、抗生素、口服降糖药、糖皮质激素、甲氨蝶呤和抗细胞因子等药物进行监测。抗生素的相关信息非常重要，因为手术要推迟到感染消除后才可进行。胰岛素和糖皮质激素应在术前减量。

关于过敏的记录应包括对抗生素及阿片类镇痛药的过敏反应，包括反应类型，因为这些药物通常会在围术期及术后使用。患者的家庭环境和术后是否有人护理等社会史对于术后出院安排是很重要的。如果家中无人护理或家庭环境不能保证安全、有效的康复训练，则可能有必要转入康复机构或执业护理机构。

（二）体格检查

1. **基本原则**　体格检查从患者进入诊室时已经开始，注意观察患者的姿势、步态和关节功能、从座椅上站起及上检查床的能力。评估患者总体功能残疾水平。

患者应充分暴露检查部位，以便进行视诊和触诊，包括姿态，既往手术瘢痕，肌肉萎缩，脊柱活动度，皮损、静脉功能不全性溃疡、缺血性足部溃疡，神经循环系统状态，肌力检查，感觉评估，动脉搏动触诊，如胫后动脉和足背动脉；检查双侧深肌腱反射、膝腱反射、跟腱反射。

2. 站立位检查　体格检查应从患者站立位视诊开始。解剖对线应在患者放松站立时使用量角器进行测量。正常膝关节对线存在约 6°的胫股外翻，记录偏离这一角度的内外翻角度。接下来，应仔细观察患者步态。

（1）痛性步态：步态中的站立时相缩短。

（2）外翻突出：可由进行性外侧间室退行性变或内侧副韧带和后内侧关节囊松弛引起。

（3）内翻突出：可由进行性内侧间室退行性变或外侧副韧带和后外侧关节囊松弛引起。

（4）应记录深蹲困难的情况。

（5）半月板疾病的患者行走非常困难且在膝关节后面有局限性疼痛。

（6）髌股关节病患者会主诉膝关节前部疼痛。

3. 平卧位检查

（1）首先进行健侧肢体检查，在同一屈膝角度进行双侧对比检查。

（2）通过在髌骨上极以上固定距离进行大腿周长测量可以评估股四头肌萎缩程度。

（3）对受伤膝盖需要检查皮肤完整性，并注意是否有既往手术瘢痕。通常如果有多个既往的纵向切口，最外侧切口应是关节成形术切口。这是因为膝关节前侧主要的血液供应来自于内侧，而再次使用内侧切口则可能会导致两个切口之间皮肤血液供应出现异常。

（4）髌上囊饱满及浮髌试验阳性提示出现关节积液。

（5）使用量角器测量主动及被动关节活动度（ROM）。正常关节活动度是 0°～140°。主动及被动 ROM 同时减少表示慢性挛缩或机械性阻碍。主动伸直少于被动伸直，称为伸展滞缺，表示伸膝装置出现损害或股四头肌无力。

（6）对膝关节进行系统性触诊以发现触痛病灶区域。关节炎通常引起弥漫的膝关节前部疼痛，而半月板疾病引起局限性关节线后边缘疼痛。沿侧副韧带、伸膝装置及鹅足行走的触痛有助于明确这些区域的疾病。

（7）同时应当评估的有髌骨轨迹及是否存在

高位或低位髌骨。髌骨研磨试验：向股骨滑车方向对髌骨施加轴向压力时引发疼痛为试验阳性。髌骨抗阻试验：患者膝关节完全伸展并放松，检查者向患者髌骨上极施加压力，同时让患者将腿抬离床面。如出现疼痛且患者无法绷紧股四头肌则为阳性。

（8）侧副韧带检查，评估其完整性和挛缩情况。在膝关节完全伸直位和屈曲 30°的情况下分别进行。完全伸直时，后侧关节囊和交叉韧带决定关节内外侧稳定性，而当膝关节屈曲 30°时，侧副韧带单独决定关节稳定性。屈膝 30°时进行应力检查终末端牢固提示侧副韧带完整。注意记录进行应力检查时所获得的修正度数。膝关节解剖对线无法得到纠正的患者可能需要进行韧带松解。

（9）交叉韧带同样需要进行检查。在进行手术之前，一条或两条交叉韧带的强度减弱或缺失都会影响是否行手术治疗的决定及假体选择。

1）前交叉韧带（ACL）：① Lachman 试验，这是检查 ACL 完整性的最敏感试验。检查时嘱患者屈膝 30°，向胫骨施加相对于股骨的前方应力，如终点牢固则提示 ACL 完整。②前抽屉试验，患者膝关节屈曲 90°，使胫骨向前半脱位，记录患肢胫骨相对于健侧肢体向前半脱位的度数。

2）后交叉韧带（PCL）：①后抽屉试验，患者屈膝 90°，向胫骨施加向后的力，测量胫骨相对于股骨的位移量。②后方倾斜试验，患者屈膝 90°并放松，观察是否存在胫骨相对于股骨的后方半脱位。如果检查结果阳性，转移观察胫骨结节正常凸起消失及内侧胫骨位移。

（10）股四头肌激动试验：患者屈膝 60°，嘱患者伸直膝关节。如果 PCL 撕裂，则胫骨会开始出现向后半脱位，而尝试主动伸直膝关节会减少胫骨半脱位倾向并恢复其正常位置。

（11）McMurray 试验能检测半月板疾病。患者平卧，膝关节及髋关节各屈曲 90°，分别向内和向外旋转患者的足。如果检查者听到或手指感觉到弹响或爆响即为试验阳性。屈曲位 McMurray 试验则更具有激发性。检查内侧半月板撕裂时，嘱患者屈膝同时外旋同侧足，然后伸直患膝关节，如果患者后关节线出现疼痛即为试验阳性。同理，足内旋时进行外侧半月板撕裂的检查。

（三）影像学检查

通过适当的诊断性辅助检查，对病史和体格检查进行补充评估。膝关节的影像学检查是患者评估的重要组成部分。通过术前计划，医师可以准确预测术中的假体型号、尺寸及位置。检查前要注意安全事项。骨关节炎的 X 线特征性表现如下：关节间隙变窄表示软骨缺失；关节周缘骨赘形成是骨关节炎的早期征象；软骨下骨放射学密度增加代表由关节软骨磨损造成的软骨下骨质沉积增加；其他可能发现的 X 线表现包括软骨下骨囊肿、游离体、微骨折及代表潜在新生过程的骨质病变。

术前膝关节 X 线片应包括站立前后位、侧位及髌骨轴位像。

膝关节站立位前后位片和侧位片是膝关节检查的常规投照角度。获得患者负重位的前后位片十分重要，在其他医院所做的 X 线检查应明确是否为负重位。对于前后位 X 线片，应注意以下方面的问题：正常的解剖胫股角应有 5°～7° 外翻（从股骨干中央向近端股骨沟中央做一条直线，从胫骨平台到胫骨干中央做另一条直线，测量两条直线的夹角可获得解剖胫股角）；近端胫骨角平均 93°，称为 3° 内翻；远端股骨角平均 99°，称为 9° 外翻。

通常侧位 X 线片在不负重情况下拍摄，膝关节可以屈曲 30°～90°。检查所拍侧位 X 线片，明确以下问题：①测量髌骨与膝关节的相对位置；②屈曲 90° 时，股骨相对于胫骨的后滚量提示后交叉韧带完整性（如果股骨在胫骨上过度后滚则提示 PCL 挛缩；如果股骨在屈曲位与胫骨前部相关节则提示 PCL 无力）。

站立位下肢全长前后位 X 线片有助于明确肢体的力学轴线，尤其是对继发于创伤或手术后残留畸形的病例。下肢全长 X 线片也有助于明确胫骨是否存在明显的弓形弯曲，判断能否使用胫骨髓内定位器。拍照范围从髋关节到踝关节，帮助医师进行术前计划，可用模板来初步估计假体大小及需要术中处理的骨缺损程度。通过连接股骨头中心到踝关节中心，画出下肢机械轴。这条直线应穿过膝关节中心。如果该直线偏向内侧则表示膝关节内翻；如果偏向外侧则代表膝关节外翻。

（四）精神心理准备

在精神心理准备中，一个很重要的内容是了解患者的康复欲望和能力。发达国家的患者，在手术前常由专业体疗师及精神心理医师对患者做出评估，并提醒矫形外科医师术后可能遇到的困难。对于多关节受累的患者，可以先做简单的手术以评价患者术后康复的欲望和能力。

尽管国外不少文献曾对患者的精神心理状态有过分析，但我国对此问题重视不够。如果术前不了解患者的精神心理状态，术后患者不能配合和理解，那么手术做得再漂亮，也得不到成功。

因此，对受术者的术前谈话与指导是使患者消除心理恐惧、配合手术和术后康复的重要环节。对于那些合作态度较差，精神状况不佳的患者，应当：①通过图片等方式让患者了解手术成功患者的情况，鼓励患者与疾病斗争的信心，并让他们下决心接受手术；②利用新、老患者谈心的方式，由医护人员暗示其术后锻炼的艰苦性，使他们有充分的心理准备；③取得家属的协助。

二、手术室准备

（一）术前计划

全膝关节置换术的术前计划在患者入院前就开始了。患者在门诊接受一次全面的评估，包括完整的膝关节 X 线检查。对于有严重的关节内或关节外畸形的患者，可加拍其他 X 线片，如站立位下肢全长片或股骨 / 胫骨全长片。X 线片应放在可看到的位置，以便医师在术前和术中进行参考。X 线片上发现的外翻或内翻畸形、关节外畸形、屈曲挛缩和既往置入的假体或钢板是每例患者进行术前准备时要考虑的重要内容。术前应认识到使用翻修垫块或翻修柄的可能并进行相应的准备。许多医师喜欢在手术前使用假体模板来协助制订计划，这样可以指导住院医师如何计划假体的型号和位置。假体模板可为手术团队提供对假体型号的大概估计。认识到术中可能需要器械厂家提供特殊类型假体的情况并有所准备是极为重要的。

应回顾病史中可能影响术前准备的信息，包括是否对聚维酮碘、胶带、胶乳或抗生素过敏。

带有起搏器或除颤器的患者可能需要特别的关注和准备。其他需回顾的相关信息包括既往骨科或非骨科手术史；患病情况，如类风湿关节炎、出血性疾病，这些可能会影响患者的术前准备。此外，要回顾术前的病情记录和实验室数据，以评估是否需要手术前用药或治疗。

住院医师应在手术前礼貌地向患者进行自我介绍，核实手术同意书等各种知情书已签署，并要明确标记手术侧肢体。这时，患者通常已准备好，可被推入手术室或麻醉准备间。手术中用厚实的衬垫保护骨突部位。

（二）麻醉准备

1. 体检

（1）物理检查以呼吸、循环和神经系统为重点进行体检：测量血压、脉搏，进行心、肺听诊。曾有神经系统疾病者检查双侧肌力、腱反射、病理反射等。

（2）实验室检查和影像学检查

1）常规检查血常规、凝血功能、生化、心电图、X线胸片和感染筛查。

2）合并其他内科疾病患者或高龄患者需行相应检查，如心律失常者、心功能不全者需行动态心电图检查和超声心动图检查；合并肺部疾病患者需检查肺功能和动脉血气等。

2. 药物

（1）既往用药

1）抗高血压药：一般情况下，除利尿药以外的抗高血压药应一直用到术前。

2）肾上腺皮质激素：类风湿关节炎患者如长期使用皮质激素，围术期应再补充适量皮质激素，防止患者出现肾上腺功能不全。

3）非甾体抗炎药：许多关节炎患者会长期用非甾体抗炎药，其可影响血小板功能而导致凝血机制异常。水杨酸钠（阿司匹林）引起血小板环氧酶不可逆性乙酰化，使血小板寿命期在 $7 \sim 10$ 天聚集性减退。其他 NSAID 也可逆性地抑制血小板酶体，单次用药一般最多抑制 2 天。术前使用阿司匹林可明显增加术中出血，但其是否会导致手术期或手术后出血，以及围术期 NSAID 是否停用尚存在争议。因此，建议除非特别需要，如有些风湿性心脏病换瓣术后患者、动脉栓塞或旁路

移植患者需要长期服用阿司匹林（其停用会增加血栓的风险），阿司匹林应在择期手术前至少停用 $5 \sim 7$ 天，其他 NSAID 在手术前应至少停用 48h。COX-2 抑制剂对血小板无明显抑制作用，术前不用停药。

（2）术前用药：膝关节手术麻醉前使用药物，希望能达到以下目的。①缓解焦虑，充分镇静；②产生遗忘，预防或减少术中知晓；③提高痛阈，加强术中麻醉用药的镇痛作用；④减少气道分泌物；⑤预防自主反射反应，稳定血流动力学；⑥减少胃液分泌量，提高胃液 pH；⑦预防术后恶心、呕吐；⑧有利于平稳的麻醉诱导；⑨减少麻醉药用量；⑩预防变态反应。由于患者的心理状态、身体状况和年龄不同、手术种类、持续时间不同，决定了给予术前用药要做到个体化，防止药物不足及过量。

1）神经安定类药物和镇静催眠药物：目前最常用的是苯二氮䓬类药物，包括地西泮（安定）、咪达唑仑（咪唑安定）。此类药物作为术前用药最受欢迎。它具有抗焦虑、遗忘、镇静和预防局部麻醉药中毒的作用，对于预防发生全身麻醉术中知晓亦有良好的作用。

2）镇痛药：麻醉性镇痛药具有较强的镇痛作用，同时也有镇静、抗焦虑作用。其可以提高患者痛阈，与全身麻醉药有协同作用；减轻气管插管的心血管反应。但其又可以长时间降低二氧化碳对延髓呼吸中枢的刺激作用，具有呼吸抑制的副作用；干扰外周血管平滑肌的代偿性收缩，可以引起直立性低血压；此外可以导致恶心、呕吐、皮肤瘙痒等，因此一般只有术前疼痛患者需要注射麻醉性镇痛药。常用药物包括吗啡、哌替啶（杜冷丁）。新的非甾体抗炎药，尤其是其中的 COX-2 抑制剂在术前应用时可以有效地减轻术后炎症反应，减少膝关节手术后阿片类药物的使用剂量，术前应用时可提供较好的超前镇痛作用。

3）抗胆碱能药：通过阻断节后胆碱能神经支配的效应器上的胆碱受体抑制腺体分泌，减少呼吸道黏液和唾液的分泌，具有干燥呼吸道的作用，此外抗胆碱能药也具有镇静和遗忘作用。常用药物包括阿托品、东莨菪碱、盐酸戊乙奎醚（长托宁）。

3. 心理 多数患者在手术前存在不同程度的焦虑，其特点为紧张、恐惧、不安、抑郁、消极和悲观，导致中枢神经系统活动过度，麻醉手术耐受力明显削弱。为此，术前必须设法解除患者的思想顾虑和焦急情绪。医师及护士应恰当阐明手术目的、麻醉方式、手术体位及麻醉或手术中可能出现的不适等情况，取得患者信任，争取充分合作。对过度紧张而不能自控的患者，术前数日起即开始服用适量神经安定类药物，晚间给予镇静催眠药物，手术日晨麻醉前再给予适量镇静催眠药。

4. 麻醉选择原则

（1）膝关节手术通常可以在区域麻醉下完成，可在硬膜外麻醉、蛛网膜下腔阻滞麻醉（腰麻）及腰麻-硬膜外联合麻醉下施行。区域阻滞技术为手术提供良好的镇痛和肌肉松弛，在手术过程中可以应用静脉镇静药物，使患者轻度镇静并产生遗忘作用。全身麻醉可以提供镇痛、肌肉松弛及遗忘作用，也适用于膝关节手术，特别是不能采用区域阻滞的患者。在适宜的情况下，有必要向患者解释区域阻滞的益处并鼓励患者接受区域阻滞。

（2）不同麻醉方法与预后的影响

1）风险/收益比：对膝关节手术患者来说，区域麻醉与全身麻醉相比，其手术后镇痛效果满意率高、恶心呕吐的发生率低、呼吸循环抑制较轻、交感神经被阻滞后下肢灌注改善、血液丢失减少及深静脉血栓栓塞的风险降低。

2）伤口愈合：硬膜外麻醉和镇痛可减弱手术应激反应、降低交感神经活性、扩张局部血管、提供良好的术后硬膜外镇痛等。上述因素的联合作用可使伤口局部氧利用度增高，改善术后伤口愈合。

（三）预防性应用抗生素

预防性应用抗生素被广泛推荐用于所有接受全膝关节置换术的患者。目前，美国骨科医师学会（AAOS）推荐头孢唑林钠或头孢呋辛作为多数患者的首选药物。已知对青霉素或其他β内酰胺类抗生素过敏的患者则应选用克林霉素或万古霉素。有耐甲氧西林金黄色葡萄球菌（MRSA）感染记录或来自近期暴发MRSA的医疗机构的患者应使用万古霉素进行预防性治疗。

理想的给药时间是止血带充气和切开皮肤前1h内。由于万古霉素输注时间长，应在切开皮肤前2h开始给药。如果手术时间超过药物的半衰期或术中失血量较大，手术中应追加给药。无论术中有无放置引流管或导管，抗生素使用不可超过手术结束后的24h。

（四）患者准备

将患者置于手术台中央，并使其头部处于适合麻醉的位置。人工全膝关节置换术一般是在电动液压手术台上进行。感染是一种具有潜在灾难性的并发症，为了降低其发生率，手术一般在层流手术室中进行。在这类手术室中，手术台应置于层流区内。通常用一条安全带绕过患者身体，将其固定在手术台上。此时要向麻醉师确认患者已得到适当的镇静，可以搬动其髋部和下肢。应将患者的上肢外展，固定在另外的手术桌上，以免影响手术操作。麻醉下的患者失去了避免压疮所需的保护性感觉。因此，衬垫和保护骨突部位是很重要的。

此时，要除去所有的毯子、袜子和多余的衣服。如需留置导尿管，应在麻醉后采用正确的方法插入，并将尿管远离手术侧固定，以防止污染术野或术中被拉扯。接下来，用电动剃毛器对手术侧进行备皮，注意不要损伤皮肤表面。

目前多数TKA手术采用的是正中切口。但是，TKA术中患者可能有不同程度的下肢外旋畸形。在有些病例中，如果休息位时髌骨朝向极度外旋的方向，做这种传统正中切口可能是令人尴尬的。因此，常用的膝关节骨性标志可能不易显露，增加了手术难度。为了纠正这个问题，医师可将一小的体位垫放于患者术侧髋部下，这样可以使膝关节回到手术所需的中线位置。体位垫可以是手术胶垫外加几个圈成团的毯子，也可只用手术胶垫。

术后深静脉血栓形成是一种众所周知的手术并发症。可以考虑术中使用气动加压装置。另一种方法是止血带充气前静脉注射肝素。

膝关节置换术中常使用电刀。电刀将高频交流电传导至人体，利用电流切割组织或凝血。目前的设备需要将连接极片贴在患者身上。电极片的理想位置是远离术区并远离任何可能与之发生反应的内植物。如果患者没有既往髋关节或膝关节置换术，通常将电极片贴在对侧大腿上。当进行双侧膝关节置换时，可将电极片贴于患者腹部或肋部。要注意使电极片远离以往置入的除颤器和埋藏式心脏复率除颤器（ICD）。一篇文献综述中提到了几例由电刀引发的室性心律失常，包括室性心动过速（VT）或心室颤动（VF）。粘贴电极片前应确定患者皮肤干燥，并检查有无裂口、红斑及先期损伤。

膝关节置换术中常使用止血带，以减少术中失血，有利于手术操作。使用止血带时一定要小心，如果安置不当，止血带会不起作用或导致并发症。首先，要估计和测量大腿的周长。止血带应置于术侧大腿并尽量靠近端处，以便延长伤口。安放止血带前，用软棉垫在将要放置止血带的部位围一圈，以防充气时造成损伤。止血带要紧紧缠在肢体上，一定特别小心不要勒住生殖器。导管要背向手术区域并连接充气装置。固定好袖带后，设定所需压力和报警时间，提前测试袖套可正常工作。可能发生的并发症包括手术中失效、皮肤损伤、深部组织损伤和神经损伤。

现在要关注的是隔离手术区域。许多医师在手术消毒前铺隔离单，应围在止血带远侧缘处。这在患者手术侧髋关节、膝关节均屈曲90°时容易完成。从中线开始用这种隔离单环绕止血带袖带边缘。这就标记出了手术消毒的上界。这一步也可使用一张手术巾，同时覆盖踝关节和足部来界定手术消毒的下界。这张单子可用医用胶带固定在足部，但是胶带一定不能过紧，因为它并不是作为止血带使用的。据报道，塑料医用胶带是阻止细菌进入术区的有效屏障，应作为手术铺单过程所必需的一步。至此，手术部位已被充分标界出来，然后再放置足垫。

足垫的位置在手术中起重要作用，为了获得后方解剖的理想显露及方便置入假体，手术侧膝关节在术中通常是屈曲的。为了保持膝关节屈曲，许多医师会在床尾放置一个足垫。确定足垫理想位置最常用的方法是使膝关节屈曲90°，将足垫固定在足跟位置。根据医师的偏好，可以调节足垫的位置以实现不同的屈膝角度。

（五）皮肤准备

TKA术前消毒的方法很多，目前通用的还是用下肢悬吊架将下肢悬吊后进行消毒，这不仅可为术区的消毒预留较大空间，同时可以解放助手进行其他术前准备事项。目前还是推荐在下肢消毒前对术区进行备皮。

有几种清洁剂可用于手术侧下肢的消毒，传统方法是聚维酮碘涂刷技术，不管单独使用还是和异丙醇联用均有效。目前市场上还有一些其他的选择，包括水性氯己定、2%葡萄糖氯己定-70%异丙醇溶液和0.7%碘-74%异丙醇溶液。这些复合溶液已预先装入消毒擦内，使用方便，且已被证实具有与传统涂刷技术相同的抗菌效力。这些新型清洁剂往往便于使用，且在皮肤上留下黏着的滞留物，使Ioban薄膜粘贴得更为牢固。不管使用哪种溶液，所有可看到的皮肤都要消毒到位，以保证最大的抗菌效力。应简要回顾患者的过敏史，确定患者不对碘过敏，否则聚维酮碘溶液会引发过敏反应。推荐首先消毒切口部位，然后以画同心圆的方式向外周消毒。这样可避免操作者将其他皮肤区域的污染物带至切口部位。

（六）铺单及止血带的应用

铺单是任何手术开始时的重要步骤。应采用适合的消毒技术，以尽量减少可能的污染源。所有参与铺单的医护人员和助手都应戴3层手套，并在手术开始前脱去最外层。通常，正确的无菌铺单需要几个人来合作完成。一位洗刷过手的人员用无菌单绕过小腿将其提起，移开下肢悬吊架，对下肢剩下的部分进行消毒。一定注意不要碰到未消毒的手术台而污染手术衣，或污染刚刚消好毒的肢体。首先铺下方的手术单，将其横置在手术台后半部并覆盖非手术侧下肢。接着，在大腿近端靠近止血带处铺一防水单。这块手术单应围绕止血带一圈。底层的手术单应以相同的方式围绕大腿近端，其边缘应垂直手术台高度的1/2以下。通常将手术单的上端交给麻醉师，麻醉师往往将其连在输液架上而形成一个屏障，同时不会影响对患者头部和气道的操作。用弹性织物包裹足部和胫骨远端，并固定牢固，以防其在手术中松开。如果没有固定好，手术中可能会有不应暴露的区域暴露出来。然后用乳胶手套包裹足部。应注意使胫骨结节露出易于触及，因其是手术中值得注意的骨性标志。

之后，使用消毒过的笔标记解剖标志及手术切口的位置。然后，医师要脱去最外层手套。接着用无菌贴膜完全覆盖手术剪剪出的开口，无菌贴膜的其余部分要包裹到膝关节后方。据证实，使用无菌贴膜可减少手术单脱落，手术单脱落是术中污染的潜在来源。无菌贴膜还保证了整个手术过程中长时间的皮肤碘覆盖。如为双膝关节同时置换，推荐一侧肢体手术结束后，再次按照之前方法消毒另一侧肢体并重新铺单。

目前，推荐所有的膝关节置换术均使用止血带。术前经多普勒超声检查证实存在周围血管病变或无脉的患者除外，此类患者应请血管外科医师会诊以提前处理。止血带使用的相对禁忌证包括大腿过于短粗的肥胖患者（可能无效）或周围神经病变患者（可能加重病变）。止血带通常可充气至 300mmHg，保证止血带压力较收缩压高至少 100mmHg。高血压或肥胖患者可将止血带充气至 350mmHg。止血带充气前，宜将下肢抬高 30s 或使用驱血带进行驱血。

完成上述步骤后开始做切口，手术也就开始了。

三、术前难度评估与计划

人工膝关节置换术是较大的关节重建手术，术前评估是否详尽和正确将直接影响手术过程及术后功能恢复。与其他手术比较，术前除常规进行患者心理、手术耐受力评定外，手术难度的评估是必不可少的一个重要环节。接受人工膝关节置换患者，因原发疾病、病期和既往治疗等因素差异，临床表现不尽相似，尤其是类风湿关节炎和严重强直性脊柱炎的患者，晚期呈现的各种畸形，如膝关节严重屈曲挛缩、半脱位、关节强直、肌肉萎缩、骨质缺损及严重的骨质疏松等，都会给手术带来很大的困难。临床医师必须在术前对此有充分的思想准备和技术准备，才能保证手术的顺利完成，避免各种并发症，达到让患者早日康复的目的。人工膝关节置换手术难度评估主要包括以下方面。

（一）膝关节活动范围

无论是屈曲受限，还是屈膝挛缩，都会不同程度妨碍手术操作。膝关节屈曲受限将影响手术视野暴露，定位器械不能正确安置，使得胫骨平台、股骨后髁截骨及关节囊后方骨赘清除变得十分困难。轻度屈膝挛缩（小于 30°）十分常见，对手术操作的影响较小。严重屈膝挛缩多见于类风湿关节炎患者，尤其那些长期不能行走，必须依靠轮椅者，其固定性膝关节屈曲挛缩在 90° 以上，多伴有膝内、外翻或旋转畸形，或因前、后交叉韧带的破坏而导致的胫骨平台向后移位或半脱位。由于受到侧副韧带、交叉韧带起止点及不同胫骨平台截骨面松质骨强度变化的限制，单纯采取多切除胫骨、股骨骨质，不能完全解决屈膝挛缩畸形，而更主要依靠后关节囊松解手术，甚至腓肠肌、腘绳肌、腘窝筋膜的彻底松解，手术难度明显增加。另外，术后发生神经、血管牵拉伤，屈膝挛缩复发等也是值得术前注意并预防的一些问题。

（二）术前放射学评估

术前评估站立位膝关节前后位 X 线片是评估术前膝关节状况的最重要依据。如上所述，膝关节周围骨质疏松与缺损是影响人工膝关节置换术难易程度的重要因素之一。术者应根据膝关节正侧位 X 线片，对此进行认真的术前评估。除此之外，还必须仔细观察关节缘骨赘和后关节囊游离体的生长情况，前者能影响术中膝关节内外侧韧带的平衡，有时也会让术者对截骨面的真实大小产生错觉。关节囊后方骨赘、游离体则能影响术后屈膝功能。术前膝关节 X 线检查包括站立位前后位片、侧位片和髌骨轴位相。下肢全长前后位片有利于判断下肢的力线轴，发现胫骨弯曲情况，决定采用胫骨髓内定位或髓外定位。通过膝关节侧位片可以发现是否存在高位髌骨及膝关节后侧间室存在的骨赘，而髌骨周围片可判断髌骨磨损程度、厚薄及是否有半脱位的情况存在。术前使用假体模板测量有利于判断假体大小和骨缺损的程度，便于术中选择使用。在所有术前 X 线评估的内容中，对手术侧下肢力线评估是最为重要的内容之一。

与人工全髋关节置换术不同，人工膝关节

置换术对下肢的力线要求很高。前者可容许5°～10°甚至20°的误差，而后者有5°的误差就能明显影响手术效果，10°的误差有可能导致灾难性后果。另外，在软组织平衡方面，人工全膝关节置换术的要求比人工全髋关节置换术高得多。目前一致认为，人工膝关节置换术后膝关节应外翻5°～7°，误差不超过2°，胫股角（FTA）应为174°左右。因此，笔者建议采用负重位全下肢X线检查。这样可以利用X线片比较准确地计算出每一位患者实际的股骨髁远端与胫骨近端截骨面角度。

（三）关节畸形与下肢力线

冠状位上，主要指膝内、外翻畸形。这类患者下肢力线不正常，同时伴有关节不稳。人工膝关节置换目的是恢复下肢力线，平衡周围软组织，重建关节稳定性。铰链式膝假体构造本身具有良好的关节对线和内在稳定性，手术技术比较容易，理论上是治疗严重内、外翻畸形的一种合理选择。但鉴于假体松动、后期感染发生率很高，对这类患者应尽可能采用半限制型甚至非限制型人工膝假体。手术难度也随之加大，关键在于软组织平衡。

轴位上，主要指膝关节旋转畸形。在人工全膝关节置换过程中，股骨假体和胫骨假体的旋转对线是影响膝关节功能和假体寿命的一个很重要因素。如果使用轴向旋转低限制型假体，旋转对线不良可能导致膝关节半脱位、聚乙烯衬垫磨损加速和断裂。如果采用高限制型假体，旋转对线不良将导致聚乙烯衬垫和钴铬钼合金假体间的撞击，关节功能受限，膝关节和踝关节旋转力线不良，呈现"内八字足"或"外八字足"步态。而且，胫骨和股骨假体之间的旋转对线不良影响着髌骨稳定性和功能。胫骨假体过度外旋，将使髌骨半脱位危险性增高和髌骨外侧过度磨损。相反，过度内旋也会导致髌骨轨迹异常。

人工膝关节置换过程中，股骨和胫骨的旋转对线分别由股骨和胫骨的骨性标志决定。对于股骨，股骨内外上髁轴是最常用的参考轴，胫骨假体旋转则主要根据胫骨结节内1/3来确定。到目前为止，对于胫骨假体旋转定位于胫骨结节内1/3，没有任何文献提供相应的理论和实验依据支持，而只是凭经验确定。膝关节轴向旋转对线唯一的定量研究办法是利用CT扫描进行分析。我们通过CT扫描发现膝关节炎合并内翻或外翻畸形的患者，胫骨平台中心与胫骨结节内1/3的连线并非与股骨内外上髁轴相垂直，即合并有一定程度的旋转畸形。如果在这种情况下，胫骨平台假体仍然按照胫骨结节内1/3进行旋转定位，将会造成胫股假体旋转不匹配。

事实上，胫骨结节的位置在不同个体之间存在很大差异，在膝关节疾病状态下，或者胫骨存在解剖改变的情况下也可能造成胫骨结节的相对位置异常。因此，胫骨结节内1/3并非胫骨假体旋转对线的可靠参考点。研究显示，髌股关节疾病患者在完全伸直和屈膝30°时，胫骨结节相对于股骨内外上髁轴线在胫骨投射线的中点存在位置异常。当发生髌股关节外侧关节炎时，胫骨结节与正常人相比在屈膝30°时明显外旋。在临床上，我们观察到一些膝关节内翻畸形的患者常伴有一定程度的胫骨内翻畸形，造成胫骨结节相对位置改变。这在亚洲人群中，尤其日本女性很常见。Koshino等报道93%日本原发性骨关节炎患者存在胫骨内翻畸形。日本女性内侧间室骨关节炎患者，胫骨干长轴与内外侧胫骨平台连线外侧夹角（胫骨角）为97.2°，而美国和法国人正常膝关节平均值为93°。Tang等报道中国人的胫股角也大于白种人。亚洲人胫骨近端内翻使其更容易发生膝关节内侧间室骨关节炎和内翻畸形。亚洲人传统生活方式和工作习惯可能在儿童时代损害了胫骨近端干骺端骨生长。膝关节骨关节炎患者双膝X线片常表现为近端胫腓关节不对称，胫骨近端处于外旋位，即胫骨自身内向扭转，也可以导致胫骨结节相对位置改变。不同种族、性别和年龄的个体胫骨自身扭转的角度也不同。

因此，膝关节置换术前对于存在明显旋转畸形的患者要行膝关节CT检查，评估旋转畸形的程度，选择合适的胫骨截骨标记点及胫股假体旋转定位标志，防止膝关节置换后假体旋转对线不良。

（四）骨质缺损

骨质缺损是人工膝关节置换术中经常遇到的棘手问题之一。膝内、外翻股骨髁破坏缺损、囊性变、单侧髁发育不良、平台塌陷等，严重者引起膝关节周围软组织附着点骨结构强度减弱，支撑假体的骨质减少，如不能很好解决，则术后易出现应力集中、假体松动现象。骨质缺损修复可采用骨水泥充填、植骨、组合式假体和定制假体等方法，也可以考虑根据病变程度及术者经验，在合理评估基础上，术前应做出适当的选择和准备工作，尤其是必要的手术器械及假体的准备。

笔者发现膝内翻畸形时常常发生胫骨平台前内侧缘骨缺损，而膝外翻畸形中常常发生胫骨平台后外侧缘骨缺损。目前，临床上将胫骨平台骨缺损分为包容型骨缺损和非包容型骨缺损，又将非包容型骨缺损进一步划分为倾斜型骨缺损和垂直型骨缺损，根据不同的缺损类型，设计术中截骨，修整后植骨，有利于在人工膝关节置换实践中指导处理骨缺损问题。

股骨髁存在的骨缺损，易使常规截骨中参考的解剖轴线位置发生改变，需要考虑术中如何准确截骨，恢复膝关节正常生物力学特性。如膝关节外翻畸形常常有股骨外侧后髁发育小或有严重破坏，股骨前端截骨时如果仍然以股骨后髁轴外旋3°可能造成很大的误差，术中综合参考股骨内外上髁轴或股骨前后轴（AP轴或Whiteside轴）可以更准确地达到膝关节矩形间隙和屈伸平衡，使髌骨轨迹达到最佳。又如对胫骨平台存在的轻度骨缺损，仍可以胫骨平台最低点为参考进行胫骨截骨，而在缺损较大的情况下就要考虑以胫骨平台最高点进行截骨，不同公司的膝关节手术器械中的胫骨平台截骨指示器兼有两种标志功能，便于术中根据具体情况选择使用，有利于术后恢复关节线高度，减少髌骨并发症。

（五）骨质量

骨质量可分为骨质硬化和骨质疏松。骨关节炎患者，在胫骨平台承受异常应力和磨损最大的部位，发生象牙样变性和增厚。骨质硬化妨碍了摆锯对假体植入骨床的顺利截骨，影响切割面平整。同时受硬化骨质阻挡，骨水泥不能很好地渗注到骨松质骨小梁间区。因此，对于骨质硬化区域，常常需要多点钻孔，加强骨水泥渗注来强化假体的固定，正常截骨面处骨松质具有良好的可塑性，截骨面略不平整者，在人工膝关节置换术过程中，

通过对覆盖其表面膝假体施加一定压应力，可实现骨松质与非骨水泥固定型假体表面多孔层的紧密嵌插。局部骨质硬化患者，即使截骨面平整也只能达到截骨面与假体的表面贴合，而无压力配合效应。

骨质疏松患者在术中面临的问题远较骨质硬化者复杂。首先，要求术者十分细心，力求避免因操作可能出现的骨质缺损、骨折等。其次，骨质疏松还影响膝周软组织重建时韧带在骨质附着点的结构强度，容易在术中发生侧副韧带止点撕脱性骨折。就骨水泥固定型膝关节假体而言，骨小梁间腔隙的增大有利于骨水泥的灌注而获得更好的假体固定效果，却不利于非骨水泥型膝关节假体的固定。因此，严重骨质疏松患者膝关节假体以选择骨水泥固定型为宜。

（六）局部软组织及血液循环

所有手术都会遇到这一问题。之所以在此特别强调，是因为在人工膝关节置换患者中，有许多类风湿关节炎病例，与骨关节炎不同的是此患者除表现出上述因素外，多伴皮肤抵抗力低、愈合能力差。血管炎引起的皮肤缺血、贫血、低蛋白血症造成局部软组织营养不良，静脉壁脆弱。激素、环磷酰胺、青霉胺等免疫抑制剂的使用，使术后感染率明显升高，据国外文献统计，类风湿关节炎患者术后感染率约为骨关节炎的2.7倍。另外，由于术前长期广泛服用非甾体抗炎药，有可能降低血小板功能，增加术中、术后出血，并损伤患者消化道黏膜，有潜在溃疡存在，容易继发术后应激性溃疡。对这些不利因素，术前应有充分的准备。

另外，膝关节皮肤的血供特点是从外向内垂直于膝正中切口方向的血液供应，手术切口常常会造成切口外侧皮肤的血供不足，氧张力下降，所以操作要轻柔、爱护皮肤，缝合时不要过度钳夹皮肤，防止皮缘坏死。对于既往膝关节手术史的患者，尽量采用原切口，以免切口间皮肤因血供不佳而坏死，影响伤口软组织覆盖，增加感染机会，影响康复锻炼和功能恢复。膝关节骨折的患者行关节内解剖复位和固定手术时也应该尽量采用膝关节前正中切口，防止以后患者因创伤性关节炎行关节置换问题时出现伤口愈合和皮肤坏

死等问题。

四、类风湿关节炎患者术前准备与计划

（一）精神心理准备

类风湿关节炎患者往往表现为"类风湿人格"，体现在情绪消沉、意志力弱，甚至有绝望无助感。这样的人格特点使患者术后不能进行很好的配合和积极的康复训练。在精神心理准备中，一个很重要的内容是了解患者的术后恢复欲望和自身康复能力。发达国家的患者，在手术前常由专业体疗师及精神心理医师对患者做出评估，并提醒矫形外科医师术后可能遇到的困难。对于多关节受累的患者，可以先做简单的手术以评价患者术后康复的欲望和能力。比如说，髋和膝关节均受累的患者，一般以髋关节手术为先，以预测患者将来进行膝关节手术后的康复情况。其原因在于，髋关节置换术后功能的增进和疼痛的缓解在很大程度上不依赖于患者是否合作，而且大多数患者术后疼痛较轻。如果患者连髋关节手术后都不能合作，那么在疼痛很重的膝关节置换术后更难于合作，必将严重影响手术后的功能康复和手术效果。

尽管国外不少文献曾对类风湿关节炎患者的精神心理状态有过分析，但我国对此问题重视不够。类风湿关节炎是一种病程长及反复发作的疾病，治疗效果往往不很理想，这不仅给患者机体和经济上带来很大影响，而且往往给患者精神心理造成巨大压力，如对家庭和亲人有负罪感，对生活感到绝望，甚至发生心理变态，或有过轻生的行为。这种精神和心理上的痛苦是一般人所难以体会到的。这类患者可能很难配合膝关节置换等需要术后进行艰苦功能锻炼的外科治疗。这种"类风湿人格"的精神心理改变必须充分被重视。手术医师及相关医护、康复人员务必与患者及其家属甚至患者进行深入交流，利用图片、信件、语言和暗示等多种途径，增加患者的信心，调动患者的内在因素，积极配合手术和术后功能训练。同时使患者理解这种全身免疫性疾病，手术不可能解决全部问题，术后必须长期严格地接受内科药物治疗。如果术前不了解患者的精神心理状态，

术后患者不能理解和配合，那么手术做得再漂亮，也得不到成功。

因此，对于那些合作态度较差，精神状况不佳的患者，应当：①通过多种方式让患者了解手术成功患者的情况，鼓励患者与疾病斗争的信心，并让他们自己下决心接受手术；②利用新、老患者谈心的方式，由医护人员暗示其术后锻炼的艰苦性，使他们有充分的心理准备；③取得家属的协助。

（二）抗风湿药物的使用要求

几乎所有的患者术前都接受过非甾体抗炎药的治疗，其中阿司匹林对血小板功能的影响较大，特别是小剂量阿司匹林常使凝血酶原时间延长，停药后常持续约10天才能恢复正常。因此，对术前应用阿司匹林治疗的患者，应予以足够的重视，一般于术前2周停药，改用其他对血小板影响不大的药物，以预防术后严重渗血状况。另外，对长期大量应用水杨酸药物的患者，无论是否有主观症状，往往伴有潜在的胃肠道溃疡，还应给予积极的抗溃疡治疗，以预防术后应激性溃疡的发生。

通常情况下，在准备接受手术治疗的类风湿关节炎患者中，约90%的患者在发病后曾接受过皮质类固醇药物治疗，其中许多患者停用激素之后，病情立即加重，因此一直到手术前仍然不能停药。长期服用皮质类固醇的患者，除了典型的库欣病体征之外，常伴有皮肤菲薄、皮下出血、静脉变细、管壁变薄及骨质疏松。更严重的是，长期使用皮质类固醇药物会抑制患者自身肾上腺皮质的功能，使肾上腺皮质变薄、脂肪变性、肾上腺皮质激素分泌功能严重受损。这样的患者，常常经不起疼痛、低血压或缺氧等打击，易出现急性肾上腺皮质功能衰竭，甚至死亡。

对于长期使用皮质类固醇治疗的患者，有关围术期激素补充治疗，国外已有较多报道。停用激素2年以上的患者，同未用激素者一样，不予任何特殊准备。对术前仍然用激素治疗的患者，作者认为术前最好检查并了解患者的肾上腺皮质功能。如无检查条件者，建议围术期按表3-5补充皮质类固醇药物，以平安度过围术期。

除非甾体抗炎药和激素外，免疫抑制剂或细

胞毒类药物也是类风湿关节炎患者的常用药物。甲氨蝶呤、青霉胺等免疫抑制剂会影响伤口愈合，增加感染率，影响骨的愈合，还有可能引起消化或血液等系统的并发症。原则上术前3周即停用这些药物，待肝肾功能及血液学指标基本正常后方可手术。

类风湿关节炎患者可伴有肾功能减退，多为淀粉样变，主要经肾排泄的药物应尽量不用或适当减量。长期服用雷公藤，往往造成肝功能慢性损害，表现为肝氨基转移酶增高，建议术前尽早停用雷公藤，并辅助保肝治疗。

（三）皮肤准备

长期患有类风湿关节炎的患者皮肤抵抗力低，愈合能力差，其危险因素主要包括：①潜在感染；②皮肤菲薄；③白细胞计数减少；④贫血；⑤低蛋白血症；⑥凝血功能差引起术后切口下血肿形成；⑦血管炎引起的皮肤缺血；⑧中性粒细胞趋化性能减低；⑨大剂量激素服用史。此外，患者往往皮下脂肪沉积、静脉壁脆弱及静脉充盈差。建议采用以下方法：手术前应尽早开始皮肤准备，每天温水擦洗皮肤2遍，手术前3天每天以0.75%碘醇及75%乙醇消毒手术区皮肤，并以无菌巾包裹。对静脉穿刺困难者，在术前用软套管留置针穿刺后保留套管，以避免术中及术后反复穿刺的痛苦，并延误输液、输血的时间。

（四）骨质疏松

类风湿疾病本身可引起全身性骨质疏松改变，长期应用激素和非甾体抗炎药等也可使钙磷代谢失调引起骨质疏松，绝经期后的患者骨质疏松则更为明显。有资料表明，服用激素的患者比未服用激素者脊椎和脊椎外骨折发生率高3倍。作者发现绝经期后的类风湿关节炎女性患者，大多存在较严重的骨质疏松，特别是长期卧床，生活不能自理的患者更为严重。分析引起骨质疏松原因，长期卧床失用性骨质疏松是造成严重骨质疏松的最重要因素。术中发现这类患者骨质异常疏松、骨皮质菲薄，常呈薄纸板样改变，用剪刀即可修剪，其关节端松质骨的骨小梁正常结构已完全丧失，由脂肪样组织代替，手指可轻松插入骨端的骨松质。个别患者甚至在消毒皮肤过程中就会造成骨折；某些屈膝挛缩畸形患者在人工关节假体安装之后，在伸膝过程中胫骨平台出现压缩骨折。

（五）潜在感染灶的处理

类风湿关节炎患者（尤其是拟行人工关节置换术者）术前检查应注意发现潜在感染灶。泌尿系统感染常见于女性患者，多无明显的临床症状，可疑的患者术前应做尿培养检查。男性中老年患者应注意有无前列腺增生症，为避免手术前插尿管困难或继发感染，有些需前期处理前列腺疾病。感染灶一旦发现应立即治疗，以防术后出现抵抗力下降而引起感染扩散，如拔除龋齿，药物治疗鼻窦炎、扁桃体炎、咽炎、泌尿系须感染等；如有足癣，建议术前用碘酒反复涂抹至少2天，每天2次，预防继发感染可能。

表 3-5 服用激素患者围术期的激素支持方案

时间	药物与剂量
术前1天	氢化可的松 50mg，静脉滴注 维持患者常规口服激素用量
手术当天	手术前氢化可的松 50mg，静脉滴注 术中地塞米松 10～15mg，静脉滴注（一般与输血同时使用） 当天下午氢化可的松 50mg，静脉滴注 *
术后第1天	氢化可的松 100mg，静脉滴注 恢复术前常规口服用量
术后第2天	维持术前常规口服用量，根据患者精神状态和体温再酌情增加静脉用药，氢化可的松 50mg

* 手术当天夜里患者如有高热、精神萎靡情况，再静脉补充氢化可的松 50mg

（六）麻醉准备

大多数患者的手术都可在区域神经阻滞麻醉下进行，这种麻醉方式往往比全身麻醉安全，下肢手术应尽量考虑硬膜外麻醉。Mathies 等曾报道，采用坐骨神经阻滞麻醉进行的 340 例类风湿足矫形术中，大部分患者麻醉效果满意，只有 8.1% 需要辅以其他麻醉方式。如果术前患者手术的肢体伴有多发或单发的神经病变，不应采用区域阻滞麻醉。对强直性脊柱炎患者硬膜外麻醉常有相当难度，应采用全身麻醉。

由于 20%～40% 的类风湿关节炎患者颈椎受累，麻醉时颈椎过度前屈或后伸可能造成寰枢椎脱位等并发症，危及患者的生命安全。所有准备全身麻醉的类风湿关节炎患者，术前均应进行细致的神经系统检查，摄颈椎侧位及张口正位 X 线片。对于有颈椎固定指征者还宜先行颈椎固定，高危患者在插管时宜在清醒状态下插管。伴有严重屈颈畸形或颈椎强直的患者，手术时可采用纤维喉镜引导下插管。颞下颌关节受累的患者张口受限，可考虑经鼻插管或气管切开。约 26% 的类风湿关节炎患者累及环杓关节，表现为声嘶、喉部紧缩感、耳部放射痛等。这类患者在术前应行间接喉镜检查，如果存在气道狭窄，应选用较细的气管内插管（纤维喉镜引导下），以免插管时损伤气道。

类风湿关节炎也会导致肺部弥漫性肺纤维化病变，引起肺弥散功能异常，降低肺泡的顺应性。如果肋椎关节受累，胸壁的顺应性亦下降。因此，术前必须检查肺功能及动脉血气，明确肺部受累情况，以便术中呼吸管理。

类风湿关节炎有时会累及心脏，在应激状态下（如麻醉、手术等）表现出心律失常等症状。因此，对于所有术前可疑伴有心脏病变的患者均应在术中及术后进行心电监护。

（七）器械及假体准备

类风湿关节炎患者骨质疏松明显，其原因可能是：①类风湿肉芽肿对软骨下骨小梁直接侵蚀破坏；②长期使用激素使骨的分解代谢加速；③类风湿滑膜中前列腺素分泌增多；④甲状旁腺功能相对亢进；⑤失用性骨质疏松。因此，术前应有所准备，防止术中轻微暴力引起骨折，应尽量选择限制度较小的假体，以免骨 - 骨水泥界面在受力过大的情况下发生微骨折而引起假体松动。

有些类风湿关节炎患者伴有胫骨平台塌陷、韧带破坏或关节不稳，术前除常规准备骨水泥外，要做好植骨的准备，选择合适的螺丝钉，以固定植骨块及修复后的韧带。

文献报道，类风湿关节炎人工关节置换术的感染率为骨关节炎的 2.7 倍。感染可能性较大的患者及因感染而行返修术者，应准备含抗菌药物的骨水泥固定假体。

（八）肌力准备

类风湿关节炎患者因肌肉长期失用性萎缩，以及类风湿病变本身的影响，肌力常明显下降。尤其是长期卧床的患者，下肢负重肌肉的肌力一般在 Ⅱ～Ⅲ 级，往往影响术后康复和手术效果。被动活动可轻松地伸直膝关节，甚至过伸 5°；主动伸膝时则表现为明显的屈膝挛缩样改变，即典型的股四头肌肌力不足。如果术后不能及时使肌力恢复，一旦出院，失去训练条件，常可能造成永久性屈膝挛缩畸形。因此，术者应重视术前肌力评估与训练。通常采用术前主动及被动的肌力强化训练和经皮电刺激等方法来改善肌力。

第五节　围术期镇痛

一、全膝置换术后的疼痛机制

全膝关节置换术作为治疗严重膝关节疾病的临床常用手术，疗效显著，但术后疼痛较重，影响早期功能锻炼，延误关节功能恢复，延长住院时间，对手术效果产生负面影响。对于全膝关节置换的患者，50%～70% 的患者会经历中度至重度的疼痛。其疼痛及机制有以下 7 个方面：

（1）组织损伤：手术过程中，对于皮肤、关节囊、韧带及骨质的切割，产生多种炎性介质如激肽、三磷腺苷、5- 羟色胺、组胺等，这些炎性介质均能直接或间接地作用于感觉神经末梢，改变感觉神经离子通道的通透性，导致感觉神经纤维兴奋，从而产生疼痛。

（2）神经损伤：包括手术切割对神经的直接损伤，术中各种器械对神经纤维的牵拉、压迫、缝合时对神经纤维的结扎等，这些因素都会刺激神经引起疼痛。另一个常见原因为膝关节手术过程中止血带的应用，止血带对局部神经的机械压力引起局部及远端神经的缺氧导致神经损伤，可导致神经内微血管的异常和水肿，使局部组织内营养缺乏，神经轴突发生变性，导致疼痛，甚至引起神经麻痹。

（3）缺血再灌注损伤：由于全膝关节置换术中止血带的应用，会导致肢体缺血缺氧，放松止血带后，会引起血管内皮、肌肉的再灌注，从而诱发多种炎症介质的表达，如细胞黏附分子、白细胞介素6、白细胞介素8、前列腺素（PG）的释放及大量氧自由基的生成，上述炎症因子作用于感觉神经纤维末梢，引起疼痛。PG通过PKA-cAMP途径引起兴奋性氨基酸、P物质、降钙素基因相关肽和一氧化氮的释放，引起细胞内信号转导的变化，进而引起膜电位的改变，敏化伤害性感受器和增强脊髓水平的疼痛信号，从而增强了疼痛信息的传递。并且，炎症因子导致血管内皮、肌细胞通透性增加，肢体肿胀，也会引起疼痛。

（4）骨髓腔内高压：膝关节置换过程中，打入股骨、胫骨骨髓腔内的假体材料及骨水泥可导致骨髓微循环障碍，骨髓水肿，髓腔压力升高，从而压迫神经末梢，引起疼痛。

（5）关节腔内积血引流不畅、关节腔内压力升高及血液中的各种炎性因子可刺激关节表面及关节囊内的感觉神经末梢，从而引发疼痛。

（6）股四头肌痉挛：手术创伤对股四头肌刺激可引起股四头肌的保护性痉挛，肌肉痉挛压迫自身血管导致缺血，产生ATP、氢离子、P物质、PGE-2、谷氨酸盐等物质，能够通过激活Ⅲ、Ⅳ类神经纤维引发疼痛。

（7）神经敏化：膝关节置换的患者大多数在术前就存在关节疼痛，长期关节疼痛可引起初级感觉神经元产生自发放电（即异位冲动）和脊髓背角突触传递效率的持续性增强，感觉神经向心性刺激反应增强，痛阈降低，从而形成周围神经和中枢神经的敏化，较弱的刺激可引起较强的疼痛。

二、疼痛强度的评估

疼痛是一种主观体验，对其进行定量分析是临床工作所必需的。疼痛的评估是指在疼痛治疗前及过程中利用一定的方法测定和评价患者的疼痛强度与性质。疼痛评估要达到以下目的：①明确诊断，确定控制疼痛最有效的治疗方案；②在疼痛诊疗过程中，及时调整治疗方案。由于疼痛不仅与生理、病理有关，还受情绪、心理等因素的影响，因此到目前为止没有一种方法能完全满足临床需要，尚有待不断完善。下面就目前国内外较常采用的定量方法介绍如下。

（一）数字评分法

数字评分法（NRS）：用0～10共11个数字代表不同程度的疼痛，0为无痛，10为剧痛。其优点是较VAS方法更为直观，由于患者易于理解和表达，明显减轻了医务人员的负担，是一种简单有效和最为常用的评价方法。此法的不足之处是患者容易受到数字和描述字的干扰，降低了其灵敏性和准确性。

NRS方法可以口述或书面的形式使用，此外在临床上也用于生活质量的评价。NRS方法可以教会患者及其家属使用，在评价疼痛治疗效果时，患者在家中能够详细记录每天的动态变化，此有利于对比治疗前后疼痛强度的变化，为治疗提供参考依据。

（二）口述分级评分法

口述分级评分法（VRS）是将疼痛用"无痛（0）""轻微痛（1）""中度痛（2）""重度痛（3）"和"极其重度痛（4）"来表示。本方法是通过患者口述描绘评分，让患者根据自身的疼痛强度选择相应关键词，但在临床上患者常常感到准确选择描绘疼痛强度的词汇是困难的，常需要使用更多描述语言加以模拟说明。口述描绘评分的方法容易使医务人员和患者进行交流，由于患者的文化素养和理解能力的差异，需要医务人员对表达疼痛强度的关键词汇加以解释和描述，使患者能够正确理解和使用口述描绘评分的方法来表达自身的疼痛强度。在使用该方法时，观察者应注意患者在表达疼痛强度时会受到情绪的影响，要正确对待患者的情绪化因素并进行评价。

（三）视觉模拟评分法（VAS）

我国临床上通常采用中华医学会疼痛学会监制的VAS卡，卡中心刻有数字，在10cm长线上有可滑动的游标，两端分别表示"无痛（0）"和"最剧烈的疼痛（10）"。患者面对无刻度的一面，患者将游标放在当时最能代表疼痛程度的部位；医师面对有刻度的一面，并记录疼痛程度。VAS是一种简单、有效、疼痛强度最低限度地参与的测量方法。它能改变疼痛过程中的药理学和非药理学的处置敏感，且与疼痛测量的词语和数字定量表高度相关。作为一种测量疼痛感觉强度的方法，主要优点是它的比率衡量性质，它更适合于准确表达从多个时间点或从多个独立的个体样本获得的VAS测量间的百分率差异。

三、镇痛宣教

1. 麻醉知情同意　各种镇痛方法均存在可能发生的并发症和意外，医师经慎重考虑拟选择镇痛治疗措施之前，应将相关内容告知患者，使患者在了解自己将面临的风险、付出的代价和可能取得的收益与基础上自由做出选择，同意接受镇痛治疗并愿意承担因此带来的各种风险。

2. 术后镇痛的重要性　术后剧烈疼痛不但可使患者在精神上承受巨大痛苦，还可对生理功能产生一系列不良影响，如血压增高、心率加快、血管阻力增加、心肌耗氧增加。剧烈疼痛时，交感神经张力和括约肌张力增加，使肠道及膀胱运动减弱，导致肠麻痹和尿潴留。膝关节手术患者是深静脉血栓形成的高危人群，而应激和疼痛后血小板黏附性增加，纤溶抑制，使机体处于高凝状态，深静脉血栓形成的发生率明显增加。全膝关节转换术后的康复锻炼是影响手术效果的重要因素，而疼痛是限制功能锻炼的重要因素之一。因此，积极的术后镇痛治疗不仅能够缓解疼痛，消除焦虑情绪，还能加速康复过程。

3. 术后镇痛方法选择原则　由于患者个体之间所需镇痛药存在明显差异，以及不同手术类型和不同治疗方法相互作用的差异和不同患者对疼痛的体验不同，使得术后疼痛治疗常很难达到绝对的满意。目前提倡尽早治疗疼痛，防止急性疼痛转变成慢性疼痛，对术后疼痛的治疗，提倡超前镇痛，即在伤害性刺激发生前给予镇痛治疗。提倡多模式镇痛，将作用机制不同的药物组合在一起，发挥镇痛的协同或相加作用，降低单一用药的剂量和不良反应，同时可以提高对药物的耐受性，加快起效时间和延长镇痛时间。目前，常用模式为弱阿片类药物与对乙酰氨基酚或非甾体抗炎药（NSAID）等的联合使用，以及NSAID和阿片类药物或局部麻醉药联合用于神经阻滞，但应注意避免重复使用同类药物。提倡个体化镇痛、治疗费用、住院时间来决定最适合的镇痛方式，即应用最小的剂量达到最佳的镇痛效果。

四、临床镇痛方法概述

（一）常用的镇痛药物

1. 非甾体抗炎药（NSAID）　其作用机制是通过抑制环氧化酶的活性，从而抑制花生四烯酸最终生成前列环素（PGI1）、前列腺素（PGE1、PGE2）和血栓素A2（TXA2）而发挥作用。前列腺素有许多功能，如促进血管通透性增加；促进各种组织动脉扩张；调节肾血流，使肾滤过率增加；促进钠排泄，降低血压；抑制胃酸分泌；促进子宫肌纤维收缩，溶解黄体；舒张气管平滑肌；促进鼻黏膜血管收缩；抑制血小板聚集；促进骨吸收；抑制甘油酯分解等。NSAID除了抑制前列腺素的合成外，还可抑制炎症过程中缓激肽的释放，改变淋巴细胞反应，减少粒细胞和单核细胞的迁移与吞噬作用。

（1）对乙酰氨基酚：为苯胺类消炎镇痛药物，具有良好的解热镇痛作用，解热镇痛作用与阿司匹林相当，但无抗炎作用，可与其他不同作用机制的药物合用。用法为每次0.5～1g，每天3～4次，最大剂量每天不超过4g。严重肝肾功能不全者禁用。

（2）双氯芬酸钠：为苯乙酸类消炎镇痛药物，是非甾体抗炎药中作用较强的一种，它对前列腺素合成的抑制作用强于阿司匹林和吲哚美辛等。每天剂量为100～150mg，分2～3次口服。对本药物过敏者，对阿司匹林或其他非甾体抗炎药引起哮喘、荨麻疹或其他变态反应的患者和胃肠道溃疡者禁用。

（3）塞来昔布（西乐葆）：为选择性 COX-2 抑制剂。COX-2（诱导酶）存在于炎症细胞上，生理状态下表达很少。当手术或创伤引起炎症反应时，在 COX-2 的诱导下合成大量前列腺素，继而引发疼痛和炎症。由于塞来昔布仅抑制 COX-2，对 COX-1 几乎没有抑制作用，在发挥其消炎镇痛作用的同时避免了传统非甾体抗炎药的胃肠道、肾脏不良反应，对凝血机制无明显影响，这样非常适用于围术期的辅助镇痛用药。塞来昔布在围术期镇痛中的主要作用在于：①用于手术前的超前镇痛，研究显示，手术等创伤能够在 2 ～ 6h 后，使中枢（脊髓背角、大脑）的 COX-2 表达上调，从而导致痛觉超敏，痛阈降低。塞来昔布在中枢也可抑制 COX-2，从而抑制痛觉超敏，提高痛阈，使患者对疼痛的感受减少，并可以增强阿片类药物的作用，减少用量，从而减少阿片类药物的不良反应。②在外周损伤组织周围消除导致疼痛的炎症因子，从而消炎镇痛。③阿片类对运动性疼痛疗效有限，而 COX-2 抑制剂对运动性疼痛效果较好，能促使患者尽早开始功能锻炼。服用方法：对于急性疼痛，推荐剂量为第 1 天首剂 400mg，必要时可加服 200mg；随后根据需要，每天 2 次，每次 200mg。禁忌证：对塞来昔布过敏者，对磺胺过敏者，服用阿司匹林或其他非甾体抗炎药后诱发哮喘、荨麻疹或过敏反应的患者，冠状动脉旁路移植手术（CABC）围术期行疼痛治疗的患者，有活动性消化道溃疡 / 出血的患者，重度心力衰竭患者。

（4）酮洛酸：本药为吡咯酸的衍生物，属非甾体抗炎药，能抑制 PG 合成，具有镇痛、抗炎，解热作用及抑制血小板聚集作用。镇痛作用近似阿司匹林，肌内注射后镇痛作用近似中等量吗啡。用法：口服，成人每次 10mg，每天 1 ～ 4 次；剧痛时增至每次 20mg，每天 3 ～ 4 次。肌内注射：中度疼痛每次 30mg；重度疼痛每次 60mg，1 次最大剂量 90mg，每天不超过 120mg。首次注射后，以后可每 6h 于肌内注射 20 ～ 30mg。静脉注射：每次 10 ～ 30mg 用于重度疼痛。消化性溃疡、肾功能损害、出血性疾病及接受香豆素治疗的患者慎用，老年患者及肾病患者应减量使用。

（5）帕瑞昔布：为注射剂型的选择性 COX-2 抑制剂，为伐地昔布的前体药物。用法：推荐剂量为 40mg 静脉注射或肌内注射，随后视需要间隔 6 ～ 12h 给予 20mg 或 40mg，每天总剂量不超过 80mg。可直接进行快速静脉注射，或通过已有静脉通路给药。肌内注射应选择深部肌肉缓慢推注。疗程不超过 3 天。禁忌证：对注射用帕瑞昔布钠活性成分或赋形剂中任何成分有过敏史的患者；有严重药物过敏反应史，尤其是皮肤反应，如皮肤 - 黏膜 - 眼综合征（Stevens-Johnson 综合征）、中毒性表皮坏死松解症、多形性红斑等，或已知对磺胺类药物超敏者；活动性消化性溃疡或胃肠道出血；服用阿司匹林或非甾体抗炎药（包括 COX-2 抑制剂）后出现支气管痉挛、急性鼻炎、鼻息肉、血管神经性水肿、荨麻疹及其他过敏反应的患者；处于妊娠后 1/3 孕程或正在哺乳的患者；严重肝功能损伤（血清白蛋白 < 25g/L 或 Child-Pugh 评分 ≥ 10）；炎性肠病；已确定的缺血性心脏疾病，外周动脉血管和（或）脑血管疾病。

2. 吗啡类药物

（1）吗啡：本药为纯粹的阿片受体激动剂，有强大的镇痛作用，同时也有明显的镇静作用。用法：皮下注射时成人常用量，每次 5 ～ 15mg，每天 15 ～ 40mg；极量，每次 20mg，每天 60mg。成人镇痛时静脉注射常用量为 5 ～ 10mg。手术后镇痛注入硬膜外间隙，成人自腰脊部位注入，每次极限 5mg，胸脊部位应减为 2 ～ 3mg，按一定的间隔可重复多次给药。注入蛛网膜下隙，每次 0.1 ～ 0.3mg，原则上不再重复给药。禁忌证：呼吸抑制已显示发绀、颅内压增高和颅脑损伤、支气管哮喘、肺源性心脏病代偿失调、甲状腺功能减退、皮质功能不全、前列腺肥大、排尿困难及严重肝功能不全、休克尚未纠正控制前、炎性肠梗阻等患者禁用。

（2）哌替啶：为阿片受体激动药，其作用类似吗啡。效力为吗啡的 1/10 ～ 1/8。用法：肌内注射，成人肌内注射常用量：每次 25 ～ 100mg，每天 100 ～ 400mg；极量：每次 150mg，每天 600mg。静脉注射时成人一次按体重以 0.3mg/kg 为限。硬膜外间隙注药，24h 总用量按体重 2.1 ～ 2.5mg/kg 为限。禁忌证：室上性心动过速、颅脑损伤、颅内占位性病变、慢性阻塞性肺疾病、支气管哮喘、严重肺功能不全等。严禁与单胺氧化酶抑制剂同用。

（3）芬太尼：镇痛作用机制与吗啡相似，为阿片受体激动药，作用强度为吗啡的 60 ～ 80 倍。成人麻醉前用药或手术后镇痛：按体重肌肉或静脉注射 0.000 7 ～ 0.001 5mg/kg。成人手术后镇痛：硬膜外给药，初量 0.1mg，加氯化钠注射液稀释到 8ml，每 2 ～ 4h 可重复，维持量每次为初量的一半。禁忌证：支气管哮喘、呼吸抑制、对于本品特别敏感的患者及重症肌无力患者禁用。

（4）羟考酮：是纯阿片类激动药，其主要的治疗作用是镇痛。用法：口服，每次 5 ～ 10mg，6h 后可重复应用。对于缓释制剂，不得掰开、嚼碎服用。对羟考酮过敏或是禁用阿片类药物的患者，包括明显的呼吸抑制的患者（在没有监测仪器或急救设备的情况下），有急性或严重支气管哮喘或高碳酸血症的患者，已知或怀疑麻痹性肠梗阻的患者禁用。

3. 非吗啡类中枢镇痛药　如曲马朵。其作用机制主要是作用于中枢神经系统与疼痛相关的特异受体，无致平滑肌痉挛或明显呼吸抑制作用。用法：口服，每次 50 ～ 100mg，必要时可重复。日剂量不超过 400mg。

4. 麻醉药

（1）利多卡因：本药为酰胺类局部麻醉药，作用机制为阻滞 Na^+ 内流，阻止神经细胞动作电位的产生而抑制冲动、传导，从而起到麻醉的作用。用法：神经阻滞时使用 1.5% ～ 2.0% 溶液，250 ～ 300mg。引起作用时间较短，术后镇痛应用较少。对局部麻醉药过敏者禁用。

（2）布比卡因：为酰胺类长效局部麻醉药，其麻醉时间比盐酸利多卡因长 2 ～ 3 倍。用法：神经阻滞时使用 0.25% 溶液，20 ～ 30ml 或 0.375%，20ml（50 ～ 75mg）。使用过程中须注意其心脏毒性。本药过敏者禁用。

（3）罗哌卡因：为酰胺类长效局部麻醉药，其作用持续时间长，且具有麻醉和镇痛作用。用法：区域阻滞浓度为 7.5mg/ml，剂量不超过 225mg。由于去心脏毒性较小，对感觉神经的阻滞强于对运动神经的阻滞，尿潴留的发生较少，近年来应用较广。对酰胺类药物过敏者禁用。

（二）常用的镇痛途径

1. 口服给药　最为常用，可单独应用或与其他镇痛方式联合应用，包括手术开始前服用药物和术后服药。前者即超前镇痛，对于超前镇痛开始服用药物的时间不统一，从术前 3 天到 1 周不等，服用药物以 COX-2 抑制剂、塞来昔布的研究较多，亦有服用羟考酮的报道，都证实有较好的镇痛疗效。术后服药，需要注意的是根据药物的半衰期及作用时间，按时给药，而不是按需给药。

2. 关节局部给药　包括关节周围组织给药和术中关节腔内置管，术后关节腔内灌注药物。关节周围局部注射药物，常用的注射部位包括膝关节后关节囊、关节后中部和后外侧结构注射，假体复位以后关闭切口前再对膝关节伸肌装置、滑膜、关节囊、鹅足、前内侧的关节囊、骨膜、髂胫束、侧副韧带及其韧带起点、脂肪垫及皮下组织局部注射。注射药物包括盐酸罗哌卡因、盐酸吗啡、复方倍他米松、肾上腺素、酮洛酸等。术中关节周围组织注射给药具有不增加手术时间（调制骨水泥时注射）、患者无痛苦等优点。术中置管、术后关节腔内灌注药物，由于引流管的存在，部分药物会流出，减少了药物的镇痛效果，同时增加了关节腔内感染的顾虑，应用较少。

3. 静脉给药　主要包括外周静脉置管，镇痛泵持续注入镇痛药物，此为患者自控镇痛的方式之一。常用药物为芬太尼、盐酸曲马朵、氯诺昔康等。设定基础输注速度，如患者感觉疼痛，可自行按压按钮，临时增加一次剂量。镇痛泵应用时间为 2 ～ 3 天。由于为全身给药，吗啡类药物的应用可导致嗜睡、恶心、呕吐、便秘、尿潴留等副作用。

4. 硬膜外神经阻滞　通过术中硬膜外留置导管，术后持续滴入镇痛药物镇痛，是一种非常有效的术后镇痛方法。患者亦可自控镇痛。其特点是镇痛效果完全，无嗜睡、恶心、呕吐等全身性吗啡类药物的副作用。患者能够在手术后保持良好的精神状态来配合治疗和功能锻炼。其常见并发症包括全脊髓麻醉或异常广泛阻滞；硬膜外血肿，主要见于凝血机制障碍的患者或手术给予抗凝药物的情况下；尿潴留；导管断裂；硬膜外感染；

下肢无力；直立性低血压等。

5. 外周神经阻滞　由于静脉 PCA 镇痛中出现的全身性阿片类药物的副作用，较大的疗效差异，对术后认知功能的影响而难于配合手术后的功能锻炼及连续硬膜外镇痛的高风险，目前外周神经阻滞在关节外科围术期镇痛方案中逐渐流行。下肢的连续外周神经阻滞是指在腰丛或股神经及坐骨神经周围置管，持续性或定时注入局部麻醉药，以达到下肢手术后镇痛的作用。这种镇痛方法的特点是对疼痛部位的选择性高，镇痛作用可靠，明显缓解手术后股四头肌的紧张程度，有效提高手术后的功能锻炼效果；无阿片类麻醉药物的副作用，无硬膜外置管的风险，而且不受手术后抗凝药物的影响。其中，股神经阻滞应用最为广泛。常见的并发症为穿刺失败、神经血管损伤、局部感染等。近来，神经刺激器、超声引导下的神经穿刺的应用大大提高了置管的准确性，减少了穿刺时间和神经血管损伤的可能。

(1) 连续腰丛阻滞：方法较多，常用的是 L_4 法，其中 Capdevila 方法最科学。患者侧卧，患肢在上，稍屈膝屈髋，扪清 L_4 棘突和髂后上棘，通过髂后上棘做中线的平行线，通过 L_4 两平行线的垂线，在两平行线之间的垂直线上中外 1/3 处定位穿刺。设定神经刺激器初始刺激强度为 1mA，波宽 0.1ms，刺激频率 2Hz，连接 110mm 连续神经丛阻滞套管针，垂直皮肤进针，引出股四头肌收缩后，降低刺激强度至 0.3mA 时仍见微弱肌肉收缩，可通过注药导管给予 0.5% 罗哌卡因 20 ~ 30ml。然后将外套管推进 3 ~ 5mm，退出刺激针，通过外套管置入连续导管，置入长度 3 ~ 5cm，退出外套管，固定导管，连接导管固定器及镇痛装置。

(2) 连续股神经阻滞：患者仰卧，下肢稍外展，在腹股沟韧带下 1cm（腹股沟皱褶处）股动脉外侧 1.5cm 定位穿刺点，皮肤消毒。设定神经刺激器初始刺激强度为 1mA，波宽 0.1ms，刺激频率 2Hz，连接 50mm 连续神经丛阻滞套管针，与皮肤成 30° 向头侧进针，引出股直肌收缩（可见髌骨跳动），降低刺激强度至 0.3mA 时仍见微弱肌肉收缩，可通过注药导管给予 0.5% 罗哌卡因 20ml。然后将外套管推进 3 ~ 5mm，退出刺激针，通过外套管置入连续导管，置入长度 5 ~ 10cm，退出外套管，固定导管，连接导管固定器及镇痛装置。

(3) 坐骨神经阻滞：患者侧卧，阻滞侧肢体在上，屈髋屈膝，在股骨大转子与髂后上棘之间做一连线，经此线中点向内做一垂直线，线上 4 ~ 5cm 为进针点，进针深度为 6 ~ 7cm。坐骨神经阻滞一般不留置导管做持续神经阻滞。

(4) 股外侧皮神经阻滞：穿刺点定位在髂前上棘内侧 1.5cm，贴近腹股沟韧带下缘，应用神经电刺激器可引发异常感觉。股外侧皮神经通常也做单次注射。

(5) 股神经三合一阻滞：即同时阻滞股神经、闭孔神经、股外侧皮神经。这项技术的主要目的是一次性将局部麻醉药注射进入腹股沟韧带下方的肌肉筋膜区内阻滞股神经（第 2、3、4 腰神经）、股外侧皮神经（第 2、3 腰神经）和闭孔神经（第 2 ~ 4 腰神经）。其原理基于这三条神经是腰丛的分支并分布于腰大肌、髂肌筋膜之间的腹股沟内。因此，如果大量的局部麻醉药注射入这个肌筋膜空间，局部麻醉药溶液会经由容有腰丛这 3 个分支的筋膜通道向头部蔓延，同时对这 3 条神经起作用。方法为紧贴着腹股沟韧带下方，按住股动脉将一个 3 ~ 5cm 长针头刺入动脉外侧 0.5 ~ 1cm 处，方向几乎和神经走向平行，角度为向上 30° ~ 45°，深度为 3 ~ 4cm，针头通过阔筋膜时有突破感。

(6) 辅助镇痛：冷敷可以通过收缩血管减轻水肿、局限炎症、减少血肿形成和减轻疼痛。

第六节　并发症的防治

一、外科常见并发症

因关节退行性改变而行膝关节置换术的患者，大多数年龄较大，常合并有心血管病、糖尿病及呼吸系统慢性疾病等。另外，长期服用糖皮质激素类药物的患者，如系统性红斑狼疮患者，往往致血液呈高凝状态且机体抵抗力下降，这些均是危险因素。因此，手术引起的脑血管意外、心肌梗死、肺部感染等均是 TKA 的手术风险。所以在术前，必须仔细评估手术风险，控制基础疾病，检查患者的心、肺功能，了解患者的心、肺状况，如有高血压，应用降压药控制血压在150/95mmHg 以下。血糖增高者，应用胰岛素控制空腹血糖在 8～9mmol/L，不必完全控制在正常空腹血糖值以内，以免出现低血糖反应。术前2 周戒烟，训练患者咳嗽排痰及床上大小便，使患者处于最佳的身体状态，术中仔细监测患者生命体征，确保手术安全平稳进行，术后也应注意监护，定时翻身、拍背、鼓励咳嗽，应用广谱抗生素，一旦发生意外，及时处理。

二、术后并发症

（一）术后贫血

膝关节解剖结构较其他关节复杂，且血液供应丰富，在行膝关节置换术时需进行大范围的骨松质截骨和软组织的松解平衡。尽管术前一方面使用了止血带，另一方面，术中出血可使用电凝止血进行控制，但术后隐性失血量较多。因此，全膝置换术后的失血性贫血成为膝关节置换术后常见的并发症之一。Sehat 等报道，单侧全膝关节表面置换的平均出血量约为 1474ml，其中隐性失血量可达到总量的 1/2 以上；双侧膝关节同时手术其失血量可达 3000ml 以上。而贫血又是造成其他相关并发症增高的重要因素。因此，近年来，随着国家针对血液管理法规的进一步完善，如何做到术前充分评估及术后科学管理对预防术后贫血的发生具有重要意义。

1. 术前评估　由于个体差异性的存在，准确估计全膝关节置换的失血量存在较大难度。但目前国内外有多种针对关节置换围术期失血量的计算方法，简单介绍如下。

（1）根据红细胞比容进行计算：目前比较公认的适合估计关节置换术围术期失血量的方法是Mercuriali 法，其计算公式为：失血量 = BV×（Hct_{preop} − $Hct_{day\ 5\ postop}$）+Vt，其中 BV 是指血容量，其计算方法为 Nadler 提出的公式：血容量 = k_1×身高（m）^{3} + k_2× 体重（kg）+k_3。其中，男性

患者 k_1 = 0.366 9，k_2 = 0.032 1 9，k_3 = 0.604 1；女性患者 k_1 =0.356 1，k_2 = 0.033 08，k_3 = 0.183 333，Hct_{preop} 是指术前血细胞比容，$Hct_{day\ 5\ postop}$ 是指术后第 5 天血细胞比容，Vt 是指输红细胞量（单位为 ml），Hct 用小数。

Mercuriali 法的设计原理，是基于术后第 5 天血细胞比容加上输红细胞量。Mercuriali 的优点是在时间上，患者在术后第 5 天血液量基本上没有多少丢失，Hct 达到最低值。有学者认为，在关节置换术后第 6 天红细胞开始生成。Mercuriali 设计的计算公式避免了这种混杂偏倚，计算公式比较简单。

（2）根据血红蛋白量进行计算

1）Meunier 法：计算公式为，失血量 = BV×（Hb_i − Hb_e）÷Hb_e，BV 是指血容量，Hb_i 与 Hb_e 是指患者术前与术后血红蛋白浓度。Meunier用此法计算患者的失血量从失血后的第 1 天到第14 天的 Hb 浓度。结果显示患者在失血后的第 6天达到最低，两者的浓度差值达到 30%。同时发现在当机体失血量占到全身失血量的 10% 左右时，用此法会低估大约 30% 的失血量。Mercuriali等研究也表明，在失血后的第 6 天血红蛋白不再发生明显的下降，意味着红细胞生成开始发挥作用。这表明此法存在一定的局限性。

2）Foss 法：计算公式为 $Hb_{失血量}$ = BV×（$Hb_{术后}$ − $Hb_{入院}$）+ $Hb_{输}^2$。其中，$Hb_{失血量}$指血红蛋白丢失量，血容量根据 Nadler 计算方法，$Hb_{术后}$指术后第 3 天或第 4 天血红蛋水平，$Hb_{入院}$指入院时的血红蛋白水平，$Hb_{输}$指检测 Hb 术后之前所有输注异体血中的血红蛋白量。然而，血红蛋白平衡法基于围术期血红蛋白守恒的一种计算方法，准确度较高，但这种方法需要测量术后引流液中的血红蛋白量，操作比较烦琐且耗时耗费，患者的依从性也较差，使得这种方法存在一定的局限性。此方法也没有考虑到术后红细胞的自身反应性生成，使得计算的失血量会比实际偏高。

（3）根据患者基本情况进行计算：OSTHEO公式是基于欧洲临床血液管理技术的多中心实践研究所获得的，这个公式考虑到很多参数，包括性别，体重，身高，术前、术后 HCT 的水平等。这个公式客观地描述围术期血红蛋白变化，也比

较了失血量的计算值与估算值的差异。其有助于评估输血的频次与可能出现的不良事件，但是这个公式应用的参数太多，计算比较麻烦。因此，不太适合临床使用。

2. 术后管理

（1）体位：患者行全膝关节表面置换术后患肢的体位会一定程度上影响术后的出血量。Ma 等认为屈膝 70°与伸直位相比在引流管、术后血红蛋白、术后并发症及膝关节活动度方面无明显差异，但膝关节屈曲位有可能降低伤口边缘的氧张力，增加伤口局部并发症的发生，因此不主张术后屈曲膝关节。而研究证实，术后患肢置于屈髋直腿抬高位可明显减少术后出血量，因此值得临床应用。

（2）冰敷：冰敷疗法的原理是应用物理降温刺激局部皮肤感受器，使局部血管收缩，进一步使血流减慢，从而减少出血。而且，在冰敷的同时给予局部加压可以显著减少术后出血量。我们推荐的方法是间歇性伤口局部冰敷加压，其较持续冷冻加压对患者有更大的益处。

（3）药物使用：因为全膝关节置换术后深静脉血栓发生的风险较高，因此并不推荐术后使用止血药物。氨甲环酸作为赖氨酸的合成衍生物，其作用机制为与纤维蛋白溶解酶原分子上的赖氨酸位点结合，从而阻断纤维蛋白溶解。目前，氨甲环酸在膝关节置换领域应用较广，且取得了很好的临床疗效。笔者的观点是，手术结束后松止血带前直接在关节腔内注射氨甲环酸 1g，该方式的止血效果明显优于静脉给药，同时其在血栓形成方面差异并无明显统计学意义。

（4）引流：近年来，针对全膝关节置换术后是否需要放置引流管存在很大争议。一方面认为，关节腔内放置引流管会减弱密闭关节腔的血肿填塞止血效应，反而增加术后出血量；另一方面认为，术后关节周围组织渗血容易形成周围血肿，影响伤口愈合，甚至导致血栓形成。笔者仍然推荐全膝关节置换术后放置引流管，但因为术后失血主要发生在术后早期（37% 在术后 2h，53% 在术后 4h），因此可早期夹闭引流，通过氨甲环酸局部发挥止血效应后来减少创面渗血。

（二）深静脉血栓形成

深静脉血栓形成（DVT）是 TKA 最严重的并发症之一，并可继发危及生命的肺栓塞（PE）。如未做预防性处理，DVT 的发生率在欧美高达 40% ～ 80%，在亚洲也达 10% ～ 30%。

1. 病因　1856 年 Virchow 提出由静脉血流缓慢、血管内皮损伤、血液高凝状态导致的深静脉血栓形成是医学界对深静脉血栓形成机制的最早认识，这种理论虽经后人不断补充和完善，但其主体内容仍然未改变。

（1）静脉血流减慢：这些患者术前多因髋关节、膝关节病损，下肢活动明显减少，甚至长期卧床；由于心、肺及血管瓣生理功能退变或器质性病变，胸腔负压减小及心排血量减少，静脉回流减慢；术后因伤口疼痛、麻醉反应也使下肢活动明显受限，这些因素均使人工关节置换后的患者的下肢血流处于相对滞缓状态。

（2）血液高凝状态：人工关节置换术患者多属高龄，常合并多系统、多器官的生理性退变或器质性病变，同时术后抗凝血酶Ⅲ活性降低，内源性纤维蛋白溶解系统受抑制而使血液处于高凝状态。

（3）血管内皮损伤：人工关节置换术中长时间的被动体位、术中止血带的使用、过度旋转和牵拉下肢及骨水泥聚合产热的损伤使邻近血管受到间接损伤的概率大大增加。

由此可见，人工关节置换术涉及 Virchow 理论的每一个环节，因而术后并发深静脉血栓的风险很大。

2. 临床表现　血栓大多发生于腓肠肌静脉丛，仅约 10% 累及股静脉，且多由远端小静脉延续所致。早期表现有小腿及足踝轻度肿胀，皮温增高，随血栓的扩展症状加重，可发生张力性水疱。腘静脉以上部位的近侧血栓发生在 3% ～ 20% 的患者中，其诱发 PE 的危险性比小腿静脉血栓要大，微小血栓的脱落即便发生了肺血管的栓塞，由于涉及面积小，可以无症状或症状轻微，不会引起大的危险；大静脉血栓的完整脱落可能形成致命的 PE。PE 是 TKA 术后早期猝死的最主要原因，根据栓塞的程度，临床上可表现为无症状性 PE 和有症状性 PE，前者发病率可达 10% ～ 20%，后者为 0.5% ～ 3%，病死率为 15% ～ 20%。术后 2 ～ 3 周是 PE 的高发期。发病时部分患者没有任何症状；

少数患者可有胸闷、呼吸短促、咳嗽、心动过速、低热等；另外一些患者则30s内猝死，及时的临床诊断与抢救几乎不可能。

3. 辅助检查 多普勒超声扫描有助于诊断。静脉造影是确定诊断的"金标准"。血浆D-二聚体测定：急性DVT或PE时，D-二聚体多大于500μg/L，故D-二聚体<500μg/L可排除该诊断。术后短期内患者D-二聚体几乎都呈阳性，因此对于DVT的诊断或鉴别诊断价值不大，但可用于术前DVT高危患者的筛查。另外，它对静脉血栓栓塞的诊断并非特异，如肿瘤、炎症、感染、坏死等很多可产生纤维蛋白的情况，D-二聚体也可大于500μg/L，故预测价值较低，不能据此诊断DVT或PE。该检查对80岁以上的高龄患者特异性较低，不宜用于这些人群。

诊断DVT时，应同时考虑有无PE存在；反之亦然。

4. 预防及治疗 中华医学会骨科学分会自2004年3月开始组织50位骨科专家对骨科大手术后DVT的发生率、危险因素、预防策略等16个子课题进行调查研究。经多次总结、讨论后于2009年6月发布了2009版《中国骨科大手术静脉血栓栓塞症预防指南》。自从2009版《中国骨科大手术静脉血栓栓塞症预防指南》（以下简称2009版指南）在临床上推广应用以来，我国骨科大手术后静脉血栓栓塞症（VTE）的发生率在一定程度上呈下降趋势，其中TKA术后DVT的发生率则由30.8%～58.2%下降至3.19%。之后随着新型抗凝药物的研发及应用、抗凝理论和循证医学的进展，为更好地指导临床应用，2016年又在2009版指南的基础上，再次更新，并于2016年发布了《中国骨科大手术静脉血栓栓塞症预防指南》。2016年指南再次充分肯定了TKA术后抗凝的必要性，对TKA患者采取安全、有效的VTE预防措施，不仅可以显著降低VTE的发生率、病死率，而且还可以减轻患者的痛苦，降低治疗期间的医疗费用。

（1）预防：鉴于DVT有导致PE的危险，预防应是首位的。目前较肯定的预防措施有：①术中避免对静脉过度牵拉、挤压及热损伤等，尽可能减少静脉内膜损伤，同时对有可能发生DVT的

高危患者可不用止血带；②术后抬高患肢，应用足底静脉泵、下肢被动活动机、早期主动的足踝运动和穿弹力短袜裤等促进静脉回流，减少血液淤滞；③预防性应用抗凝药物，目前常用低分子量肝素。因有一定的副作用，有人推荐预防性药物抗凝也仅用于那些高危患者。同时在围术期适度补液，避免血液浓缩。

单纯使用阿司匹林并不能降低TKA术后DVT的发病率，但它可能在防止近端血栓方面有一定的保护作用，阿司匹林结合脉冲式气囊按压足底可使DVT的总体发病率下降。华法林可以降低VTE发生风险，但增加了出血的风险，因其价格较低，可用于长期下肢DVT的预防。华法林治疗的缺点是常有药物之间的相互作用发生，必须持续监测，部分患者有出血并发症的发生。另外，需要注意的是，如果应用该药物的话，一定要在手术前20h使用。

低分子量肝素：低分子量肝素的应用是近年来预防DVT的一大发展，它与普通肝素相比抑制血小板的功能降低，使出血的副作用减少。因而，应用低分子量肝素在抑制血栓形成的同时并不增加出血的发生。低分子量肝素既可以根据体重调整剂量，又不需要反复进行凝血时间检查。所以，将其作为预防DVT的常规用药。其缺点是费用较高，需皮下给药。

Xa因子抑制剂类：包括直接Xa因子抑制剂，如利伐沙班、阿哌沙班，该药口服方便，剂量固定；另外一类是间接Xa因子抑制剂，如磺达肝癸钠，其安全性与依诺肝素类似。但需要注意，对于重度肾功能不全的患者，如患者肌酐清除率<20ml/min，则属于磺达肝癸钠的绝对禁忌，如患者肌酐清除率<15ml/min时，不建议直接口服Xa因子抑制剂。

（2）治疗主要分为药物溶栓和手术取栓

1）静脉血栓的早期治疗：一旦静脉血栓诊断成立，对无抗凝禁忌者，立即开始用肝素或低分子量肝素抗凝。抗凝剂量要足够才能预防PE和DVT复发。

2）溶栓治疗：溶栓药物可迅速溶解血栓，促进血管再通；防止PE发生，控制右心衰竭，降低死亡率。但其也可并发大出血、增加死亡率，

溶栓亦可导致 PE 发生。溶栓药物：目前临床上常用药物都属于纤溶酶原活化剂，如链激酶（SK）、尿激酶（UK）、重组组织型纤溶酶原激活剂（Rt-PA）。它与纤溶酶原结合形成复合物，而激活纤溶酶原引起溶血栓反应。主要缺点是与纤维蛋白的结合能力很低，可引起全身性纤溶激活，血浆纤维蛋白原明显下降和出血倾向。SK 和 UK 是目前国内主要的溶栓药物，为第一代溶栓药。Rt-PA 为第二代溶栓药物，纤维蛋白、Rt-PA 和纤溶酶原结合成三体复合物而激活纤溶酶原，变成纤溶酶，它不被 α_2- 抗纤溶酶破坏，故增加了纤溶酶的作用。第三代溶栓药有茴香酰纤溶酶原 - 链激酶复合物（ASAC）、重组单链尿激酶（rscu-PA）、葡萄球菌激酶（SAK）、南美吸血蝠中提取的纤溶酶原激活剂等。

3）溶栓治疗的禁忌证：主要为颅内出血、新近手术或创伤。

4）静脉切开取血栓：尽管有抗凝治疗，但血栓切除术亦常并发急性血栓，因为损伤静脉血管壁后有大量血栓形成，故很少做血栓切除。但新近发生大血栓有肢体严重缺血者可考虑血栓切除，术后复发率仍高。

（三）感染

膝关节置换术后感染是一种严重的并发症。日本的一项多中心研究提示，膝关节置换术后感染是仅次于假体松动而行翻修术的排名第二的原因。由于膝关节位置表浅，周围肌肉组织少，故人工膝关节置换术后出现深部假体周围感染的危险性较人工髋关节置换术更大，治疗更困难，已受到了关节外科医师的广泛关注。20 世纪 70 年代国外曾报道人工膝关节置换术后感染的发生率为 23%，并且以早期急性、亚急性感染多见。由于手术室设备和手术器械的更新、外科技术的提高和应用有效抗生素预防，感染的发生率已大大降低。

1. 病因

（1）全身情况：肥胖、糖尿病、类风湿关节炎及长期应用激素和抗凝制剂等药物治疗，感染风险增大。

（2）既往局部接受过手术，血供差，瘢痕，皮肤坏死或伴有身体某处感染性病灶。

（3）手术操作：手术时间延长，表浅组织剥离过多，止血不彻底，术后血肿形成。

（4）手术室管理不严，参观人员太多，术中未达到无菌技术要求。

（5）抑郁症、精神类疾病，周围性血管疾病，转移性肿瘤，贫血等也会增加术后感染的风险。

2. 临床表现　疼痛是假体周围感染最常见的症状，表现为术后持续性疼痛，或疼痛缓解后又再发加重，同时可能伴有局部红肿、皮温高、触压痛明显、切口愈合不佳、持续渗出等现象。有 90%～100% 的早期感染患者会出现疼痛，只有 4%～43% 的患者会出现发热。遇到上述现象，都应怀疑有早期感染。亚急性感染、低毒力细菌或隐匿性感染者症状不典型，诊断较难。对 TKA 术后出现膝关节疼痛者应高度怀疑感染，直至明确诊断。

3. 诊断　依照感染发生的时间分为急性感染、亚急性感染及晚期感染。急性感染是术后 3 个月以内发生的感染，亚急性感染是术后 3 个月至 1 年内发生的感染。晚期感染是术后 1 年以后发生的感染。对于任何 TKA 术后有持续性疼痛的患者均应考虑有感染的可能。

4. 辅助检查　常用有血常规、红细胞沉降率（ESR）、C 反应蛋白（CRP）和白细胞介素 6（IL-6）等检查。ESR、CRP 及 IL-6 对诊断感染的敏感性很高，一般 ESR 于术后 3 个月、CRP 于术后 3 周、IL-6 于术后 3～5 天恢复正常，如果术后超过上述时间范围，上述炎症指标仍然增高或下降后又再度升高，排除其他影响因素后应高度怀疑手术部位感染。研究表明，ESR＞30mm/h 及 CRP＞10mg/L 时，对于诊断假体周围感染的敏感度、特异度及阴性预测值分别为 82%、85%、95% 和 96%、92%、99%。当 IL-6≥13pg/ml 时，检出感染的阳性预测值为 90.9%；当 IL-6≤8pg/ml 时，排除感染的阴性预测值为 92.1%。另外，降钙素原（PCT）及肿瘤坏死因子 α（TNF-α）对感染诊断的特异性较高（98% 和 94%），但敏感性极低（33% 和 43%）。因此，对于假体周围感染，ESR、CRP 及 IL-6 具有较好的筛选价值，而降钙素原及 TNF-α 只在筛选阳性后才有意义。

在 ESR 和 CRP 都升高的情况下，关节液白细胞计数＞$3.0×10^3/\mu l$ 诊断假体周围感染的敏感性达 100%，特异性为 98%，准确性为 99%。穿刺前应停用抗生素 2 周，应同时进行需氧和厌氧培养；用血培养并将培养时间延长至 10 ～ 14 天，可使阳性率达 90% 以上。

在感染早期，X 线片往往无异常发现；在感染后期，X 线片上会出现骨与骨水泥界面处的骨质吸收，囊性变及少数情况下的新骨形成。在行翻修术中，切取的假体周围组织的病理切片中多形核白细胞增多有重要的参考价值。

5. 治疗 Tsukayama 根据感染分型制订了相应的治疗策略，具有一定的临床指导意义：Ⅰ型，仅术中培养阳性者，术后选用敏感抗生素静脉应用 6 周；Ⅱ型，术后早期感染，行清创治疗仅更换衬垫，保留假体；Ⅲ型，术后晚期慢性感染需行一期或二期翻修置换；Ⅳ型，急性血源性感染行清创治疗保留假体（仅更换衬垫）。

（1）清创、保留假体：彻底清创、保留假体术对患者的损伤及术后并发症最小，并且往往可取得较好的功能恢复。清创保留假体的手术指征：①感染早期（症状出现 4 周内），无窦道；②致病菌为对抗菌药物敏感的细菌；③无任何假体松动或骨溶解表现；④患者一般情况较好，具有正常免疫能力。清创术中取关节液和组织培养，彻底清除炎性肉芽和失活组织，术后选用敏感抗菌药物全身使用 4 ～ 6 周。如果满足以上条件，保留假体治疗的术后成功率为 82% ～ 100%，否则保留假体的成功率只有 14% ～ 68%。

（2）一期或二期翻修：对于晚期感染、软组织条件差、有窦道形成、假体已松动或有骨溶解、骨破坏的患者需行彻底清创、假体取出、一期或二期翻修术。二期翻修是治疗全髋关节置换感染的金标准。二期翻修的原则包括完全取出假体、骨水泥及所有可包含致病菌的坏死组织与失活组织，植入抗菌药物骨水泥间隔器。术后全身性应用抗菌药物 6 ～ 12 周，停用抗菌药物 4 周后，反复关节腔穿刺培养阴性，ESR 和 CRP 恢复正常值后，可认为感染治愈，可进行二期翻修置换术，其根治感染的成功率大于 90%。此外，二期翻修允许应用异体植骨，这对于处理感染造成的骨缺损非常重要。

然而，一期翻修也有如患者总住院时间短、功能恢复更快、治疗费用更低等优势。如满足软组织条件好、没有严重的并存疾病和并发症、病原菌不是难治的微生物等条件，一期翻修的成功率也可达 86% ～ 100%。

对于治疗无效的持续感染、严重骨质缺损难以再安放假体、患者条件限制再次手术及多次重建失败者，为了控制感染可考虑行关节切除、融合甚至截肢术。

6. 预防措施 膝关节置换术后感染的治疗是长时间、高花费的过程，因此应特别强调感染的预防。主要预防措施如下：

（1）术前提升营养状况纠正低蛋白、纠正贫血；控制糖尿病患者的血糖水平；正确准备手术部位皮肤；患者住院时间不宜过长，最好在 5 天内施行手术；术前合理预防性使用抗生素，一般认为，术前 2h 内使用抗生素，至少在止血带充气之前 10min 输完，抗生素以第二代头孢菌素类广谱抗生素最为合适，对头孢类过敏者可改用万古霉素。

（2）术中要对手术室进行严格消毒，控制手术室人员数量，减少人员在手术室内移动，有条件可采用防水手术敷巾，层流手术室，双手套操作，提高手术技巧，缩短手术时间，避免血肿形成，减少创伤和出血等。

（3）术后加强伤口的局部护理，合理使用抗生素，防治血源性感染，加强营养，纠正贫血、低蛋白，提高机体抵抗力，控制血糖。对关节肿胀、怀疑有积液或感染者，应穿刺行细菌培养或置管行持续性冲洗引流。

（四）伤口愈合不良

伤口愈合不良包括伤口边缘坏死、皮肤坏死、皮肤糜烂、窦道形成、切口裂开，血肿形成，这种并发症的发生率为 2% ～ 37%。长期服用非甾体抗炎药、糖皮质激素，肥胖，糖尿病或营养不良等往往会影响到伤口愈合的进程。另外，手术的技巧也会影响到切口的愈合，如切口位置不正确，导致掀起髌骨困难，使附近软组织牵拉损伤；切皮过多并进行皮下潜行剥离；原有不规则手术切口瘢痕，行关节置换时另做新切口，造成相对缺血的"皮岛"；术后止血不彻底，形成皮下血肿；伤口缝合时张力较大未行减张缝合或缝合时留有无效腔。

一旦发生伤口愈合不良征象如伤口持续渗液、伤口红肿时，应迅速处理，以免深部感染。明显的伤口边缘坏死、皮肤坏死、窦道形成，要及时清创，闭合伤口。如一期闭合伤口困难，则行植皮术。如软组织条件欠佳，可行内侧腓肠肌皮瓣转移表面游离植皮。血肿形成时，如血肿较小，可行穿刺后加压包扎；张力大的血肿，应在无菌条件下切除，术后加压包扎。一旦出现伤口愈合不良，经上述处理后，应延缓功能锻炼。

预防伤口愈合不良，要做好各项术前、术中、术后工作：术前改善患者情况，包括术前2周戒烟，营养不良者行静脉补充高营养物质，控制血糖。术中操作要精细，要注意保护软组织；电刀应在切开真皮后止血时使用；少做皮下剥离，应做膝前正中切口或轻度弧形切口，尽量沿原手术瘢痕做切口；减少外侧髌骨支持带松解；应在松开止血带后彻底止血，以防止术后血肿形成；注意缝合技术，有张力时，行减张缝合。术后患者存在伤口愈合不良的高危因素或皮肤条件较差者，应延迟功能锻炼时间，放慢康复进度。

（五）髌股关节并发症

髌股关节并发症包括髌骨骨折、髌股关节不稳、弹响综合征、肌腱断裂等。全膝关节表面置换后髌股关节并发症发生率为4%～41%，而全膝关节置换术翻修术后髌股关节并发症发生率则高达45%。

1. 髌骨骨折 TKA术后较少见的并发症，发生率为0.1%～8.5%。它与创伤性髌骨骨折截然不同，TKA患者多为老年人，至少有一次膝关节手术史，髌骨血供可能部分已经受到破坏。髌骨重建时，髌骨储备骨量减少，内固定区域与面积都小。此外，膝关节血供破坏和骨水泥聚合释热反应还可能引起骨坏死。Cedric等将TKA术后髌骨骨折患者分为3型：Ⅰ型，伸膝装置完整，内置物稳定；Ⅱ型，伸膝装置断裂，内置物稳定；Ⅲ型，髌骨内置物松动。

在髌股关节对线不良的情况下，髌骨表面的接触应力明显增加，髌骨由于偏心受力而处于半脱位状态，两者结合，骨折的危险性即大大增加。同时，不恰当的、过分的或非对称的术中髌骨截

骨均可增加髌骨骨折的危险性。髌骨过多地截除（保留厚度少于15mm）可明显提高髌骨前方所承受的应力，出现骨折倾向。相反，如果髌骨截除过少，表面置换后髌骨总体的厚度过厚，使股四头肌牵拉所产生的髌股关节反应性应力增大，髌骨所承受的应力也明显增加，易诱发骨折。使用前后径过大的股骨假体或股骨侧假体屈曲位植入，此时髌股关节在股四头肌牵拉时承受的应力会异常增大。髌骨假体的设计也与髌骨骨折的发生有关，如髌骨中心型固定可在髌骨中心产生一个很大的钉孔，使髌前承受的应力明显增大，而周边型固定的小钉孔设计则对髌骨的应力分布影响较小。除上述因素外，手术操作破坏髌骨的血供，使髌骨发生无菌性坏死，也是术后骨折的一个重要原因，TKA术后关节的过度屈曲，骨水泥凝固时散热可能造成骨的温度性坏死，全膝关节翻修术也是一危险因素。

髌骨骨折的治疗争论较大。有学者主张非手术治疗，对一些症状较少的病例甚至可以不治疗，但部分患者只能通过手术获得满意疗效。其他的治疗方法包括切开复位内固定（根据情况可同时行成分翻修术）、部分髌骨切除髌腱成形术或髌骨切除等。TKA术后髌骨骨折的手术治疗适应证包括移位骨折合并伸肌结构断裂（多表现为移位为5～10mm及伸直迟滞20°，或伸腿完全不能）；伴髌骨假体松动的有症状骨折。对于Ⅰ型患者可采用非手术治疗，效果满意。Ⅱ型患者术后则存在50%的并发症及42%再手术率。对于Ⅲ型患者则根据其存骨量的多少可采取翻修术、髌骨成形术或髌骨切除术，但术后效果不满意。Hanssen等通过骨松质移植伴随周围滑膜覆盖在髌骨上面建立软组织垫以恢复髌骨骨量取得了良好的效果。

因此，在行全膝关节置换术中，需注意以下方面以减少髌骨骨折的发生：①术中避免对髌骨的过切，尽量恢复髌骨原来的厚度，同时要注意保持内外侧厚度的对称性；②使用钉孔较小的周边固定型髌骨假体；③尽量保留髌骨下的脂肪垫；④如果需要行外侧支持带松解，应注意保护膝外侧上动脉。

2. 髌股关节不稳 多种原因可引起髌股关节不稳，包括术前膝外翻引起的外侧支持带紧张

所导致的伸膝装置不均衡，髌骨外侧关节面切除过多，髌骨假体放置偏外不能重建内侧突出的正常位置及术后早期修补的内侧关节囊断裂。其中，假体位置放置不良是最主要的原因。髌股关节不稳定症状往往有膝前方弥散性不适、膝前疼痛，尤以爬梯、登高时症状加剧，此外有膝关节不稳定感觉、伸屈关节时有响声或有肿胀。关节不稳定且长期得不到正确处理，必将导致假体过早松动。影像学检查可提供一部分信息，如整个下肢全长正位及屈膝30°、45°、60°髌骨轴心位X线片可较好观察髌骨与股骨滑车的相互关系。X线片很难观察股骨、胫骨假体旋转置入位置是否正确，而CT是一种有效方法，股骨髁上轴心线和胫骨结节可作为参照标记。

对于髌骨存在脱位或半脱位者，先加强股四头肌肌力训练，使用限制髌骨内外活动的膝关节支架，限制上下楼，蹲起等增加髌股关节压力的动作。一旦明确诊断，即应针对造成不稳定的原因进行积极处理，如确实因假体置入位置不良，如股骨假体内旋位置入造成的髌骨半脱位，唯一的措施是更换假体。为预防髌骨关节不稳的发生，术前应认真检查膝关节周围主要支持带的功能，对已失去功能的支持带要进行充分的调整，术中操作准确无误，选择合适的假体。

3. 髌骨缺血性坏死　大多数学者倾向于外侧支持带松解易造成髌骨血供障碍而致坏死，但亦有资料表明髌骨坏死的发生率在进行与未进行外侧支持带松解的两组患者中没有明显的不同。非手术治疗在此类患者中是被提倡应用的。

4. 髌骨弹响综合征　髌骨弹响是因为髌骨以上的滑膜组织在股四头肌肌腱与髌骨上极形成结节，在行走时从屈曲30°～45°到完全伸直过程中纤维结节陷入假体的髁间窝内而造成响声，有时可伴有疼痛。通常此综合征发生于后稳定型全膝置换术后，保留后交叉韧带型全膝置换术少见。如过于狭窄的髌骨轨道、突出的髁间滑车、过小的髌骨假体、假体安放位置偏上、滑膜切除不彻底都有可能导致弹响综合征。手术或在关节镜下切除该结节，如有可能则行髌骨假体翻修。

5. 滑膜的压迫性损害　由David等提出，与髌骨弹响综合征有着相同的病理学，都是滑膜组织的增生。而与髌骨弹响综合征不同的是滑膜压迫性损害不形成纤维结节，因此没有明显的临床弹响症状。滑膜压迫性损害的患者在从90°伸直过程中或从坐位站起时产生疼痛，而行走时并无症状。手术或在关节镜下切除滑膜组织即可。

6. 肌腱断裂　股四头肌肌腱断裂或髌腱断裂都极为少见，常发生在创伤后或术后伸膝活动受限、屈膝疼痛一段时间后。股四头肌肌腱断裂可能与外侧松解有关，原因可能是肌腱血供受损，也可能与广泛的前侧松解削弱了该肌腱有关。手术修补效果欠佳。髌腱断裂的发生率为0.17%～2.5%，与膝关节手术史、术中手法操作及伸膝装置的远端重新对线手术有关。对于慢性断裂的治疗如直接缝合，不仅难度大，而且会破坏关节原有的生物力学而引起各种并发症。目前主要治疗方法有自体半腱肌移植、同种异体伸膝装置的移植及同种异体跟腱移植等。

7. 假体磨损　可伴有临床症状，大多在术后的常规影像检查中发现。其发生原因与股四头肌的不平衡和假体旋转不良有关。此外，亦有文献报道，全聚乙烯假体磨损与其在空气中进行γ射线消毒有关。

（六）膝关节脱位

膝关节置换术后脱位是一种非常危险且罕见的并发症，发生率为0.15%～0.5%，往往认为是由关节周围韧带不稳定造成的。一项针对风湿性关节炎（RA）和骨关节炎（OA）患者行全关节置换术后的荟萃分析认为，在行全髋关节置换术（THA）后，RA患者的脱位率高于OA患者，而在行TKA术后，RA患者的感染率则低于OA患者，认为可能与RA患者关节周围的软组织质量较差有关。膝关节周围的软组织相对髋关节周围软组织较少，而且髋关节的关节囊包绕程度也较膝关节更高。

根据脱位的方向可分为以下几种不稳及可能因素（表3-6）。

膝关节脱位最大的风险是损伤周围的血管神经，很小的创伤即可引起胫股关节脱位，如坐位站起时，往往与弯曲伸直间隙不匹配有关。对于有TKA病史的患者，某些下肢的损伤尤其要检查膝关节，有个案报道称一名TKA术后患者因踝部

表3-6　膝关节不稳定类型及致病因素

侧方不稳	错位，韧带失衡，植入物选择不妥
前后不稳	创伤，聚乙烯后方破裂，过伸，伸肌机制欠佳
屈伸不稳（常合并后交叉韧带功能不良、前方和侧方不稳）	早期：假体屈伸不匹配；较差的力学传导如过小的股骨侧方、前方装置；过度的胫骨后方倾斜；聚乙烯植入物过薄；关节力学线移位致侧方韧带无功能；医源性后交叉韧带损伤；植入物选择不良 后期：前后不稳，无侧方不稳。假体破裂或后交叉韧带退变；伸膝机制不全；旋转不稳
旋转不稳（常合并屈曲不稳）	植入物位置异常，侧韧带不稳定

骨折而导致膝关节脱位。

急性期治疗脱位，建议制动、减少活动、保持膝关节稳定，同时需彻底检查血管神经是否有损伤；远期治疗则需行翻修术，术中加强膝关节周围软组织强度。正确的手术操作技术及正确的假体选择是防止膝关节不稳的关键，术中操作要注意精确置入假体、旋转稳定、伸直屈曲稳定。

三、术中并发症

（一）神经损伤

1. **概述**　人工关节置换的神经并发症主要是腓总神经损伤，其发生率可达 0.3% ～ 0.9%。纠正严重的膝外翻或严重的屈膝挛缩畸形的矫正过程，糖尿病、类风湿关节炎、腰椎手术后、胫骨截骨术后和术后硬膜外置管均为发生神经损伤的高危因素。

2. **损伤原因及机制**

（1）直接损伤：术中拉钩对神经的直接牵拉挤压。

（2）牵拉损伤：术中过度的下肢牵拉、延长或畸形矫正。

（3）压迫损伤：术后局部敷料、石膏、血肿的压迫。

有文献报道术后留置硬膜外麻醉插管进行术后镇痛会增加术后发生腓总神经麻痹的发生率。因为在留置硬膜外麻醉插管进行术后镇痛的同时，肢体的本体感觉和触觉继续受到阻滞，术后患者无法感知神经受压、缺血症状，失去正常下肢肢体保护反射，神经容易受损。因此，临床上应特别重视术后采用硬膜外留置插管镇痛患者的下肢体位。止血带使用不当也是引起术后腓总神经麻痹的可能原因。

全身情况，如肥胖、糖尿病、类风湿关节炎及长期应用激素和抗凝制剂等药物治疗导致感染风险增大。

既往局部接受过手术，血供差，有瘢痕、皮肤坏死或伴有身体某处感染性病灶。

3. **腓总神经的解剖**　坐骨神经穿坐骨大孔到股后，下行到股后下分为胫神经和腓总神经，但也可在其上的任何水平分为两支下行。胫神经和腓总神经在腘窝顶部即分道走行。胫神经自腘窝顶部，沿深筋膜底面下行至腘窝下部分支至跖肌、腓肠肌内外侧头及腘肌。胫神经在腘窝上方发出分支沿膝上内、膝下内及膝中动脉至关节囊后内侧。腓总神经沿股二头肌内后缘下行，经股二头肌腱与腓肠肌外侧头间绕腓骨颈，在腓骨长肌与腓骨间分为浅深两支。腓总神经在腘窝分出两关节支沿膝上外动脉及膝下外动脉至关节，在分为两末梢支之前发出腓返神经并与胫前返动脉伴行，分支分布到髌下关节囊、胫腓上关节及胫骨前外侧。

4. **临床表现及诊断**　人工膝关节置换术后腓总神经损伤，症状多出现在术后 1 ～ 3 天。临床表现为胫前肌和长伸肌功能障碍，出现腓骨长肌乏力，患者表现为第一趾蹼区感觉障碍。

5. **处理及预后**　人工膝关节置换时防止腓总神经损伤的措施有：①腓总神经与胫骨平台后外缘的间距约为 8.7mm，故放置拉钩，软组织松解剥离时要紧贴骨面。对严重膝外翻畸形或严重屈膝挛缩病例施行 TKA 术时，在外侧松解时如有必要可暴露腓总神经，并妥善保护。②术后防止敷料包扎过紧或石膏压迫。③术后一旦出现腓总神经症状，所有敷料应立刻完全解除，膝关节屈曲位，以减少对神经的牵拉。④使用踝足支架，保持踝关节中立位，对足部应有支托。经常进行踝关节被动背伸锻炼，防止继发性的马蹄内翻足。⑤积极使用神经营养药物。持续 6 个月以上无神经功能恢复者，可行腓总神经探查术。多数病例功能丧失是暂时的，经一段时日可自行缓解。一般部分神经麻痹者预后较好，完全麻痹者康复程度有所差异（多在 6 个月开始恢复，以感觉神经恢复最早；另外是运动神经，完全恢复者很少）。

（二）血管损伤

1. 概述　虽然膝关节周围与血管关系紧密，实际人工膝关节置换术中造成的较大的动静脉损伤现象很少见。临床以腘窝内血管较易受损。Rand 等回顾 9022 例 TKA 病例，动脉损伤的发生率为 0.03%。文献报道 TKA 术后动脉栓塞的发生率为 0.11% ~ 0.5%。通常间接损伤导致腘动脉栓塞的发生率高于腘动脉的直接损伤。

人工膝关节置换术中血管损伤的危险因素包括既往下肢缺血病史，术前足背搏动消失或双侧不对称，术前存在缺血性静息疼痛，术前股动脉 / 腘动脉钙化，既往血管手术病史。对于既往下肢缺血病史患者，TKA 术中采用止血带后出现血管损伤的发生率可达 25%。

2. 膝关节周围血管解剖

（1）膝关节动脉网：此网由股深动脉发出的旋股外侧动脉降支，股动脉发出的膝最上动脉，腘动脉发出的膝上、中、下动脉，以及胫前动脉上端发出的胫前返动脉等支组成。

（2）腘动脉及其分支：腘动脉为股动脉的延续，始自大收肌裂孔，在股骨干腘面之后斜向外，经股骨髁间窝及膝关节囊之后垂直下降，越腘肌表面至其下缘，分为胫前动脉及胫后动脉。腘动脉在腘窝内发出肌支至大收肌、腘绳肌及腓肠肌，对膝关节发出 5 条分支并参与膝周动脉网。其包括在股骨髁上缘水平发自腘动脉两侧的内、外膝关节上动脉，在膝关节水平发自腘动脉的膝关节中动脉，以及在腘肌上缘发出的内、外侧膝关节下动脉。

膝关节动脉网的存在保证了膝关节在任何活动状态下都可有足够的血液供给，但动脉外伤时，膝以下虽有部分血供，但血量一般不足以营养小腿组织，故小腿组织因缺血而坏死。腘动脉紧贴

股骨下端及胫骨上端后面，且有关节支固定。

3. 损伤原因　TKA 术中直接血管损伤相对较少，主要发生在截骨时，包括完全或部分断裂、假性动脉瘤形成、动静脉瘘形成。

其他血管损伤多发生在松解后关节囊、切除后交叉韧带、内外侧半月板摘除或长螺钉固定胫骨平台时。在治疗严重固定性屈膝畸形的病例时需横行切断后关节囊，此时务必小心。切除后交叉韧带时，有时为避免伤及血管和神经，可适当保留韧带附着处的部分骨残端。在切除半月板时应将其向前牵拉，使之与后方主要神经血管分离，并尽可能保持手术刀刃走向与胫骨后缘平行，注意使用髁间拉钩保护腘窝并注意放置的正确位置。

TKA 术中的血管受压的原因以血管栓塞发生率最高，文献报道血管栓塞占 TKA 血管并发症的 65.9% ~ 71%。血管栓塞有多种原因。例如，严重屈曲畸形矫形后可导致血管牵拉、痉挛或血栓形成。既往腘动脉瘤可出现血栓形成。既往接受周围血管移植的患者出现血管栓塞的发生率可达 20%。

4. 术前评估　术前评估应关注患者是否有下肢缺血病史、静息疼痛、下肢溃疡或既往血管手术病史。当患者存在下肢毛发缺乏、皮肤色素沉着的情况时，常提示有下肢缺血。既往若存在腘窝动脉瘤，可导致动脉血栓栓塞。若查体发现腘窝处有搏动性包块，应进一步检查。术前 X 线平片提示腘动脉钙化常提示合并动脉硬化。若术前查体发现双侧足背动脉不对称，应进一步测试踝肱指数（ankle-brachial index，ABI），ABI 正常应大于 0.9。对 ABI 小于 0.9 的患者，既往有动脉移植病史者或临床查体提示下肢缺血的患者行关节置换之前应请血管外科医师进行评估。

5. 预防和治疗　预防血管直接损伤时，在最终植入假体前应检查血管状况，有怀疑时，可松解止血带进一步观察。如腘窝出现迅速增大的肿块，局部持续性大量出血，足背动脉搏动明显减弱、消失，应警惕血管损伤。小的血管通透性损伤只需修补缝合即可。对血管横断伤，如张力不大可考虑直接缝合；如张力较大，则需血管移植。晚期出现搏动性、疼痛性肿块则要考虑到假性动脉瘤的可能性，需进行血管造影，修复损伤的血管。

对于有明显血管疾病的患者，如有血管钙化、既往血管移植、下肢 ABI < 0.9 的患者，应进行认真的术前检查，做出下肢血管情况的评估。术中不要使用止血带，术后避免压迫肢体，尤其是留置硬膜外镇痛治疗管的患者，因为后者可能掩盖血管损伤的症状。若必须使用止血带，在充气之前可静脉给予 2500U 的肝素进行治疗。

（三）术中骨折

1. 概述 TKA 术中假体周围骨折是指 TKA 手术在显露、截骨、试模及假体安装的过程中发生骨折事件，可能影响到假体安装的稳定性，其对患者的术后康复过程及对手术的满意程度将产生严重的不良影响，与目前所提倡的快速康复理念相悖。据报道，初次 TKA 术中的假体周围骨折发生率为 0.39%，在膝关节翻修术中的假体周围骨折发生率可高达 38%，而初次 TKA 围术期的假体周围骨发生率在 0.1% ～ 0.5%。虽然全膝关节置换术中发生的假体周围骨折是一种少见的手术并发症，但由于其给患者关节功能康复带来的不利影响巨大，如何避免术中假体周围骨折的发生是 TKA 手术中不可忽略的难点。

2. 膝关节假体周围骨折发生的危险因素 TKA 术中假体周围骨折的发生有许多危险因素。骨质疏松被认为是导致假体周围骨折的最重要影响因素。此外，女性、高龄、长期使用皮质激素药物、免疫性疾病（类风湿关节炎）等都与术中假体周围骨折的发生有关，而这些危险因素都可引起患者出现骨质疏松的问题。骨质疏松与骨质量水平直接相关，决定了术中骨的抗打击程度。老年女性、长期激素使用或类风湿关节炎的患者更易出现骨质疏松，因为骨质量的下降，术中发生假体周围骨折的风险相应增高。严重软组织挛缩、骨畸形或既往手术史也是术中假体周围骨折的重要影响因素。骨畸形导致的关节发育异常或既往关节手术史可引起关节周围软组织挛缩，软组织松解困难将增加间隙平衡的难度。在进行试模或假体安装的过程中，软组织松解不充分或过于暴力的操作可能导致韧带附着点撕脱骨折的发生。在翻修 TKA 术中，假体周围骨折的发生率明显升高，这与术中取下假体或清除骨水泥等相关操作更容易导致骨量丢失有关。

术中假体周围骨折的发生部位主要包括股骨侧、胫骨侧及髌骨侧，不同的部位，其术中假体周围骨折的发生危险因素有所差异。股骨侧假体周围骨折常发生于截骨的过程中，此时的操作不仅对骨本身的打击强度大，而且影响后期假体的安装过程。股骨开髓点通常选择在股骨髁间窝切迹上方 5 ～ 10mm 处，目的是为了尽可能地适应股骨干的解剖特点。如果开髓点偏向后方，将可能导致髓腔定位杆的撞击股骨皮质，或后期引起股骨假体安装出现成角畸形，增加骨折的发生风险。开髓点偏后可增加股骨前髁截骨的厚度，影响髁上残留骨的抗打击强度。此外，股骨前髁截骨时若向股骨后方成角，可出现 Notch 表现，导致股骨侧出现受力不均的情况。使用 PS 膝关节假体时需要进行髁间截骨，此时盒式截骨刀的位置过于偏内或偏外，可导致内外侧髁的不平衡，在截骨、试模或假体安装过程中可因其中一侧的受力过大而导致骨折的发生。假体安装过程中，采用的假体型号不合适（如使用髓内杆过大）或打击力量过大时，也可引起股骨侧劈裂骨折。在试模或假体安装后复位关节时，股骨侧可能发生韧带附着点撕脱骨折，主要与软组织的挛缩而术中松解不够充分有关。

胫骨侧假体周围骨折可发生于胫骨结节、胫骨平台及胫骨皮质。在关节切开显露时，可因外翻髌骨的张力过大却强行外翻而引起胫骨结节撕脱骨折。胫骨侧假体周围骨折的危险因素除了骨质疏松外，手术操作过程的轴向打击力超过了平台骨质的承受极限是主要的影响因素，主要发生于使用髓内定位杆、胫骨骨槽开凿及假体安装时。使用髓内定位杆时，如果选择的开髓点偏向内侧或外侧，不仅增加髓内杆进入难度，且有可能在敲击的过程中出现定位杆穿透远端皮质的骨折发生。而选择的胫骨平台柄或髓内定位杆直径超过髓腔，也可造成假体周围骨折的发生。内翻膝关节的内侧胫骨平台由于长期受力而出现骨质硬化改变，从而增加胫骨骨槽准备的难度，而过大的打击力度将可能引起骨折发生。Suart 等认为 TKA 术中胫骨平台骨折的发生与术中胫骨平台假体放置的位置有关。在胫骨侧假体安装的打压过程中，如果打器没有平整地贴合假体或胫骨没有垂直于手术台面，将引起胫骨平台区域性的压力过于集中，增加骨折发生的风险。

TKA 术中髌骨骨折的发生与是否进行髌骨置换、髌骨厚度及股骨侧假体的位置密切相关。髌骨置换除了需要对髌骨进行骨赘修整外，还需要进行截骨，此时截骨使用的电锯而产生的震动可能会引起骨裂。在截骨后的髌骨强度变低后，骨槽的开凿及假体的安装都可能因为髌骨强度不足而出现骨折。股骨假体安装的位置影响着髌骨轨迹，如股骨侧假体后倾可增加髌骨活动过程中的压力，增加髌骨骨折发生风险。对于严重组织挛缩的僵直膝关节，在外翻髌骨时就可能因过大的张力引起髌骨骨折的发生。

3. 膝关节假体周围骨折的分裂　TKA 术中假体周围骨折根据解剖部位的不同，可分为股骨侧假体周围骨折、胫骨侧假体周围骨折及髌骨假体周围骨折。

股骨侧假体周围骨折的发生率常高于胫骨侧，有回顾研究发现术中股骨侧假体周围骨折占了术中假体周围骨折发生率的 73.1%。常见的骨折发生部位有股骨内侧髁、股骨外侧髁、股骨髁上及股骨内（外）上髁，其中股骨髁上骨折是常见的膝关节假体周围骨折类型，现有的假体周围骨折分型也主要针对股骨髁上骨折。Neer 于 1976 年提出的分型法是根据股骨髁上骨折移位和粉碎程度进行分型的：Ⅰ型骨折断端无移位；Ⅱ型骨折断端有移位，Ⅱ型又分为Ⅱ A 和Ⅱ B。Ⅱ A 是骨折断端向内侧移位，Ⅱ B 是断端向外侧移位；Ⅲ型股骨干和股骨髁均发生骨折，移位超过 5mm，成角大于 5°。Rorabeck 等提出的分型是针对股骨髁以上骨折的，在注意骨折移位情况的同时也考虑到假体的稳定程度：Ⅰ型是骨折无移位，假体稳定；Ⅱ型是骨折有移位（移位大于 5mm 或成角大于 5°），但假体稳定；Ⅲ型是无论骨折有无移位，假体出现松动。Insall 等提出的分型方法也是依据骨折和假体的稳定程度。Ⅰ型是假体稳定、骨折无移位；Ⅱ型是假体稳定、骨折有移位；Ⅲ型是假体松动，无论骨折有无移位。

术中胫骨骨折可发生在外侧平台、胫前骨皮质、内侧平台、外侧骨皮质及内侧骨皮质等。Felix 分型是较为公认的分型方法。该方法主要依据 3 个因素：①骨折发生的部位；②骨折发生的时间；③假体是否稳定。Felix 分类法首先将胫骨假体周围骨折分为 4 个主要类型：Ⅰ型是涉及胫骨平台，并延伸至假体的界面；Ⅱ型是假体柄周围骨折；Ⅲ型是假体远端骨折；Ⅳ型是胫骨结节骨折。每个类型又分为 3 个亚型：A 亚型代表假体稳定；B 亚型代表假体松动；C 亚型代表术中骨折。

术中髌骨骨折常发生于翻修 TKA 术中，由于骨溶解、缺血性坏死的原因，或者并发骨质疏松或类风湿关节炎的原因，均可成为术中髌骨骨折的潜在危险因素。Goldberg 分型法依据伸膝装置的完整性、髌骨假体的固定情况和骨折的解剖部位将髌骨假体周围骨折分为四型：Ⅰ型是由髌骨周围撕脱骨折所致的，伸膝装置完整，假体和髌骨间界面完整；Ⅱ型是伸膝装置断裂，骨折线延伸至假体和髌骨间界面，髌骨和假体间界面松动；Ⅲ型是髌骨下极骨折，其中髌韧带断裂者为Ⅲ A 型骨折，髌韧带未受累者为Ⅲ B 型骨折；Ⅳ型是髌骨骨折伴有脱位。

根据发生时机，术中假体周围骨折主要发生在显露及骨准备过程、试模过程、垫片安装过程等，有报道提示前者是骨折发生的主要时间窗。

4. 膝关节假体周围骨折的预防　TKA 术中假体周围骨折的预防主要是针对相关的危险因素，在围术期采取相应的准备措施根除或控制危险因素的存在，从而减少术中假体周围骨折的发生。

术前患者管理。骨质疏松是术中假体周围骨折发生的主要危险因素，决定了患者骨床的质量水平，因而术前需要充分评估患者的骨密度情况，并可在情况允许的情况下先治疗严重的骨质疏松，再考虑择期手术治疗。高龄、女性患者更容易出现骨质疏松的情况，既往患有免疫性疾病，如类风湿关节炎或有长期服用皮质激素药物的患者，往往也伴有骨质量不佳的情况，这些都是 TKA 术中假体周围骨折发生的危险因素。综合以上，术前患者管理主要是评估患者有无发生假体周围骨折的高危风险，重点是评估患者骨质疏松水平，并提前治疗以准备良好的骨质量，从基础上预防术中骨折。骨质疏松的治疗主要是可针对病因治疗，并补充钙及维生素 D，以促进钙盐的沉积，增加骨的强度。

选择术者熟悉的手术入路不仅减少软组织损伤，且利于充分显露术野，有研究显示术中假体周围骨折主要发生在 TKA 的显露与骨准备过程，并主要发生在股骨侧。针对患者的个体情况，手术入路的选择应适当调整。如对于内翻或轻度外翻的膝关节进行 TKA 手术，通常可采用常见的内侧入路切开关节囊；而对于严重外翻膝关节畸形伴有软组织挛缩的患者，采用外侧入路切开关节囊更有利于软组织松解及关节间隙平衡，从而减少因软组织张力过大导致的术中假体周围骨折。关节周围软组织挛缩严重的患者，术中显露的难度加大将增加术中韧带附着点撕脱骨折的发生风险，如胫骨结节撕脱骨折、股骨侧副韧带附着点撕脱骨折、髌骨骨折等。此时选择更有利于显露的入路是关键，如对于膝关节伸直畸形的患者，可采用股直肌切断、V-Y 型股四头肌成形等方法进行显露，以减小软组织的张力。

根据患者股骨的解剖特点，选择适宜的股骨开髓点利于髓内定位杆的准确定位，不仅可减少髓内定位杆穿透股骨皮质的发生，还可减少因定位不良而引起股骨侧假体后倾或偏向内侧，股骨侧假体过度后倾可能在打压假体时易引起周围骨折，假体的偏向内侧可能导致髌骨轨迹不良而发生骨折。股骨前髁截骨前采用前参考测量的方法可以有效避免 Notch 现象的发生；若选择后参考测量的方法，若测量值介于两个假体型号之间，此时应选择大号的截骨模块以较好地避免 Notch 现象。严格按照截骨模块的限制方向截骨，避免弯曲锯片有利于减少截骨 Notch 现象的发生。术前规划采用假体的类型对于术中截骨有重要影响，有文献报道，采用后稳定型假体的 TKA 术中更易发生股骨侧假体周围骨折。Lombardi 等认为股骨侧髁间盒式截骨偏向外侧（内侧）定位，都可能导致相应的股骨髁变弱，增加骨折发生的风险。这可能与截骨后两侧股骨髁的残留骨量不等有关，在试模或假体安装时，骨量少的一侧股骨髁受力超过承受极限。术中截骨前进行准确的定位，有利于避免因股骨侧截骨后引起内外侧髁的不平衡而发生的假体周围骨折。因此，在患者情况允许的情况下，采用 CR 假体可能是更好的选择。

胫骨侧假体周围骨折主要是由术者操作过程中的暴力打击所致。髓内定位杆存在放置过程中

发生远端骨折的风险，而在熟悉胫骨侧髓外定位后，两者定位效果并无明显差异，故可采用髓外定位的方法可以避免髓内定位杆所带来的骨折风险。胫骨骨槽开槽前，采用电锯预处理骨质硬化严重的胫骨平台，有利于减轻打击力度。安装胫骨平台时，使用打器均匀接触假体，扶正胫骨垂直于地面，并垂直向下进行打击，利于力量在胫骨平台上均匀分布。以上两点均有利于减少胫骨假体周围骨折的发生风险。

术中评估是否适合进行髌骨置换对预防髌骨假体周围骨折尤为重要，髌骨厚度不足 20mm 是进行髌骨置换的禁忌，因菲薄的髌骨极容易在截骨过程中发生骨折。由于操作可能带来髌骨骨折风险的增高，而髌骨置换与否一直存有争议，所以可考虑尽量进行髌骨表面的修整，而不是进行髌骨置换操作，此可减少髌骨骨折发生的危险因素。此外，髌骨轨迹受股骨侧假体旋转程度及内外侧位置的影响，所以良好的股骨侧假体位置也有利于避免髌骨因过大的压力而发生假体周围骨折。

在关节试模的过程中，如果间隙过窄或软组织过度紧张，将增加试模过程的难度，此时若暴力复位关节，韧带附着点撕脱骨折的发生风险将大大增加。因而，术中充分的松解，避免暴力的关节复位也有利于预防术中骨折的发生。

综上所述，严格的患者筛选及手术指征把握，充分的术前准备及手术规划，规范而温和的手术操作，符合患者解剖特点的假体安装位置等都是手术成功的重要保证。

5. 膝关节假体周围骨折的治疗　术中假体周围骨折的治疗主要分为非手术治疗和手术治疗，其处理必须遵循以下原则：①采取适当的方法使骨折获得良好的复位与固定，防止骨不愈合与畸形愈合的发生，便于功能锻炼，防止关节功能受损；②对合并有假体周围骨丢失与骨缺损的患者，必要时可行骨移植以重建假体周围骨量、稳定假体和防止再骨折发生；③髌骨假体周围骨折应考虑维持伸膝装置的完整性。

对于术中稳定型并且假体周围骨量丢失较少的股骨假体周围骨折，如 Rorabeck I 型股骨髁上骨折，应适当推迟术后下地锻炼，防止负重活动时造成假体移位或松动，而术后的 I 型假体周围骨折

可采用石膏外固定、支具及牵引保守治疗。非手术治疗优点主要在于减少操作带来的软组织骨膜损伤风险，缺点是不利于术后功能恢复锻炼。对骨折已移位而假体未松动的 Rorabeck Ⅱ 型股骨髁上骨折，可行内固定治疗。如为假体已松动的 Rorabeck Ⅲ 型骨折则应采用长柄假体行关节置换术，并根据需要行不同形式的骨移植手术。对于移位较大、不稳定的骨折应采用手术治疗，主要有内固定术和外固定术。内固定术可以根据骨折的类型不同使用支撑钢板、95°动力髁螺钉等钢板螺钉系统、髓内钉、微侵入固定系统和锁定加压接骨板。

胫骨假体周围骨折的治疗目的是维持满意的肢体力线，保证膝关节的稳定，促进骨折愈合，获得关节功能良好恢复。当发生胫骨假体周围骨折时应特别注意是否影响假体固定的稳定性。Felix Ⅰ 型骨折以非手术治疗为主，若假体稳定性受影响，可采用拉力螺钉固定；若伴有骨缺损，可以行骨移植、使用骨水泥、定制假体等方法处理骨缺损。Felix Ⅱ 型骨折可术中使用钢丝加压的方法维持骨折的稳定性。Flix Ⅲ 型骨折关键在于维持下肢力线，恢复关节功能，术中应进行骨折复位固定。Felix Ⅳ 型骨折治疗方法主要根据伸膝装置的完整性进行制定。如果骨折移位少，主动伸膝功能存在并且没有明显的伸膝功能滞后，可以选择非手术治疗。反之，必须使用螺钉固定、半腱肌转位加强固定等手术治疗重建伸膝装置。

髌骨骨折一旦发生，常常很难做到解剖复位并获得确切的内固定效果，骨量的丢失也使髌骨假体的再固定变得尤为困难，难以取得满意的疗效，且并发症较多。因此，当前对髌骨假体周围骨折的处理多倾向于非手术治疗。对 Ⅰ 型和 Ⅲ B 型骨折，即髌骨横形骨折或上下极撕脱骨折移位 < 2cm，伸膝装置与假体 - 骨质界面均完好者可采用非手术治疗。而对 Ⅱ 型、Ⅲ A 型和 Ⅳ 型骨折则采用手术治疗。髌骨假体周围骨折复位困难，常用的钢丝张力带固定有时也会因严重的骨丢失而难以发挥作用。因此，骨折一旦获得可接受的复位，即可用传统的钢丝环扎维持固定。

6. 总结　应用有循证医学证据支持的围术期处理优化措施以减少骨关节外科手术患者的生理及心理创伤，达到加速患者康复的快速康复理念正变得日益普及。TKA 术中假体周围骨折的发生率虽然不高，但会严重影响患者术后康复的速度及关节功能的恢复锻炼，与所倡导的快速康复理念相悖。TKA 术中假体周围骨折受多种危险因素的影响，骨质疏松是影响假体周围骨折的主要患者因素，术中操作技巧则是影响骨折发生的主要术者因素。术中假体周围骨折的分型主要是指导治疗方案，以期减少术后假体松动等并发症的发生，获得良好的关节功能恢复。

（强　辉）

第七节　早期功能锻炼

人工膝关节置换术后的功能锻炼一般分为三期：早期、中期和晚期。人工膝关节置换术后功能锻炼的主要内容包括疼痛的处理、关节活动度训练、肌力训练、本体感觉训练和行走步态功能训练。早期功能锻炼能促进患肢静脉血回流，减轻肿胀，防止下肢深静脉血栓形成，减少周围组织粘连，降低各类并发症的发生，最终达到改善膝关节功能、减轻疼痛、提高患者的生活质量的目的。

功能锻炼的总体目标是获得最大的膝关节活动范围，提高肌力，获得生活自理能力，获得正常步态，减轻疼痛。

在功能锻炼的过程中，要遵循个别对待原则、全面训练原则和循序渐进原则。

在早期功能锻炼过程中，有很多患者常常发生比较严重的切口疼痛，导致无法进行功能锻炼。因此，选择一种可靠有效的镇痛方法能保证早期功能锻炼的效果和康复进度。可选择的镇痛方法有镇痛泵、口服非甾体药物等。若能有麻醉科或疼痛科的支持，选择神经阻滞技术，如股神经阻滞和收肌管阻滞的应用，效果会更好。文献报道预先给药的股神经阻滞（femoral nerve block，FNB）能减少术后认知功能障碍（postoperative cognitive dysfunction，POCD）的发生，而疼痛是 POCD 的主要病因之一。目前也证实了收肌管阻滞（adductor canal block，

ACB）和股神经阻滞同样有效，均能提供更好的术后辅助行走能力和功能恢复，同时也能减少住院日，节省费用和医疗资源，使患者更能接受早期功能锻炼，就医体验更好。

在全膝关节置换术后 1～3 天，需要进行踝泵（图 3-1）和股四头肌收缩练习（图 3-2）。踝泵和股四头肌收缩练习能帮助血液循环，减少下肢深静脉血栓的形成，能提高肌力。需要教会患者怎样安全地从床上转移到椅子上或去卫生间。患者术后 24h 即可扶助行器和拐杖下床，患肢部分负重下床行走（图 3-3），因此在术前就要教会患者如何使用助行器或拐杖行走。另外，可以使用冰敷以减少肢体肿胀。

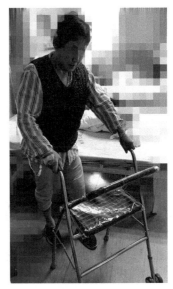

图 3-3　扶助行器，患肢部分负重

全膝关节置换术后早期应用连续被动活动锻炼（continuous passive motion，CPM）能使膝关节活动度更好，使患者获得早期的独立能力。虽然 CPM 锻炼方式已经获得广泛认可，但需要设备投入，费用较高。利用重力悬挂患肢的锻炼方法比 CPM 法能获得更好的早期屈膝功能（图 3-4）。并且重力悬吊训练法简便易行，不受限于设备和场所，无须费用，患者可自行控制锻炼的程度，患者耐受和可接受程度高，易于推广。医师也应该对患者的膝关节活动度锻炼做出指导和帮助，要教会其家属膝关节伸屈活动度的锻炼方法（图 3-5 和图 3-6）。一般从术后第 3 天开始即可应用 CPM 或悬挂法锻炼，一般要求术后 7～10 天屈膝至 90°。

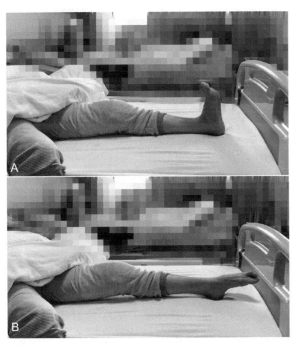

图 3-1　踝泵运动

如果患者术后早期就出院了，那么要考虑到患者出院后的康复安排，可以门诊进行，也可以通过网络和软件来指导患者进行康复。有研究证实，通过网络软件监管的家庭康复训练对于全膝置换术后能提高股四头肌肌力，减少疼痛程度，改善膝关节活动度，提高功能和满意度。类似的远程康复锻炼计划有很多，更先进、更科学的方式是配备传感器的智能化设备，能记录膝关节活动度，能自动收集和发送数据，医师可以根据这些数据来对患者进行监管和调整锻炼强度与方式，达到个性化方案的理想状况，进而提高功能锻炼效果，并且能节省时间和经济成本。另外，按计划的电话随访，也能使患者更加遵守医嘱，按质

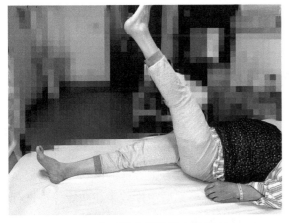

图 3-2　直腿抬高锻炼股四头肌肌力

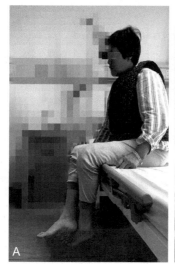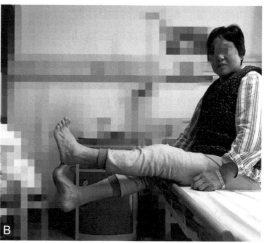

图 3-4　悬挂法锻炼膝关节屈曲度和股四头肌肌力

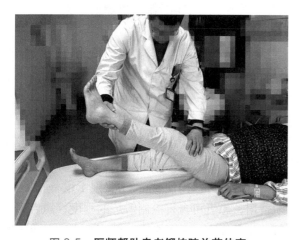

图 3-5　医师帮助患者锻炼膝关节伸直

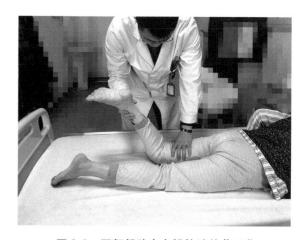

图 3-6　医师帮助患者锻炼膝关节屈曲

按量地完成家庭锻炼计划。现在有些手机软件程序已经初具一些管理患者的功能，未来的趋势是利用先进的网络资源和智能化可穿戴设备，建立符合我国国情的关节置换登记制度和随访制度，这样能收集更多的信息，最后可以反馈于临床。

　　另外值得一提的是，功能锻炼在手术前就应该开始。很多研究证实，全膝关节置换术前就开始功能锻炼，以及术前对患者进行手术相关知识和信息的沟通教育，包括术前、术后功能锻炼，能提高患者对手术的理解，能配合好手术前后的功能锻炼，能使患者的膝关节功能和身体功能更快地恢复，进而能减少住院日，节省费用和时间。

（王　强）

第八节　术后随访与功能评价

　　全膝关节手术的普及和发展，需要有一个公认的临床功能评分标准。制定全世界范围内通用的标准是比较困难的，因为涉及很多相关因素，如各个国家的生活水平、术前术后康复程序、国家医疗政策、住院和随访流程、医疗水平、医患关系、患者的医从性等各个方面。就是同一个国家，也存在着巨大的差异。一个好的临床功能评分标准应该具有一定的科学性、合理性和可操作性，减少各种差异性因素的影响，能被各国各地的医师广泛采用，能对各国膝关节置换术后治疗效果和功能评价进行相互比较。目前膝关节外科最常采用的临床功能评分系统是 1976 年纽约特种外科医院提出的 HISS 膝关节评分标准（表 3-7）和 1989 年美国膝关节外 科学会评分标准（KSS 评分，见表 3-8）。

表 3-7 HISS 评分表

HISS 膝关节评分　　　　　　　　　　　　　　　总分：_____ 分

姓名：_____　　　性别：男／女　　　年龄：_____ 岁　　　科室：_____
体重：_____kg　　　身高：_____cm　　MBI：_____　　住院号：_____　　时间：_____

项目		评分指标	分值	得分
疼痛（30 分）	行走	行走时无疼痛	15	☐
		行走时有轻度疼痛	10	☐
		行走时有中度疼痛	5	☐
		行走时有重度疼痛	0	☐
	休息	休息时无疼痛	15	☐
		休息时轻度疼痛	10	☐
		休息时中度疼痛	5	☐
		休息时重度疼痛	0	☐
功能（22 分）	行走	行走站立无限制	12	☐
		行走 2500～5000m，站立时间大于 30min	10	☐
		行走 2500～5000m，站立时间 15～30min	8	☐
		行走＜500m	4	☐
	不能行走	不能行走	0	☐
	上楼梯	能上楼梯	5	☐
		能上楼梯，但需要辅助	2	☐
	屋内行走	屋内行走，无须辅助	5	☐
		屋内行走，需要辅助	2	☐
活动度（18 分）		每活动 8°得 1 分，最高 18 分	18	☐
肌力（10 分）		优：股四头肌完全能对抗阻力	10	☐
		良：股四头肌能对抗部分阻力	8	☐
		中：股四头肌能带动关节活动	4	☐
		差：股四头肌不能带动关节活动	0	☐
屈膝畸形（10 分）		无畸形	10	☐
		5°～10°畸形	8	☐
		10°～20°畸形	5	☐
		大于 20°畸形	0	☐
稳定性（10 分）		无	10	☐
		0°～5°	8	☐
		6°～15°	5	☐
		大于 15°	0	☐
得分合计：				
减分项目	扶拐	单手杖	－1	☐
		单拐杖	－2	☐
		双拐杖	－3	☐
	伸直	伸直滞缺 5°	－2	☐
		伸直滞缺 10°	－3	☐
		伸直滞缺 15°	－5	☐
	内外翻	内翻（5°减 1 分）	－	☐
		外翻（5°减 1 分）	－	☐
减分合计：				

表 3-8 KSS 评分表

KSS 膝关节评分   总分：＿＿＿＿＿＿分

姓名：＿＿＿＿＿＿   性别：男 / 女   年龄：＿＿＿岁   科室：＿＿＿＿＿

体重：＿＿＿＿kg   身高：＿＿＿＿cm   MBI：＿＿＿＿   住院号：＿＿＿＿   时间：＿＿＿＿

项目	评分指标		分值	得分
疼痛（50 分）	无		50	☐
	轻度或偶尔疼痛		45	☐
	轻度疼痛	仅上下楼梯时有疼痛	40	☐
		行走和上下楼梯均有疼痛	30	☐
	中度疼痛	偶尔发生	20	☐
		持续性疼痛	10	☐
	重度疼痛		0	☐
活动度（25 分）	每活动 5° 得 1 分		25	☐
稳定性：胫骨对于股骨在任何方向上的位移（25 分）	前后方向	小于 5mm	10	☐
		5 ～ 10mm	5	☐
		大于 10mm	0	☐
	内外方向	小于 5°	15	☐
		6° ～ 9°	10	☐
		10° ～ 14°	5	☐
		大于等于 15°	0	☐
得分合计：				
减分项目	屈曲畸形	无	0	
		5° ～ 10°	－ 2	☐
		11° ～ 15°	－ 5	☐
		16° ～ 20°	－ 10	☐
		大于 20°	－ 15	☐
	伸膝迟滞	无	－ 0	☐
		小于 10°	－ 5	☐
		10° ～ 20°	－ 10	☐
		大于 20°	－ 15	☐
	对线	无	0	☐
		0 ～ 4°	每度 － 3 分	☐
		5° ～ 10°	每度 － 3 分	☐
		11° ～ 15°	每度 － 3 分	☐
		大于 15°	－ 20	☐
减分合计：				

功能评分   总分：

	评分指标	得分分值		评分指标	得分分值		评分指标	减分分值
行走	不受限	50	上下楼梯	正常上下楼	50	减分项目	单手杖	－ 5
	大于 10 个街区	40		正常上下楼但需扶栏杆	40		双手杖	－ 10
	5 ～ 10 个街区	30		上下楼时均需扶栏杆	30		抚拐或助行器	－ 20
	小于 5 个街区	20		上楼需扶栏杆，不能下楼	15			
	仅限于屋内	10		不能上下楼	0			
	不能行走	0						
得分合计：						减分合计：		

为了更好地总结治疗效果，比较患者治疗前后的膝关节功能和长期随访效果，有必要采用国际通用的膝关节评分体系以利于国内外同行间的交流。今后若能建立符合我国国情的关节置换登记制度和随访制度，就有可能根据患者的状况和信息制定出符合我国现状的膝关节评分标准，则更有利于我国人工关节外科的发展和规范。

所有全膝置换的患者均应在术前做膝关节评分。手术后要按时随访，每次随访时需要拍膝关节正侧位片及完成膝关节评分。术后 X 线片能观察假体位置、力线、固定性能、聚乙烯垫片磨损情况等。X 线片在 TKA 术后的随访评价中有十分重要的意义（图 3-7）。但是由于患者个体差别、手术方法、假体类型、骨水泥种类及显影差别、手术医师等不尽相同，摄片技术、投照体位和仪器设备等因素的限制使 X 线片获得的数据差别很大，因此没有统一的评价标准。随着 CT 和 MRI 去伪影技术的进步，在评价关节置换术后情况时，CT 和 MRI 也走上了舞台，今后可能会出现基于 CT 或 MRI 的关节置换术后评价标准。

对所有的膝关节置换病例进行随访是非常必要的。只有通过随访，才能了解病情变化，进行总结，并对手术方法、假体选择和康复过程进行回顾，便于下一步技术、流程的改进和提高。一般术后 4～6 周需要来门诊复诊，观察伤口有无红肿渗出，有无韧带损伤关节不稳定，了解患者疼痛和肢体肿胀情况，看是否需要继续口服镇痛药和抗凝药。随后在术后 1 年、2 年、3 年、5 年、7 年、10 年分别进行随访，每次随访均要拍膝关节正侧位 X 线片和完成膝关节评分表。对于一些无法按时来医院完成随访的病例，应使用电话或网络随访，结合膝关节 X 线片和问卷调查表的方式在经济学上更具有优势，是对正常门诊随访的良好补充。通过这种方式，使一些原先失访的病例也能较容易地保持随访和跟踪。

（王 强）

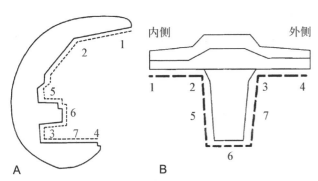

图 3-7 基于 X 线下的膝关节置换术后分区

主要参考文献

[1] 多学科围手术期气道管理专家共识专家组 . 多学科围手术期气道管理专家共识 (2016 年版). 中国胸心血管外科临床杂志 , 2016, 7(23): 641-645.

[2] 顾新丰，郑昱新，王海生，等 . AAOS 髋膝关节置换术后假体周围感染诊断指南解读 . 中华关节外科杂志 (电子版), 2014, 8 (1) : 99-100.

[3] 中国老年学和老年医学学会心脏血管病专业委员会，中国医师协会心血管内科医师分会 . 老年高血压的诊断与治疗中国专家共识 (2017 版), 中华内科杂志 , 2017, 56(11): 885-891.

[4] 邱贵兴，杨庆铭，余楠生，等 . 低分子肝素预防髋、膝关节手术后下肢深静脉血栓形成的多中心研究 . 中华骨科杂志 , 2006, 26(12): 819-822.

[5] 石小军，周宗科，沈彬 . 肾功能不全患者关节置换围手术期处理 . 实用骨科杂志 , 2013, 12(19): 1091-1093.

[6] 吴镜湘，徐美英 . 2014 年欧美心脏病患者非心脏手术围术期评估管理指南解读 . 中华胸部外科电子杂志 , 2015, 2(4): 213-217.

[7] 于波，牛春峰 . 2014 年 ESC/ESA 非心脏手术指南：心血管病评估和管理解读 . 中国循环杂志 , 2014, 29(22): 62-66.

[8] 岳辰，周宗科，裴福兴，等 . 中国髋、膝关节置换术围术期抗纤溶药序贯抗凝血药应用方案的专家共识 . 中华骨与关节外科杂志 , 2015, 8(4): 281-285.

[9] 中华外科杂志编辑部 . 肝胆外科患者凝血功能的评价与凝血功能障碍的干预的专家共识 . 中华外科杂志 , 2012, 8(50): 678-683.

[10] 中华医学会骨科学分会 . 中国骨科大手术静脉血栓栓塞症预防指南 . 中华骨科杂志 , 2016, 36 (2) : 70-72.

[11] 中华医学会骨科学分会 . 中国骨科大手术静脉血栓栓塞症预防指南 . 中华骨科杂志 , 2009, 29(6): 602-604.

[12] 中华医学会麻醉学分会 . 围术期血糖管理专家共识，临床麻醉学杂志 , 2016, 32(1)1: 93-95.

[13] 中华医学会麻醉学分会 . 围术期输血的专家共识 . 临床麻醉学杂志 , 2009, 25(3): 189-191.

[14] 中华医学会内分泌学分会 . 中国成人住院患者高血糖管理目标专家共识 . 中华内分泌代谢杂志 , 2013, 29(3): 189-195.

[15] 徐静，中华医学会心血管病学分会肺血管病学组 . 急

性肺栓塞诊断与治疗中国专家共识 (2015), 中华心血管病杂志, 2016, 44(3): 197-209.

[16] 周宗科, 翁习生, 孙天胜, 等. 中国骨科手术加速康复—围术期血液管理专家共识. 中华骨与关节外科杂志, 2017, 10(1): 6.

[17] 周宗科, 翁习生, 向兵, 等. 中国髋、膝关节置换术加速康复—围术期贫血诊治专家共识, 中华骨与关节外科杂志, 2016, 9(1): 10-14.

[18] Abdel MP, Oussedik S, Parratte S, et al. Coronal alignment in total knee replacement: historical review, contemporary analysis, and future direction. Bone Joint J, 2014, 96-B(7): 857-862.

[19] Abu-Rajab RB, Deakin AH, Kandasami M, et al. Hip-Knee-Ankle Radiographs Are More Appropriate for Assessment of Post-Operative Mechanical Alignment of Total Knee Arthroplasties than Standard AP Knee Radiographs. J Arthroplasty, 2015, 30(4): 695-700.

[20] Alshryda S, Mason J, Vaghela M, et al. Topical (intra-articular) tranexamic acid reduces blood loss and transfusion rates following total knee replacement: a randomized controlled trial (TRANX-K). J Bone Joint Surg Am, 2013, 95(21): 1961-1968.

[21] Arshi A, Leong NL, D' Oro A, et al. Outpatient Total Knee Arthroplasty Is Associated with Higher Risk of Perioperative Complications. J Bone Joint Surg Am, 2017, 99(23): 1978-1986.

[22] Baldini A, Castellani L, Traverso F, et al. The difficult primary total knee arthroplasty: a review. Bone Joint J, 2015, 97-B(10 Suppl A): 30-39.

[23] Calatayud J, Casaña J, Ezzatvar Y, et al. High-intensity preoperative training improves physical and functional recovery in the early post-operative periods after total knee arthroplasty: a randomized controlled trial. Knee Surg Sports Traumatol Arthrosc, 2017, 25 (9): 2864-2872.

[24] Chen H, Li S, Ruan T, et al. Is it necessary to perform prehabilitation exercise for patients undergoing total knee arthroplasty: meta-analysis of randomized controlled trials. Phys Sportsmed, 2018, 46 (1): 36-43.

[25] Chughtai M, Elmallah RD, Mistry JB, et al. Nonpharmacologic Pain Management and Muscle Strengthening following Total Knee Arthroplasty. J Knee Surg, 2016, 29(3): 194-200.

[26] Chughtai M, Sodhi N, Jawad M, et al. Cryotherapy Treatment After Unicompartmental and Total Knee Arthroplasty: A Review. J Arthroplasty, 32(12): 3822-3832.

[27] Dorr LD, Raya J, Long WT, et al. Multimodal analgesia without parenteral narcotics for total knee arthroplasty. J Arthroplasty, 2008, 23(4): 502-508.

[28] Grosu I, Lavand' homme P, Thienpont E. Pain after knee arthroplasty: an unresolved issue. Knee Surg Sports Traumatol Arthrosc, 2014, 22(8): 1744-1758.

[29] Heyse TJ, Stiehl JB, Tibesku CO. Measuring tibial component rotation of TKA in MRI: What is reproducible? Knee, 2015, 22(6): 604-608.

[30] Khatib Y, Madan A, Naylor JM, et al. Do Psychological Factors Predict Poor Outcome in Patients Undergoing TKA? A Systematic Review. Clin Orthop Relat Res, 2015, 473(8): 2630-2638.

[31] Kingsbury SR, Dube B, Thomas CM, et al. Is a questionnaire and radiograph-based follow-up model for patients with primary hip and knee arthroplasty a viable alternative to traditional regular outpatient follow-up clinic? Bone Joint J, 2016, 98-B (2): 201-208.

[32] Kopp SL, Berbari EF, Osmon DR, et al. The Impact of Anesthetic Management on Surgical Site Infections in Patients Undergoing Total Knee or Total Hip Arthroplasty. Anesth Analg, 2015, 121(5): 1215-1221.

[33] Kuchálik J, Granath B, Ljunggren A, et al. Postoperative pain relief after total hip arthroplasty: a randomized, double-blind comparison between intrathecal morphine and local infiltration analgesia. Br J Anaesth, 2013, 111(5): 793-799.

[34] Lavie LG, Fox MP, Dasa V. Overview of Total Knee Arthroplasty and Modern Pain Control Strategies. Curr Pain Headache Rep, 2016, 20(11): 59.

[35] Lee JK, Choi CH. Management of tibial bone defects with metal augmentation in primary total knee replacement: a minimum five-year review. J Bone Joint Surg Br, 2011, 93(11): 1493-1496.

[36] Ludwigson JL, Tillmans SD, Galgon RE, et al. A Comparison of Single Shot Adductor Canal Block Versus Femoral Nerve Catheter for Total Knee Arthroplasty. J Arthroplasty, 2015, 30 (9 Suppl): 68-71.

[37] Ma T, Khan RJ, Carey Smith R, et al. Effect of flexion/extension splintage post total knee arthroplasty on blood loss and range of motion -- a randomised controlled trial. Knee, 2008, 15(1): 15-19.

[38] Maheshwari AV, Blum YC, Shekhar L, et al. Multimodal pain management after total hip and knee arthroplasty at the Ranawat Orthopaedic Center. Clin Orthop Relat Res, 2009, 467(6): 1418-1423.

[39] Mangar D, Karlnoski RA, Sprenker CJ, et al. Knee strength retention and analgesia with continuous perineural fentanyl infusion after total knee replacement: randomized controlled trial. J Anesth, 2014, 28(2): 214-221.

[40] Matsumoto T, Takayama K, Muratsu H, et al. Semime-mbranosus Release Reduces Tibial Internal Rotation and Flexion Angle in Cruciate-Retaining Total Knee Arthroplasty. J Arthroplasty, 2015, 30(9): 1537-1541.

[41] Mau-Moeller A, Behrens M, Finze S, et al. The effect of continuous passive motion and sling exercise training on clinical and functional outcomes following total knee arthroplasty: a randomized active-controlled clinical study. Health Qual Life Outcomes, 2014, 12:68.

[42] McDonald S, Page MJ, Beringer K, et al. Preoperative education for hip or knee replacement. Cochrane Database Syst Rev, 2014, 13(5): CD003526.

[43] Memtsoudis SG, Danninger T, Rasul R, et al. Inpatient falls after total knee arthroplasty: the role of anesthesia type and peripheral nerve blocks. Anesthesiology, 2014, 120(3): 551-563.

[44] Milani P, Castelli P, Sola M, et al. Multimodal Analg-esia in Total Knee Arthroplasty:A Randomized, Double-Blind, Controlled Trial on Additional Efficacy of Periarticular Anesthesia. J Arthroplasty, 2015, 30(11): 2038-2042.

[45] Moffet H, Tousignant M, Nadeau S, et al. Patient Satisf-action with In-Home Telerehabilitation After Total Knee Arthroplasty: Results from a Randomized Controlled Trial. Telemed J E Health, 2017, 23 (2): 80-87.

[46] Moucha CS, Weiser MC, Levin EJ. Current Strategies in Anesthesia and Analgesia for Total Knee Arthropl-asty. J Am Acad Orthop Surg, 2016, 24(2): 60-73.

[47] Msayib Y, Gaydecki P, Callaghan M, et al. An Intelli-gent Remote Monitoring System for Total Knee Arthroplasty Patients. J Med Syst, 2017, 41 (6): 90.

[48] Pongkunakorn A, Sawatphap D. Use of drop and dangle rehabilitation protocol to increase knee flexion following total knee arthroplasty: a comparison with continuous passive motion machine. J Med Assoc Thai, 2014, 97 Suppl 9 S16-S22.

[49] Quinn M, Deakin AH, McDonald DA, et al. An anatomic study of local infiltration analgesia in total knee arthroplasty. Knee, 2013, 20(5): 319-323.

[50] Ranawat AS, Ranawat CS. Pain management and accelerated rehabilitation for total hip and total knee arthroplasty. J Arthroplasty, 2007, 22(7 Suppl 3): 12-15.

[51] Reinhardt KR, Duggal S, Umunna BP, et al. Intraar-ticular analgesia versus epidural plus femoral nerve block after TKA: a randomized, double-blind trial. Clin Orthop Relat Res, 2014, 472(5): 1400-1408.

[52] Riddle DL, Perera RA. Appropriateness and total knee arthroplasty: an examination of the American Academy of Orthopaedic Surgeons appropriateness rating system.

Osteoarthritis Cartilage, 2017, 25(12): 1994-1998.

[53] Ross JP, Brown NM, Levine BR. Chronic Knee Dislocation After Total Knee Arthroplasty. Orthop-edics, 2015, 38(12): e1155-e1159.

[54] Russell RD, Huo MH, Jones RE. Avoiding patellar complications in total knee replacement. Bone Joint J, 2014, 96-B(11 Supple A): 84-86.

[55] Russell TG, Buttrum P, Wootton R, et al. Internet-based outpatient telerehabilitation for patients following total knee arthroplasty: a randomized controlled trial. J Bone Joint Surg Am, 2011, 93 (2): 113-120.

[56] Sehat KR, Evans RL, Newman JH. Hidden blood loss following hip and knee arthroplasty. Correct management of blood loss should take hidden loss into account. J Bone Joint Surg Br, 2004, 86(4): 561-565.

[57] Shah NA, Jain NP. Is continuous adductor canal block better than continuous femoral nerve block after total knee arthroplasty? Effect on ambulation ability, early functional recovery and pain control: a randomized controlled trial. J Arthroplasty, 2014, 29 (11): 2224-2229.

[58] Solovyova O, Lewis CG, Abrams JH, et al. Local infiltration analgesia followed by continuous infusion of local anesthetic solution for total hip arthroplasty: a prospective, randomized, double-blind, placebo-controlled study. J Bone Joint Surg Am, 2013, 95(21): 1935-1941.

[59] Tsukada S, Wakui M, Hoshino A. Pain control after simultaneous bilateral total knee arthroplasty: a randomized controlled trial comparing periarticular injection and epidural analgesia. J Bone Joint Surg Am, 2015, 97(5): 367-373.

[60] Unver B, Bakirhan S, Karatosun V. Does a weight-training exercise programme given to patients four or more years after total knee arthroplasty improve mobility: A randomized controlled trial. Arch Gerontol Geriatr, 2016, 64:45-50.

[61] Vissers MM, Bussmann JB, Verhaar JA. Psychological factors affecting the outcome of total hip and knee arthroplasty: a systematic review. semin Arthritis Rheum, 2012, 41(4): 576-588.

[62] Watanabe T, Muneta T, Yagishita K, et al. Closed Suction Drainage Is Not Necessary for Total Knee Arthroplasty: A Prospective Study on Simultaneous Bilateral Surgeries of a Mean Follow-Up of 5. 5 Years. J Arthroplasty, 2016, 31(3): 641-645.

[63] Youm YS, Cho SD, Cho HY, et al. Preemptive Femoral Nerve Block Could Reduce the Rebound Pain After Periarticular Injection in Total Knee Arthroplasty. J Arthroplasty, 2016, 31 (8): 1722-1726.

第三部分

③ 膝关节置换的手术操作与技巧

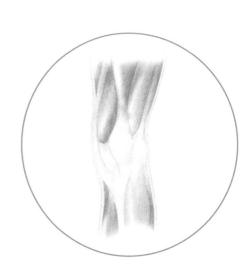

第4章

单髁人工膝关节置换术

第一节 适应证和禁忌证

一、适 应 证

单髁人工膝关节置换术（unicompartmental knee arthroplasty，UKA）的最佳适应证主要是前内侧骨关节炎（antero-medial osteoarthritis，AMOA，图 4-1）和膝关节自发性骨坏死（spontaneous osteonecrosis of the knee，SONK）。其中，AMOA 是 UKA 最常见的适应证，而在该病基础上还具备以下几方面特点的则是行 UKA 的最佳指征。

1. AMOA 典型体征 患者通常表现为站立时膝关节内侧痛，行走时加重，休息时缓解；小腿有 5°～15° 内翻畸形，在完全伸直位不能矫正；而在屈膝 90° 时，畸形可自行矫正。

2."骨对骨"接触 存在"骨对骨"接触是 UKA 经典指征之一，其原因在于膝关节的磨损。1991 年 White 提出，在前交叉韧带（ACL）完好的前提下，膝关节的磨损实际上是伸直间隙的磨损。由于内侧间室存在全层软骨丢失（full thickness cartilage loss，FTCL），致使膝关节在负重时，尤其是站立伸直位时，两个关节面出现骨裸露（图 4-2）。这也解释了上述畸形体征的形成，即伸膝时接触区域的软骨和骨质丢失，而屈膝时接触面的关节软骨完整（图 4-3）。

反映"骨对骨"内侧骨关节炎的一个重要征象是患者可用手指明确指出疼痛部位是位于膝内侧或髌骨内侧周缘。相应的，体格检查证实在内侧关节

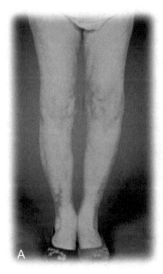
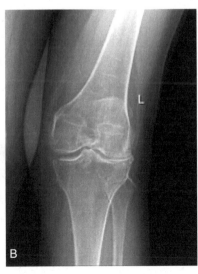
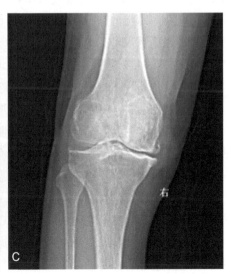

图 4-1 前内侧骨关节炎的外观和 X 线改变

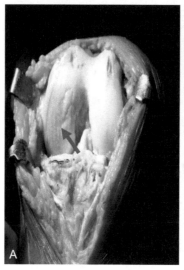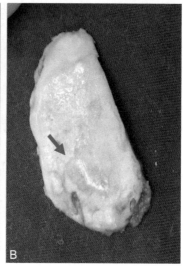

图 4-2 "骨对骨"接触的术中表现

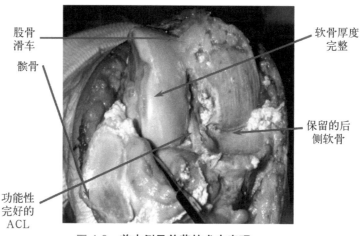

股骨
滑车

髌骨

功能性
完好的
ACL

软骨厚度
完整

保留的后
侧软骨

图 4-3 前内侧骨关节的术中表现

线上的压痛点，在其他位置没有或不明显，经非手术治疗 3 个月无缓解者可接受 UKA。高质量的负重前后位像和侧位像有助于判断内侧间室"骨对骨"的接触面情况和内翻畸形。

3. 前交叉韧带完好 1992 年，Good fellow 等报道前交叉韧带（ACL）的解剖状态是影响 UKA 长期效果的重要决定因素。多项研究表明，ACL 保持完整，使得胫骨接触区域在膝伸直和屈曲时有差异。进行性骨丢失导致伸直位内翻畸形增加，但完好的 ACL 保持其功能，屈膝时畸形自行矫正，而没有内侧副韧带（MCL）结构性短缩。因此，ACL 功能完整（包括 ACL 正常、ACL 表面滑膜不完整或 ACL 裸露部分纵向劈裂）是 UKA 安全进行的必要条件。

通过 MRI 可以评估 ACL 是否断裂，若 MRI 检查中 ACL 缺如，则前抽屉试验及 Lachman 试验应保证是阴性。

4. 可纠正的内翻畸形 在理想情况下，内翻畸形应不超过 5°，并可在应力试验下纠正至中立位；外翻畸形可至 10°，并可在应力下纠正至 5°。在此过程中，MCL 起着关键性的作用。屈膝时，MCL 都被牵张到正常长度，不会出现结构性短缩情况。完整的 ACL 确保了 MCL 保持其正常长度，在屈膝 20° 时关节囊松弛，可以手法矫正内翻也证实了此点。由于膝关节的整个屈曲运动纯粹是内侧副韧带及交叉韧带动力的结果，单髁置换术后膝关节的稳定性和活动半月板衬垫的抓持也由内侧副韧带及交叉韧带实现。因此，这两个韧带的完整性在单髁置换中有重要意义。应力位 X 线检查有助于评估 MCL 的功能状态。

5. 外侧间室软骨厚度完整　外侧间室的关节软骨尽管出现纤维化，但应保留全层厚度。外翻应力像可以证实外侧间室存在全厚关节软骨。此外，站立位胫骨相对股骨移位提示病变牵涉到对侧间室，此情况为相对禁忌。

二、禁　忌　证

围绕 UKA 适应证的讨论随着手术技术、理念及假体设计的发展，出现了诸多方面的争议，因而该手术的禁忌证也在不断演变。1989 年，Kozinn 和 Scott 认为，年龄小于 60 岁、体重大于 82kg、髌股关节间室有软骨下骨裸露、活动较多或从事重体力活动的患者不适合进行 UKA，而这并不完全与当前的研究观点相符。

1. 肥胖　一项对 212 例单髁平均 12 年随访的研究发现，体重及体重指数不会影响假体 10 年生存率。另外，一项对 2436 例单髁的平均 5 年随访的研究同样发现体重指数对生存率无显著影响。这些结果说明肥胖不应列为 UKA 的禁忌证。

2. 年龄、性别　Jelle 等研究发现，年轻（< 60 岁）患者、女性患者翻修率较高。该结果提示年龄、性别应作为选择 UKA 时需要考量的因素。

3. 髌股关节　相当多文献报道髌股关节炎不影响假体生存率，据此结合临床经验建议如下：①病史，髌股关节内侧疼痛不是禁忌证，但髌股关节外侧疼痛必须慎重；②影像学检查：髌股关节轻中度炎症非禁忌，髌股关节严重狭窄、变形、半脱位应列为禁忌（图 4-4）；③术中所见，髌股关节软骨全层损伤不是禁忌证，髌股关节骨质出现象牙样改变应列为禁忌。

4. 活动水平　适合关节置换的活动水平一直存在争议，其取决于患者活动类型、频率及假体类型等。按照 Kozinn 和 Scott 所建议的指征，研究显示有此禁忌的患者相对于那些理想的患者，他们的功能结果或失败率并无显著差别。

5. 软骨钙质沉着病　Woods 在 1995 年发表了软骨钙质沉着病的 UKA 结果，伴或不伴有软骨钙质沉着病的两组患者在假体生存率方面并没有显著差别，临床结果和放射学结果也没有显著差异。因此，软骨钙质沉着病在行 UKA 时可较放心地被忽略。

6. 胫骨高位截骨术（HTO）病史　对于原发 AMOA 进行内侧 UKA 治疗可矫正内翻，重建下肢力线，但是如果内翻畸形已通过 HTO 得到部分或全部关节外纠正，那么 UKA 对力线的任何进一步的纠正都可导致过度矫正。因此，建议将曾行 HTO 作为 UKA 的禁忌证。如果 HTO 术后膝关节疼痛复发，则行 TKA 术更为有效。

7. 炎性关节病　在所有类型的炎症性关节炎患者中都严禁施行单髁关节置换术，因为在炎性关节病中，滑膜反应往往以同样的方式累及膝关节多个间室，UKA 将不足以解决问题，手术成功率将受到严重影响。

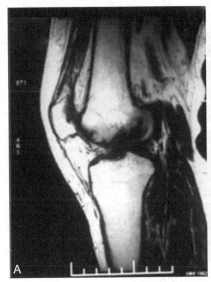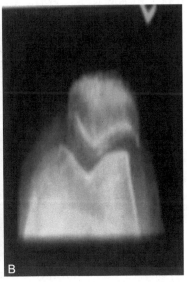

图 4-4　髌股关节重度退变的影像表现：严重磨损伴半脱位应列为 UKA 禁忌证

第二节　手术操作与技巧

一、活动平台

1. 体位　大腿止血带充气后，将铺单后的患肢置于大腿支架上，并让髋关节屈曲约30°，外展，下肢呈下垂位。膝关节必须可以自由进行完全屈曲，患肢所处位置应能够让膝关节屈曲＞120°而不会撞击到手术台。一定不能将大腿支架放置在腘窝处，这样会增加腘窝血管损伤的危险（图4-5）。

2. 入路　将膝关节屈曲至90°，从髌骨内侧缘向关节线远端3cm处做内侧旁斜切口，远端止于胫骨结节中点。加深切口达关节囊，关节囊上端切口延伸1～2cm，进入股内侧肌。然后，关节囊切口向下沿髌骨内侧缘延伸到髌韧带内侧。

切口下半部分显露胫骨结节至胫骨平台前内侧缘，并尽可能多地切除内侧半月板。不要对内侧副韧带进行松解，UKA术后主要依赖交叉韧带和内侧副韧带来维持膝关节稳定及半月板衬垫的把持。

切除小部分髌下脂肪垫，然后将拉钩插入滑膜腔。此处髌下脂肪垫应尽量保留，以能清晰显露和判断前交叉韧带与外侧间室情况即可。检查若存在前交叉韧带功能不全或外侧间室全厚骨关节炎，则应改为TKA。

若前交叉韧带和外侧间室正常，则进行UKA。内髁内侧缘的骨赘需要清除，此外清除髁间窝内侧缘的骨赘利于精确胫骨垂直截骨，清

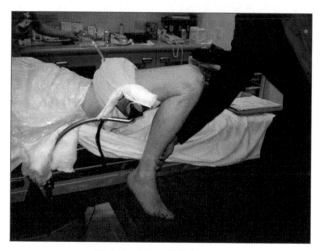

图 4-5　UKA 的体位摆放

除股骨平台内侧缘骨赘利于精确胫骨水平截骨（图4-6）。

3. 技术要点

（1）胫骨准备

1）胫骨截骨导向器的安装：将膝关节置于屈曲位，根据术前预估型号，插入股骨间隙测量器，测量器起始厚度为1mm。

取出所有拉钩，评估韧带张力，通常使用1mm厚的股骨间隙测量器可以获得合适的韧带张力。如果没有获得合适的韧带张力，换用2mm或3mm厚的间隙测量器，直到获得合适的韧带张力。检查测量器前方和患者患关节炎前大概的软骨面位置之间的关系，用以确定股骨组件的最佳型号。

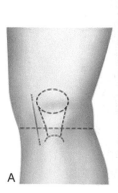
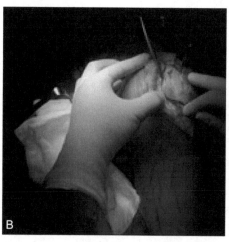
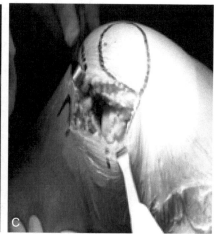

图 4-6　UKA 的手术入路

应该将正确的间隙测量器插入到膝关节内侧间室的中央。插入胫骨截骨导向器，并让导向器的长轴与胫骨长轴平行。导向器的踝关节部分应指向髂前上棘，并应使用标准的 0mm 胫骨垫片。胫骨截骨导向器自带 7° 后倾角（图 4-7）。

同时使用股骨间隙测量器、胫骨截骨导向器和 G 形夹后，即可准确定位截骨平面。选择 3 号或 4 号 G 形夹，并将其连接到股骨间隙测量器和胫骨截骨导向器内侧，以确保螺钉孔能够正常使用。

控制导向器上端，使其紧靠显露的胫骨。导向器设有一个凹槽，可以容纳皮肤和侧方的髌韧带。向下拉动控制杆，咬合凸轮，将三个部件锁定在一起。

在锁定 G 形夹并将股骨间隙测量器和胫骨截骨导向器固定在位后，用螺钉固定导向器。

用螺钉将胫骨截骨导向器固定在位后，松开 G 形夹并将其和股骨间隙测量器一起取下。

确认计划的截骨平面是否正确。胫骨锯应切过骨磨损底部下方 2mm 或 3mm 处，除非磨损非常深，在这种情况下应在骨磨损底部上方进行截骨（图 4-8）。

2）胫骨垂直截骨：使用摆锯和硬质窄锯片进行胫骨矢状面截骨。将锯片插入靠近股骨内侧髁外侧缘的髁间窝内，之前已切除此处骨赘。截骨面应在内侧胫骨棘顶点内侧，并且通过 ACL 止点的边缘。锯片朝向髂前上棘或屈曲平面。

利用股骨髓内杆定位：术中利用股骨头、髂前上棘定位困难，可先插入股骨髓内杆，截骨时方向与髓内杆保持外翻 7°。

截骨时尽量偏外（保护 ACL 止点），增加胫骨应力面，减少胫骨平台骨折发生。尾端（手持端）避免上翘，以避免胫骨平台后端皮质过度切割（胫骨后部皮质完整性至关重要，因为屈膝时半月板衬垫会被挤向后方，甚至会滑出平台后方，后方应力较大）（图 4-9）。

3）胫骨水平截骨：在水平截骨之前，插入 MCL 拉钩，确保拉钩位于锯片和 MCL 之间。

取下胫骨截骨导向器中的垫片，并插入带槽垫片。

使用带有适当标记的 12mm 宽摆锯锯片进行胫骨平台截骨。确保锯片沿 MCL 拉钩进行截骨，以完整截下内侧骨皮质。为了切除后方骨皮质，

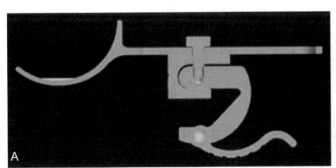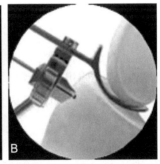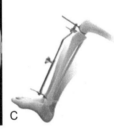

图 4-7　胫骨截骨导向器的安装（大体观）

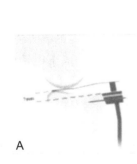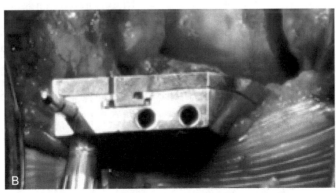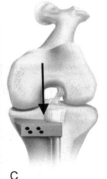

图 4-8　胫骨截骨导向器的安装（胫骨侧示意图与术中图片）

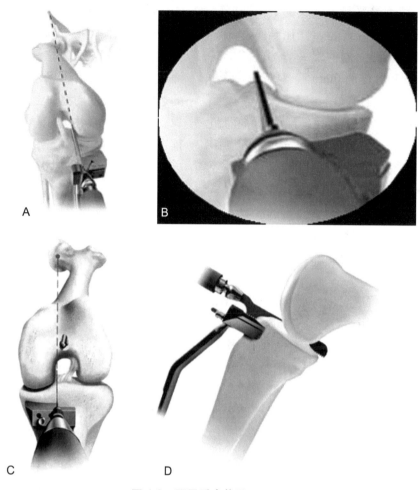

图 4-9　胫骨垂直截骨

应加深截骨深度直到锯片上的适当标记与前方骨皮质对齐。当胫骨平台松动后，使用宽骨凿将其翘起并取出，可能还需要使用手术刀切除后内侧附着的软组织。

注意：在进行水平截骨时可能需要使用带槽垫片。可以使用相应的带槽垫片替代标准垫片。带槽垫片可以在截骨过程中帮助维持 7° 的后倾角（图 4-10）。

（2）股骨准备

1）开髓点：股骨髓内定位杆开口于髁间窝前内角前方 1cm。开口后轻松插入定位杆，避免使用重物敲击打入，可以使用电刀标记内侧髁中线，初步确定股骨假体位置（图 4-11）。

2）安置股骨钻孔导向器：插入股骨钻孔导向器，用来调节髁厚度以确定屈膝间隙（紧贴胫骨垂直截骨面，帮助判断垫片是否受外侧壁的干扰）。

将髓内杆连接器直臂插入到髓内杆上，并将其弯臂插入到股骨钻孔导向器的左侧 / 外侧孔中，导向器的足顶住胫骨截骨面，定位准确后再开始钻孔，钻孔角度为 10° 屈曲、7° 外翻。

股骨钻孔导向器有两个对线要求：①股骨钻孔导向器必须位于股骨内侧髁中央。确保邻近 6mm 孔的最内侧和最外侧系柱到股骨内侧髁边缘的距离相等即可满足这个要求。如果定位线不在中央，调整导向器的位置。②必须紧靠股骨内侧髁放置股骨钻孔导向器。将 4mm 钻头穿过导向器上方孔。钻透股骨，并将其保留在位。确认导向器是否对线，确保导向器没有向内侧或外侧偏移。在导向器下方孔插入 6mm 钻头。取下电钻和股骨钻孔导向器（图 4-12）。

3）股骨截骨：将股骨后部截骨导向器插入到钻孔中，并击打固定。

插入拉钩，保护 MCL。使用 12mm 宽的矢状锯，切除股骨髁后关节面。向下压锯片使锯片稍

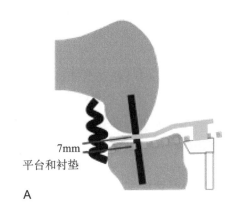

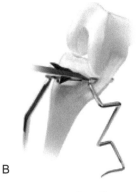

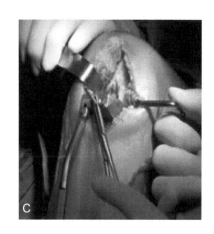

图 4-10　胫骨水平截骨

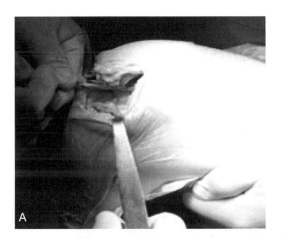

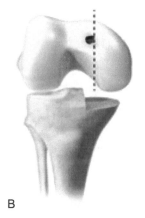

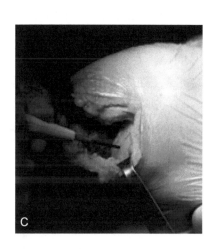

图 4-11　股骨开髓点的选择

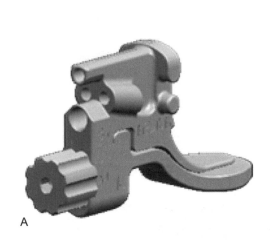

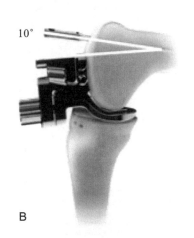

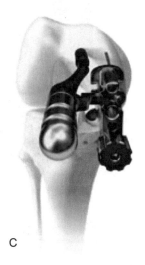

图 4-12　安装股骨钻孔导向器

折弯，以确保锯片紧靠后部截骨导向器下表面进行截骨。小心操作，避免损伤 MCL 和 ACL。

用击打锤取下导向器，确保平行于股骨钻孔导向器孔将其取下，避免损伤这些钻孔。取下骨块。

此时膝关节后方已获得良好显露，切除残余的内侧半月板。在 MCL 区域，应保留一小块半月板以避免胫骨组件损伤 MCL。必须完全切除半月板后角（图 4-13）。

4）股骨髁碾磨：屈膝位充分显露内侧髁，使用 0 号碾磨栓开始进行锉磨。主要锉磨的是前方和髁两边的骨，而中间几乎没有锉磨。使用 0 号柱锉磨后，股骨试样的假体关节面距离硬化骨下方还有一定距离。因此，屈曲 20° 的间隙比屈曲 90° 的间隙小，需要进一步锉磨（建议通过间隙平衡测算需要二次锉磨的碾磨栓大小）（图 4-14）。

5）平衡屈伸间隙（图 4-15）：下肢屈曲 100°，插入胫骨模板并使用单柱股骨组件试模，与股骨长轴成 45°，用股骨击打器将试模击打到位。

膝关节屈曲约 100°，使用测深器仔细测量屈膝间隙。在膝关节韧带保持正常张力的情况下，即可测量正确的厚度。在这些情况下，测深器很容易滑进滑出，但是不会倾斜。通过确认厚度增加 1mm 则太紧，减少 1mm 则太松，可确定合适的厚度。

取出测深器。必须在伸膝之前取出测深器，因为此时的伸膝间隙总是比屈膝间隙窄。如果没有取出，在伸膝过程中，测深器可能会划伤或划破韧带。

在膝关节屈曲 20° 时（非完全伸直），测量伸膝间隙。在完全伸膝位，后关节囊紧张，会导致测量值偏小。通常伸膝间隙小于 4mm，如果无法插入最小号的测深器，则认为伸膝间隙为 0mm（图 4-16）。

屈伸间隙平衡公式如下：

屈膝间隙（mm）－伸膝间隙（mm）＝股骨髁继续碾磨截骨的厚度（mm）＝使用的碾磨限位杆型号

根据间隙测量结果选择合适的碾磨栓，避免砸入（在碾磨栓底部会出现一圈骨质）。利用髓内定位杆，上面观碾磨栓与髓内定位杆成 7°，可减少碾磨内翻或外翻失误。

在每次碾磨后，必须切除股骨髁后角的残留骨质。如果碾磨器限位杆凸缘下的圆形骨片厚度大于 1mm，应使用环形截骨器将其切除。碾磨器

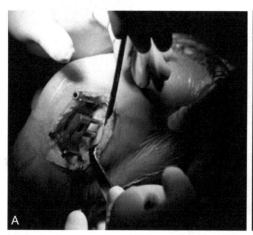
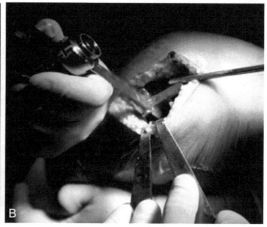

图 4-13　**股骨截骨**

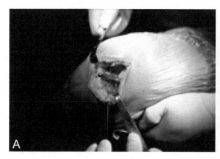
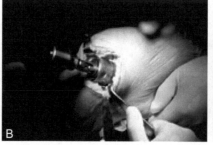
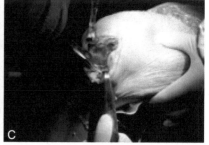

图 4-14　**股骨髁研磨**

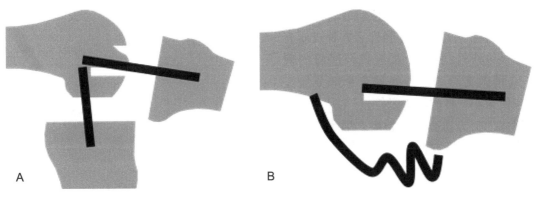

图 4-15 平衡屈伸间隙

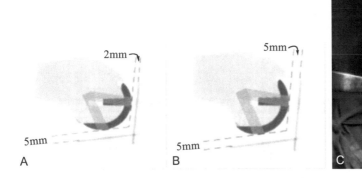

图 4-16 屈伸间隙的测量

限位杆不会失去参照作用，因为碾磨器限位杆尖端仍可以作为钻孔底部的参照物。

6）确认屈伸间隙平衡：插入胫骨模板和单柱股骨组件试模后，重新测量屈膝间隙和伸膝间隙（屈膝 20°）。一般情况下，两者相等。

如果屈膝 20° 的伸膝间隙还是小于屈膝间隙，应该继续进行碾磨截骨。可以使用连续型号的碾磨器限位杆，每次进行 1mm 厚度的截骨。

一般情况下，使用 3 号、4 号或 5 号碾磨器

限位杆可以使膝关节屈伸间隙获得平衡。

7）前方防撞击 / 截骨面粗糙化处理：修整股骨髁的前后方，以减少膝关节完全伸直和完全屈曲时骨与衬垫撞击的危险。

重视截骨面粗糙化处理，在截骨面存在局灶硬化的情况下尤为重要。这是良好骨水泥固定的基础（图 4-17）。

（3）胫骨假体模板大小的选择和最后准备：插入合适型号的胫骨模板。为了确保选择合适的

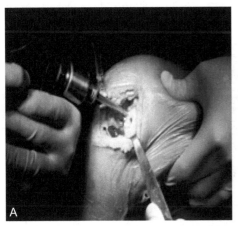

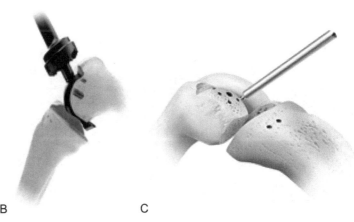

图 4-17 前方防撞击 / 截骨面粗糙化处理

型号，放置胫骨模板时模板后缘应与胫骨后方骨皮质对齐。将通用截骨钩穿过胫骨后方骨皮质有助于完成此步操作。胫骨模板应该与胫骨内侧皮质对齐或稍微突悬一点。如果突悬部分超过2mm，则应使用小一号的胫骨组件。

胫骨假体的后方覆盖更为重要。因为屈膝时半月板衬垫会被挤向后方，甚至会滑出平台后方。

侧方用力将胫骨平台靠在矢状截骨面上，并用螺钉固定。在截骨过程中应握住螺钉以防止移位。将骨锯插入垂直槽前方并进行截骨，直到截骨深度超过锯刀宽度。在向后推进锯刀的过程中上下摆动锯刀。握住螺钉，感觉锯刀撞击截骨槽前后方时，可确认截骨完成。在完成截骨后，取下胫骨模板。

取下胫骨模板后，使用胫骨凿挖出一个合适深度的骨槽，注意不要破坏胫骨前后方骨皮质。

制备骨槽最安全的方法就是使用胫骨钩触及胫骨后方皮质，然后在清除骨槽之前将其前移5mm（图4-18）。

（4）试模测试：去除所有拉钩，放置假体试模及半月板试模，观察屈曲90°及屈曲20°时半月板试模松紧（不能完全伸直）。观察屈曲过程中半月板模块有无撞击、脱出及滑动。伸膝时后方关节囊紧张、前方关节囊松弛，半月板衬垫挤向前方，甚至有部分悬出内侧；屈膝时，后关节囊松弛、前关节囊紧张，半月板衬垫被挤向后方（图4-19）。

（5）假体安装（图4-20）与骨水泥固定：使用两份单独混合的骨水泥固定假体。

安置胫骨假体时，先压后部、再压前部，保证水泥自前方挤出。仔细清理股骨及胫骨假体周

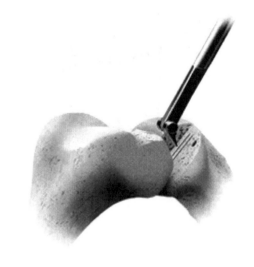

图 4-18　制备胫骨骨槽

缘挤出的骨水泥。等待骨水泥固定时，保持屈膝45°位。切勿完全伸直或屈曲膝关节，否则会使假体晃动并导致假体松动。

骨水泥固化后，再次核对半月板型号是否合适，然后将合适的半月板衬垫植入关节。最后检查关节活动度，应保证半月板衬垫无撞击或不稳现象。常规方法闭合切口，放置引流。

二、固定平台

1. 体位　患者取仰卧位，下肢置于支架上，髋关节屈曲45°，小腿悬垂。保证膝关节弯曲至少要能够达到120°以上。胫骨远端和踝关节之间的间隙不应太密，以便确定踝关节的中心。

2. 入路　膝关节屈曲90°，做一个内侧正中皮肤切口，是由髌骨上方6cm处到中间胫骨结节和关节线点连线延伸。沿髌骨肌腱侧在内侧髌旁关节囊做个切口，这可以防止在手术时肌腱被摆

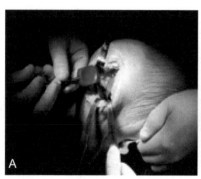
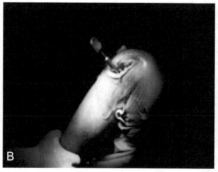
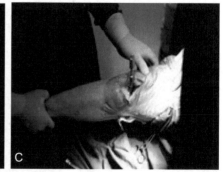

图 4-19　安装试模测试

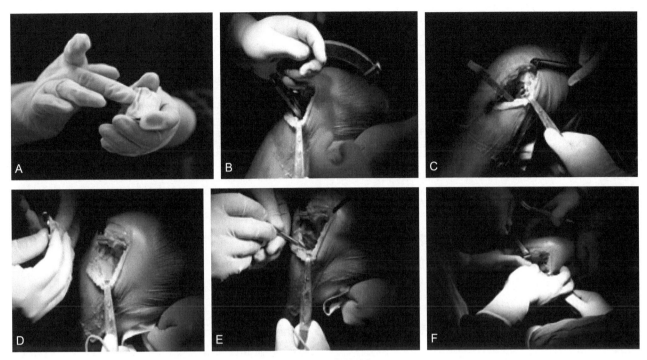

图 4-20 **假体安装**

锯所伤。

打开关节腔，切除部分髌下脂肪垫，以方便显露股骨髁、ACL、对侧间室胫骨平台。对内侧半月板进行切除但不要碰到内侧副韧带，为了保护侧副韧带，进行安全截骨，可在内侧或外侧放置一个薄的弧形 Hohmann 拉钩进行保护。

进行截骨之前，将膝屈曲至 60°，用一弯钩评估 ACL，观察对侧胫股关节间室和髌股关节间室。去除股骨髁内侧骨赘，恢复内侧副韧带和关节囊的相对长度，被动矫正畸形。小心去除髌间窝的骨赘，防止后期与 ACL 撞击。这一步对保护 ACL 非常重要。

最后，进行复位，腿部完全伸直，在股骨髁上标记出水平线，代表股骨假体的上缘。如果股骨髁假体超过这个标志，会增加髌骨冲击的风险。

3. 技术要点

（1）组装胫骨髓外定位装置：用皮带或抱踝器（弹簧固定）来固定踝关节，然后装配到脚固定架进行定位。通过安装固定螺钉并将磁性校准器推至前后方向用以对准导向装置，以实现其平行于胫骨解剖轴。

使用手术侧对应的胫骨截骨组合装置，将探针和胫骨截骨模块组装在一起，此外，5mm 的探针（可选 7mm）是插入在探针基座和胫骨导向基座内后，将磁性校准器穿过胫骨截骨组合装置。此处设置高度为"原始值 0"，以便进行后续的精细调整。

显露出来的胫骨平台前缘对准已经预装好的胫骨截骨组合装置一并插入到磁性校准器的插槽中，然后锁紧固定螺母。此处应确保磁性校准器平行于胫骨前缘（以实现预设的后倾角度），也对准胫骨的机械轴（平台中点至踝关节中点的连线）。

（2）胫骨截骨：用 5mm 探针对准胫骨平台上关节软骨缺损的前缘 / 边缘，以确定截骨厚度，这步必须保证良好的视野（如果需要，用拉钩充分打开关节）。可以精确地建立和测量所需的切除厚度，以及内翻 / 外翻的调整和后倾角设定。此外，还应特别注意准确确定截骨水平，内侧副韧带深层最深的部分可作为一个良好的解剖标志，探针尖端应在此水平。截骨不足，导致过度矫形；截骨平面太低，会导致胫骨平台骨折。

带有标记的部位清除干净，并做一些精细的调整后，进行精确的胫骨平台截骨。最后检查胫骨平台截骨的截骨量；固定胫骨截骨模块和截骨导向板，然后用固定钉固定。摆锯插进截骨导向板的垂直槽时，应与内侧髁间嵴的外缘边界线对齐。并且应该在前后位置做个切口，矢状锯通过切割槽时必须小心，以确保不会伤害到内侧副韧带浅层，并使用拉钩保护。

卸下胫骨截骨模块和截骨导向板，然后取出胫骨截骨组合装置。如果看到很明显的关节间隙过小，可再次使用胫骨截骨模块进行简单的重新定位和设定高度，纠正后，可再次进行截骨操作。

(3) 股骨侧的准备：应用恰当的截骨模块对股骨后髁及斜面进行截骨，确定股骨假体大小型号，最好同时满足股骨假体中心位于股骨髁解剖中心和假体长轴垂直于胫骨平台截骨面两个条件。

确定好股骨假体的合适型号以便使用相应的钻头。根据之前在股骨髁上的标记来选择股骨髁钻头并使用固定钉来进行固定。

出固定孔，根据股骨髁大小调整钻入深度及位置。

标记钻头的边界，拆下导向钻，然后开始清理里面的边缘软骨以便进行后续的股骨髁植入（利用适当的仪器如刮匙、锐骨匙）。

与股骨髁钻头相对应的是股骨髁假体，事先使用一个凿子或摆锯来制备在两个固定孔之间的槽，以确保能够适应股骨髁假体。

尝试将钳子插入间隙并装到股骨髁远端来确保有足够的截骨空间及平衡。

如果关节间隙太窄可以通过微调胫骨侧的截骨量来修正。

如果测试结果满意，取出固定钉，卸下胫骨的截骨模块，并解开固定器。

(4) 胫骨准备：胫骨平台成形模块放置并固定在胫骨上，以确定大小和位置。选择相应大小的工具，通过在模块上的孔进行截骨。通过前后方倾斜的引动使骨组织移位和压缩。

胫骨托大小的选择，一方面要尽可能最大化覆盖胫骨截骨面，另一方面又不能过度悬出，因为过度悬出可能会引起疼痛。

对胫骨的最后一步准备是，使用器械在软骨下骨压出一个骨槽。小切口时，要小心放置胫骨平台后缘，在前后方向上准确放置胫骨平台非常重要。

(5) 试模试验：如果在之前的试验中，已经移除了胫骨试模，现在必须再重新放置。

在选择治疗类型的基础上，根据全聚乙烯或金属胫骨平台来选择胫骨试模，常规使用较为小一点的型号。为此，膝关节屈曲至少要有90°。

通过全方位的动作来检查膝关节稳定性；选择胫骨平台的高度，使韧带恢复自然张力；随着膝关节外翻负荷增加，应该有可能增加内侧关节间隙 1～2mm。

测量屈伸间隙。引起撞击的常见原因有残留骨嵴，胫骨或股骨假体位置不良或胫骨截骨倾斜。当检查完上述情况，在完全伸直时留有保护性的2mm 松弛间隙非常重要，以防过度矫形。过度矫形可引起未置换间室的退变。

(6) 植入假体与骨水泥固定：使用小钻头在平台上钻出几个孔以提高与骨水泥的渗透率。一旦假体固定，将膝关节近乎伸直可以帮助去除后方残留骨水泥。当骨水泥固化时，要将膝关节保持于屈曲20°位，而不是完全伸直位，以避免在这一步时胫骨平台后方翘起。

胫骨平台假体：将骨水泥应用于所制备的骨表面和植入物的底部，胫骨平台假体插入后，向下推，最后向前推。

股骨假体：骨水泥被应用于股骨髁假体的背面。此外，两钻固定钉孔也填充骨水泥。股骨髁假体用抓钳定位，并进行将要插入孔的制备，最后使用股骨髁击打器将假体击入。

在关闭切口前，要检查髌骨轨迹，在手术时不翻转髌骨对维持髌骨轨迹十分有利。放开止血带前，充分止血。通常放置关节内引流并留置36h。

（杨　佩　田　润）

第5章

人工膝关节表面置换术

第一节　保留后交叉韧带的全膝关节表面置换术

保留后交叉韧带假体，以下简称 CR 假体，由于其功能的优越性，近年来使用数量呈上升趋势。与后稳定型假体（posterior stabilization，PS）相比，CR 假体手术操作有其特殊性，因此手术者应学习并掌握进行该手术的经验。

符合人工膝关节置换手术指征，但又满足下列条件者，更适合行 CR 假体置换术。

1. 后交叉韧带（posterior cruciate ligament，PCL）完整。

2. 年纪相对较轻，对于术后本体感觉和运动功能要求较高。

3. 体重指数（body mass index，BMI）小于 30。

一、手术体位和消毒铺巾

患者常规取仰卧位，麻醉可以采用全身麻醉或硬膜外麻醉。当使用止血带时，为了减少对术中膝关节及髌骨的运动轨迹评估的影响，应尽量将止血带靠近大腿近段绑扎固定。消毒范围包括从止血带向下包括足部在内的整个下肢。足部可以在消毒以后建议用一只无菌手套套上，或者用透明手术贴膜包上，以利于手术时能够清楚辨认踝关节解剖标志（图 5-1）。由于患者的呼吸气流会因麻醉师的移动将其带到手术区，增加手术感染的概率，因此铺巾时应该将麻醉区完全隔离（图 5-2）。

CR 假体手术的术中测试极为重要，需要通过

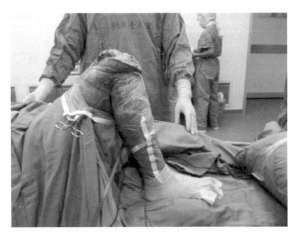

图 5-1　**体位**　手术中屈膝时患肢的足部得到支撑而便于操作（消毒铺单前卷一直径约 10cm 布卷置于床面）；足部套无菌手套，以便术中清晰辨认踝部解剖标志

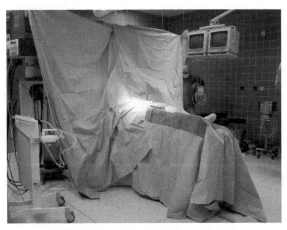

图 5-2　**消毒铺单隔离标准用搭布帘的方式将麻醉与手术区分隔开**

术中较大范围的屈伸活动来检测手术效果，因此应避免一切术中影响膝关节屈伸活动的外部因素。手术无菌贴膜的粘贴方法应该是最大屈膝时粘贴膝关节前方，最大伸膝时粘贴关节的后方(图5-3)。这样不仅能够避免术前标定的手术切口被移位，同时也能够避免安装试模或假体时由于后方贴膜的紧张导致的假性伸膝障碍。

二、手术操作

（一）CR假体手术原则

保留后交叉韧带的全膝关节置换手术要求术后的关节线要保持在原位，因此坚持等量截骨原则极为重要。对于CR假体手术，在要求不影响关节线的前提下，精确平衡屈伸间隙，以维持后交叉韧带的正常张力和功能。

根据我们多年研究和积累的经验，认为CR假体手术应坚持以下原则：

1. 膝关节内侧绝不能松弛，即内侧宁紧勿松的原则。

2. 伸膝张力绝不能松弛，即不要轻易松解内侧副韧带。

3. 等量截骨原则，即维持关节线在原位。

4. 维持膝关节屈曲时PCL正常张力很重要。一旦选定假体型号并依次进行了截骨，就不能再改用小号的股骨假体。减小股骨假体型号将减小股骨后髁偏心距，从而使得术后的PCL松弛。

在膝关节置换过程中，只要遵循严格对线、充分平衡软组织、恢复关节稳定等原则，截骨顺序并不十分重要，可根据术者的习惯及关节置换所用截骨器械的要求而随机采用。相比较而言，先截胫骨比先截股骨有优势，因为其可以通过胫骨截骨以后的状况来考量股骨截骨，还能为股骨截骨提供更大的空间，使得手术操作更方便些。根据我们的经验，为了获得更大的处理与保留PCL的空间，建议最好先进行胫骨平台截骨。

（二）CR假体手术入路

在全膝关节置换手术时，目前最为常用的手术入路是膝关节正前方入路（即Insall切口，图5-4）。我们将其略做改良，变成下端稍微偏向内侧的正中切口：从膝前正中髌上5cm处向下至胫骨结节内侧（图5-5），这个切口将有效地保护髌韧带。在膝关节屈曲位纵行切开皮肤、皮下组织，伸膝装置显露后，取膝前髌旁内侧入路，沿髌韧带和髌骨内进入切开关节囊（图5-6）。具体操作方法：沿髌上股四头肌腱与股内侧肌交界处的腱性组织切开，向远经髌骨内缘至髌韧带内侧及胫骨结节内侧切开。髌旁保留3mm的腱性组织，以便缝合。切开髌下脂肪垫，尽量保留髌韧带下的脂肪垫，如果有严重的髌后滑膜病变，可以切除髌后滑膜部分（图5-7），保留髌下脂肪垫（图5-8）。尽量不要进行胫骨内侧剥离松解，剥离范围仅限于胫骨前内侧关节面下5～10mm，够截骨厚度即可（图5-8）。切断内外侧半月板前角并沿其边缘切除前半部分，切断前交叉韧带胫骨附着点

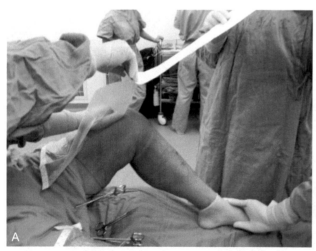
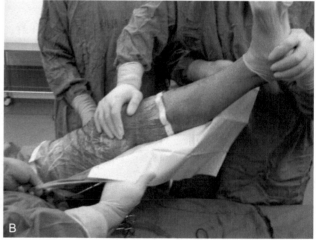

图5-3　避免影响术中测试膝关节活动的贴膜方法　A.最大屈膝时粘贴关节前方的贴膜；B.最大伸膝时粘贴关节后方的贴膜

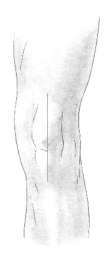

图 5-4 膝关节前方正中切口（Insall 切口）

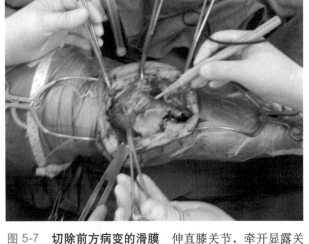

图 5-7 切除前方病变的滑膜 伸直膝关节，牵开显露关节腔，检查、切除滑膜；清除股骨滑车前侧上方组织

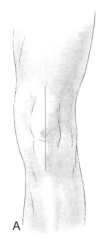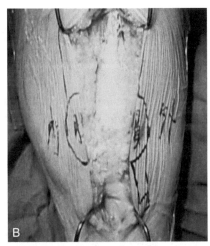

图 5-5 切口入路 于膝前正中髌上 3～5cm 处向下至胫骨结节内侧

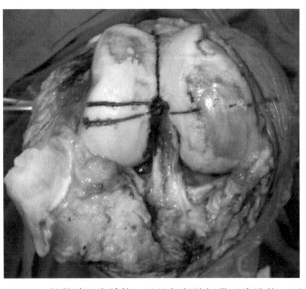

图 5-8 保留髌下脂肪垫 尽量保留髌韧带下脂肪垫；不要松解胫骨内侧（够截骨的厚度即可）

（图 5-9）。屈膝，按照前参考测量选择股骨假体型号（图 5-10），注意选择股骨假体采用"宁大勿小"原则（防止 PCL 松弛）。通常是根据股骨假体型号再选择相应的胫骨假体型号。

（三）股骨截骨

股骨截骨采用髓内定位方法，国人股骨外翻截骨建议选择 6° 外翻，安装股骨远端截骨导板（图 5-11）。按照等量截骨原则进行股骨远端截骨，即截骨厚度等于股骨假体远端厚度（图 5-12）。

股骨远端需要进行适当的外旋截骨。注意，国人正常股骨髁的外旋角度一般在 5° 以上，因

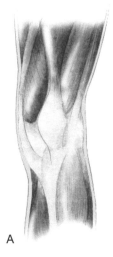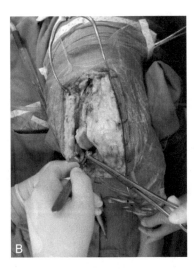

图 5-6 沿髌韧带和髌骨内侧进入。伸膝装置显露后，在膝前髌旁内侧入路切开关节囊 A.示意图；B.实际操作图

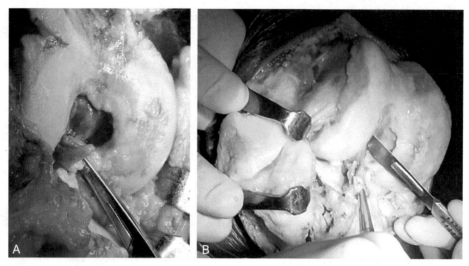

图 5-9 **前方处理** A. 切断半月板前角并沿其边缘切除前半部分；B. 在胫骨附着点处切断前交叉韧带

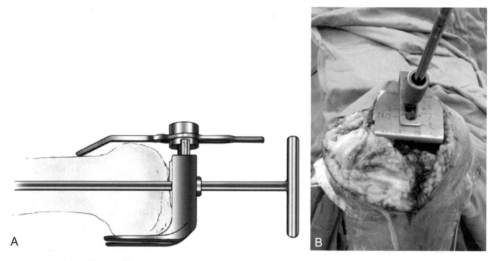

图 5-10 **测量股骨假体型号** 安装股骨型号测量器，探针尖端位于股骨前方外侧皮质最高点

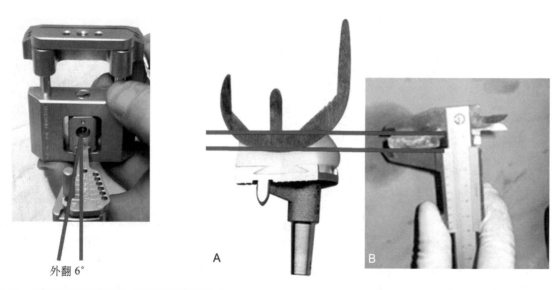

图 5-11 **股骨远端外翻截骨（通常取外翻 6°）** 图 5-12 **股骨远端等量截骨厚度＝股骨假体远端厚度**

此常规依照股骨后髁连线外旋3°截骨的方法不适合中国人。建议按照固定的骨骼标志进行相应的截骨，可以股骨髁"外科通髁线"(surgical epicondylar axis)（图5-13）为参考标志。截骨前还可以用肉眼比较：股骨内侧后髁截骨量应大于股骨外侧后髁截骨量（内后髁截骨：外后髁截骨＝2：1），正确截骨后应见到股骨前髁截骨面呈一个锐角朝向内侧的三角形（图5-14），即所谓的"大钢琴征"。

（四）后交叉韧带的处理

屈膝位抬起股骨髁，清理股骨髁后方的骨赘与瘢痕（图5-15）。切除前交叉韧带，去除股骨髁

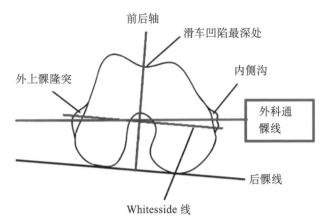

图 5-13　股骨髁旋转截骨以"外科通髁轴线"为标志确定外旋

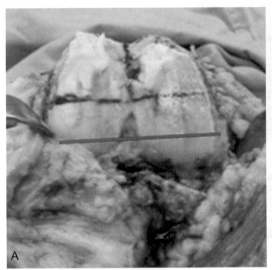
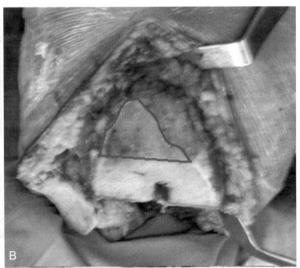

图 5-14　**正确的股骨髁外旋截骨**　A.股骨内侧后髁截骨量必须大于外侧后髁截骨量；B.截骨后股骨髁前方呈锐角朝内的三角形

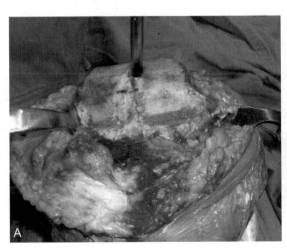
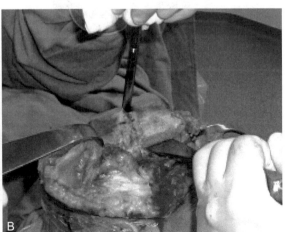

图 5-15　处理股骨髁后方骨赘即所谓的第六刀截骨

间窝的骨赘与瘢痕。必要时，轻轻拉开后交叉韧带，去除其后方的瘢痕与骨赘，尽量保留后交叉韧带的外膜（图 5-16）。

（五）胫骨截骨

胫骨近端的截骨建议采用髓外定位系统。同股骨远端截骨一样，在冠状位上，理想的胫骨平台截骨平面应垂直于胫骨机械轴。在冠状位上通过胫骨平台中心与踝关节中心形成胫骨机械轴线，胫骨平台垂直于该机械轴线进行截骨（图 5-17）。胫骨平台的中点参照髌韧带内 1/3 处；踝关节真正中心是距骨上关节面的中点，体表的位置即在内外踝尖中心偏内侧 5 ～ 10mm 处。

有关胫骨截骨的后倾角度大小存在一些争议。虽然很多文献报道，正常的胫骨平台骨性结构存在 5°～ 10° 后倾，由于假体的聚乙烯垫片一般都带有 3° 后倾角度，因此很多做 PS 假体的术者建议后倾 3° 截骨。然而笔者认为，即便不考虑人种差异，使用 CR 假体也需要一个相对大一些的后倾角。因为增大的胫骨平台后倾会有效防止由于缺少前交叉韧带导致的膝关节反常前移（Seesaw 现象）。因此，建议胫骨平台进行 5°～ 8° 的后倾截骨（图 5-18）。

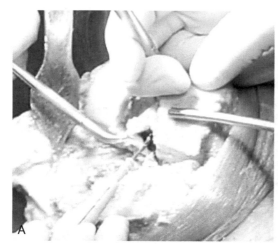 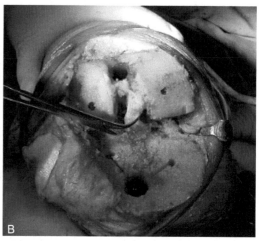

图 5-16　处理后交叉韧带去除股骨髁间窝的骨赘与瘢痕，切除前交叉韧带。在屈膝位抬起股骨髁，轻轻拉开后交叉韧带，清理其后方的瘢痕与骨赘，尽量保留后交叉韧带的外膜

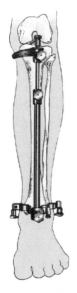 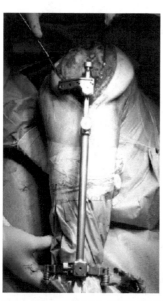 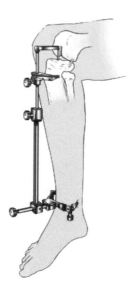 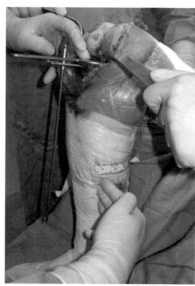

图 5-17　胫骨机械轴线与截骨线的确立踝部以距骨上方关节面中点为参照，上方以胫骨结节中内 1/3 为参照

图 5-18　胫骨平台后倾截骨时建议后倾 5°～ 8°

根据等量截骨原则，胫骨平台截骨厚度应该等同于预期安装垫片的厚度。胫骨平台截骨的参照点是在正常胫骨外侧平台中点（图5-19）。建议参照胫骨外侧平台中点，向下进行10～12mm厚度的截骨（要考虑到锯片及其摆动的厚度），之后安装同样厚度的聚乙烯垫片。研究表明，当截骨厚度超过15mm时，将会损伤PCL在胫骨平台后方的止点。因此，当平台截骨时为了保护PCL的完整，可在PCL胫骨止点的前方钉入一枚骨圆针，以阻挡对PCL止点的损伤（图5-20）。在截骨过程中要密切注意摆锯进入的深度，同时控制摆锯的切割方向及速度，用板状拉钩保护，注意不要损伤髌腱、内侧副韧带及后侧关节囊等组织（图5-21）。

（六）关于髌骨

髌骨置换与否一直存在着争议。由于CR假体没有髁间的中柱-横杆机制（cam-post），对股骨-胫骨关节的限制性小，使得髌股关节有一定的顺应性，因此可以常规不进行髌骨置换。如果术中见髌骨边缘增生明显，表面变形、磨损严重时，可以仅清除边缘骨赘、修整髌骨表面，做髌骨成形术，使之成为Ⅰ～Ⅱ型，最好是Ⅰ型髌骨（图5-22）。到目前为止，我们通过长期的临床随访，结果满意，几乎所有的患者都没有明确抱怨术后髌前疼痛，也未发现术后其他髌股关节症状。

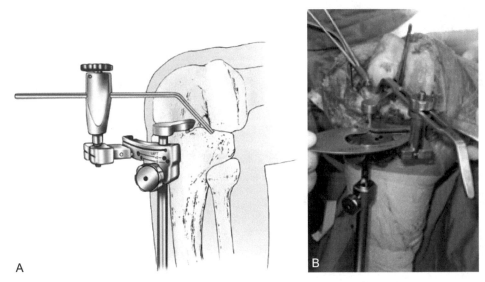

图 5-19 胫骨截骨厚度参照外侧平台中点

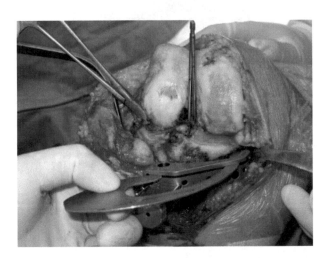

图 5-20 平台截骨时保护 PCL 的方法，可以用一枚骨圆针阻挡伤及 PCL 止点

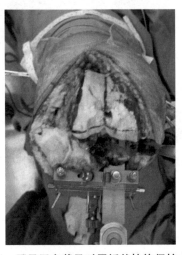

图 5-21 胫骨平台截骨时用板状拉钩保护内侧副韧带

（七）假体测试

截骨和关节间隙调整好之后，应该进行力线测试，通常的方法是用间隙测量块连接力线杆来测试。但是 CR 假体还应该同时检查股骨假体和聚乙烯衬垫的形合度，因此最好安装假体试模来测试。安装试模后，用电刀线或髓外定位杆检查力线是否正确。同时通过观察试模之间的形合度，来确定截骨间隙与软组织平衡是否合适（图 5-23）。

采用"无拇指试验"测试髌骨轨迹。具体方法是在被动屈伸膝关节过程中，术者无须用拇指按压髌骨，髌骨能在股骨滑车槽内顺畅移动，内侧缘始终与股骨滑车保持接触而无外翻（图 5-24）。同时还要观察膝关节屈伸过程中的假体形合度。

假体安装完毕后，应保证股骨假体 - 聚乙烯垫片 - 胫骨假体在同一个轴线上（图 5-25）。

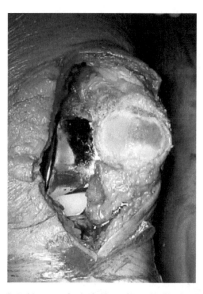

图 5-22　髌骨处理：清除边缘骨赘、修整髌骨表面，做髌骨成形术

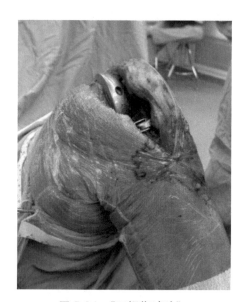

图 5-24　"无拇指试验"

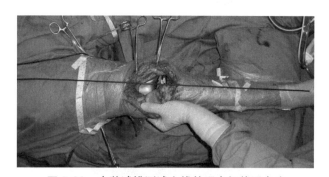

图 5-23　安装试模测试力线并观察假体形合度

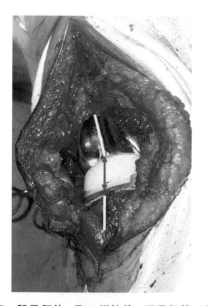

图 5-25　股骨假体 - 聚乙烯垫片 - 胫骨假体三位一轴

（曲铁兵）

第二节 不保留后交叉韧带的全膝关节表面置换术

近40年来,现代膝关节表面置换术从手术技术、假体设计、制作工艺等方面均有明显的改善和提高,已经成为解决终末期膝关节疾病的金标准。术后患者膝关节疼痛可明显缓解,下肢力线可得到纠正,生活质量大幅提高。然而,部分临床问题仍旧存在一定的争议,其中之一就是保留与不保留后交叉韧带假体的选择问题。不保留后交叉韧带假体(PS假体)在术中需要完全切断前后交叉韧带,利用假体的中柱-横杆机制来替代交叉韧带,起到稳定膝关节、提供胫骨后滚的作用。PS假体在手术操作方面较保留后交叉韧带假体(CR假体)更为简单,适合初学者入门,在国内使用的范围更广。以下就PS假体的全膝关节表面置换手术相关问题做一介绍。

一、适 应 证

理论上PS假体较CR假体的适应证更加广泛。终末期膝关节疾病的患者几乎都可以使用PS假体进行表面置换,如我国发病率排名第一的骨关节炎,以及类风湿关节炎、痛风性关节炎和创伤性关节炎等。终末期膝关节疾病主要涉及膝关节三间室。如仅累计单一间室可考虑单髁置换或髌骨置换。

二、禁 忌 证

禁忌证主要包括全身禁忌证和局部禁忌证。全身禁忌证主要指:患者身体状况不能耐受手术,如合并严重并存疾病,包括冠心病、呼吸衰竭等严重内科疾病;高血压和糖尿病患者,如近期血压和血糖控制不佳,也不建议行择期关节置换手术。局部禁忌证:主要涉及患侧膝关节,包括活动性膝关节感染(红细胞沉降率、C反应蛋白明显升高,慢性骨髓炎急性发作),下肢血管病变(新发深静脉血栓、严重脉管炎),严重的神经系统病变(帕金森病等)。膝关节稳定性丧失(如侧副韧带完全断裂无法修复)的患者也不适宜用PS假体。

三、术前准备

术前除需要拍摄患侧的膝关节正侧位X线片外还需要拍摄双下肢全长片,以便术中更好地确定股骨外翻角和下肢力线(图5-26)。术前仔细检查患侧膝关节的情况,包括关节红肿情况,局部皮肤破溃情况,膝关节内外侧副韧带完整性和张力等情况。

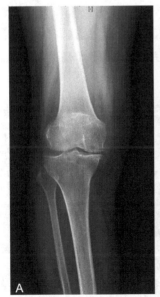
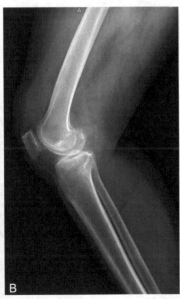
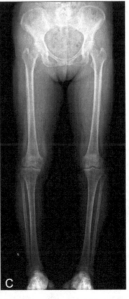

图 5-26 术前除拍摄膝关节正侧位X线片以外,还需要拍摄双侧下肢全长片,有利于明确下肢有无畸形,同时可测量股骨外翻角度 A.膝关节正位片;B.膝关节侧位片;C.双下肢全长片

除常规术前检查外，笔者所在单位术前对于并存疾病的评估还包括心肌核素显像检查，此检查对心肌缺血的评估简单有效，对于有心肌缺血、冠状动脉狭窄的患者可以采用；血气分析可计算患者的氧分压和氧合血红蛋白浓度，有利于评估患者的氧合指数和氧储备情况，比肺功能检查更加有效；颈动脉狭窄是脑血管意外的危险因素，术前可行颈动脉彩超检查。

四、手术技术

（一）手术准备

患者取仰卧位，将踏脚板置于踝关节下方，可在伸直位起到支撑作用（图5-27）。气压式止血带置于大腿根部，术中根据操作要求决定是否充气。消毒前予以乙醇脱脂，同时予以洗手液消毒切口周围皮肤。术前予以股神经或隐神经阻滞，可降低术后早期疼痛（图5-28）。

消毒前可以画线笔画出胫骨结节、髌骨和股四头肌轮廓，同时画出手术切口，并予以交叉线标记皮肤，有利于缝合时对合切口。

（二）手术入路和显露

采用常规的膝前正中切口和内侧髌旁入路。切开皮肤后应在深筋膜深层游离皮瓣。皮瓣向内侧游离至股四头肌肌腱和髌骨内侧支持带水平即可，形成尽可能小的皮瓣（图5-29）。内侧髌旁入路切关节囊时，髌骨缘和胫骨结节内侧应留有部分软组织，以便后期缝合关节囊（图5-30）。内侧髌旁入路时尽量避免使用电刀切开，以免影响愈合。切开后可清理关节囊内多余骨赘和增生滑膜，同时切断髌骨系带，即可屈膝位将髌骨外翻，显

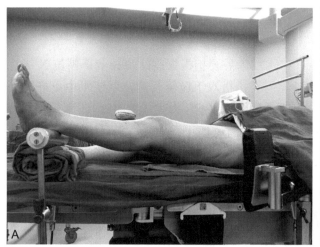
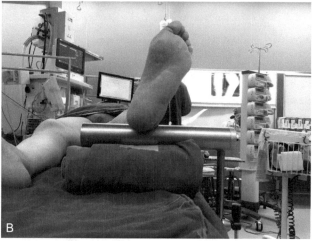

图5-27　术前将脚踏板置于踝关节下方，可在伸直位起到支撑作用，便于判断术中膝关节是否完全伸直　A.侧面观；B.正面观

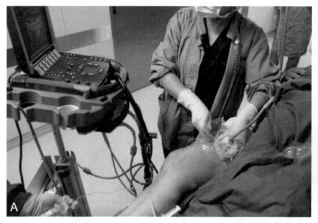
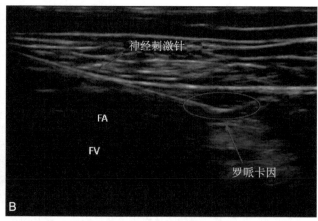

图5-28　膝关节置换术前，超声引导下行收肌管隐神经阻滞　A.手术前，患者麻醉后在超声引导下行收肌管神经阻滞；B.超声示意图，清楚地显示收肌管位置、进针位置和方向、药物的浸润范围等

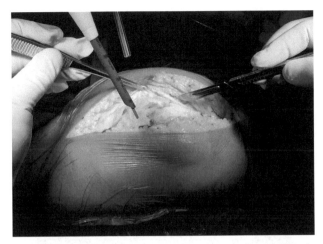

图 5-29　切开皮肤及皮下组织后，沿深筋膜深层游离内侧皮瓣，显露内侧髌旁组织，利于切开。同时注意保留皮瓣血供

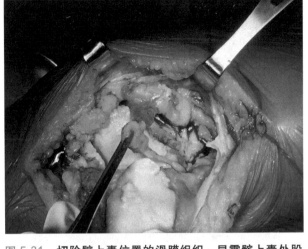

图 5-31　切除髌上囊位置的滑膜组织，显露髌上囊处股骨皮质，有利于后期判断截骨量，避免 Notch 现象产生

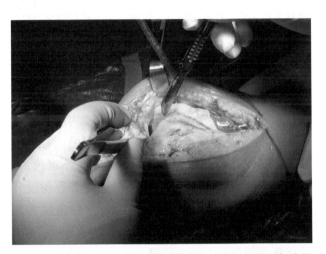

图 5-30　内侧髌旁入路切开关节囊，切开时需要在髌骨内侧边缘和胫骨结节内侧保留适当软组织，便于后期缝合。避免用电刀直接切开关节囊，以免造成术后切口不愈合

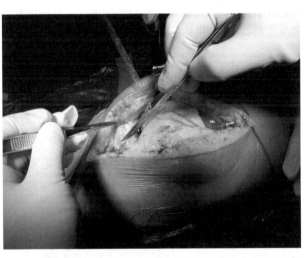

图 5-32　沿胫骨平台内侧剥离，适当松解内侧，根据膝关节内侧软组织松紧程度决定剥离范围，同时需要保证剥离软组织的完整性，便于缝合时彻底闭合切口。应尽量少用电刀剥离，避免术后软组织套和骨组织直接愈合延迟

露关节面。

膝关节显露后，切除股骨髁上方的滑膜，显露股骨干下份前方骨皮质，这对于避免 Notch 现象的产生十分重要（图 5-31）。

骨膜剥离器沿胫骨内侧进行松解，将胫骨平台内侧骨膜掀起，并用拉钩保护，可有效避免后续截骨时伤及内侧副韧带（图 5-32）。如患者术前没有内翻畸形，剥离范围至前 1/3；如合并内翻畸形，可剥离至胫骨平台后方。膝内翻可适当增加松解范围，膝外翻时膝关节内侧张力降低，松解范围不应过大。可切除部分髌下脂肪垫，予以 Hoffman 拉钩插入胫骨皮质外侧，保护外侧副

韧带。

使用 PS 假体可用电刀完全切断前后交叉韧带，此有利于后期膝关节脱位。部分骨赘增生较多的患者，股骨髁间窝被骨赘封闭，可先用骨刀将骨赘清除后再用电刀切除交叉韧带（图 5-33）。

（三）截骨

截骨的顺序按照主刀医师的不同习惯，可以先做胫骨截骨，不但有利于为股骨截骨提供参考，还有利于判断截骨间隙的厚度。但部分关节疾病严重的患者，先做胫骨截骨时无法满意脱位，这部分患者可先行股骨截骨。

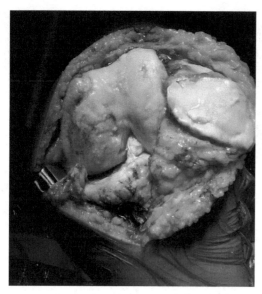

图 5-33 显露关节面,显露前后交叉韧带。使用 PS 假体,可直接切断前后交叉韧带,便于显露和脱位。部分患者骨赘增生明显,可先用骨刀清除髁间窝的骨赘

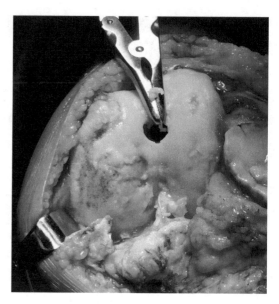

图 5-34 股骨截骨一般采用髓内定位,需要在髁间窝钻孔植入髓内杆。髁间窝钻孔的位置一般选择后交叉韧带起点前 7 ~ 10mm,于髁间沟中线或稍偏外侧

股骨截骨时首先于股骨髁间窝处钻孔,打开髓腔。钻孔的入点一般选择在后交叉韧带起点前 7 ~ 10mm 的股骨髁间沟中线上,可稍偏外侧(图 5-34)。但该入点可随着股骨髁的发育而适当偏内或偏外(图 5-35)。开孔时可将电钻左右摆动,适当扩大开孔直径,避免髓内杆插入时产生阻挡。但需要保持电钻方向的正确,避免撞击皮质。

开孔后将股骨髓内杆缓慢、无阻碍地插入髓腔中央,直至峡部,从而利用髓内杆确定股骨的解剖轴线。切忌快速插入,避免髓腔内压力过高而增加脂肪栓塞风险。同时需要注意髓内杆在髓腔内不能变形和折弯,否则可造成定位不准确。

股骨远端截骨包括两个测量值:外翻角度和远端截骨量(图 5-36,图 5-37)。外翻角度需要

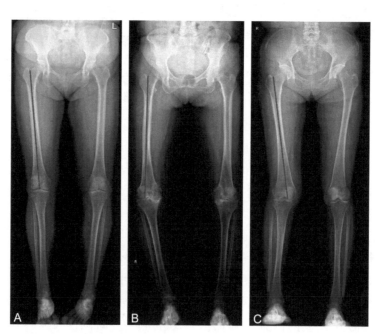

图 5-35 股骨髁发育不同,股骨髓腔开孔的位置可能发生变化 A. 正常发育的股骨髁,髓腔开孔位置为股骨髁中部,髁间沟中线上;B. 股骨髁轻度内翻,髓腔开孔位置为股骨髁中部偏外;C. 股骨髁轻度外翻,髓腔开孔位置为股骨髁中部偏内

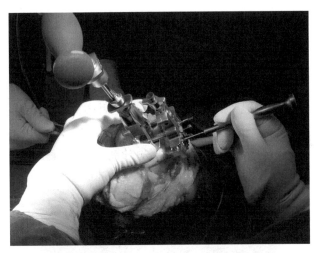

图 5-36 股骨髓内杆插入髓腔后，安置截骨导板，准备截骨。需要提前确定好截骨板的外翻角度和截骨量

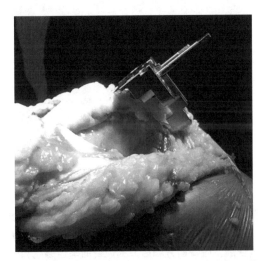

图 5-37 截骨板需要与骨组织完全贴合，才能保证截骨量

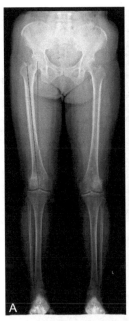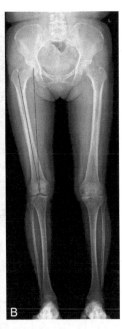

图 5-38 术前通过双下肢力线片测量股骨外翻角 A. 股骨颈干角正常，股骨髁发育正常，股骨假体外翻角为 6°；B. 股骨颈干角减小，表现为髋内翻，股骨髁发育正常，股骨假体外翻角为 8°

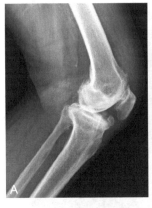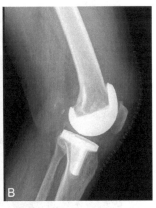

图 5-39 术前膝关节 X 线片显示髌骨位置较低，术中通过截骨调整关节线位置，主要是股骨适当少截骨，胫骨相应多截骨 A. 术前 X 线片，显示低位髌骨；B. 通过截骨下移关节线位置 2mm，纠正低位髌骨

根据术前 X 线片进行测量后得出，一般患者为 5°～7°。外翻截骨需要个性化，有条件的医院需要在术前拍摄下肢全长片，可提高判断外翻角度的准确性（图 5-38）。按照膝关节置换等量截骨的原则，股骨远端截骨量需要等于股骨假体远端的厚度。但需要考虑到髌骨位置，如髌骨位置略低，表现为低位髌骨，可适当减少股骨远端截骨量，下移关节线，纠正低位髌骨；如髌骨位置略高，可增加股骨远端截骨量，上移关节线（图 5-39）。但关节线的调整有一定范围，一般以 2～5mm 为宜。

股骨远端截骨后，可再次将髓内杆插入髓腔，观察截骨板与截骨面的贴合程度，判断截骨面是否平整（图 5-40）。

股骨远端截骨完成后，首先确定股骨假体的左右径，可使用股骨试模反向压在股骨远端截骨面，确定股骨试模的左右径（图 5-41）。

确定左右径之后，将股骨测量导板放置于股骨髁远端中央，与截骨面齐平，此时需要确定两个值：股骨外旋度数和股骨前后径（图 5-42）。股骨外旋度数一般取 3°，可获得矩形的屈曲间隙。然而对于股骨髁发育畸形的患者，外旋度数需要个性化调整，主要参考因素包括：①股骨髁后方截骨面与同髁线平行；②股骨髁后方截骨面与Whiteside 线垂直；③如胫骨已截骨，股骨髁后方截骨面与胫骨截骨面平行（图 5-43）。

确定股骨外旋角度后，将笔针置于前部皮质最高点（一般为股骨外侧皮质爬坡点），确定股骨假体前后径（图 5-44）。前后径需要与左右径相比较，如前后径和左右径一致，则是最佳情况；如

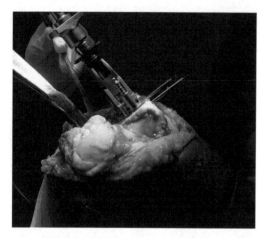

图 5-40 股骨远端截骨完成后，再次插入髓内杆和截骨板，观察截骨板与截骨面的贴合程度

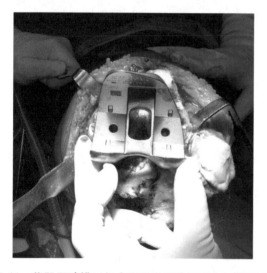

图 5-41 将股骨试模反扣在股骨远端截骨面上，根据试模的左右径和股骨髁左右径的比例来确定股骨假体的左右径

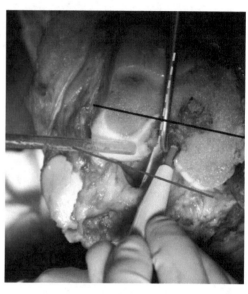

图 5-43 股骨外旋截骨角度的参考，首先保证截骨板紧贴股骨后髁（红线），外旋角度的确定需要参考通髁线（黑线）、Whiteside 线（绿线）和胫骨平台截骨面，理想的外旋截骨后，股骨前方和后方的截骨面与通髁线和胫骨平台截骨面平行，与 Whiteside 线垂直

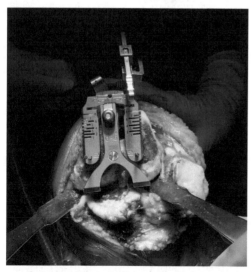

图 5-42 将股骨测量导板与截骨面完全贴合，注意导板的下方要与股骨后髁完全贴合。确定股骨外旋角度和前后径

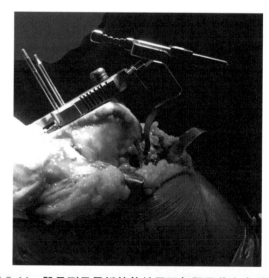

图 5-44 股骨测量导板的笔针需要与股骨前方皮质完全贴合，笔针的尖端位于股骨外侧爬坡点。此时确定股骨假体的前后径

前后径与左右径不一致，优先照顾前后径，但两者差距也不应太大。还需要注意截骨导板的前参照和后参照区别。简单而言，前参照即前方截骨量不变，后方调整截骨量，可有效避免前方V发生Notch现象；后参照即后方截骨量不变，前方调整截骨量可确保获得等量的屈曲间隙。因此，基本原则是前参照选小号假体，后参照选大号假体。

确定股骨外旋角度和假体大小后，可固定截骨导板进行截骨。截骨时需要注意避免损伤膝周软组织，尤其在股骨后髁截骨时应注意保护侧副韧带（图5-45）。

胫骨截骨可以在股骨截骨前，也可以在股骨截骨后。由于胫骨解剖轴和力线轴重叠，胫骨截骨一般选择髓外定位。截骨时需要保证踝部完全踏于手术床，同时Hoffman拉钩分别于胫骨平台内、外、后侧牵开软组织，充分显露胫骨平台。抱踝器固定后安置截骨导板，发育正常的胫骨，其截骨导板平台标记线与胫骨结节内1/3及外侧髁间隆起内侧成一条直线（图5-46）。截骨导板有0°、3°和5°的后倾角度，可根据实际情况适当调整，一般选择3°后倾。正常胫骨平台与下肢力线成3°～5°内翻，截骨面与胫骨力线轴垂直时，外侧平台截骨量大于内侧。以外侧平台为参考，截骨量一般为8～

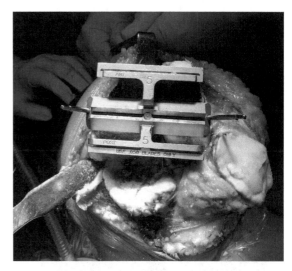

图5-45 确定股骨外旋度数和假体大小后，安置"四合一"截骨导板，进行股骨前后面和两个斜面截骨。截骨时注意保护内外侧副韧带

10mm；以内侧平台为参考，截骨量往往为2mm（图5-47）。截骨后可进一步切除半月板和周围多余软组织，避免置入假体时软组织的阻挡（图5-48）。截骨后可利用下肢力线杆检测截骨面是否与胫骨力线垂直，如没有完全垂直可予以摆锯适当修整（图5-49）。

股骨"四合一"截骨和胫骨平台截骨完成后，可检测伸直间隙和屈曲间隙是否相等。如两个间隙相等且松紧度合适，可予以股骨髁间开槽（图

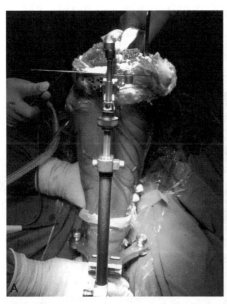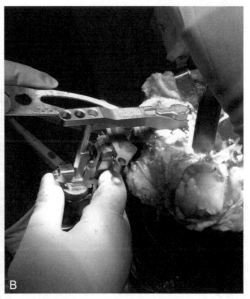

图5-46 胫骨平台截骨 A.保证小腿和足踝与地面完全垂直，抱踝器的轴线与小腿轴线完全一致；B.抱踝器在胫骨平台的固定点选择在胫骨结节中内1/3和平台外侧髁间隆起内侧

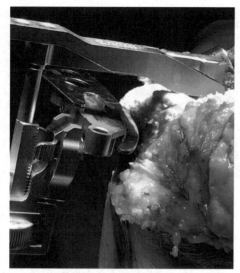

图 5-47 确定截骨量后，固定截骨导板，再次使用"镰刀"比对平台截骨量是否合适

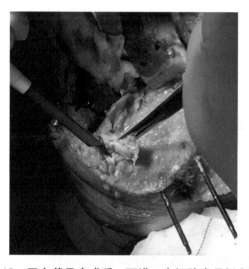

图 5-48 平台截骨完成后，可进一步切除半月板和周围多余软组织，避免假体置入时被软组织阻挡。这一步骤也可以根据个人习惯，提前完成

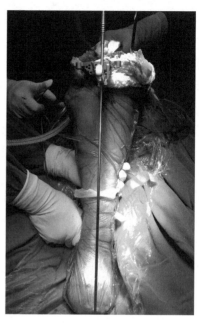

图 5-49 截骨完成后，利用下肢力线杆再次检测胫骨平台与下肢力线的关系。如力线存在偏差，需要用摆锯修整截骨面，确保下肢力线

5-50、图 5-51）。同时利用骨刀清理股骨髁后方骨赘，避免术后股骨后方骨性阻挡引起的屈膝受限（图 5-52）。

（四）软组织平衡

有经验的关节置换医师往往更加注重软组织平衡。对于术前没有关节畸形的患者，内外侧软组织张力相同，截骨后往往不需要特别处理软组织即可获得平衡（图 5-53）。但对于术前合并内外翻或屈曲畸形的患者，截骨后往往需要进行软组织平衡才能获得良好的关节稳定性。

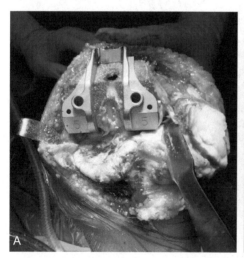

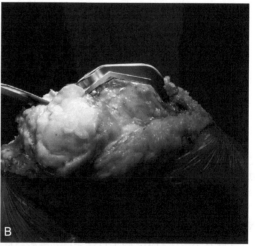

图 5-50 放置股骨开槽器，行股骨髁间截骨。需要注意保证截骨器与截骨面完全贴合

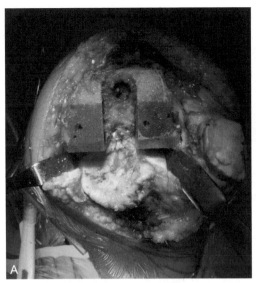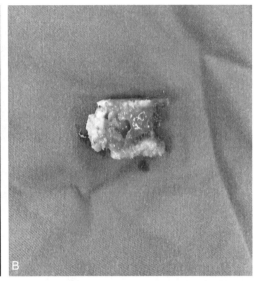

图 5-51 股骨髁间截骨是 PS 假体与 CR 假体最不一样的设计。髁间截骨块可修整后植入髁间开孔处，有效降低髓腔内渗血 A.行股骨髁间开槽后，股骨髁的截骨全部完成；B.髁间截骨块修整后植入股骨髁间开孔处

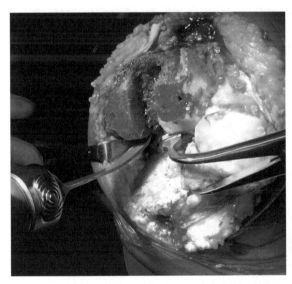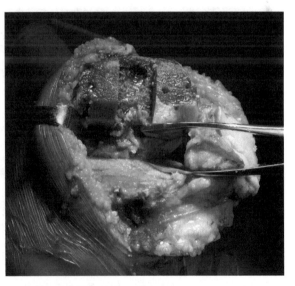

图 5-52 利用弯骨刀清除后髁骨赘，避免术后屈膝时后方阻挡造成的屈膝受限

图 5-53 术中截骨后，通过间隙撑开器来检测内外侧软组织张力是否平衡

1. 内翻畸形 膝内翻患者表现为软组织"内紧外松"，术中需要松解内侧软组织才能获得内外侧平衡。内侧的松解包括切开关节囊后沿胫骨平台内侧适当剥离内侧骨膜，并延伸至胫骨平台后内侧。该方法不仅可以松解内侧软组织，也可以避免截骨时内侧副韧带损伤；试模置入后如内侧间隙仍然较紧，可松解胫骨平台后方和后内侧关节囊；胫骨平台内侧有骨赘时需要去除，去除后内侧软组织可进一步松解；如内侧软组织间隙仍

然较紧，可采用多点切开技术松解内侧副韧带。松解时切记逐渐松解，避免过度松解造成内侧间隙过松。

2. 外翻畸形 膝外翻患者表现为软组织"外紧内松"，处理起来比膝内翻更加困难。术中截骨后首先适当松解外侧，松解范围包括髂胫束、外侧关节囊和外侧骨赘，一般不建议松解外侧副韧带和腘绳肌肌腱。如松解外侧后内外侧张力仍无法平衡，可考虑收紧内侧，具体方法包括内侧副韧带折叠缝

合、股骨髁滑移截骨等。特别需要注意的是，重度膝外翻患者的骨性结构，尤其是股骨髁的发育存在明显畸形，截骨时需要个性化处理。

3. 屈曲畸形　屈曲畸形患者术后需要保证膝关节完全伸直，可采用软组织松解或增加截骨的方法来获得。如屈曲畸形不重，可正常截骨后，松解膝关节后方关节囊和骨赘，可使得膝关节完全伸直。如术前膝关节为重度屈曲畸形，超过30°，可增加股骨远端截骨量，增加屈曲间隙来获得膝关节完全伸直。一般而言，每15°屈曲畸形可增加股骨远端截骨1mm。

（五）试模安装

截骨和软组织平衡完成后，可植入试模，检测试模与截骨面贴合度、软组织平衡、假体的旋转对位、下肢力线和髌骨轨迹等情况。

试模与截骨面贴合度：截骨正确的患者，试

模植入后，试模与截骨面应该完全贴合，没有明显的间隙。这样在植入假体时骨水泥的填充和挤压才能均匀和有效（图5-54）。

软组织平衡：植入股骨侧和胫骨侧试模，检测下肢力线情况和关节稳定性（图5-55）。如力线和关节稳定性均满意，脉冲冲洗创面后可安置假体；如关节稳定性不满意，则需要进行软组织平衡。

假体的旋转对位：植入试模后屈伸膝关节，利用胫股假体的对合关系来寻找胫骨平台的旋转对线。正常的胫骨假体中线位于胫骨结节内1/3，向下应对于第2跖骨（图5-56）。如果胫骨假体的中线未与上述的骨性标志点对应，则应寻找原因。如果无法确定原因，则通常膝内翻的患者以胫骨结节内1/3为准，膝外翻的患者以胫股假体植入后的对合关系为准。如果髌骨轨迹较差或存在髌骨脱位，可适当将胫骨假体外移或外旋，间接增

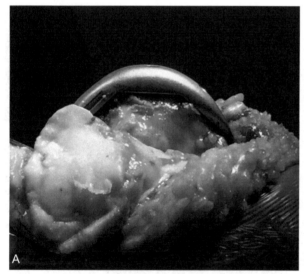
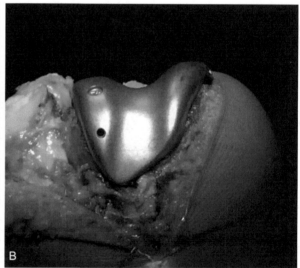

图 5-54　试模植入后需要从各个角度检测试模与截骨面的匹配情况　A. 侧面观；B. 正面观

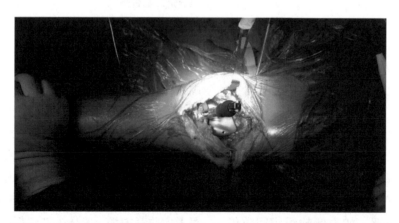

图 5-55　放置股骨、胫骨和垫片试模，检测膝关节在伸直位和屈曲位的稳定性，同时检测下肢力线恢复情况

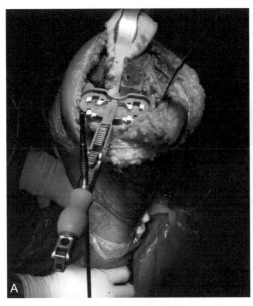
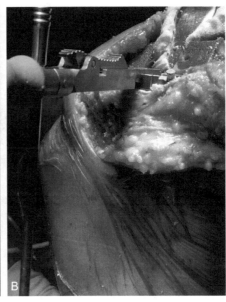

图 5-56 **胫骨假体的安放需要考虑到旋转** A.利用股骨和胫骨试模的对合关系来确定胫骨假体的旋转,确定之后安置胫骨平台试模和力线;B.正常的胫骨假体中线位于胫骨结节内 1/3,向下应对于第 2 跖骨

加股骨假体的外旋度数。

髌骨轨迹:良好的髌骨轨迹是保证 TKA 术后膝关节活动度的重要一方面。髌骨轨迹的判断应该根据"no thumb test"试验(图 5-57)。

(六)髌骨置换

髌骨置换不需要常规进行。磨损不重、髌骨轨迹较好的患者,可适当修整髌骨,同时可予以髌骨去神经化(图 5-58)。髌骨关节面严重磨损、髌骨形态异常、髌骨轨迹不好的患者可予以髌骨

置换。利用髌骨夹固定髌骨后,摆锯截骨,钻孔,安置试模,测量髌骨轨迹。不同厂家的髌骨假体要求保留的髌骨量不同,一般为 14 ~ 16mm。髌骨假体的安置应该靠上和靠内,这样可以获得更好的髌骨轨迹,避免低位髌骨。

(七)假体植入

脉冲冲洗器彻底冲洗截骨面和膝周软组织,保证创面内清洁。植入假体前可予以罗哌卡因进行关节腔周围局部注射镇痛(图 5-59)。关节囊后

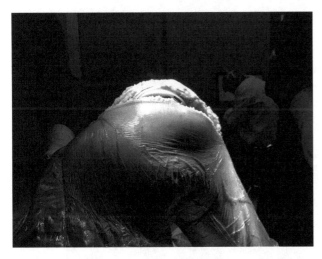

图 5-57 **no thumb test 试验** 试模安装后,屈膝状态下,术者无须用手指按住髌骨,髌骨与股骨试模贴合良好,无髌骨脱位

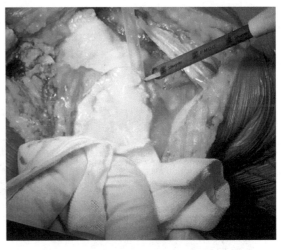

图 5-58 **术中修整髌骨,清除骨赘和周围增生滑膜,同时可予以髌骨去神经化**

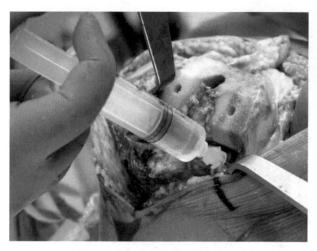

图 5-59　术中彻底冲洗后，在植入假体前予以罗哌卡因局部注射浸润镇痛，主要的穿刺注射点为膝关节后方、内外侧副韧带、髌下脂肪垫和股四头肌周围

获得更多的骨水泥，增加假体稳定性。股骨侧骨水泥植入时，需要注意：①股骨假体植入时需要贴紧前方皮质，避免假体出现后倒；②股骨假体前方与股骨前方皮质之间无法完全贴合，其间隙可予以骨水泥填充；③股骨后方骨水泥应该完全刮出，避免骨水泥残留导致术后膝关节屈曲功能障碍。

（八）切口关闭

关闭切口时应注意胫骨结节处的缝合，要求缝合严密，避免术后关节腔积液渗出。如果在缝合时已经停用止血带，可充分止血；如没有停用止血带，则需要加压包扎。建议安置引流管，关节腔内少量积血积液可影响术后关节活动度。局部使用氨甲环酸被认为是有效的，可以减少术后隐性失血。

方注射时应避免损伤血管和神经。胫骨侧骨水泥植入时，需要注意：①植入时需要保证小腿和踝关节垂直于地面，避免敲击时假体倾斜；②内侧髌旁入路时，胫骨外侧显露相对困难，植入假体时外侧骨水泥床容易过厚，需要注意；③胫骨假体开槽时，可适当将槽开得大一些，有利于槽内

五、术后处理及康复

术后当天即可在病床上进行膝关节伸屈功能训练和肌力训练，术后第一天扶助行器全负重下地行走（图 5-60，图 5-61）。膝关节术后功能锻炼十分重要，很多患者出院后缺乏锻炼会导致关

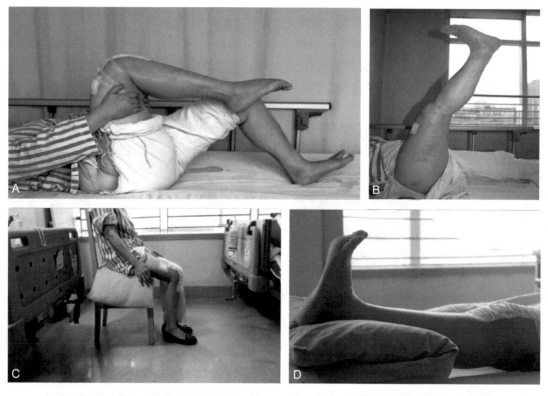

图 5-60　术后早期即可进行膝关节功能训练，主要以屈伸膝为主　A 和 C. 术后进行屈膝功能锻炼；B 和 D. 术后进行伸膝功能锻炼

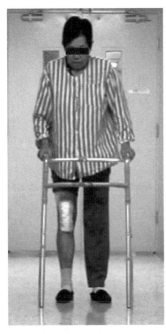

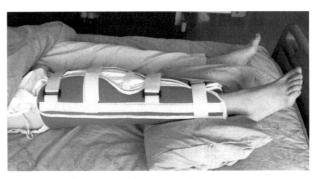

图 5-62　膝关节伸膝支具，建议患者夜间佩戴，可保证膝关节完全伸直，避免夜间睡眠后伸直角度丢失

图 5-61　术后第 1 天即可下地扶助行器全负重锻炼，可有效避免深静脉血栓的发生

节功能丢失。建议患者夜间使用伸膝支具，可保证膝关节完全伸直，避免夜间睡眠后伸直角度丢失（图 5-62）。抗生素、低分子量肝素的使用与其他关节置换相比无特殊。

　　患者出院时要求膝关节无肿胀，伤口无红肿，膝关节伸直 0°，屈曲超过 100°，能够完全下床负重并行走（图 5-63）。

六、并发症和注意事项

　　不保留后交叉韧带的膝关节置换术对关节稳定性和软组织平衡要求更高。由于交叉韧带的切除和中柱 - 横杆机制的替代，内外侧副韧带在维持术后关节稳定性方面十分重要。因此，在手术操作时需要尽可能地保留内外侧副韧带的完整性。

　　相对于后交叉韧带保留型假体，不保留后交叉韧带型假体具有更低的限制性，因此软组织平衡更加重要。不平衡的软组织张力会导致假体局部超负荷，增加磨损而影响假体生存率。

　　假体的旋转对线尤其重要，应充分考虑胫股假体之间的对合关系，以及其与骨性解剖之间的关系。过度地倾向于前者可能导致假体位置不佳，过度地倾向于后者可能导致胫股假体对线不佳。因此，需要折中处理。

　　髌骨轨迹和髌骨高度尤其重要，髌骨轨迹不佳可能导致患者屈膝受限。髌骨位置过低可能导致屈膝时髌骨与聚乙烯垫片前方撞击；髌骨位置过高，可能导致伸膝时髌骨超过股骨假体上方。因此，膝关节置换时需要适当调整髌骨轨迹和髌骨高度。

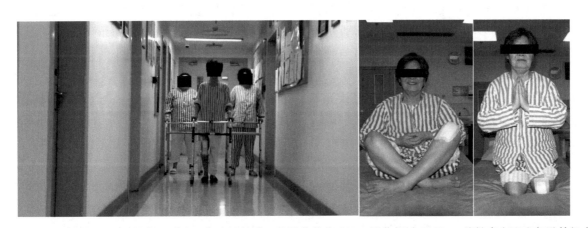

图 5-63　出院时标准：膝关节无肿胀，伤口无红肿，膝关节伸直 0°，屈曲超过 100°，能够完全下床负重并行走

（康鹏德）

第三节　非骨水泥型人工全膝关节置换术

　　目前，绝人多数关节外科医师都把骨水泥固定 TKA 作为手术治疗膝关节骨关节炎(OA)的"金标准"，其应用最为普遍且长期固定效果良好。骨水泥固定 TKA 的优势在于：水泥一旦完全固化便可获得假体 - 骨水泥 - 骨界面的即刻稳定，因此术后可立即负重锻炼。这种骨 - 水泥复合界面的稳定性好，受骨床条件和骨质的影响小。骨水泥固定方式适合所有的 TKA 患者，然而骨水泥固定也有其无法克服的缺点，如手术时间较长、骨水泥过敏的风险、翻修手术需要清理骨水泥而导致骨量损失等。因此，人们希望找到一种更加理想的 TKA 固定方式。

　　自 20 世纪 80 年代起，欧洲一些关节外科医师开始尝试采用混合固定模式行 TKA，即骨水泥固定胫骨假体，非骨水泥固定股骨假体。但是由于假体形状设计不佳、假体表面骨诱导能力较差及固定材料（如固定针及螺钉等）不合适等原因，第一代非骨水泥固定 TKA 的假体松动率明显高于骨水泥固定 TKA。因此，该技术无法广泛推广应用。但是从理论上讲，非骨水泥固定 TKA 所形成的假体 - 骨界面有利于骨整合的生物相容性、界面对高应力的适应性及翻修时的便利性，所以一些关节外科医师始终未放弃对非骨水泥 TKA 的研究与尝试。

　　随着技术的不断进步（等离子喷涂等）、假体材料的不断更新（多孔涂层结构等）及假体设计的不断更新（使用螺钉加强固定或包含钽块的胫骨假体等），越来越多的研究已证实当代非骨水泥固定 TKA 的临床效果已明显提高，甚至可与骨水泥固定 TKA 相媲美。

　　Bouras 等对 113 例患者（136 膝）使用钛等离子涂层修饰的非骨水泥固定假体行 TKA（平均随访 13.2 年 ±8.4 年），10 年和 15 年的假体生存率分别为 95.7% 和 93.6%。美国膝关节学会临床评分系统（KSCRS）结果和放射影像学结果与其他非骨水泥固定 TKA 相似。Harwin 等比较研究了两种新一代非骨水泥固定（串珠状磷灰石涂层假体和高度多孔钛涂层假体）TKA，磷灰石涂层组（805 膝）和多孔钛涂层组（219 膝）在假体生存率、KSS 评分、并发症率及翻修手术量方面没有明显差异。

　　Azboy 等使用带螺钉的多孔涂层 CR 假体行非骨水泥固定 TKA（平均随访 9.2 年），术后 12 年总的假体生存率为 95.6%。随访终末期平均膝关节屈膝角度及膝关节 KSS 评分显著高于术前。说明使用带螺钉的多孔涂层 CR 假体行非骨水泥固定 TKA 的临床结果良好。Ersan 等对 49 例患者（51 膝）使用羟基磷灰石涂层的 PS 假体行非骨水泥固定 TKA，胫骨假体均采用螺钉固定。随访末期的平均 HISS 评分（88.1）明显高于术前评分（45.8）。4 例患者发现胫骨假体透亮线，其中 1 例因胫骨假体无菌性松动行翻修术。胫骨假体 10 年生存率为 98%。de Martino 等使用非骨水泥多孔钽块胫骨假体行 TKA（33 膝，平均随访 11.5 年），假体生存率为 96.9%。随访末期未发现胫骨假体松弛、下沉、骨溶解或移位的放射学证据。此外，膝关节 KSS 评分较术前显著提高。

　　最近，Winther 等对比研究了两种非骨水泥固定 TKA，一种胫骨假体表面具有多孔钛结构（Regenerex），另一种是已被证实明确有效的胫骨表面具有多孔喷涂涂层（PPS）的结构。这种多孔钛结构具有三维多孔结构和类似于骨小梁的生物力学特性。研究将 61 例患者随机分到 Regenerex 组和 PPS 组，相比于术前，术后两组的膝关节功能评分显著改善。两组假体的术后最大位移都出现在术后 3 个月时，且无明显差异。在术后 12 ～ 24 个月，Regenerex 组的假体移动率更低，而 PPS 组具有更小的初始下沉量。虽然 Regenerex 对非骨水泥固定 TKA 而言是一种有效的支架材料，但其临床结果与 PPS 材料相似。以上研究均证实随着假体材料和设计的不断更新，非骨水泥固定 TKA 的临床疗效值得期待。

　　目前一些研究认为非骨水泥固定 TKA 仅适用于特定人群，如年轻患者（如年龄 < 60 岁），骨骼质量较好及内外翻畸形 < 30° 等。当然，也有研究认为患者年龄不是绝对的影响因素，Newman 等对 134 例（142 膝）> 75 岁（平均年龄为 80 岁）

的 OA 患者行非骨水泥固定 TKA(平均随访 4 年)。随访末期分别各有 1 例患者行无菌性翻修术（假体生存率为 99.3%）和细菌性翻修术。随访末期膝关节 KSS 评分较术前显著升高。放射学评估也无进展性透亮线、假体下沉及松动出现。该研究证实非骨水泥固定 TKA 也可能适用于 75 岁以上的高龄患者。而 Kim 等在一项前瞻性随机对照研究中对比了 80 例患者（160 膝）非骨水泥固定和骨水泥固定 TKA 治疗 55 岁以下（49～55 岁）OA 患者的临床疗效，所有患者均行双膝 TKA，一侧使用非骨水泥固定，另一侧使用骨水泥固定（平均随访 16.6 年）。两组间的 KSS 评分、WOMAC 指数评分、关节活动度、患者满意度、影像学结果及假体生存率均无显著差异。说明两种固定方式均可用于治疗年轻 OA 患者。

众所周知，肥胖患者 TKA 假体的生存率易受活动时高应力的不利影响。那非骨水泥固定 TKA 和骨水泥固定 TKA 哪个更适合肥胖患者呢？Boyle 等对比研究了 CR 假体骨水泥固定或非骨水泥固定的 TKA 患者（BMI ≥ 30），结果发现两组间假体的无菌性松动率无显著差异，且膝关节临床功能评分结果相似。Bagsby 等对病态肥胖患者（BMI > 40）的研究发现，相比于骨水泥固定 TKA（154 膝）而言，非骨水泥固定 TKA（144 膝）的翻修率和无菌性松动率更低。非骨水泥固定可能提供了更好的生物学固定，因此它可能是病态肥胖患者行 TKA 的良好选择。Lizaur-Utrilla 等在一项前瞻性配对队列研究中，分别对 BMI ≥ 30 肥胖组（171 膝）和 BMI < 30 非肥胖组（171 膝）的 OA 患者进行非骨水泥固定（平均随访 7 年）。两组间围术期并发症无明显差异，且假体的 7 年生存率也相似。虽然肥胖组患者的 TKA 结果较为满意，但是作者还是建议患者减肥并明确告知其围术期的手术风险。

虽然骨水泥固定 TKA 的长期临床结果令人满意，但非骨水泥固定 TKA 也有其优点：①增强假体 - 骨界面之间的贴合与固定强度；②可避免因骨水泥的毒副作用、骨水泥聚合时对周围软组织所产生的热损伤及后期骨水泥碎片的产生；③避免了打压置入假体时可能产生的肺栓塞；④手术时间更短，进而减少感染率。

当然，应该深刻认识到非骨水泥固定 TKA 对截骨要求更精确，相应的手术技术要求也更高。假体初始稳定性有赖于骨与假体的良好压配来实现，手术技术是影响临床疗效的最主要因素之一。此外，对于非骨水泥固定 TKA 来说，早期骨长入是防止假体 - 骨界面之间移位的关键。为了减小假体 - 骨界面上的应力，术后 6 周内应尽量避免负重，但这一要求可能不利于患者术后的快速康复。

近期越来越多的研究对比分析了骨水泥固定和非骨水泥固定 TKA 的临床疗效。Nam 等回顾分析了 62 例骨水泥固定和 66 例非骨水泥固定 TKA 患者（平均随访 1.4 年 ±0.5 年）。非骨水泥固定组的手术时间少于骨水泥固定组。两组间的失血量或血红蛋白改变量，Oxford 膝关节得分和满意度得分均无明显差异。Fricka 等在一项前瞻性随机研究中将 100 例患者随机行骨水泥固定 TKA 和非骨水泥固定 TKA（术后随访 2 年）。术后 4 个月时非骨水泥固定组的 VAS 评分较高，而术后 2 年时两组的 KSS 功能评分和 Oxford 评分无显著差异。非骨水泥固定组的放射学透亮线更多。而 Prudhon 等对比 100 例骨水泥固定 TAK 和 100 例非骨水泥固定 TKA 患者的假体生存率（随访时间为 11～16 年），结果发现两组间的假体生存率无显著差异（骨水泥固定组 90.2% vs 非骨水泥固定组 95.4%）。

由于这些研究的随访时间普遍偏短，因此未来还需要更长时间的随访观察以进一步明确两者临床疗效的差别。

已知膝关节组织结构中，骨皮质、骨松质和髓腔分别占股骨和胫骨横截面的 6%、18% 和 76%。在非骨水泥固定 TKA 中，通过采用自体骨松质打压植骨以增加胫骨假体和骨松质之间的贴附，可以减少假体松动和下沉，最终提高假体 - 骨界面的固定强度并促进骨整合。

有理由相信随着假体材料、加工工艺和假体设计的不断进步，非骨水泥固定 TKA 一定会为关节外科医师在治疗 OA 患者时提供更多更好的选择。然而，这仍然需要未来有更多基础研究和临床前瞻性随机对照研究的支持与论证。

（朱裕昌　杨建军）

第四节　人工膝关节置换术中髌骨置换技巧

髌骨置换一直是国内外膝关节专家争论的热点，首先髌骨置换要做到：恢复/重建生理下肢力线、维持 Q 角和关节线、适当的假体旋转、平衡伸膝装置。

目前很多观点存在争议，讨论的热点集中于：

1. 是否置换髌骨。
2. 髌骨假体的厚度对关节屈伸的影响。
3. 置换后的髌骨轨迹。

本节就以上讨论的焦点展开讨论。

一、是否置换髌骨

关于髌骨置换，目前讨论最热门的话题莫过于是否置换。早期 TKA 主要用于治疗类风湿关节炎，那时候髌股关节置换是不做的。随着 1974 年以后全髁系统引入髌股关节置换，以及术后髌股关节疼痛不断被报道，全膝关节置换中髌股关节置换被国外的学者广泛接受。2014 ~ 2015 年统计数据显示，目前在国内广泛开展膝关节置换的各大关节中心里，髌骨置换率不足 1%，而瑞典和挪威的登记系统报道其置换率仅为 2%，北美地区的置换率却高达 90%。

是否置换争论的焦点在于置换的并发症。根据纳入标准不同，髌骨置换的并发症发病率为 5% ~ 60%。有的外科医师做常规置换和选择性置换，有的干脆不置换。那些喜欢置换的医师坚持认为髌骨置换能降低膝前疼痛的发生率，且能带来更高的患者满意度和更好的关节功能，只要手术操作没有问题，髌骨置换引起的并发症的发病率不是很高。随着时间的推移，支持置换的医师坚持相信没有置换髌骨的病例其髌骨退行性变化会不断进展。骨与金属的摩擦界面是它们诟病的主要矛盾，即使初次置换骨侵蚀不严重，长期金属侵蚀也会导致髌骨的严重毁损，Soudry 等报道了置换带来的更好的关节功能，Cameron 和 Fedorkow 报道了置换后能更轻松地上下楼梯。Smith 等指出，约 30% 没有髌骨置换的患者出现膝前痛，约 40% 的患者出现髌股的对线问题。Wood 等还指出置换与否的翻修率是一致的，但是不置换的膝前痛发生率会更高，Pavlou 等报道的一个 7075 例的荟萃分析表明，不置换再手术率更高，但是膝前痛置换与否没有显著差异。如果不能完美平衡软组织，髌骨置换能有效减少手术的概率，建议术中置换髌骨。Shih 等关于不置换髌骨 8.5 年的随访报道髌股关节对线不良的发生率为 40%，与膝关节术前相关。Pagnano 等认为 50% 的翻修与不置换髌骨有关。

另外，支持不置换髌骨的医师强调不置换髌骨能够减少手术时间，降低手术费用，减少髌骨并发症。人工关节置换后髌股关节的接触应力和接触面与生理状态下一致，但是置换髌骨以后，其接触应力远超聚乙烯的屈服强度，他们认为髌股关节不是发挥着关节的作用，而是一个股四头肌肌力的传递杠杆，因此髌骨关节置换没有意义。他们建议膝前痛的概率在是否置换髌骨的组间是相似的，膝前痛不是由不置换髌骨引起的。而全膝置换术后在股骨与髌骨之间形成的纤维组织缓解了骨与金属摩擦界面的问题。Enis 不置换髌骨时很少需要松解髌旁外侧支持，Ranawat 则报道了髌骨置换中不对称切除发生率为 7%。Sneppen 报道髌骨置换术后半脱位和髌骨倾斜发生率分别为 14% 和 12%。Brick 和 Scott 报道无论是否置换髌骨，TKA 翻修的概率相似，髌骨置换者为 2.5%，不置换者为 2.4%。Burnett 的 10 年随访证实置换与否的远期关节功能差异没有统计学意义，因此置换髌骨没有必要。

一些不主张髌骨置换的外科医师在严重的髌股关节炎、类风湿关节炎，其他一些关节炎性疾病如痛风、髌骨关节对线不良髌骨解剖结构异常、术前膝前痛等情况下置换髌股关节。由于弹性模量不同，髌骨假体表面通过压应力再塑形适应股骨滑车，关节面和软骨下骨最终会适应滑车的形态。Keblish 等观察到解剖设计的髌骨假体会出现微小塑形，而非解剖设计的髌骨会出现严重的塑形。许多外科医师认为髌骨关节炎较重的患者应进行髌骨置换，Rodrigue 等报道的 Outerbridge IV 级髌股关节炎不进行髌骨置换翻修手术率明显增高。但是 Bhan 认为即使类风湿关节炎的患者不进行髌骨置换也能取得较好的疗效。

如果患者较肥胖、年轻、髌骨关节软骨较好，髌骨硬化严重且骨量较少，髌骨厚度不足 15mm，即使支持髌骨置换的医师都不会尝试髌骨置换。

二、髌骨假体的厚度对关节屈伸的影响

髌骨截骨的目的是保持髌骨厚度改善髌骨关节对线，髌骨的切除量取决于置换前的髌骨厚度，要求置换后的髌骨总厚度（髌骨厚度＋假体厚度）与置换前一致或略低于置换前。如果髌骨厚度增加会带来髌前压力增加，导致髌前痛、假体过快磨损、松动或影响髌骨轨迹降低关节活动度。Greenfield 报道，降低关节厚度能有效减少外侧支持带的松解，Cho 和 Yoshii 报道髌骨厚度减少能有效降低髌骨倾斜率。

但另外，如果髌骨过薄会降低股四头肌肌力，在打孔时容易洞穿髌骨造成髌骨骨折。因此，一些医师认为 12mm 是最佳的髌骨截骨厚度。髌骨截骨可以手工进行或使用器械。由于外侧相对内侧较薄，因此内外侧平均截骨会导致不对称截骨，一般内侧截骨应稍厚一点。Chan 和 Gill 观察到根据髌骨自然形状倾斜接轨会增加髌骨厚度，内侧保留骨量较外侧厚。截骨后记得去除周边骨赘，否则易引起激惹。

Ghosh 在 2009 年报道了不一样的观点，该研究尸体测量得到髌骨厚度过度填充 2mm 不会对髌骨位置产生不良影响，不增加髌股关节张力，不影响髌骨轨迹。当髌股关节厚度增加 4mm 时，外侧支持带牵开 1.1mm，而对内侧髌股韧带影响显著（牵开超过 2mm，图 5-64）。

笔者的观点是等量重建，并且术前应查体明确患者髌股关节炎情况，对于关节间隙消失、股四头肌伸膝无力、症状集中于髌股关节的且髌骨厚度超过 22mm 的患者，笔者建议置换手术中虽然可以进行髌骨成形，但更推荐置换髌骨，且应该充分考虑到髌骨磨损掉的软骨厚度，较术前适当过度填充髌股关节，达到髌股关节正常解剖位置，恢复伸膝偏心距。对于髌骨厚度不足 22mm 的患者，髌骨置换后容易发生骨折，建议尽可能避免置换，但是可适当进行髌骨成形。对于术前髌股关节症状较重者，且伸膝肌力完好的患者，如果不进行髌骨置换，应尽可能做髌骨成形，适当的关节减压有利于术后近期髌股关节症状的缓解。

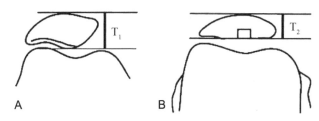

图 5-64 **等量置换原则** A.术前测量的髌骨厚度是术后重建的标准；B.术后剩余的髌骨厚度与术前髌骨厚度差是选择髌骨假体厚度的依据

三、髌骨置换后对髌骨轨迹的影响

对髌骨轨迹最经典的学派认为无拇指技术和完全避免髌骨外侧脱位倾向是术后髌骨关节功能最理想的选择，但是仍有一些质疑的声音认为髌骨轨迹与关节置换后近期的髌前痛无显著相关，但是关节远期随访的磨损与髌骨轨迹恶化却有很多报道，而且类似的报道更多的是来源于亚裔人种。

正面的观点强调髌骨轨迹重要，衍生出外侧支持带松解（lateral retinacular release，LRR）与假体安放位置（positioning of the patellar，POP）两项技术。外侧支持带松解的彻底与否直接影响髌骨倾斜，无论是否置换髌骨，还是髌骨置换后填充的假体厚度，最影响髌骨轨迹的是髌骨倾斜度，而这直接与髌骨外侧支持带的松解密切相关。对于产生这一作用的机制，有学者指出 LRR 显著降低了股骨外侧的回滚运动与距离，以及胫骨的内旋，还有观点认为这是与髂胫束的力学传导模式改变相关。但是有反对者认为，股骨的回滚运动参与到整个屈膝过程，伴随胫骨内旋同时进行，减少这一运动虽然能减少聚乙烯垫片髁间立柱的磨损，但是同时牺牲冠状轴向稳定性，反而增加了聚乙烯髁间立柱冠状位的磨损，而该立柱在矢状位上的稳定性经过假体设计时的优化，但是来自冠状位的冲击很少被考虑，因此在松解髌骨外侧支持带时，适当关注外侧胫股关节的稳定性权衡轨迹与冠状位稳定是必要的。

Chahine 等提出了髌骨假体放置的新方法，称为"解剖参照法"。众所周知，以前髌骨放置更多的来自术者经验，术中的时候很少有标准的参考线，而 Chahine 等提出的方法以髌骨解剖线为参照，给

初学者提供了较好的参考。Chahine 认为截骨前应先寻找髌骨纵向垂线的中点并深深地打孔，但不洞穿髌骨全层，截骨后该孔与截骨面的中心差异显著，环绕该孔作为圆心，对称打入髌骨假体的固定立柱，这样的放置一般较参照截骨后中点放置的方法使髌骨内移 2 ～ 6mm，髌骨与股骨滑车的接触面外侧压力更小，能获得更好的髌骨轨迹。

反面的观点最近越来越少见，髌骨轨迹对膝关节运动的重要性越来越得到一致认可，但是获得较好的髌骨轨迹方法的争议始终不断。除前述的较公认有效的技术外，我国学者经常采用髌骨周围电凝去神经化技术，虽然对髌骨轨迹的贡献较小，但是却可以提高术后近期的患者感受，曾经有报道认为，去神经化能有效替代髌骨成形，但是始终存在争议。2017 年 10 月北京协和医院的翁习生教授与青岛大学医学院的联合研究直接指出只要髌骨足够厚且置换髌骨，环髌骨电凝没有意义，但是我们注意到笔者纳入 53 例 I 期双侧全膝关节同时置换配对样本，开展的是前瞻性随机对照试验研究，但是在结果中没有指出电凝侧关节与对照侧的先后顺序，同时 I 期双侧全膝关节同时置换本身存在争议。我国更多的医师采取的是不置换髌骨，此时电凝的意义还没有见到大规模 RCT 研究的报道。

全膝关节置换中髌骨置换是国内外学者分歧最大的地方（图 5-65），我们期待更多的研究与更确切的结果。

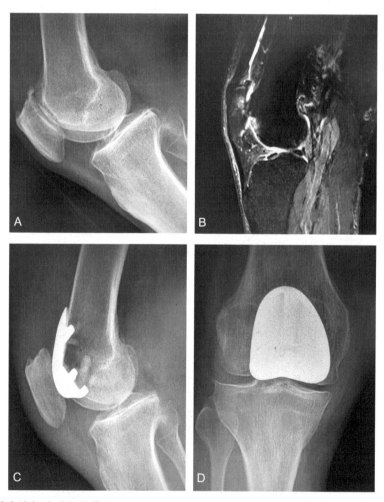

图 5-65　**即使专为解决髌股关节炎进行的手术，置换髌骨都变得不是非常必需**　A. 膝关节侧位片显示髌骨关节病变严重；B. 磁共振证实前述推断；C. 术后侧位片，笔者没有刻意强调髌骨置换，但患者髌股关节的问题得到妥善解决；D. 术后正位 X 线片

（朱裕昌　丛锐军）

主要参考文献

[1] Allen MJ, Leone KA, Dunbar MJ, et al. Tibial component fixation with a periapatite coating: evaluation by radiostereometric analysis in a canine total knee arthroplasty model. J Arthroplasty, 2012, 27(6): 1138-1148.

[2] Aprato A, Risitano S, Sabatini L, et al. Cementless total knee arthroplasty. Ann Transl Med, 2016, 4(7): 129.

[3] Azboy I, Demirtaş A, Bulut M, et al. Long-term results of porous-coated cementless total knee arthroplasty with screw fixation. Acta Orthop Traumatol Turc, 2013, 47(5): 347-353.

[4] Bagsby DT, Issa K, Smith LS, et al. Cemented vs Cementless Total Knee Arthroplasty in Morbidly Obese Patients. J Arthroplasty, 2016, 31(8): 1727-1731.

[5] Bouras T, Bitas V, Fennema P, et al. Good long-term results following cementless TKA with a titanium plasma coating. Knee Surg Sports Traumatol Arthrosc, 2017, 25(9): 2801-2808.

[6] Boyle KK, Nodzo SR, Ferraro JT, et al. Uncemented vs Cemented Cruciate Retaining Total Knee Arthroplasty in Patients With Body Mass Index Greater Than 30. J Arthroplasty, 2018, 33(4): 1082-1088.

[7] Cherian JJ, Banerjee S, Kapadia BH, et al. Cementless total knee arthroplasty: a review. J Knee Surg, 2014, 27(3): 193-197.

[8] Dalury DF. Cementless total knee arthroplasty: current concepts review. Bone Joint J, 2016, 98-B(7): 867-873.

[9] De Martino I, D'Apolito R, Sculco PK, et al. Total Knee Arthroplasty Using Cementless Porous Tantalum Monoblock Tibial Component: A Minimum 10-Year Follow-Up. J Arthroplasty, 2016, 31(10): 2193-2198.

[10] Ersan Ö, ÖzutürR, catma MF, et al. Total knee replacement-cementless tibial fixation with screws: 10-year results. Acta Orthop Traumatol Turc, 2017, 51(6): 433-436.

[11] Fricka KB, Sritulanondha S, McAsey CJ. To Cement or Not? Two-Year Results of a Prospective, Randomized Study Comparing Cemented Vs. Cementless Total Knee Arthroplasty (TKA). J Arthroplasty, 2015, 30(9 Suppl): 55-58.

[12] Fuchs R, Mills EL, Clarke HD, et al. A third-generation, posterior-stabilized knee prosthesis: early results after follow-up of 2 to 6 years. J Arthroplasty, 2006, 21(6): 821-826.

[13] Garneti N, Mahadeva D, Khalil A, et al. Patellar resurfacing versus no resurfacing in Scorpio total knee arthroplasty. The journal of knee surgery, 2008, 21(2): 97-100.

[14] Helm AT, Kerin C, Ghalayini SR, et al. Preliminary results of an uncemented trabecular metal tibial component in total knee arthroplasty. J Arthroplasty, 2009, 24(6): 941-944.

[15] Kim YH, Park JW, Lim HM, et al. Cementless and cemented total knee arthroplasty in patients younger than fifty five years. Which is better? Int Orthop, 2014. 38(2): 297-303.

[16] Lizaur-Utrilla A, Miralles-Muñoz FA, Sanz-Reig J, et al. Cementless total knee arthroplasty in obese patients: a prospective matched study with follow-up of 5-10 years. J Arthroplasty, 2014, 29(6): 1192-1196.

[17] Maffulli N, Longo UG, Gougoulias N, et al. Sport injuries: a review of outcomes. British Medical Bulletin, 2011, 97: 47-80.

[18] Merican AM, Ghosh KM, Baena FR, et al. Patellar thickness and lateral retinacular release affects patellofemoral kinematics in total knee arthroplasty. Knee surgery, sports traumatology, arthroscopy, 2014, 22(3): 526-533.

[19] Nam D, Kopinski JE, Meyer Z, et al. Perioperative and Early Postoperative Comparison of a Modern Cemented and Cementless Total Knee Arthroplasty of the Same Design. J Arthroplasty, 2017, 32(7): 2151-2155.

[20] Newman JM, Khlopas A, Chughtai M, et al. Cementless Total Knee Arthroplasty in Patients Older Than 75 Years. J Knee Surg, 2017, 30(9): 930-935.

[21] Ponziani L, Di Caprio F, Meringolo R. Cementless knee arthroplasty. Acta Biomed, 2017, 88(4S): 11-18.

[22] Prudhon JL, Verdier R. Cemented or cementless total knee arthroplasty? - Comparative results of 200 cases at a minimum follow-up of 11 years. SICOT J, 2017, 3: 70.

[23] Scuderi GR, Clarke HD. Cemented posterior stabilized total knee arthroplasty. J Arthroplasty, 2004, 19 (4supplp): 17-21.

[24] Shih HN, Shih LY, Wong YC, et al. Long-term changes of the nonresurfaced patella after total knee arthroplasty. The Journal of bone and joint surgery American volume, 2004, 86-A(5): 935-939.

[25] Winther NS, Jensen CL, Jensen CM, Comparison of a novel porous titanium construct (Regenerex®) to a well proven porous coated tibial surface in cementless total knee arthroplasty-A prospective randomized RSA study with two-year follow-up. Knee, 2016, 23(6): 1002-1011.

第6章

特殊情况下的人工膝关节置换术

第一节　膝关节内翻畸形的处理

膝内翻是全膝关节置换术中常见的一种畸形，膝内翻通常伴随内侧副韧带、后内侧关节囊、鹅足腱、半膜肌的挛缩和胫骨内侧平台骨的丢失。膝内翻常见于膝关节病变的终末期，促使膝关节内翻畸形的因素主要有两方面，即膝关节周围软组织失衡和胫骨结构性异常。膝关节周围软组织失衡主要是由于在骨关节炎等病变刺激下胫骨内侧形成的增生骨赘会增加内侧软组织的张力，随着病情发展，内侧软组织如内侧副韧带、后内侧关节囊、鹅足和半膜肌等会出现挛缩，后期相对应的外侧软组织也会松弛，从而导致内外侧张力不平衡，加重内侧磨损。而胫骨结构性异常引起的膝内翻主要体现在胫骨平台内侧磨损上，人在行走和站立时，膝关节内侧承受的应力为60% ～ 70%，而外侧仅承受30% ～ 40%的应力，膝关节外侧半月板呈环形，而内侧半月板呈圆形，相对面积小于外侧半月板却要承受更多的应力，这种受力不均的改变就会加重膝关节内侧半月板及软骨的磨损和剥离，进而出现软骨下骨磨损，造成胫骨平台内侧的骨缺损。这种胫骨结构缺损尤其50岁以后可能进展为较严重的畸形，通常合并有下肢力线（髋膝 - 踝角）小于180°、不同程度的内侧软组织挛缩、外侧软组织松弛、屈曲畸形及内侧关节间室骨磨损。在膝内翻中，内侧骨赘导致内侧软组织粘连和挛缩，后方骨赘引起后关节囊粘连和挛缩，从而阻碍膝关节屈曲，最终导致屈曲畸形。重度膝内翻还可能合并外侧软组织延长和变弱。

膝内翻 TKA 的原则与常规 TKA 一致，包括恢复正常下肢力线、内外侧软组织平衡、屈伸间隙平衡及内侧骨缺损重建。但是膝内翻有其特点，严重膝内翻时常合并股骨远端和胫骨的旋转畸形，使得股骨和胫骨假体旋转力线的骨性参考标志的可靠性降低。严重膝内翻很可能存在股骨干屈曲、胫骨近端内翻等关节外畸形。这些病理改变都极大地增加了手术难度。本章节主要讲述 TKA 中内翻畸形的处理原则和手术技巧。

冠状面上，胫股角外翻 4°～ 7° 为正常，而外翻 3° 或更少则考虑为内翻畸形，这与机械轴夹角 < 0° 相一致。

根据畸形的角度及原因，其矫正的原则不同，如果畸形较轻，处理方法类似通常的膝关节置换截骨和内侧松解。对于中度畸形，需要谨慎松解半腱肌和鹅足肌腱，根据常用的机械轴对线方法进行截骨。而对于重度内翻畸形，首先需要麻醉下检测明确这是动态畸形还是静态畸形。动态畸形纯粹由外侧副韧带松弛所致，行走时表现尤其明显，通常可以发现膝关节外侧不稳定，可以通过术前膝关节负重位或应力位 X 线片诊断。麻醉下体格检查应注意三个问题：①膝关节最大伸直位时畸形的可矫正性（强直、部分矫正、完全矫正及不稳）；②是否合并矢状面畸形（固定屈曲形成过伸畸形）；③外侧软组织松弛的程度（轻度、中度或重度）。如果麻醉状态下膝内翻矫正程度越高，术中需要的内侧软组织松解越少；同理外侧软组织越松弛，意味着术中需要内侧软组织松解越多。一旦合并矢状面畸形则意味着术前、术中需要精确评估胫骨、股骨远端截骨及后方软组织松解，否则难以获得良好的力线和屈伸间隙平衡。

这一类畸形可以通过内侧松解和使用加厚衬垫来矫正。另外，静态畸形通常伴有骨缺损和内侧软组织挛缩。此类内翻畸形主要由胫骨内侧髁骨缺损并继发内侧软组织挛缩所致，因此软组织平衡和骨缺损重建应同时进行。

矫正内翻畸形有很多技巧。第一，内侧股骨髁软骨可能存在磨损殆尽，因此在进行股骨截骨时需要反复确认对线以防止内翻。当内翻畸形严重时，有必要增加一定的外旋。第二，内翻畸形的伸直位间隙平衡格外重要。换句话说，内翻畸形伸直位不平衡、不稳定可导致更多的问题。第三，某些重度内翻畸形的患者年轻时便有结构性内翻畸形，此时少量的畸形矫正更佳，否则这样的患者可能很难适应中立位对线，忍受不便和不适。第四，内翻畸形没有完全矫正时很可能会出现关节不稳，如果任何办法都不能获得韧带平衡，那么应该使用限制型假体。严重内翻畸形矫正后，可能会出现胫骨外侧半脱位及旋转畸形。过度松解内侧软组织并增加聚乙烯衬垫厚度以适应增大的内侧间隙，这样会导致外侧紧张。在这种情况下，可以部分松解腘肌腱股骨附着处，以避免术后膝关节外侧痛性弹响（图6-1）。

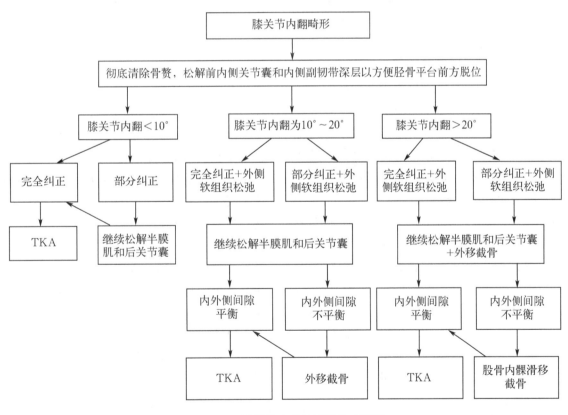

图 6-1　膝关节内翻畸形的处理原则

（马树强）

第二节 膝关节外翻畸形的处理

一、膝外翻畸形的病理解剖与分型

膝外翻畸形与膝内翻畸形相比较，临床相对比较少见。据文献统计，膝外翻的关节置换约占全部膝关节置换的 10%。但正是这 10% 的病例对于一个关节外科医师而言，无论是从理论认识还是到手术实践，都绝对是一个充满挑战性的事件。膝外翻作为一种特殊的关节畸形，从临床特点、病理解剖到手术实践，都有其自身很大的特殊性，绝对不能看成是膝内翻畸形的镜像或翻版。首先，从患者的主观症状上看，膝外翻畸形的患者与同等程度膝内翻患者相比较，很多作者都观察到膝外翻畸形及膝关节外侧间隙病变的患者表现出更大的疼痛耐受力，即 X 线片看到膝外翻较重，但患者疼痛的主诉很少，对日常生活影响不大，因此有很多老年膝外翻的患者不会到医院就诊，同时也提醒关节外科医师对膝外翻患者应当严格把握手术指征。其次，从病理解剖分析，对于膝内翻而言，膝内翻畸形可以造成外侧结构的拉伸和薄弱，这是膝内翻 TKA 各种术式在设计上所关心的唯一核心问题。而膝外翻则不同，除了膝外翻畸形可以造成内侧结构的拉伸和薄弱之外，还包含有髂胫束、腘肌腱、外侧副韧带等后外方复合体挛缩和股骨远端的骨骼畸形，这就使得 TKA 中的各种定位参考标志、软组织平衡都变得相对复杂。再次，从手术技术上看，膝外翻畸形多合并有不同程度的股骨外髁和后髁发育不良，截骨定位困难。内侧副韧带常因外翻而拉长薄弱或松弛，常规的内侧入路容易加重内侧结构的松弛，而常规的髌旁内侧入路松解外侧结构较困难。假体安装后关节囊缝合及软组织覆盖不良，容易导致外侧紧张及血供窘迫。重度膝外翻纠正术后易发生腓总神经麻痹。

膝关节外翻畸形角度大于 20° 以上的病例常合并有髌股关节疾病、股骨外侧髁的发育不良、胫骨外翻弓形和膝内侧韧带松弛。膝外翻畸形患者常具有一些骨和软组织的特征性改变，根据 Paolo 等的调查，在施行 TKA 的膝外翻患者中占 17%。骨性畸形包括股骨外髁发育不良及其远侧和后侧的磨损、相对应的胫骨外侧平台的磨损，有些膝外翻可能还合并有股骨远端的外旋畸形、股骨和胫骨干骺段的骨外形重塑。软组织畸形包括内侧结构松弛和后侧部结构及外侧支持带的挛缩，通常在伸膝位时比较明显。所有这些特性让外翻畸形很难得到矫正，并且在手术方式、截骨、软组织的处理和假体的类型方面要求实施不同的策略。

1. 膝外翻的分型 分为以下三种类型。

（1）Hungerford 分型（1984 年）：根据外翻关节的内侧稳定性分为两型：Ⅰ型，外侧骨缺失、短缩，外侧软组织结构紧张而内侧结构正常、关节稳定；Ⅱ型，内侧结构松弛，关节间隙增宽。

（2）Krakow 分型：Ⅰ型，继发于膝关节外侧室骨缺失、外侧软组织挛缩但内侧软组织结构完整；Ⅱ型，内侧关节囊和侧副韧带复合结构明显变薄，内侧间隙增宽；Ⅲ型，继发于胫骨近端截骨矫形矫枉过正导致的严重膝外翻畸形伴胫骨近端关节线位置异常。

（3）临床上依据畸形的严重程度、内侧副韧带的功能状态、手术松解的范围分为三型。Ⅰ型：轻度外翻（外翻角度 10°～15°），内侧软组织拉伸少，通过手法施加内翻应力可以矫正外翻畸形，这一类型的畸形占到总数的 80%；Ⅱ型：明显外翻（外翻角度 15°～30°），内侧软组织明显拉伸，但仍完整，部分功能丧失，通过手法内翻无法矫正外翻畸形，占到总数的 15%；Ⅲ型：常有截骨史，遗留严重的骨性外翻畸形（外翻角度 > 30°），外侧软组织明显挛缩，内侧软组织完全松弛，无功能，占总数的 5%。

2. 膝外翻临床分级 临床上，作者根据病因不同将外翻畸形大致分为以下几类。

（1）发育不良型：主要由股骨外髁发育不良导致的外翻，此类外翻追问病史即可发现患者自小即有膝外翻畸形，膝关节畸形多表现为外翻和轻度反张，屈曲挛缩少见。

（2）半月板损伤或切除后外翻：此类外翻为后天型，畸形角度不大，外髁发育良好，可伴屈曲挛缩或轻度反张，矫正容易。

（3）外上髁骨折畸形愈合：此型多有外伤及骨折史，外翻及外髁缺损严重，内侧可伴松弛及不稳，根据外翻角度及骨缺损情况，手术难度差异较大。

（4）类风湿型：见于类风湿关节炎患者，外翻角度不大或不明显，但多伴有严重的屈曲挛缩畸形，此类畸形在屈曲挛缩矫正后外翻畸形时表现得更加明显，其外翻畸形与髂胫束关系密切。

二、手术入路

膝外翻的手术入路主要包括髌旁内侧入路和外侧入路两种，只要操作得当，两者均能完成绝大部分膝外翻 TKA，作者认为应当要依据术者的熟练程度和膝外翻的畸形程度做出选择，以最大程度减少手术并发症和意外。

1. 髌旁内侧入路　髌旁内侧入路是 TKA 经典手术入路，适用于大多数畸形的 TKA，优点是能够提供良好的显露，而且很少发生胫骨和股骨的并发症，手术操作相对容易。由于不切断股四头肌内侧头，直腿抬高影响较小，有利于术后膝关节功能锻炼和康复。经典的内侧入路松解的外侧结构包括外侧副韧带、髂胫束和后外侧关节囊。注意显露时保护好内侧结构，尤其内侧副韧带松弛的病例，内侧结构不要松解太多，以免加重内侧结构的松弛。髂胫束和后外侧结构的松解多采用多点切开技术，即"pie crust"。后外侧关节囊的多点切开术的风险是损伤后外侧的腓总神经，Clarke 2004 年报道，利用轴位 MRI 检查方法扫描 60 例成年人膝关节，测量了胫骨截骨水平的腓总神经到胫骨平台的距离。在这个水平上，腓总神经到骨的平均距离为 1.49cm（0.91～2.18cm）。当然，外翻状态下的膝关节，其腓总神经与骨的距离不一定与之完全一致。但后外侧关节囊多点切开技术需要小心实施，切不可超过此距离。

很多文献认为，常规的髌旁内侧入路有较高的手术失败率。首先，由于膝外翻的病理组织学改变起因于外侧，内侧入路为间接入路，手术中内侧切开剥离显露会进一步破坏内侧结构，内侧结节的切开会加重薄弱与松弛，内侧结构的松解会加重胫骨外旋状态，而我们所要关心的外侧结构的显露和松解却比较困难。同时，由于外侧

支持带的松解而使髌骨发生血供障碍及术中外侧软组织松解剥离太多累及皮肤血供窘迫，并且不能矫正外侧结构挛缩导致的胫骨外旋。其次，内侧入路容易出现髌股关节的对位对线异常。Karachalios 报道，术前固定性膝外翻畸形的病例内侧入路行 TKA 的临床效果较差，并且髌股关节脱位和髌骨轨迹不良的发生率较高。纽约特种外科医院的 Merkow 报道了 12 例 TKA 术后髌骨脱位的病例，其中 9 例术前存在膝外翻畸形。美国宾夕法尼亚大学的 Keblish 于 1974～1980 年为 23 例外翻角度大于 15° 的患者通过髌旁内侧入路进行了 TKA，其中 8 例髌骨轨迹不良，3 例腓总神经麻痹，3 例皮肤坏死，有很多报道 TKA 术后髌骨轨迹不良的文章，多数认为与术前膝关节固定性外翻畸形与选择内侧入路有关。

2. 外侧入路　对于严重膝外翻畸形，很多作者喜欢选择外侧入路。髌旁外侧入路是 20 世纪 80 年代以后开展的手术入路，对于膝关节外翻畸形，其优点是将关节入路及软组织松解合二为一，它保留了内侧关节囊及股内侧肌的附着点和髌骨血液供应之间的连续性，减少了对髌骨血运的不利影响。同时外侧面皮瓣较窄，可直接进入膝外翻相关的胫骨内旋。其不足之处是对于手术技术要求高，并且由于胫骨结节靠外侧而使髌骨内翻较为困难。假体置换及软组织松解完成后容易导致外侧结构的缺损及切口和合困难，从而造成外侧皮肤血供不足。同时这种切口也限制了关节内侧结构的显露。

1991 年，美国宾夕法尼亚大学医学院的 Keblish 教授报道了髌旁外侧入路进行膝关节置换的具体操作技术。本手术主要适用于膝外翻＞15° 和（或）屈膝挛缩、胫骨外旋、髌骨半脱位畸形者，或胫骨高位截骨术后施行全膝关节置换及接受外侧单髁置换者也需选用外侧入路，其不足之处是外侧入路对关节的显露程度较差，并且由于内翻髌骨时需要自胫骨结节上分离一部分髌韧带而损伤伸肌装置。同时关闭切口时由于髌外侧脂肪垫的干扰而影响引流，伤口安全系数降低。如果出现以下情况则不能使用髌旁外侧入路；如果内侧副韧带发生了病理性功能丧失，外侧入路不能直接处理内侧副韧带；如果外侧结构以标准

的内侧入路较容易松解者，也直接选用内侧髌旁入路；外侧入路对内侧结构的重建较困难。如果进行翻修手术，外侧切口会发生很多麻烦，有必要采用胫骨结节截骨入路。

具体操作：皮肤切口自伸膝位髌上 10cm 正前方开始，向下延续通过髌骨外 1/3 前方到达胫骨结节与 Gerdy 结节连线中点。切开皮肤及皮下浅筋膜后显露股四头肌肌腱 - 髌骨 - 髌腱及外侧的髂胫束，在股四头肌肌腱 - 髌骨 - 髌腱与外侧髂胫束之间为髌骨外侧支持带。距髌骨外缘 2cm 处切开髌骨外侧支持带浅层，保持外侧支持带深层完整，并于支持带深层表面锐性剥离支持带浅层纤维，直至股四头肌肌腱 - 髌骨 - 髌腱外缘处，向下切开外侧支持带深层。深筋膜切口上端沿股直肌肌腱外缘向上延伸，下端沿髌腱外缘向下延伸。外侧支持带深层纤维与髂胫束连接，外侧支持带浅层纤维与股四头肌肌腱 - 髌骨 - 髌腱保持完整。分离髌下脂肪垫与髌腱之间的疏松连接，于髌腱内缘及胫骨平台前方切断脂肪垫，保持脂肪垫与胫骨平台外前方的边缘连接。然后向内翻转髌骨，向外翻转脂肪垫，屈膝 90°，显露膝关节。如果膝关节无前次手术史，推荐的皮肤切口应沿着 Q 角方向稍偏向髌骨外侧，即沿髌腱的外侧边缘处直达胫骨结节。切口要足够长，尤其是膝关节较大的患者，避免切开过程中不必要的软组织过度损伤。如果膝关节曾有前次手术史，应尽量选用原切口向上下延伸；如果有多个切口，则选用能直接进入关节外侧的皮肤切口。

三、截骨要点

股骨远端截骨及外翻角：大部分典型膝外翻患者常合并股骨外髁发育不良，主要表现在股骨远端和股骨后髁发育不良。因此，对膝外翻施行股骨远端截骨时，术中应当避免截骨时强求截到骨缺损的平面。大部分学者认为股骨远端切骨时股骨外翻角应设为 3°～ 5°，比正常的外翻角度偏小一些，以保证外翻畸形的充分纠正。对于严重的膝外翻患者，股骨远端和胫骨近端的初始截骨量应当尽量保守一些。股骨外侧髁的截骨量可以是零或负值。而对于外侧的骨缺损区域可以用移植骨块、金属垫块、单纯骨水泥或骨水泥螺钉等

方法进行处理。胫骨平台的截骨尽量以外侧为基准进行切割。外侧缺损＜ 5mm 者用骨水泥填充，＞ 5mm 者行自体骨移植。另外，建议胫骨平台假体的安装要以胫骨平台的内后缘为参考标准，并彻底清除胫骨平台后缘的骨赘和游离体。在极少数严重膝外翻病例中，如果是由胫骨外侧平台的压缩骨折或是股骨髁侵入胫骨平台中央导致的膝外翻，此时股骨髁可以按照常规截骨处理，而胫骨平台的骨缺损可以用移植骨块、金属垫块、单纯骨水泥或骨水泥螺钉等进行处理，或者同时使用带延长杆的胫骨假体。

股骨远端的旋转对线：由于股骨远端和股骨后髁的发育不良，后髁轴线已经不能作为一个可靠的旋转线标志。如果错误地参照股骨后髁轴，就会出现股骨假体内旋（图 6-2）。Insall 线、Whiteside 线等都可以作为股骨假体的旋转参考线。在不松解软组织的条件下，可以通过股骨的旋转角度调整股骨后髁的截骨量来调节屈曲间隙的平衡。也就是使用带刻度的扩张板来调节屈膝间隙的软组织平衡，据此获得合适的股骨假体外旋角度。屈膝位在股骨远端切骨面放置股骨前后髁切骨导向板，同时在切骨导向板后缘与胫骨切骨面之间插入一带尺的扩张器撑开关节间隙，当切骨导向板与胫骨切骨面平行时，股骨旋转对线就正确了。股骨假体的外旋程度由股骨后髁发育不良或磨损的程度及内侧结构的松弛程度决定。

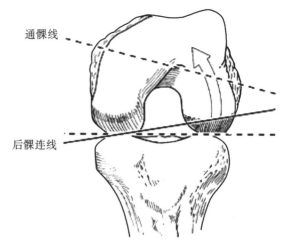

通髁线

后髁连线

图 6-2　膝外翻参照股骨后髁轴易出现股骨假体内旋

胫骨截骨：胫骨近端切骨应该垂直于胫骨纵轴，后倾角根据假体类型来确定，在 0°～5° 变化。切骨的厚度由胫骨平台的最高点决定，在膝外翻患者中，最高点常位于外侧平台的前缘，即使是严重的外翻患者，因为继发的胫骨磨损均位于外侧平台的中部和（或）后部。胫骨侧切骨厚度通常要等于胫骨假体的厚度。严重的膝外翻可能还需要增加 2mm 的胫骨切骨以适应可能需要的较厚的胫骨假体。

四、软组织平衡

这是膝关节外翻畸形 TKA 中非常重要的因素，选择什么时候和在什么部位进行软组织松解主要基于对膝外翻病理解剖和外科技术基本原理的理解。同时术者还应当明确，膝外翻的软组织松解与膝内翻松解的一个重要区别在于，膝外翻的伸直间隙平衡与屈曲间隙平衡是两个相对独立的过程。膝关节的外侧结构在解剖上分为 3 层：第一层包括浅筋膜层、髂胫束、股二头肌筋膜连同其后侧的扩张部；第二层由前方的股四头肌支持带和不完全的后方两条髌韧带组织；第三层由外侧关节囊组成，在髂胫束后面的后侧关节囊又可分成深浅两薄层，浅层是原始关节囊包括外侧副韧带（lateral collateral ligament，LCL）及豆腓韧带（fabellofibular ligament）（该韧带在股二头肌肌腱的后面平行于外侧副韧带，连接腓骨和腓肠豆）；深层则由后期发育而成，包括弓状韧带和冠状韧带。有学者认为，第二层由 LCL、豆腓韧带和弓状韧带组成，第三层是真正的关节囊，还包括后侧髁间的腘斜韧带。

长期以来对膝外翻如何进行外侧松解一直争论不休。1979 年，Insall 提出经典的外侧软组织松解四步法：①切除后交叉韧带；②关节内关节平面水平横行切开髂胫束；③关节内股骨外上髁处松解腘肌腱、外侧副韧带；④腓骨止点处横断股四头肌肌腱。但是这种方法导致膝关节迟发性不稳的发生率很高。Krackow 等研究发现，松解髂胫束、腘肌腱、膝外侧副韧带和腓肠肌外侧头使屈曲外侧间隙地增加大于伸直外侧间隙地增加，并且建议松解应从膝外侧副韧带和腘肌腱复合体开始，然后可松解后外侧关节囊，最后松解髂胫

束，即所谓"从内到外"技术。而 Miyasaka 等则建议松解应从髂胫束开始，然后松解后外侧关节囊，最后松解腘肌腱和膝外侧副韧带，即所谓"从外到内"技术。Whiteside 在手术实践中发现，松解膝外侧副韧带和腘肌腱可矫正屈膝间隙外侧的紧张，松解髂胫束和后外侧关节囊可以矫正伸直间隙外侧的紧张。他还主张对于 Q 角（股四头肌和髌腱之间的夹角）＞ 20° 的患者应行胫骨结节截骨内移手术。

尽管对膝外翻外侧松解的理论有很多争论，但从临床实践观点出发，有几条原则值得借鉴：①哪里紧张就松解哪里，不要做预防性松解。术中首先测试的是伸直间隙紧张还是屈膝间隙紧张，如果是伸膝间隙紧张，那么找到最紧张的部位，这就是松解的责任部位。②伸直间隙平衡与屈膝间隙平衡是相互独立的，而屈膝间隙平衡还可借助调整股骨外旋角度来助一臂之力。③熟悉与膝外翻松解相关的重要解剖结构及其功能，髂胫束主要影响伸直间隙，这是经常需要松解的部位；膝关节囊后外侧角主要影响伸直间隙，经常需要松解。外侧副韧带主要影响屈膝间隙，除非是重度膝外翻，一般情况不需要松解；腘肌腱主要影响屈膝间隙和控制膝关节的旋转稳定，一般情况不用松解，但是如果术中发现腘肌腱明显挛缩，特别是在外侧副韧带已经松解完成后发现腘肌腱就是唯一的造成屈膝紧张的解剖因素，此时需要把腘肌腱沿着冠状面做部分切除以达到松解之目的。

在过去数十年里，有如此众多的软组织松解方案不断出现，究竟哪种方法更合理，在临床实践中逐渐认识到，防止过度松解才能有效减少限制型假体的使用。限制型假体只有在十分复杂的膝外翻畸形患者中才考虑使用。外侧十字韧带松解技术和多点切开技术是近年来比较推崇的方法，在很多介绍膝外翻 TKA 的书中都会介绍，这里很有必要再重复一遍。

十字形松解术（technique of eruciform release）：在不放置假体试件的情况下，将膝伸直，外翻可以获得外侧结构的充分显露。在外侧放置两个直角拉钩，一个放在髌骨的上方，一个放在髌骨的下方。在关节线水平插入一把长弯曲管钳至滑膜

下，位置大约在髌骨外缘的 1/3 处。操作技巧是在股外侧肌下缘上方数厘米处开始用电刀逐步向头侧切开滑膜层，滑膜层以下是脂肪层，它位于外侧支持带的浅层，其内走行膝外上血管，位置在髌骨上极水平，它们构成一直角三角形的底边，三角形的斜边是股外侧肌的下缘，高边是股骨外缘。用血管钳水平分离组织以辨认膝外上血管。首先在膝外上血管下方纵向切开外侧副韧带，显露其下的皮下脂肪层。然后用手术刀或手术剪将切口向远端扩展，一直延伸到胫骨切骨水平。然后，在切口远端的近侧约 1cm 处（约在关节线水平）向前、后方向各切开 1～2cm，近似于一个倒十字形。后侧切开不到外侧副韧带，前侧切开不到髌韧带。当做内翻应力测试时，切开处会呈现一个四角星形，这样伸膝位的外侧间隙将得到明显改善。外侧十字韧带松解技术的优点是操作简单，绝大多数的严重外翻畸形皆有效，多数情况下不需要对外侧副韧带和腘肌进行松解，因为它们是屈膝时外侧的主要稳定结构。如果为了达到伸膝位平衡而最终需要对外侧副韧带进行松解时（大约在 10%），那么会对屈膝位的平衡产生相反的影响。这项技术对于改善髌骨轨迹和维持韧带平衡具有良好的作用。这种外侧支持带的十字形松解法对大多数严重膝外翻畸形来说比较安全、可靠，可以保留后交叉韧带，获得矢状面上与内衬的更好吻合。

多点切开松解技术：是用于重度膝外翻患者的外侧软组织松解经典的方法，膝外翻患者外侧髂胫束都有不同程度的挛缩，行全膝置换时会造成外侧间隙小而内侧松弛，内外侧间隙不等，于是可以用一把 11 号尖刀片，在关节线水平面的髂胫束实行水平方向上的穿刺，在不同平面切断少量纤维束，呈"拉花"状拉长髂胫束，使外侧间隙增大 2～3cm。多点切开技术的可重复性好，与外侧入路技术和内侧软组织重叠缝合技术相比，它对技术要求不是很高（图 6-3）。长期随访中，在疼痛缓解、关节稳定性和力线矫正方面均没有随着时间而减退。伸直位髂胫束紧张是造成腓总神经损伤的原因，多点切开技术有效地缓解了髂胫束的张力，缓解了腓总神经压力，术后并发腓总神经麻痹的概率为 0%～4%。Mihalko 等的

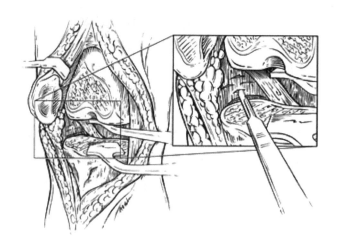

图 6-3　多点切开技术松解膝关节外侧软组织结构
（引自 Clarke HD，Schwartz JB，Math KR.Anatomic risk of peroneal nerve injury with the "pie crust" technique for valgus release in total knee arthroplasty.J Arthroplasty，2004，19：40-44.）

解剖研究显示腓总神经距离膝关节后外侧角表面 6～12mm。一般情况下，主观的内 / 外侧平衡实际上有 84%～89% 是相差在 1mm 以内的，屈膝 / 伸膝间隙平衡则相差不超过 3mm。而利用多点切开技术的精确测量，内 / 外侧平衡误差在 1mm 以内者达到 95%～100%，屈膝 / 伸膝间隙相差 3mm 的比率为 95%。

五、假体类型的选择

关于膝外翻畸形 TKA 使用何种类型的假体仍有争议，但有一个共同的原则，先测试膝关节的稳定性，如果内侧副韧带已经完全断裂，毫无疑问要用限制型假体；如果内侧副韧带连续性存在，功能有部分缺陷，应当准备好部分限制型假体；如果韧带功能正常，膝关节是稳定的，可以用保留后交叉韧带的 CR 假体，也可以用后交叉韧带替代型 PS 假体，这又取决于两方面，其一是术中习惯用哪种假体，应当选择习惯用的假体；其二，膝外翻的原发病是什么，如果原发病是重度类风湿关节炎等炎症性疾病，应当选择 PS 假体，因为炎症进展性疾病可以造成后期的后交叉韧带侵蚀性破坏，导致后交叉韧带功能失常，CR 假体则不适合。

对于普通骨关节炎造成的膝外翻赞成使用 CR 假体的作者认为，PCL 可保持膝关节运动时模拟股骨髁的生理性后滚运动，使胫股关节接触点后

移，不仅增加了膝关节的屈膝角度，还增加了股四头肌的力臂，能提高股四头肌的力量、改善膝关节的稳定性和爬高能力，同时还能吸收和分散膝关节运动过程中骨与假体界面间的剪切力，降低假体的松动率。而且，膝外翻手术中，为了获得更为一致的屈膝/伸膝间隙，有时松解会造成关节外侧软组织的松弛，后交叉韧带的保留有利于维持置换术后的稳定性，手术前后关节间隙高度变化小，关节力学更接近生理，可明显减少髌骨弹响征的发生，术后膝关节屈膝角度较大。持反对意见者则认为，保留后交叉韧带对其张力要求甚高，手术中难以达到满意的内外软组织平衡。当然对于矫正外翻畸形，后稳定型PS假体也有其内在优势：第一，基于轮柱结构的设计和关节接触面的吻合度，后稳定型假体比交叉韧带保留型假体更具有稳定性；第二，术中能充分显露股骨远端及胫骨近端后方结构，有利于清除后方的巨大骨赘和进行软组织松解；第三，操作比较简单，不需要顾及后交叉韧带，减少了外侧松解中的一个重要干扰因素。

对于外侧结构明显紧张的病例，软组织松解过程要在保持韧带的完整性不被破坏的前提下进行，如果不慎松解过度，破坏了外侧韧带的完整性，则可能需要使用铰链型假体。对于内侧结构明显松弛的病例，通过增加外侧结构松解并使用加厚胫骨平台垫的方法获得内外侧间隙的平衡，可不用内侧结构紧缩技术。但无论膝关节畸形状态如何，术前均应常规准备铰链型假体以防出现膝关节不稳而使术者选择假体时出现被动。

六、小　结

膝外翻是一个独立的疾病，不是膝内翻简单的镜像或翻版。在膝外翻TKA手术入路、截骨方法、软组织平衡及假体类型的选择等方面尚存在许多争议。Ⅰ型外翻通过适当调整外翻切骨角度和股骨假体外旋角度，就能获得满意的矫正。Ⅱ型外翻是应用外侧十字韧带松解技术和多点切开技术的理想适应证。Ⅲ型外翻适宜应用限制型假体或铰链型膝关节假体。

（陈　敏　胡　飞　尚希福）

第三节　膝关节严重屈曲畸形

一、概　念

膝关节屈曲畸形是由膝骨性关节炎、类风湿关节炎等疾病引起的一种继发性病变，一般将膝关节屈曲大于30°的畸形定义为重度屈曲畸形，表现为膝关节伸直受限、活动范围减小，但屈曲功能正常。在疾病的早期阶段，屈曲畸形一般并不明显，随着病情的加重，膝关节活动范围逐渐减小，屈曲畸形越来越严重甚至强直。该病变很少单独出现，通常并发于膝关节内翻、外翻畸形。文献报道，62%膝内翻、31%膝外翻和26%无冠状面畸形的患者合并屈曲畸形。

二、病理改变

膝关节屈曲畸形的病理改变大致可以分为2个方面：一是骨组织对关节活动的机械阻挡；二是关节周围软组织粘连、挛缩，限制关节活动。在膝骨性关节炎中，髁间窝骨赘的机械阻挡是导致屈曲畸形最常见的原因，而关节后方的骨赘可使后方关节囊及软组织张力增大，进一步限制关节伸直。如若病程继续进展，关节后方的软组织发生挛缩并相互粘连，从而加重屈曲畸形。在类风湿关节炎中，滑膜炎最先出现，大量渗出的关节积液造成关节腔内压力增高，患者为缓解疼痛屈曲膝关节（屈曲15°时关节腔容积最大），长此以往造成关节后方软组织挛缩。因此，膝关节在受类风湿关节炎累及的早期阶段，其屈曲畸形可仅由关节后方软组织挛缩引起，并不合并骨质的改变。随着疾病对软骨及骨的侵蚀，关节面破坏，关节间隙逐渐变窄并逐渐融合，此时的屈曲畸形则由骨性融合和软组织挛缩共同造成。而在一些膝关节长期制动、神经肌肉病变等病例中，其屈曲畸形一般由单纯的软组织挛缩引起，无明显的骨赘增生（图6-4～图6-6）。

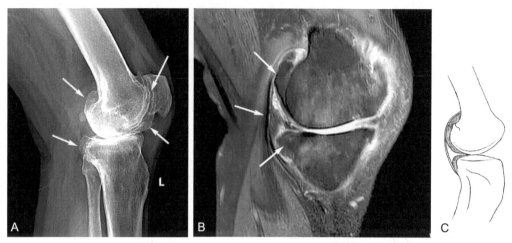

图6-4　**屈曲畸形膝关节周围的骨赘**　A. X线侧位片显示股骨、胫骨后方骨赘及严重的髌股关节炎；B. MRI 检查显示关节后方骨赘使后关节囊张力增加，限制关节伸直；C. 关节后骨赘增加后关节囊张力的示意图

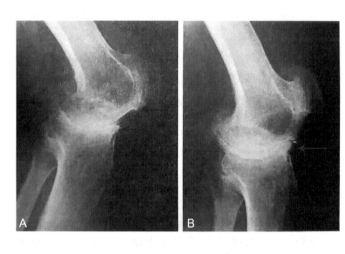

图 6-5　**关节前方骨赘阻挡关节伸直**　A. 胫骨前方骨赘机械阻挡关节伸直；B. 胫骨前方骨赘和股骨远端凹槽撞击阻碍膝关节伸直

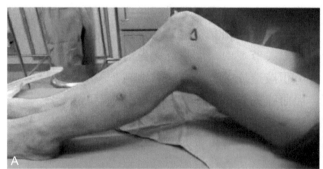

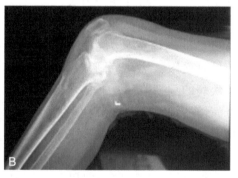

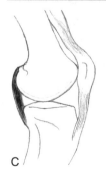

图 6-6　**单纯软组织挛缩导致的屈曲畸形**　A. 术前体格检查显示患者左侧膝关节70°屈曲挛缩畸形；B. 侧位 X 线片显示膝关节周围无明显骨赘，该屈曲畸形由类风湿关节炎引起的软组织挛缩所致；C. 屈曲挛缩畸形时后关节囊粘连、挛缩

三、术前评估

术前详细了解患者的病史，对患者进行全面的膝关节检查，包括关节活动度、稳定性、有无畸形。行膝关节正侧位及双下肢全长 X 线检查，评估关节周围骨质条件，有无冠状面畸形及关节外畸形。除此之外，笔者对拟行 TKA 手术的患者常规进行膝关节 MRI 检查，目的是评估关节周围软组织的病变程度、有无骨髓病变、有无关节感染及无菌性炎症等。

Lombardi 等根据膝关节屈曲度将屈曲畸形分为 3 个等级：轻度 < 10°、中度 10°～ 30°、重度 > 30°。对膝关节屈曲畸形进行术前评估的目的在于充分了解膝关节的屈伸功能，决定是否需要在术前进行早期干预、术中进行软组织松解的范围与程度、截骨的方式与多少、假体的选择及安装。我们认为，对于近期出现的挛缩可以考虑在术前进行干预（镇痛下牵引、沙袋压腿）使严重的屈曲挛缩转变成中度挛缩，以减轻屈曲程度。而对于挛缩时间较长、屈曲程度较重或合并骨性融合的患者进行术前干预一般无明显效果。

四、手术适应证及禁忌证

人工膝关节置换术是治疗膝关节屈曲畸形的有效方法。一般来说，小于 60° 的屈曲畸形通过关节置换可获得良好效果，大于 60° 而小于 90°

的屈曲畸形通过增加截骨量和后关节囊的彻底松解，也可达到令人满意的效果。而对于大于 90° 的极重度屈曲畸形罕有文献报道。董航等对一例膝关节屈曲挛缩大于 90° 的患者行人工关节置换术联合股骨髁上截骨术，术后患者的关节活动度虽有一定的恢复，但是造成了膝关节稳定性下降、伸膝无力、髌骨低位、骨折延迟愈合等并发症，手术效果不尽人意（图 6-7）。因此我们认为，对于大于 90° 的屈曲畸形不适宜行人工膝关节置换术，行关节融合可能是一个更好的选择。

五、手术要点

屈曲畸形的膝关节行 TKA 的基本原则与普通 TKA 一样，即保持屈曲间隙与伸直间隙。但是屈曲畸形又有自身的特点：屈曲间隙明显大于伸直间隙，因此整个手术过程都要围绕增加伸直间隙和减小屈曲间隙进行，以使二者达到平衡。这一点需要在术中格外注意。

屈曲畸形病例一般采用前内侧髌旁入路都能很好显露膝关节。关节显露后，首先清除髌骨周围骨赘，松解髌骨。翻转髌骨后，清除胫骨和股骨内外侧及髁间窝的骨赘，然后清除关节后方骨赘。如果后方骨赘较大、清除困难时，可在软组织松解和截骨后清除（图 6-8）。

软组织松解需根据屈曲畸形的程度进行，畸形越重，松解越多。松解的范围包括交叉韧带、

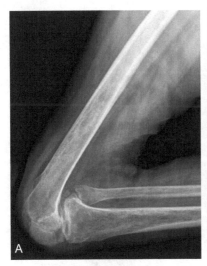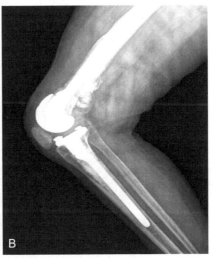

图 6-7 人工关节置换治疗大于 90° 的膝关节屈曲畸形 A. X 线检查示患者膝关节 110° 屈曲挛缩畸形；B. 术后 X 线检查可见股骨髁上骨折线、髌骨低位

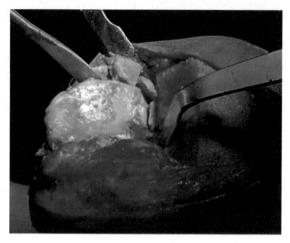

图 6-8 胫骨半脱位下行后方及侧方骨赘清除

半月板、侧副韧带，在胫骨近端截骨后可进一步松解胫骨平台后方、靠近内外侧副韧带后侧的内外侧角。屈曲畸形通常合并有内翻畸形，此时需要减少外侧软组织松解，扩大内侧松解，如果合并外翻畸形则相反。对于轻中度的屈曲畸形，通过上述操作基本可以纠正，而对于重度的屈曲畸形，还需要进行更广泛的后方软组织松解予以纠正。可使用骨膜剥离器在股骨髁后方紧贴骨皮质将后关节囊的附着点及腓肠肌内外侧头进行剥离。对严重的屈曲畸形进行广泛的关节后软组织松解，往往会造成后方关节囊松弛，伸直位时关节不稳。对于轻度的关节不稳可使用 CCK 假体加以纠正，对于重度的不稳可使用铰链假体进行纠正（图 6-9）。

膝关节重度屈曲畸形的病例，屈曲间隙通常要明显大于伸直间隙，通过骨赘清除和软组织松解，仅可纠正部分畸形，还需要通过进一步的截

骨进行纠正。首先要注意的一点是不能增加胫骨近端的截骨量，因为这样会使伸直间隙和屈曲间隙同时增大。另外，也不建议通过增加股骨远端截骨量使屈伸间隙平衡，因为这样做会导致关节平面的上移，影响膝关节正常的生物力学，导致中段屈曲不稳。同时，由于屈曲畸形通常合并有内外翻畸形，关节内外侧软组织张力不等，应减小股骨远端截骨量以维持内外侧张力的平衡，增大截骨量会导致关节不稳。因此，增加股骨远端截骨是在别无他法时才采取的一种措施，即使增加截骨，也不要超过 4mm。笔者采取的措施是增加股骨前髁的截骨量，这样做的目的在于减少股骨后髁的截骨，以此来缩小屈曲间隙。如果通过上述步骤仍不能达到屈伸间隙平衡，可通过使用较大型号的股骨假体、轻度屈曲位植入股骨假体以增大伸直间隙。

需要注意的是，在手术过程中一定要防止腓总神经损伤。导致腓总神经损伤的常见原因：①外侧板钩放置位置不当，压迫致伤；②清理胫骨平台后缘时过度向前脱位，牵拉致伤；③股骨远端截骨时胫骨向后移位挤压致伤；④松解清理股骨后髁时骨膜剥离子挫伤；⑤安装假体试模后，为纠正残余屈膝角度，强力完全伸直导致腓总神经牵拉伤。因此，在术中需要注意上述操作，避免腓总神经损伤（图 6-10）。

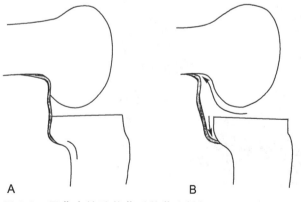

图 6-9 屈曲挛缩膝关节后关节囊松解 A. 后关节囊粘连；B. 剥离后关节囊，重建后隐窝

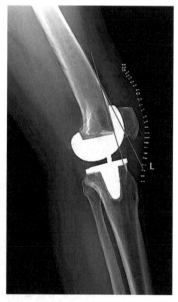

图 6-10 通过增加股骨前髁的截骨量，减少后髁截骨，同时轻度屈曲位安装股骨端假体，平衡屈伸间隙

六、术后康复

屈曲挛缩畸形的患者由于前关节囊被拉伸，导致股四头肌力量下降，在术前由于关节伸直受限，该症状表现并不明显，而在术后恢复关节伸直功能才能发现。通过术后早期的直腿抬高训练和后期的功能锻炼加强股四头肌力量，避免伸膝迟滞的发生。

另一个需要注意的是屈曲畸形的复发。术前长时间的软组织挛缩、粘连使部分肌腱、韧带发生短缩畸形，即使通过术中广泛的软组织松解，如果术后不注意加强锻炼，屈曲畸形仍有复发的可能。对于术中畸形无残余或残余小于5°的畸形可通过压腿锻炼以避免复发。

对于较严重的屈曲畸形的病例，术中可保留10°～30°的屈膝角度，术后屈曲位放置。如前所述，强力伸直膝关节易导致腓总神经牵拉伤，因此待患者麻醉苏醒后根据患者的腓总神经感觉不断调整患膝的屈膝角度。对于该类病例，可佩戴支具进行持续矫正。

（许建中）

第四节　强直性膝关节

一、概　念

膝关节强直是由膝关节疾病导致的重度膝关节功能障碍，一般认为关节活动范围小于10°即可定义为关节强直。根据强直体位可分为屈膝位强直和伸直位强直两种。常见的原因包括关节感染、类风湿关节炎、关节创伤等，而其他原因如强直性脊柱炎、血友病、银屑病关节炎等疾病造成的膝关节强直相对少见。膝关节强直畸形最主要的特点为屈曲功能障碍和伸直功能障碍受限同时存在。

二、病理改变

膝关节强直根据病理改变类型可分为纤维性强直和骨性强直。纤维性强直的病理改变包括软组织的粘连挛缩和骨赘的机械阻挡，因此膝关节还能保留一定范围的活动度。骨性强直的膝关节由于髌股关节、胫股关节之间发生了骨性融合，关节活动度为0°。此种情况多见于关节感染后、类风湿关节炎、强直性脊柱炎等。

关节内和关节周围软组织粘连、挛缩变性、软骨破坏是膝关节活动受限的重要原因，以前有过创伤、手术、感染病史的，这种改变更加明显。

对于伸直位强直的膝关节畸形，伸膝装置挛缩变性是限制膝关节屈曲最主要原因。股四头肌肌腱、髌韧带挛缩造成了伸膝装置张力增大，髌股关节压力增大及髌骨低位。外伤后骨骼畸形、骨软骨广泛破坏也是限制膝关节屈曲的主要原因，后方关节囊和软组织的挛缩则限制了膝关节伸直（图6-11）。此外，前后交叉韧带、内外侧副韧带、屈肌肌腱的纤维化也能严重限制膝关节的活动。

三、术前评估

术前详细了解患者的病史，通过体格检查了解膝关节活动度、髌骨活动度、股四头肌肌力、髌韧带弹性。伸膝装置是保持膝关节稳定的重要结构，股四头肌肌力小于Ⅱ级一般不主张行TKA，以免引起术后膝关节不稳定。

行负重位双下肢全长X线检查，评估膝关节畸形种类及程度、髌骨位置、有无关节外畸形、有无骨缺损。膝关节MRI对于评估关节周围软组织条件具有重要作用，外伤患者可能合并有关节周围韧带损伤、断裂，通过MRI检查可预估术中软组织松解范围。关节感染是此类手术的一个绝对禁忌证，但有一部分患者是因为膝关节感染而导致的关节融合或强直，所以术前必须行实验室检查（血常规、C反应蛋白、红细胞沉降率等）明确有无感染，MRI也有助于判断关节目前是否存在感染及感染引起的韧带损伤情况。

四、适应证与禁忌证

1. 适应证　伸直位和屈曲小于90°的强直膝是TKA的适应证。

2. 禁忌证　关节周围感染是此类手术的一个绝

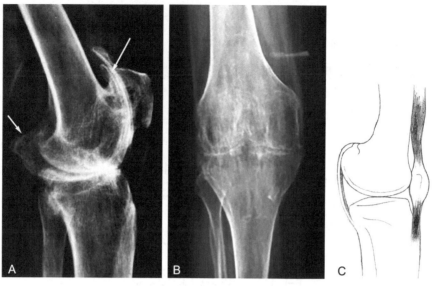

图 6-11　**膝关节强直**　A.侧位 X 线片显示股骨后方骨赘和严重的髌股关节炎限制膝关节屈曲；B.正位 X 线片显示胫骨与股骨融合，膝关节间隙几乎消失殆尽；C.股四头肌及髌韧带的挛缩导致伸膝装置张力增大及髌骨低位

对禁忌证，但很大一部分患者是因为膝关节感染而实行的关节融合或强直，所以术前必须拍 X 线片及进行实验室检查（血常规、C 反应蛋白、红细胞沉降率），必要时做铟放射性核素骨扫描以排除感染的存在。伸膝装置的肌力小于Ⅰ级一般不主张进行此类手术，以免引起术后膝关节不稳定。同时，屈曲大于 90°的强直膝也不建议行 TKA。

五、手术要点

软组织平衡是 TKA 的重要内容，包括屈伸装置的平衡和内外侧结构的平衡。强直膝关节最突出的病理特点就是伸膝装置和屈膝装置同时出现挛缩变形，导致关节屈、伸活动障碍，因此需要同时对关节前后软组织进行松解。笔者将重点讨论伸直位强直膝的手术要点。

由于伸直位强直膝是由关节前方伸膝装置出现粘连和挛缩造成的，手术的重点在于松解前方软组织（图 6-12）。

对于新近发生的、较轻的纤维性强直膝，通过彻底松解髌骨周围粘连的软组织和髌韧带后可翻转髌骨。而较重的纤维性强直髌骨通常无法正常翻转，如果暴力翻转髌骨，有可能造成髌腱断

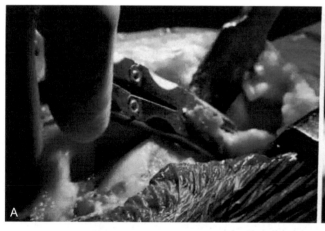
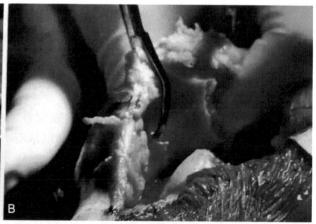

图 6-12　**术中照片显示伸膝装置的松解**　A.用咬骨钳和骨刀清除股骨髁与髌旁骨赘；B.翻转髌骨松解髌骨外侧支持带

裂、胫骨结节撕脱骨折。常用的显露膝关节的
方法有 V-Y 股四头肌成形术和胫骨结节截骨术
(图 6-13、图 6-14)。这两种方法都能提供很好的
关节显露，但是这两种方法又各有优缺点。胫骨
结节截骨术在术后愈合方面比 V-Y 股四头肌成形
术更为结实，所承受的张力也小于股四头肌肌腱。
同时，对于需要多次手术的患者，使用胫骨结节
截骨术可以避免 V-Y 股四头肌成形术导致的软组
织粘连、瘢痕形成。更重要的是，对于部分病例，
通过上移胫骨结节可以解决髌骨低位的问题。但
是对于胫骨结节处有损伤的患者，建议选择 V-Y
股四头肌成形术。需要延长神膝装置的病例，V-Y

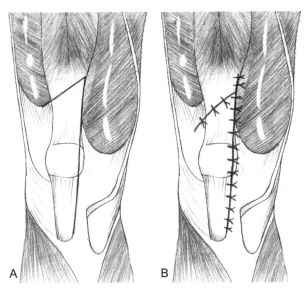

图 6-13　V-Y 股四头肌成形术

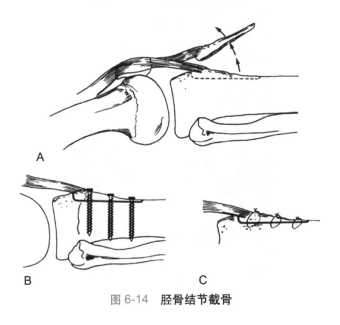

图 6-14　胫骨结节截骨

股四头肌成形术较胫骨结节截骨术更有效果。需
要注意的是，V-Y 股四头肌成形术容易造成股四
头肌肌力下降，导致伸膝滞后。

对于完全骨性强直的膝关节，由于髌骨和股
骨发生骨性融合，此时必须对髌骨进行截骨才有
可能对髌骨进行翻转或脱位。

对发生骨性融合的股胫关节进行截骨分离时，
常在关节融合线位置以垂直于胫骨纵轴的方向截
骨，分离股胫关节。在对融合关节截骨前，需要
先分离关节周围软组织至关节后方，对关节后方
软组织在充分保护的情况下进行截骨，防止损伤
后方血管、神经。通常后方软组织仅仅发生了粘连，
并没有短缩畸形，因此后方软组织不可过分松解，
以防术后屈膝无力。

伸直位强直膝有一个明显解剖学改变：髌韧
带短缩导致髌骨低位、髌股关节压力增大。髌骨
的作用是通过增加膝关节伸屈轴与伸膝装置之
间的距离提升伸膝力量。正常情况下，$A/B=0.8$
(Blackburne-Peel 法)，在低位髌骨中，$A/B < 0.6$，
髌韧带长度绝对值减小，髌韧带应变性下降
(图 6-11、图 6-15)。

在这种病理改变下，按照常规 TKA 方法进行
截骨和软组织松解通常不能获得满意的膝关节活
动度，需要对伸膝装置进行特殊处理。在充分的
前方软组织松解的基础上，可通过如下方法纠正
髌骨低位。

1. 髌骨截骨　在髌骨截骨时，减小髌骨厚度，
一般保留截骨后髌骨床厚度在 14mm 左右，这样
能保证伸膝装置支点的完整性及髌骨假体安装后
的稳定性。

2. 胫骨结节截骨上移　在胫骨结节处截骨，
将骨块向上移并固定。虽然这种方法没有改变髌
腱的短缩畸形，但是髌骨的位置相对升高了，增
加了伸膝力臂与支点之间的距离，有利于提高股
四头肌的力量 (图 6-16)。

3. 增加胫骨截骨量　这种方法是通过降低关
节线的位置使髌骨处于相对高位，同时增大了伸
膝间隙，使挛缩的伸膝装置得到放松，进而减少
髌股关节的接触压力。需要注意的是，此种方法
只适用于伸直位的畸形，屈曲位畸形禁用此法。

4. 股骨端假体屈曲位安装　是一种有效方法，

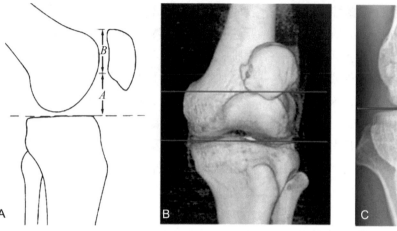

图 6-15　**髌骨低位**　A.Blackburne-Peel 法检测髌骨高度；B. 髌骨正常高度（前面观）；C. X 线正位片显示髌骨位置低于胫骨平台连线

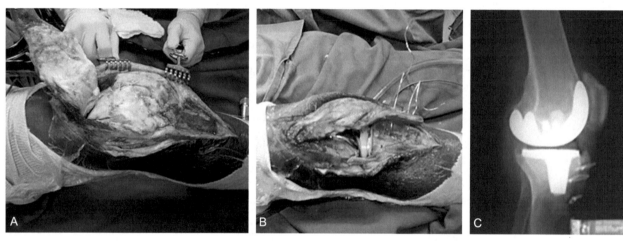

图 6-16　**胫骨结节截骨术**　A. 术中胫骨截骨显露膝关节；B. 术毕以钢丝固定胫骨结节；C. 膝关节 X 线侧位片显示固定后的胫骨结节

其有利于减轻伸膝装置张力。有研究表明，股骨端假体在矢状面上以过伸 20° 或屈曲 20° 安装对于术后膝关节活动度无明显影响（图 6-17）。

伸膝装置与屈膝装置之间的平衡非常重要，髌股关节压力过大，会导致膝关节屈曲度减小，而髌股关节压力过小导致股四头肌肌力下降，伸膝迟滞，因此在术中要不断地评估屈伸活动度以免造成伸膝装置过度松弛。

屈曲位强直膝除了关节前方伸膝装置粘连、挛缩外，还存在关节后方软组织的粘连和挛缩，因此后方软组织松解同样非常重要。对于屈膝角度较小的强直膝关节，可参照伸直位强直膝方法进行操作，适度扩大后方组织松解即可。然而，对于屈膝角度较大的强直膝关节，还存在屈曲间

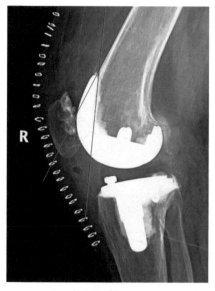

图 6-17　**股骨端假体屈曲位安装**

隙大于伸直间隙的问题，除了要平衡关节前后方的软组织之外，还需平衡屈伸间隙，具体方法可参照本章第三节。

六、术后康复

术后积极的康复锻炼有助于维持和提高膝关节活动范围。对于伸膝装置完整性、股四头肌肌力较好的患者，在术后第 2 天即可进行股四头肌训练，在术后 48h 进行主动弯曲、直腿抬高训练、负重行走，如若疼痛明显，可在口服非甾体抗炎药镇痛后继续锻炼。

伸直位强直畸形的患者应根据伸膝装置的完整性和强度、切口愈合情况等因素设计系统的康复方案，强化康复训练。对于伸膝装置薄弱、股四头肌严重萎缩的患者，可采用渐进性的训练方式，逐渐由被动运动过渡到主动运动，术后 6 个月内强化屈膝和伸膝的交替练习，防止因肌肉力量不足产生伸展滞缺。对于部分在术中难以完全纠正的小于 30° 的畸形，可通过术后积极的康复锻炼得到纠正。

（许建中）

第五节　骨缺损的处理

骨缺损是全膝置换翻修术中经常遇到的问题，也是关节外科医师在全膝置换翻修术前制订计划时必须要仔细考虑的一个问题。在任何一个全膝翻修术前医师都必须要围绕"骨缺损"仔细考虑以下问题：是否存在骨缺损？可能是什么原因导致的骨缺损？该骨缺损是否要做相应的处理？该骨缺损如何处理？

是否存在骨缺损？术前应当做全面的影像学检查来评估是否存在骨缺损及骨缺损的程度，这包括标准的膝关节 X 线正位片和 X 线侧位片、双下肢全长负重位 X 线片、髌骨轴位 X 线片、膝关节的 CT 平扫和三维重建、膝关节的 MRI 扫描。通过 X 线检查可以大致了解关节畸形的程度、关节周围骨量丢失的程度，直观了解股骨和胫骨假体型号、位置及固定情况，是否明显存在松动、移位、骨溶解或骨吸收，髌骨的高度及冠状面上的位置，三维 CT 扫描资料则可更准确地确定骨缺损的部位，精确地评估骨量丢失程度和假体的旋转对线等情况。MRI 扫描则可以了解骨缺损是否累及侧副韧带及整个关节骨髓水肿的程度。

可能是什么原因导致的骨缺损？全膝翻修术后导致骨缺损的原因很多，包括感染因素和非感染因素（假体的松动沉降、应力遮挡效应、假体周围骨溶解和吸收等），感染因素是最值得重视的问题。术前为排除感染，必须要进行详细的病史和临床检查，进行相应的炎症指标检测和影像学检查。病史中患者静息疼痛明显，或疼痛的程度自第一次手术后逐月逐渐加重，提示存在感染；临床检查发现明显的窦道、流脓则确定存在感染，如果发现关节高度肿胀、明显红肿、关节周围可疑包块，则应当进行相应的炎症指标检查，炎症指标包括常用的全血白细胞分类和计数、红细胞沉降率、C 反应蛋白、降钙素原检测、白介素检查等，还推荐常规进行膝关节穿刺，对关节液进行培养和分类计数，如果关节液中白细胞计数 ≥ 2500/mm³ 且分类计数显示中性粒细胞比例 ≥ 66%，则高度提示感染。影像学检查包括关节 B 超、MRI 扫描和核素扫描，如果发现有明显的脓液或高度核素浓集则提示存在感染。感染和骨缺损经常同时存在，应当首先要考虑如何处理感染，只有在感染可以控制的前提下才考虑如何处理骨缺损。而且，一旦存在感染，手术的风险和失败率都会显著增加。

该骨缺损是否要做相应的处理？骨缺损的范围、形态和体积术前可以做出一定的评估，但是准确的评估须要等待术中取出假体后方能最终确定。临床上骨缺损可被简单地分为包容型和非包容型骨缺损（Stockley 分型和 Gross 分型）。包容型骨缺损是指股骨远端和胫骨近端周围仍有完整的骨皮质进行包绕，关节面存在腔隙性缺损，不影响整体结构的稳定性，临床处理比较简单，翻修时可通过颗粒骨植骨或骨水泥进行填充，不需要做特殊复杂的处理。而非包容型骨缺损周围的骨皮质部分或全部丧失，已经影响到假体的稳定性，术中通常需要做特殊的处理，包括通过骨水泥螺钉重建、假体垫块重建、同种异体骨打压植骨或结构性重建及干骺端袖套和锥形补块等进行重建。目前已经有多个针对骨缺损的分型系统，其中安德森骨科研究所分型系统（Anderson Orthopaedic Research Institute，AORI）是广为接受的骨缺损分型系统（图 6-18，表 6-1），广泛应用于全膝置换翻修术中。此系统将股骨远端和胫骨近端的骨缺损分为三型。AORI Ⅰ 型骨缺损程度较轻，较典型的情况是缺损区周围骨皮质完整，关节线位置接近正常，无或仅有轻度假体沉降。此型骨缺损的处理可根据情况选择增加截骨量（消除骨缺损）、稍偏移假体位置（避开缺损）、颗粒骨植骨

或骨水泥螺钉（填充骨缺损）等方法。AORI Ⅱ 型的缺损程度较 Ⅰ 型更重，根据骨缺损涉及的范围可进一步细分为 2 个亚型，涉及一侧间室的为 Ⅱ A 型，涉及两侧间室的为 Ⅱ B 型。AORI Ⅱ 型骨缺损周围的骨皮质可保持完整或部分缺失，通常呈现为干骺端的中心性或周围性骨结构缺失。常伴有关节线位置的改变或假体下沉，而侧副韧带的股骨和胫骨止点均保持完整。AORI Ⅱ 型骨缺损病例，如果缺损相对较小仍可沿用 AORI Ⅰ 型骨缺损的处理方式。如果骨缺损程度较重，还可根据具体情况选择结构性植骨、假体垫块、干骺端袖套或锥形补块等方式以恢复关节线的正常位置。AORI Ⅲ 型是干骺端骨结构缺失最严重的类

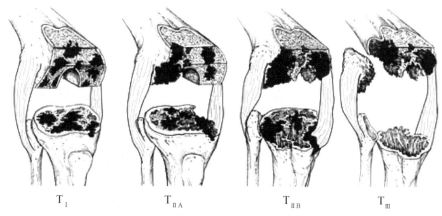

T_I　　　T_{IIA}　　　T_{IIB}　　　T_{III}

图 6-18　膝关节置换翻修术中骨缺损评估的 AORI 分型

表 6-1　膝关节翻修术中骨缺损的分型方法和处理方案

Clatworthy 分型	AORI 分型	Rand 分型	处理方案
包容型 干骺端完整	Ⅰ	单侧股骨髁 / 胫骨缺损面积 < 50% 缺损深度 < 5mm	假体偏移 骨水泥填充 植骨
包容型 干骺端完整	Ⅱ A	单侧股骨髁 / 胫骨缺损面积 > 50% 缺损深度 5 ～ 10mm	植骨 金属垫块
包容型 干骺端完整	Ⅱ A	单侧股骨髁 / 胫骨缺损 缺损深度 10 ～ 20mm	金属垫块 干骺端袖套 结构性植骨
包容型 干骺端完整	Ⅱ B	双侧股骨髁 / 胫骨缺损 缺损深度 < 20mm	金属垫块（胫骨全垫块） 干骺端袖套 结构性植骨
非包容型 干骺端缺损	Ⅱ B	双侧股骨髁 / 胫骨缺损 缺损深度 < 20mm	TM Cone 结构性植骨 定制假体
非包容型 干骺端缺损	Ⅲ	双侧股骨髁 / 胫骨缺损 缺损深度 > 20mm	TM Cone 结构性植骨 定制假体

型，缺损区周围的骨皮质大量缺失，侧副韧带的止点缺失。通常需要采用限制型假体进行翻修。处理此型骨缺损的方法包括结构性同种异体骨重建、干骺端袖套或锥形补块重建、髁替代型铰链式假体翻修或截肢。

常见骨缺损的处理方法：

1. 打压植骨技术　这是临床最常用的方法。打压植骨原材料的来源包括自体骨、同种异体骨和人工骨。自体骨是最理想的打压植骨材料，但自体骨来源有限是其最大的困难。在初次全膝关节置换术中，可以收集股骨远端和胫骨近端的截骨块，剔除软组织，打碎成颗粒状骨进行打压植骨。翻修术中可以取自体髂骨进行植骨，当然这会增加手术创伤、增加手术时间、增加手术出血和感染等额外的手术并发症。同种异体骨存在着传播疾病、医学伦理和准入问题，在我国很多医院还限制使用。人工骨主要存在排斥反应和感染风险增加。术中可以视情况选择一种植骨材料或联合使用，以发挥最大的益处。在打压植骨的过程中需要注意进行细致的操作：先用大号刮匙，而后用小号刮匙，要彻底刮除附着于骨缺损部位或囊腔中的肉芽组织或瘢痕组织，刮除硬化骨，直到正常骨质部位，显露出较大的骨缺损。要远离关节，在关节远端进行植骨，植骨的方向要与关节活动的方向相一致。移植骨一定要一层一层用工具打压结

实，否则就难以奏效（图6-19）。对于非包容型骨缺损需要在金属网笼内打压植骨效果更为可靠。

2. 骨水泥和骨水泥螺钉技术　对于很小的腔隙性骨缺损，在没有植骨材料的前提下，是可以通过单纯骨水泥填充来修复骨缺损。但关节外科医师应当明确，移植骨打压植骨可以提供的是远期的真正骨愈合，而骨水泥最多是提供一个填充作用，所以不可滥用骨水泥来修复骨缺损。对于高龄患者的膝关节小量骨缺损可用 PMMA 骨水泥和螺钉进行重建。骨水泥填充骨缺损后用螺钉进行加强，可进一步增加结构强度，此法更适用于面积 ≤ 10% 髁面积的周围性缺损或小的中心性缺损。

3. 假体偏移技术　临床上重度膝内翻患者常用胫骨假体偏移来避开内侧骨缺损，同时又可达到内侧松解的目的，实践证明这是非常行之有效的方法。但应用中还应当要注意，胫骨基座偏移的幅度应控制在 3mm 以内，而有的学者认为在胫骨基座外移幅度上更加保守，常将其控制在 2mm 以内。通过假体偏移避开骨缺损也带来很多不利效果，包括胫骨基座的偏移会对韧带的动力学造成影响，如通过胫骨基座内移以避开外侧平台骨缺损，可使胫骨结节相对外移，从而增加髌股关节失稳的风险。在股骨侧因为存在髌骨失稳和侧副韧带磨损的风险，很少考虑进行假体偏移，而且使用较小型号的股骨假体可导致屈曲间隙增大

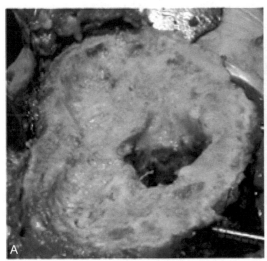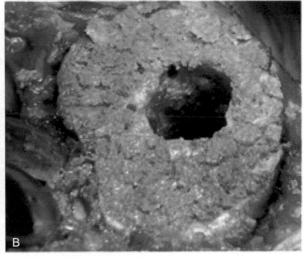

图 6-19　**打压植骨术**　（引自 Suarez MA，Murcia A，Maestro A. Filling of segmental bonedefects in revision knee arthroplasty using morsellized bone graftscontained within a metal mesh. Acta Orthop Belg, 2002, 68：163-167.)

和关节线抬高；如果使用较小尺寸的胫骨基座以适应胫骨假体的偏移，就会减少平台的负重面积，导致平台单位面积内应力增加，显然不利于人工关节的远期生存。

4.同种异体骨进行结构性重建　使用同种异体骨进行结构性重建的优势在于具有恢复骨量的生物学潜能，同时移植物可被修整成各种形状以更好地匹配骨缺损区的形态（图6-20）。通过结构性植骨可恢复关节线的高度并且能为韧带的再附

着创造条件。而使用同种异体骨行结构性重建也有其劣势，包括疾病传播风险及移植物发生不愈合、畸形愈合、塌陷或吸收等，同时还存在医学伦理学和准入问题。

5.金属垫块　对于较大的非包容型骨缺损（AORI Ⅱ型）可以使用组配式金属垫块，该方法简单、方便、疗效可靠（图6-21）。金属垫块可以是多孔的，也可以是实心的，有的已经预制成不同大小的模块。垫块的形状可以是楔形、圆柱

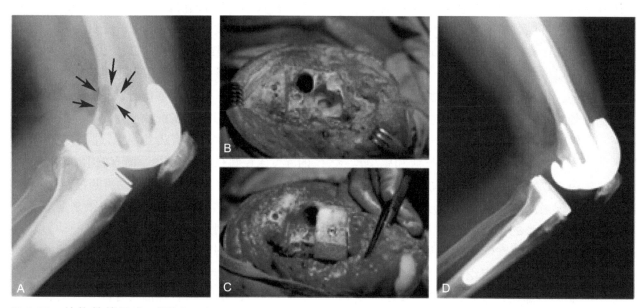

图6-20　**结构性植骨术**　（引自 Daines BK. Management of bone defects in revision total knee arthroplasty.Instr Course Lect, 2013, 62：341-348.）

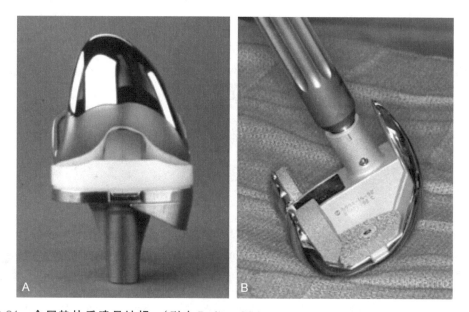

图6-21　**金属垫块重建骨缺损**　（引自 Radnay CS.Management of bone loss：augments, cones, offset stems.Clin Orthop Relat Res, 2006, 446：83-92.DOI：10.1097/01.blo.0000214437.57151.41.）

状或小长方体,术中可以根据骨缺损的形态进行选择。金属垫块与关节假体之间可以直接采用螺丝钉固定,也可以采用骨水泥固定。有学者认为,金属垫块与假体之间用骨水泥固定可以避免金属之间互相磨损,推荐使用骨水泥固定。当然,金属垫块与人工关节假体先用螺丝钉固定,而后在用骨水泥固定,会取得更可靠的固定效果。股骨远端骨缺损通常发生在股骨远端和股骨后髁,一般都选择较为平坦的金属垫块,垫块放置于股骨髁的远端和后部。而胫骨近端的骨缺损一般都是较为典型的楔形骨缺损,一般都选择楔形或圆柱状垫块。在应用金属垫块时,一般需要对骨缺损部位做适当的修整以使骨缺损的形体与金属垫块的形态相互匹配,并且大小大致相同。修正时应当最大程度地保留宿主骨量,不能为了应用金属垫块而加大骨缺损。两者的接触面应当与关节应力方向保持一致,楔形面的坡度要求小于15°,这样两者之间的剪切力就比较小,有利于远期的稳定性。

6.干骺端多孔钽金属块 钽块是近年来新出现的骨充填物,具有极佳的抗腐蚀性和耐磨性,良好的延展性和韧性,优异的生物相容性,弹性模量与骨组织相似,生物力学性能较好。由多孔钽金属制成的骨科植入物在提供力学强度的同时可减少应力遮挡,利于应力传导,便于骨骼再生

及塑形,具有极佳的生物相容性,能使骨组织和血管等向种植体内生长,利于种植体骨结合及营养物质、代谢产物的运输,具有优良的骨传导性、促骨再生性、较低的细菌黏附性等优点。多孔钽块可对骨组织提供符合生理性应力分布及传导的结构性支持,无应力遮挡,且其蜂窝状立体结构可使骨质快速、牢靠地长入(图6-22)。依据常见不同形状的骨缺损,已经有不同大小的钽块制成模具,术中可以依据实际骨缺损大小选择应用。股骨和胫骨侧的节段性干骺端中心部位巨大骨缺损均可采用干骺端袖套状钽金属多孔表面锥形补块进行重建。干骺端袖套或锥形补块可提供足够的干骺端支撑和固定作用,适用于股骨或胫骨侧大面积中心性的锥形骨缺损,植入后还可直接在髁部进行额外的固定或配合延长杆使用以进一步增加稳定性。不同于大块同种异体骨重建,采用干骺端袖套或锥形补块可完全避免疾病传播、不愈合以及骨吸收的风险。多孔表面的金属锥形补块可实现周缘的骨长入,任何膝关节假体均可通过骨水泥固定于锥形补块中心的内表面。Long和Scuderi报道了16例接受钽金属锥形补块植入的病例,共进行了31个月的术后随访。无病例因无菌性松动接受再次翻修,而且X线评估发现所有病例均已发生骨整合。Meneghini等对1组共15例接受全膝置换翻修术的患者进行了回顾分析,所

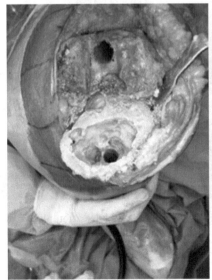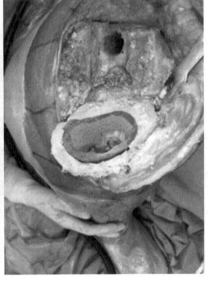

图6-22 **金属骨小梁多孔钽金属 Cone 填补胫骨骨缺损** (引自 Radnay CS. Management of bone loss:augments,cones,offset stems.Clin Orthop Relat Res,2006,446:83-92.DOI:10.1097/01.blo.0000214437.57151.41.)

有患者均在胫骨侧植入了多孔表面金属干骺端锥形补块。经过平均 2 年的随访，X 线评估表明所有胫骨锥形补块均已发生骨整合，同时也未出现翻修失败病例。干骺端袖套采用也可以实现骨长入的多孔表面设计、非骨水泥固定，并根据植入需要采用了一些特殊的设计理念，还通过台阶式外形实现干骺端的逐步承载（图 6-23）。干骺端袖套的植入与全髋置换时非骨水泥型股骨假体的植入过程类似，需用试模从小到大逐次扩髓成形直至获得坚强的固定，这样可确保缺损区与干骺端袖套在外形上高度匹配。干骺端袖套的末端同样可连接延长杆，可进一步增加固定的强度。

7. 定制型膝关节假体　对于巨大的骨缺损（AORI Ⅲ 型）已经影响到侧副韧带的附着部位，必须用定制型的铰链型假体比较可靠。应用铰链型假体时，股骨侧应保持适当的外旋角度以适合髌骨的运动轨迹，并且可以减少对步态的干扰。截骨时要测量好股骨远端的长度，安装的假体要恢复等长，以免造成高位髌骨或低位髌骨，导致术后膝关节活动范围减少。安装胫骨假体时，最大的困难是髌韧带的止点重建，术前胫骨结节部位如果能够保留应尽量保留，其对于重建可以提供极大的方便。

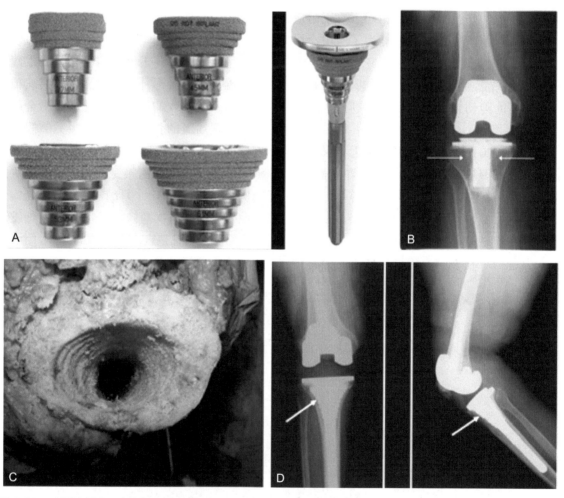

图 6-23　干骺端袖套　（引自 Dennis DA. A stepwise approach to revision total knee arthroplasty. J Arthroplasty，2007，22：32-38. DOI：10.1016/j.arth.2007.01.001.）

（陈　敏　胡　飞　尚希福）

第六节　髌骨缺如和异位

一、髌骨缺如

随着 TKA 的发展，越来越多髌骨被切除的患者接受了 TKA。因先天性髌骨脱位、髌骨粉碎性骨折等而行髌骨切除术的患者在术后出现骨关节炎行 TKA 的预后往往比具有完整髌骨的 TKA 预后差。髌骨切除术后，由伸膝力臂的减弱导致的伸膝力量减弱 20% ～ 70%。同样，髌骨的缺失导致膝关节不稳定，在膝关节屈曲时，造成股骨相对于胫骨过度前移。对于这类患者膝关节置换时，应用的假体包括交叉韧带保留型假体、后方稳定型假体和旋转铰链型假体。

比较髌骨切除术后应用 PS 假体及 CR 假体的结果，对照组是未行髌骨切除术而行 TKA 的患者。CR 假体的膝关节术后评分更高，PS 假体则更多出现关节前后不稳定。据推测，髌骨切除术可能破坏了由股四头肌肌腱、髌腱及交叉韧带组成的四杆连接系统，使 PCL 和后关节囊不能保持关节矢状面的长期稳定。髌骨切除术后患者髌韧带作用于胫骨结节的合力矢量发生了改变，不仅伸膝装置的力臂减小了，而且由于缺少髌骨，胫骨承受的向后的力更大了。目前一种多孔钽合金髌骨假体被用来重建髌骨和延长伸膝力臂，但是有文献报道，由于松动、切口并发症、持续的膝关节前部疼痛等，此假体存在较高的失败率。当髌骨残留骨量较多，允许更多骨小梁金属的骨长入时，临床效果有所改善。

二、髌骨外侧脱位

1. 适应证　患者在某种情况下表现为髌骨外侧半脱位的情况，可能是先天性因素导致的，也可能是由继发性髌骨紊乱引起的。先天性髌骨脱位可见于指甲髌骨综合征的人群中，其特点为小髌骨和高位髌骨。大部分的髌骨脱位是由下肢的继发性力线结构改变（通常为严重的外翻畸形）及髌骨软骨面的蚀化（更多见于进展性类风湿关节炎）引起。解决这一问题的方法，首先是进行髌骨复位，然后使其在整个回转圆弧运动轨迹中获得稳定。

2. 术前准备　术前评估包括完整的病史、体格检查及放射学检查。应该寻找诱发和维持脱位的根本原因。对伴有可引起髌骨不稳定的一些综合征，尤其是单腿负重及患膝丧失功能等情况，体检中重点应当明确膝关节在各种屈曲位置时髌骨所处的状态，包括髌骨是永久性脱位还是仅在屈曲时脱位（提示外侧软组织结构紧张及伸膝装置挛缩），或者是在屈曲早期出现不稳，过度屈曲后又自行复位（提示高位髌骨或滑车形态不良）。X 线片应当包括站立的 91cm 大小的前后位、侧位、髁间位图像。髌股关节的切线片也是需要的。在这些图像中应当确定解剖轴和机械轴。大多数髌骨脱位见于存在膝关节外翻畸形的病例。切线位图像通常能够看到滑槽浅或圆顶样的滑车及为匹配圆顶样滑车而蚀化的髌骨。尽管 MRI 或 CT 在术前有助于评价髌骨的蚀化程度，但是如果医师能够预测到这种蚀化性改变并能合理应对，这些辅助检查通常是没有必要的。

3. 手术技巧（经验与教训）　手术入路选择膝正中切口和髌旁内侧切口。为保持和常规膝外翻显露一致，内侧松解开始尽量少一些。然后尝试向外翻转髌骨，此时也许可以翻开，也许不能。如果成功术者接下来进行胫骨和股骨假体植入的准备阶段，要密切注意假体的力线和旋转（遵照相关说明）。如果成功翻起髌骨，需要确定一下显露是否充分，以保证股骨和胫骨假体的正确位置。如果髌骨的半脱位或脱位状态已经显露足够的空间而不需要进一步翻转即可以准备植入。如果显露不充分，则需要进一步翻转髌骨以增大显露空间，行外侧支持带松解也可以有助于翻转髌骨。从关节内向关节外进行松解，用一只手向前方翻起髌骨，用手术刀或电刀切开外侧支持带，先直接切开与髌骨相连部分，尝试翻转髌骨，如果不能，在通过触摸感知髌骨上下方外侧支持带的紧张部分，进一步切开，直到髌骨能够翻开。通常应用嵌入式的组件重塑髌骨表面。用测径器测量髌骨的厚度。如果髌骨的厚度小于 24mm，则无论术中还是术后，发生骨折的危险性都会增加。在这种情况下，通常不做髌骨表面的重塑。对于最大号的髌骨，应尽量最大化地选择人工髌骨并将其置于髌骨的中心位。如果髌骨的骨量足够，尽量使人工髌骨最大限度地接近中线以改进髌骨轨迹，但如果髌骨外侧面非常薄且存在骨折的危险，则应选择最小的髌骨组件以避免对其造成损害。然后进行髌骨锉骨，其深度达到预计能正好安放植入物即可。安装假体后，用摆锯削去多余的骨质，使得髌骨假体和髌骨之间的过渡面平滑。这样就在髌骨的中部用髌骨假体制造出一个圆顶形的结构。接下来，对膝关节带着假体做关节活动度（ROM）检查。冠状面的软组织平滑对于保持髌骨的平滑往往是非常必要的，尤其是在手术入路中行外侧支持带松解者。如果此时髌骨没有复位且此前没有行外侧支持带松解的，即可以行松解术，止血带放松后，要对髌骨轨迹进行评价。术者行松解术时用手术刀或电刀从关节内实施切开，开始直接切开髌旁支持带，然后再根据需要逐渐向近端或远端延伸。膝关节在假体试件安装后要进行一个 ROM 检查来评价髌骨的稳定性。把髌骨易外倾与髌骨半脱位或脱位区分开来是非常重要的。如果髌骨仅是容易外倾，用 1 ～ 2 把巾钳拢合内侧关节切口，再进行髌骨轨迹评价。大部分的临床病例通过此种方法可以解决外倾的问题。即便膝关节极度屈曲，个别病例的髌骨仍保持脱位的状态。这种情况可以先尝试紧缩内侧软组织，看是否能够平衡髌骨双侧的力量。手术方法是将股内侧肌向前推进后，用两把巾钳使其与髌骨的外侧缘扣住。然后对膝关节进行 ROM 检查平衡状态。通常情况下，股内侧肌推进可以基本稳定髌骨。还可以通过股薄肌自体移植或同种异体韧带移植重建内侧髌股韧带进一步加强内侧结构。此外，尽管胫骨结节内移术也是常被提及的一种方法，但很少有必须采用的病例，即便是非常严重的病例也不必要。接下来完成最终的假体植入。在膝关节位于屈曲位时，按照髌骨的稳定需求向前推进，然后缝合关闭髌旁内侧切口。采用 1 号薇乔缝线间断缝合股四头肌肌腱与髌旁及上方的支持带，连续缝合髌骨下极至胫骨结节部分。纠正慢性髌骨脱位后，ROM 相比于术前可能会缩小。不主张通过延长伸膝装置来改善 ROM，因为那样会导致伸展末期力量减弱及伸肌滞后。倾向于让患者在伸膝时具备充分的力量，虽然这有可能减少关节的屈膝角度，但后者可以通过一段时间的适当的主动锻炼得以改善。

对于膝关节外翻患者应采取膝外侧入路，详见本章第二节的内容。

4. 术后治疗 术后治疗会让每个行常规全膝关节置换术的患者受益。如果行外侧松解，此区域会比通常看上去更加柔弱和肿胀。在能够忍受的情况下进行屈曲活动。详细记录术中能够获得的关节屈膝角度，此将会指导术者和患者预测膝关节最终可能达到的屈膝角度。由于前面讨论过的原因，这些接受全膝关节置换术的患者术前的关节活动度往往比术后差。患者配合理疗师一边通过股四头肌等长收缩训练维持充分的伸膝力量，一边改善其屈膝角度。行 VMO 推进的患者需要制动 4 ～ 6 周以保证其修复，但是应当立刻进行等长训练。

5. 并发症 早期并发症见于行外侧支持带松解术的患者，是由于极少可能发生的外侧膝动脉出血而导致的血肿或引流管放置延期。减少此种并发症的方法是术中行外侧松解后松开止血带，检查并电凝切断的血管。晚期并发症为髌骨的缺血性坏死，其初期表现为髌骨硬化，后期表现为髌骨碎裂。临床上可能有或无相关症状。如果髌骨碎裂、髌骨组件松动，重建的可能性也许不大合并有临床症状的，松动的骨块需要切除，争取保留最大的骨块，此时由于伸膝装置已经获得平衡而无须对其进行表面重塑。

三、低位髌骨和高位髌骨

TKA 的目的在于消除疼痛、提供稳定的膝关节活动、纠正畸形，重建膝关节的正常功能。从膝关节疼痛缓解程度和功能改善情况考虑，TKA 是一个相当成功的手术。技术改进已使得 TKA 并发症明显减少，如部件的松动和关节的不稳，但和髌股关节相关的并发症的报道仍高达 1.5% ～ 12%，并占所有翻修术原因中的 50%。其中，髌骨高位和髌骨低位也是引起髌股关节并发症的重要原因。

（一）定义及其原因

髌骨高位和髌骨低位指在矢状面上髌骨的位

置。如果髌骨相对来说靠近股骨滑车则称为髌骨高位，如果髌骨相对来说远离股骨滑车则称为髌骨低位。1991年，Noyes等提出了髌骨低位综合征的概念。所谓的髌骨低位综合征由以下症状组成：①创伤或手术后，由髌旁和脂肪垫挛缩及股四头肌肌力减退导致一过性的髌骨低位；②与关节纤维化有关的关节强直和关节活动度受限；③如果治疗不及时可发生髌腱的长期短缩；④由失用和髌股关节的不匹配、接触压的改变导致的髌股关节病的发生。在日常活动中对膝关节生物力学的影响是最大负荷分别作用于整个髌后关节面。正常的髌骨运动力学在膝关节的正常功能中起重要作用。在不同的屈膝角度下，髌骨均是部分和股骨滑车相接触。在膝关节从 10°～90°屈曲的过程中，接触面从髌骨的下极逐渐向上极移动。当膝关节屈膝角度接近 120° 时，接触面又向髌骨中央移动。当屈膝角度 > 120° 时，髌骨和股骨内侧滑车之间没有接触，这种髌股关节接触面的变化在膝关节很大的功能范围内使髌骨存在偏心性负荷。而髌骨低位和高位可以使偏心性负荷增加，剪切应力随之进一步增加。Singerman等研究了髌骨高度和髌骨接触压的关系，发现当髌骨高度增高（减低）时，髌股接触压随之升高（降低）。髌骨上移后，屈膝时腱股接触的角度将延迟。过度屈膝时，由于髌股接触的出现，髌股接触压减低。对于髌骨低位，髌股关节开始接触的角度相对较小；髌骨高位，腱股接触较晚，髌股接触压随着屈膝角度的增加而增大。髌骨高位时，髌股接触压和屈膝的角度之间的关系呈线性关系，这种情况下髌股接触并没有使髌骨的负荷减低。因此，髌骨高位可使得腱股接触的时间延迟，从而导致髌骨半脱位的力量加大。说明髌骨高度的改变对髌股关节的生物力学有不良的影响。

（二）手术要点

髌股关节之间的负荷很大。正常的步态时，髌股之间的应力为体重的 1～5 倍。上楼梯时，髌股之间的应力为体重的 3～4 倍。深蹲时，髌股之间的应力为体重的 8 倍。这样高的压力是通过正常髌骨的很小的面积传导的。在膝关节置换术后，接触面积进一步缩小，使接触压进一步增高。此时，如果存在髌骨低位或高位，则会使得作用在髌骨的剪切应力进一步增加。这种情况对于 TKA 术后的运动力学是明显不利的。目前的研究表明，良好的髌骨关节运动力学、接触压、接触面积是减少髌股关节并发症、提高 TKA 术后部件的生存率的重要因素。在前面已经提到，髌骨高位和低位可引起膝关节的不稳定。高位髌骨可能不能进入股骨滑车沟内，膝关节屈曲过程中髌骨不能始终位于"中央"。低位的髌骨则可能不和股骨部件相关节，当膝关节过度屈曲时，低位的髌骨可撞击胫骨部件，这样就会增加聚乙烯的磨损，容易导致髌骨骨折的发生，从而引起 TKA 的失败，同时也可增加髌腱断裂的风险。另外，髌骨低位的患者由于髌骨和胫骨结节之间的距离缩短，TKA 术中翻转髌骨时易出现髌腱止点的撕脱。这都是术中应该注意的问题。目前认为髌骨部件的运动轨迹是髌骨表面置换术成功的关键因素，所以对于髌骨高位和髌骨低位患者，术中应重建正常的髌骨运动轨迹，纠正髌骨的对线不良。这是因为 TKA 术后，作用在髌骨上的力量很大，而髌股关节之间的接触面积却很小。如果髌骨对线不良得不到纠正，髌股关节的并发症将明显增加，从而影响 TKA 的最终效果。术中可于止血带释放后（避免止血带对髌骨运动轨迹的影响）使用无拇指技术观察髌骨的运动轨迹是否位于中央。如果出现髌骨的半脱位，应该使用对线技术以使得伸膝装置获得平衡。

（杨大威）

第七节　韧带缺失的处理

一、适应证／禁忌证

在初次或翻修的 TKA 患者中，韧带稳定性的丧失通常通过增加假体的限制性来处理。但是，使用限制型假体，特别是旋转铰链型膝关节假体和髁间限制型假体（CIPS）可能不是一个理想的选择。许多研究表明，特别是对年轻且活动多的患者，这种选择并不理想。此外，如果没有适当的软组织平衡，主要单纯依靠限制型假体可能并不能够保证手术的成功。

有一些特殊病例初次进行全膝关节替换（TKR）时，就会在术前或术中遇到韧带缺失或不完整。在进行膝关节置换术时，完成韧带改建或重建以调整由韧带缺失或不完整而导致的主要软组织袖的不平衡。它并不作为一种处理不稳定性全膝关节置换术的单独的二期手术技术。另外，我们讨论的是处理韧带不完整的情况，而不是普通的软组织平衡技术，后者包括松解畸形凹侧紧张的结构。

初次全膝关节置换术的软组织不平衡可以通过不同的方法进行处理：

（1）软组织平衡（通常通过松解凹侧紧张的结构来实现）。

（2）韧带重建（包括韧带远近端前移或韧带替换或增强）。

（3）限制型假体（从全稳定性到铰链型假体）。

（4）两种或两种以上的方法联合应用。

使用髁间限制型假体（CIPS）装置使全膝关节假体形成关节内"桩"机制以提供内侧、外侧和后方的稳定性。这要用来代替那些不成功的产品，如 CCK、TC Ⅲ、超稳定性和其他。

韧带缺失或不完整定义为韧带拉伸、变细，或者损伤和不连续。在这种情况下，松解对侧平衡软组织袖可能不是一个理想的处理方法，而拉长相对紧的一侧使之"平衡"到一个异常拉长的位置也是不切实际的。同样，原发的损伤侧和手术松解的拉长侧都不会产生正常的韧带拉力。因此，可能需要韧带重建或使用更加限制型假体，或者联合应用，以获得足够的稳定性。

在生理需要相对低的老年患者的中期随访中，CIPS 获得了令人鼓舞的结果。然而，在年轻活动多的患者中，限制型膝关节假体可把应力传到假体-骨水泥-骨固定界面，这可以导致早期失败。因此，为了避免年轻患者使用过度限制型假体，韧带重建是一个有效的选择。如本文所述，韧带改建或重建适应证的关键就是为了避免使用CIPS。

同时也应该明白，我们处理的状况是单纯使用后方替代假体所不能解决的问题。几乎所用的PS 假体都不提供侧方稳定，但它们提供后方稳定和某种程度的内侧稳定。

1. 术前韧带缺失　术前韧带缺失可以是创伤性韧带损伤或拉伸，或者是作为原发畸形的一部分。

膝关节外翻畸形可以被分为Ⅰ型、Ⅱ型、Ⅲ型。Ⅱ型膝外翻是一个比较小的亚群，患者有较大的骨性畸形伴有两种特殊的软组织问题：外侧软组织挛缩和内侧软组织变细。在那些病例中即使进行了最大程度的软组织松解，也不能获得足够的内侧稳定性，因此可以考虑行内侧韧带重建术。松解要包括后交叉韧带松解或切断和侧方"附属"结构的广泛松解。

Ⅲ型膝外翻畸形可以行韧带重建术。其中原因之一就是因为愈合不良，外侧间室的塌陷，磨损或手术时过度矫正而进行的过度矫正的胫骨高位截骨术（HTO）。这种情况并不完全是韧带损伤或不完整的例子，但是它不能按照一般的方法来处理，而是适于这里要讨论的其他几种技术。

在这种病例中，除了严重的胫骨近端外翻畸形，还存在软组织袖不对称，这与一般的膝外翻不同。在行 HTO 的同时行膝关节外侧面的松解和髂胫束（ITB）与外侧副韧带（LCL）的软组织处理，使标准的外侧软组织的松解变得更加困难。在这种病例获得充分的外侧松解来得到副韧带的一期平衡和正常的 6° 胫股外翻角是不可能的。因此，可以考虑进行内侧韧带重建术以获得适当的平衡，特别是对年轻且活动多的患者，他们不想被过度限制。此外，笔者的经验是：第一，年轻的患者行胫骨截骨术；第二，过度矫正的患者在 18 个月至 2 年会出问题。因此，Ⅲ型外翻要求治疗的患者是相对年轻而又不想使用 CIPS 的患者。

现在，Ⅲ型膝外翻也可以通过一期胫骨截骨和关节置换术来处理：用压配的髓内柄固定。在获得这种内植物之前，复杂的韧带重建是一项先进的技术。其他的选择，如矫形截骨术在某些病例甚至也可以考虑单独使用。只有当患者由于关节内退变需要进行关节置换时，才考虑进行 TKA治疗。

2. 内翻畸形　当处理外侧附属结构拉伸严重的内翻畸形时，通过内侧松解来实现附属软组织的适当平衡是极度困难或是完全不可能的。同样，在大多数畸形严重的病例中，如果要成功地使用限制性小的假体，就必须认识到并能检查出临床不稳定的特殊形式，如平移不稳。

人们已经认识到轻度的外侧副韧带不稳是可以接受的。然而，在某些进行了广泛的内侧软组织松解的患者会出现膝关节假体向外半脱位。有时候，在内侧松解之前不存在脱位或仅有轻微的脱位。

相同程度明显的外侧不稳定有不同的表现，取决于内侧软组织的状况。在胫骨内侧，邻近的软组织装置本来可以防止这种半脱位。如果存在平移不稳定，可以考虑外侧韧带重建紧缩，而不是选择限制性更强的假体。

3. 慢性后交叉韧带功能不全 在慢性后交叉韧带（PCL）功能不全伴固定的明显的后方半脱位时，可能有学者希望通过简单的屈伸间隙平衡和使用一个最小厚度半月板的非后稳定性假体进行处理。然而，这种方法并不成功。推荐使用特制的限制型假体。

4. 术中韧带缺失

（1）内侧副韧带：内侧副韧带（MCL）是在手术中最容易被损伤的副韧带。这一并发症的确切发生率并不清楚。笔者的经验是在9年多的时间内小于1%。在一组选择性肥胖患者的报道中，并发症的发生率高达8%。无论并发症的发生率是多少，术中MCL损伤能够引起明显的软组织失衡和后期术后内侧不稳伴有外翻畸形。

术中损伤MCL的高危因素如下：①明显的肥胖病例显露困难；②紧张性膝内翻，伴有典型的股骨和胫骨内侧骨赘突出；③手术医师没有经验。

在胫骨内侧操作时，不能紧贴在MCL下方的胫骨骨面进行解剖，而仅仅在骨赘的下方进行解剖，会出现术中MCL损伤。这种病例的MCL贴近骨面。术者或助手如果意识不到这些，在试图显露骨赘而进行锐性解剖时，不能充分牵开，在用电锯进行胫骨或股骨后髁截骨或切除内侧半月板时没有适当牵开或显露时都会损伤MCL。

很明显，最好是避免损伤MCL。避免损伤MCL的手术技巧包括以下几点：①必须在MCL深面的骨膜下解剖胫骨内髁；②必须把骨膜剥离子或牵开器放到MCL下方紧贴骨质表面；③在准备截骨时，必须把牵开器放到适当的位置以保护侧副韧带，必须明确牵开器与锯片位于同一水平；④在胫骨截骨前松解中部和后方的关节囊内后缘与深层的MCL，这样，在胫骨截骨时会产生适当的保护性回缩。

发现MCL损伤是处理MCL损伤的关键因素。多数情况下，在完全伸直时由于膝关节后角和内后角的附属支持结构掩盖了MCL损伤。只有当屈曲时不稳定性才会增加。通过进一步的显露或直接触摸韧带可以明确损伤，有时，在屈膝关节时，胫骨易于向前伴有明显的外旋。

一旦明确了损伤，下一步该怎么办仍然是一个值得讨论的问题。众所周知，不稳定的全膝关节不能很好地工作。因为这个原因，我们强调确认软组织没有失衡的重要性。修复损伤的韧带维持软组织的平衡似乎是符合逻辑的。在直接切断的病例中，首先想到的就是修复，特别是部分切断的病例，尤其适合选择直接修复。

对其他完全切断的患者，也必须检查韧带以明确直接修复是否可行。紧张性内翻畸形的患者需要内侧松解，直接修复断端可能并不切合实际。我们认为，可以考虑行半腱肌增强技术。

可以考虑我们一直使用的处理MCL损伤的一种技术。尽管经验有限，但是它符合骨科的总原则并且如果有适当的组织结构，它可以把医师从困境中解救出来。这个方法包括半腱肌肌腱增强术，保留胫骨止点，并固定到股骨旋转中心内侧或偏上位置。本技术仅用于半腱肌远端止点完整，股骨内髁受骨区完整，则固定到股骨上的半腱肌肌腱是稳固的。

（2）后交叉韧带：本节讨论在TKA时急性PCL松解的影响，无论是有意的还是无意的。当处理全膝关节置换屈伸间隙平衡时，理解PCL松解后的影响非常重要。在尸体上广泛研究了全膝关节置换时切断后交叉韧带的影响，并认为牺牲后交叉韧带的主要影响是产生一个比较大的屈曲间隙（2~4mm），仅仅松解PCL以矫正单纯的屈曲畸形可能加重畸形（除非在很少的屈曲畸形严重的病例，存在股骨、胫骨后方骨缺损和严重的 PCL 短缩靠近关节的后缘）。对后方替代型或后方稳定性假体来说，作为矫正内翻或外翻畸形和极少的极度屈曲畸形的部分，PCL 松解或退缩是必需的。

所以，无论何时松解 PCL，都必须特别小心维持屈伸间隙在 0°～90° 基本相等。如果要切除 PCL 安装 PS 假体，就必须考虑使关节线向头侧抬高 2～4mm。

另外，如果计划使用保留后交叉韧带的膝关节假体，而又无意中损伤了 PCL，那就必须努力保证屈伸间隙接近相等。通常在胫骨截骨或股骨髁后方截骨时容易损伤 PCL。

在这种病例中，有一种重新固定 PCL 的技术。但是，在屈伸明显不匹配的患者单独使用这种技术并不成功。再次忠告，尽量确保关节间隙大致相等。

（3）外侧副韧带（LCL）损伤：在我们的经验中，没有看到任何术中外侧副韧带损伤，其他学者也没有报道，重要的会议也没有提及。

（4）过度松解：在进行畸形凹侧的软组织松解以矫正畸形时，你可能发现它被过度松解了，并引起了明显的不稳定性。

例如，当试图矫正极度外翻畸形，特别是 PCL 已经没有作用时，必需的外侧结构松解后，可能发现在完全伸直时，软组织有充分的平衡，但是当膝关节屈曲时，表现出外侧不稳定。这种不稳定可以解释为在完全伸直时，后关节囊提供了部分稳定性，当膝关节完全屈曲时，后方结构松弛，不能提供稳定性，从而产生屈曲不稳。对此已经在尸体上进行了广泛研究并早已进行了报道。作者发现了一种有更好稳定性和平衡的外侧重建技术。

如果不喜欢这种常规的软组织手术，显然最好是使用更高水平的限制型假体。如果认识到了屈曲间隙的外侧不稳是屈曲时的侧向不充分，就一定不能靠 PS 假体来提供保护。在这些病例中，可能需要使用 CIP 膝关节假体。

二、术 前 计 划

如果偏爱重建，术前计划应该包括以下三点：

（1）评价畸形和不稳的严重程度。

（2）可用组织的利用度，如半腱肌肌腱。

（3）假体的可用性（如果手术当时通过韧带重建不能获得充分的稳定，应该选择增加限制型假体）。

三、手 术

1. 术前侧副韧带薄弱的手术 将膝关节内外侧面软组织关节囊韧带成分向远端或近端推移的技术已经获得了改进。很清楚，外翻畸形要处理内侧变细的韧带，内翻畸形则处理外侧松弛。因为几个原因，笔者通常局限于改善股骨近端的推移技术。在外侧，远端推移术必须做一个单独的切口进行显露。另外，用 LCL 和股二头肌肌腱进行腓骨头的远端推移有断裂的危险。术后膝关节的主动屈曲可以拉紧重建的组织。在内侧，韧带复合体为三角形，从股骨髁的中心开始扇形附着到胫骨。通过向远端推移来"抓紧"内侧，需要从胫骨完全剥离远端内侧软组织袖，包括 MCL 浅层、后内关节囊和后斜韧带。整个的软组织袖需要重新附着于远端的胫骨。解剖范围广泛，技术要求比较高，重建后断裂（选择性保护）的可能性似乎也并不理想。

基于以上原因，可以认为向近端推移相对容易、安全，更容易成功。意识到向近端推移术的目的是在假设的旋转中心重建韧带的止点非常重要。

2. 内侧副韧带重建 描述的技术实际上比想象得要简单。对于外翻畸形，从髁上的起点剥离内侧关节囊韧带瓣，形成一个梯形的组织瓣，保留远端的附着点。剥离的组织要结实、足够厚才能被很好地缝合。笔者倾向于不取骨瓣或骨岛，因为这可能使未来的附着点减弱。此外，笔者关注向更近端推移组织的安全性，而不是最靠近原来剥离点的旋转中心。但是如果去除了骨表面，笔者仍然想附着到"去除"区（如旋转中心）。

组织剥离的第一阶段必须完全，这样组织瓣就可以从股骨完全提起。提组织瓣时只有胫骨的附着处有抵抗。

使用坚强材料制成的缝合线（如 5 号 Ethiband）对韧带进行一个或两个锁定缝合。通常通过肉眼观察来评估股骨髁的几何中心。把组织瓣向前上、直上或可能向后上方向牵拉，找到最适合的位置。这个位置通常在向头部的上方。用软组织 U 形钉或螺钉 - 韧带 - 垫片复合体把软组织钉到股骨中心。

缝合线的"尾巴"向近端系到"柱子"上。笔者通常用 3 个长的螺钉和垫片。螺钉，如果可能，应该足够长，直到对侧骨皮质。还有就是方向应该是倾斜的，而不是从内向外的直的走行。

近端固定螺钉要倾斜走行，因为远端产生的拉力会使横行走行的螺钉产生较大的移动。横行走行的螺钉与斜行走行的螺钉相比，抵抗拉力的稳定性差，而且更接近分力线。

手术侧，最初是畸形的凸侧，可能会非常软（由于失用性骨质疏松），因为不负重。这就是为什么要对软组织固定方法特别注意的原因，因为软的骨质不能提供坚强的 U 形钉固定。

缝合固定到近端螺钉是再次附着的真正力量。韧带再次附着到骨的点是在上面提到的软组织被 U 形钉或螺钉 - 韧带 - 垫片复合体固定的中心。

在假体安装完毕后进行重建，并且假设重新附着点的旋转中心已经被选定。在膝关节屈膝 25°～30° 时，韧带紧张。

使用带柄的股骨假体和与 PS 设计有关的髁间假体时很可能使用这一技术，所以必须小心计划固定装置（螺钉或 U 形钉）的方向以"躲避"股骨假体的金属部分。笔者认为与 CIPS 假体联合使用时不使用这一技术。这种病例一般用重叠技术。

如果不能使用近端螺钉垫片，可以把缝合线的"尾巴"分别穿过骨洞到达对侧骨皮质，并在骨皮质上打结。

近端止点重建术所必须附加的显露切口其实没有想象中的那么大。与完成巨大的凹侧松解手术相比，止点重建术的显露是一个小得多的"手术"，而凹侧松解是获得侧方平衡所必需的。由于凹侧松解的固有局限，侧方平衡可能并不充分。

3. 外侧副韧带重建 在大多数病例中，膝关节的后外侧面进行外侧副韧带——腘肌腱复合体的止点重建术。

经典的完全重建术通过膝关节主切口来进行。把伸膝装置向外侧充分牵开，钝性和锐性解剖后外侧关节囊。这对确定后外侧角是必需的。

并不单独解剖外侧副韧带行止点重建术。而是与腘肌腱和部分后外侧关节囊一起从股骨游离，形成远端为基地的关节囊韧带瓣，再被牵向近端。

总的原则大多数与内侧关节囊韧带止点重建术相同。

（1）从股骨完全剥离软组织瓣，仅留远端的附着部分。拉的时候只有远端的附着部分有抵抗。

（2）使用锁边缝合以得到更强的修复。

（3）意识到按照关节面和旋转中心在适当的生理位置重建韧带附着点的重要性。必须把软组织再附着到这点，也就是说，向前上方拉紧剥离的软组织。按照股骨假体把软组织瓣重新附着到骨的中心。通过软组织 U 形钉或垫片螺钉装置把软组织中心附着到适当的位置。近端过多的软组织留到邻近股骨近端的位置。

（4）通过特殊的韧带缝合技术（锁环缝合法）保证修复的强度。把韧带缝合的尾巴系到近端的内固定物上（与内侧关节囊止点重建术相似），通过骨孔拽出并固定于对侧的骨皮质上。

（5）在假体安装完成后进行重建，假定已经选定了一个适当的旋转再附着点，屈膝 25°～30° 位使韧带紧张。

4. 内侧副韧带断裂半腱肌增强术 通过向周围和远端内后方反折鹅足的头侧缘可以显露半腱肌。确定肌腱并以血管钳把肌腱挑起来。用剪刀把肌腱从周围的鞘和附着的软组织解剖并游离。这时的手术与前交叉韧带重建时采集半腱肌片所进行的操作基本相同。深而窄的拉钩、长剪、肌腱剥离子和切肌腱刀都是有用的。

肌腱游离和近端松解后，按照试模或就位的股骨假体选择股骨附着点。如果没有附着的 MCL 组织，可以不考虑重叠缝合 MCL 而选择旋转中心的附着点。

如果 MCL 的股骨起点存在，并且它本身也位于适当的旋转中心，很明显作为增强装置的半腱肌必须附着到其他地方。

考虑到需要维持屈伸间隙基本相等，在胫骨 0° 和 90° 位维持"韧带"长度或屈伸间隙相等的情况下，从下后向前上画一条 45° 的线。如果附着点的位置在这条线上并位于旋转中心的前上方，那么肌腱在 0° 时是等长的，在 0°～90° 时韧带也是相对紧张的。如果附着点选到股骨髁区的下后方，那么在 0°～90° 时韧带似乎是等长的，但是在两者之间时韧带是松弛的。

然后必须检查胫股间隙以确定是否屈曲间隙大于、等于或小于伸直间隙，并根据情况调整附着点。附着点在 45° 线以上会导致屈曲时相对紧张。而如果附着点靠下会导致屈曲时相对松弛，而伸直时相对紧张。

半腱肌增强的附着部分穿过钻透的钻孔，方向从选定的内侧入点指向外侧，相对于入口、出口通常要稍向前上，钻孔直径要等于或小于（1～2mm）估计的半腱肌肌腱直径。

通过使用自制的套筒，使相等大小或稍大尺寸的肌腱穿过钻孔。为了确保中国指套抓力的持久性，需要缝合一针以抵抗最初的滑动并激发收缩运动，这是指套提供持力的关键。小心地编制指套就可能把肌腱从一个相对紧的钻孔中很容易地拉出来。

缝合线的四个尾端穿过隧道的远侧，把半腱肌拽入隧道。根据长度的不同，肌腱会经过隧道穿出外侧骨皮质或末端位于股骨内。

肌腱的稳定性最初是通进拴住指套缝线尾端来获得的，也可以固定到螺钉端、垫片或 U 形钉上。除了固定尾端，当肌腱足够长能够穿出外侧股骨皮质时，可以加一个软组织 U 形钉，把肌腱组织靠在出口区的皮质上。然而，自制的中国指套尾端仍然要系到较远的区域。

也可以使用 Mitec 或其他的缝合锚钉技术修复，重建内侧副韧带。这种设备可能更贵，当用于相对骨质疏松的患者时，与韧带 U 形钉或螺钉相比，可能也不是很安全，而年老的患者需要用 U 形钉或螺钉技术。

就像前面描述的一样，无论是否进行残余的内侧副韧带重叠缝合，最后的位置和半腱肌的紧张都要假体就位以后才能进行。

5. 后交叉韧带损伤的初期修复　后交叉韧带断裂通常发生于胫骨止点处。然后，在 PCL 残端用 Krackow 锁环韧带缝合法进行全厚韧带缝合（5 号 Ethibond）完成再附着。缝合的末端穿过胫骨平台并系紧。可以推测韧带残端最终会坚强地附着到 TKA 术后常规形成的增厚的关节囊下组织。

6. 膝外翻时过度松解的处理　大多数重度外翻畸形的患者当为了矫正外翻畸形而松解外侧必需的结构后会导致屈曲不稳。我们已经开始进行外侧的重建手术。

如果按照 Insall 描述的手术方法同时从股骨松解 LCL 和腘肌腱，无论带不带骨片，都会看到相似的情况。

屈曲不稳可以通过使用 Ranawat、Insall 描述的多点切开松解技术得到控制。然而，在严重的病例中，可以预料到单独使用这一技术矫正外翻畸形是不充分的。

如果不喜欢这类常规的软组织手术，最好使用更高水平的限制型假体。如果意识到了屈曲间隙的侧方不稳是屈曲时的侧方功能不全，就一定不能靠 PS 假体来保护它。在这些病例需要使用 CIPS 膝关节。

常规的 TKA 显露方法就使用这种技术操作。骨准备和屈伸间隙评估完成后，解剖外侧面以确定 LCL、肌腱和 ITB。先评估紧张的结构，然后再进行松解。松解完每个结构后评估畸形矫正，只有必要时才进一步松解。

通常，重度外翻形的松解顺序是 LCL、腘肌腱、ITB，如果还存在屈曲畸形则松解后外侧角，也可以松解 PCL，但是要小心尽量保留它。保留 PCL 可以防止屈曲不稳的出现。

然而，需要明确的是，我们讨论的是为了矫正畸形需要松解所有结构的病例。

第一步完全松解 LCL，然后根据需要松解腘肌腱。为了处理预料到的屈曲间隙不稳，从股骨外髁剥离 LCL，需要时在大约胫骨截骨水平横断腘肌腱，保留股骨附着点。

在这些严重的病例中，ITB 松解也可以是畸形处理的一部分；因此，根据松解的确切方法预先计划可能是有帮助的。通过游离近端、前方和后方，保留在 Gerdy 结节的远端附着形成一个筋膜条，笔者成功地进行了 ITB 的松解。筋膜条至少 7～8cm 长，1～1.5cm 宽。一旦做好筋膜条，如果保留的后方纤维仍然紧张，横行切断松解。PCL 也可以是畸形的一部分，在大多数病例中可以完全松解。

在充分矫正外翻后，安装假体。假体最后安装完毕检查屈伸稳定性。如果存在由上面提到的原因引起的屈曲不稳，则继续进行以下重建。

肌腱附着到股骨髁可以缝合到仅保留远端附着的 LCL 上以控制屈曲时的外侧张口。通常用 5 号 Ethion 线在屈膝 90° 位行 Krackow 缝合。

如果对修复或重建的强度有任何疑问或顾虑，可以增加 ITB 筋膜条来加强。ITB 被做成筋膜条，使用结实的缝线（通常用 5 号 Ethibond）在 ITB 上打中国式指结，屈膝 90° 位。

骨髁的附着点通常位于 LCL 附着中心的稍前方。然后，从这个点斜向近端和内侧对侧骨皮质钻一个比全部结构稍小的孔。

然后，把缝合的游离端沿着 ITB，穿过股骨髁，用两枚软组织 U 形钉固定到对侧骨皮质（Richards）；一枚在出口处把持软组织（ITB），另一枚在稍近端锚定缝线。

完成重建术后检查屈伸稳定性。适当外固定保护，重建结构会在屈曲时最紧张。固定并不意味着等长，但是可以限制屈曲间隙和屈曲时的外翻不稳。

整个手术过程需要 15 ～ 20min，但是它有助于提供好的稳定性，避免 PS 假体膝关节出现屈曲不稳和桩脱位，特别是极度膝外翻的患者。

四、术 后 处 理

1. 术前韧带损伤　适当的韧带"修复"后膝关节应该看起来十分稳定。然而，千万不能过分自信和大意，这不是最理想的。我们相信鉴别失败的可能是适当的并且是最主要的。我们找到了一个允许术后 ROM 锻炼的方法，然而要妥当固定和小心保护。

最脆弱的两个时间似乎是术后早期，从术后当时至 3 ～ 5 天，在这个时期，由于疼痛和麻醉的镇静作用，患者不能起动主动的肌肉保护机制。由护士或物理治疗人员所进行的没有保护的肢体运动能够造成断裂。

同样，当患者度过了第 2 周或第 3 周，进行很好的 ROM 时疼痛越来越少，通常对膝关节的

保护意识也越来越少，非前向运动和应力的可能就明显了。我们认为这时要格外小心。

在最早期避免（术后 0 ～ 5 天）持续被动运动（CPM）。术后第 3 ～ 4 周以支具固定为几乎完全伸直位。经常取出支具进行主动和主动辅助的 ROM 练习。使用夹板避免非意识性的非前向运动和应力。可以在一定程度上使用 CPM，但是我们并不特别使用它。在 3 ～ 4 周，可以用一个铰链装置替换长腿夹板或膝关节的制动装置。同样，在进行 ROM 练习时，去除铰链装置然后再戴上。晚上也要佩戴至 6 周时，佩戴一个相对简单、前方系带的、侧方铰链的"膝关节支具"6 周至 3 个月。

这项技术确实有效，但是如果对细节缺乏适当的注意也可以导致失败。如果读到或听到全膝关节置换术时韧带重建没有效果的评论，你可能不会接受这结论。首先，如果是反对重建的，确认这一经验是否与关节置换术时的残余不稳的处理有关。其次，考虑术中和术后处理的细节。简单地拉紧软组织袖并用 U 形钉固定，然后并不注意术后的处理方法很可能导致手术不成功。特殊的韧带缝合固定和手术运动限制都很重要。

2. 术中韧带损伤　内侧副韧带断裂的半腱肌增强。术后支具和运动的范围从单独近端止点重建术推荐的，最保守的水平到常规 TKA 的最积极的水平。选择哪种依赖于医师对结构稳定性的评价和是否用限制型假体（即是否是 CLPS）能够进行保护性运动。

另外，内侧副韧带断裂的半腱肌增强技术主要用于安装完所有假体后怀疑有内侧不稳，但是不想剥离关节囊韧带复合体而破坏已经存在的稳定结构的情况。这在止点重建术中是必要的。后者可能有韧带断裂的危险和增加继发性的不稳。

后交叉韧带损伤的初期修复需要常规术后处理。膝内翻过度松弛的处理无须特殊的术后处理。如果因为某种原因觉得固定的不充分，特别是肥胖的患者，术后可以戴有铰链的膝关节支具以避免外翻运动。

（杨大威）

第八节 胫骨高位截骨术后

胫骨高位截骨术（HTO）后进行 TKA 需要面对一些困难。如果骨切除是以韧带平衡技术为基础的，那么 HTO 截骨引起的骨性畸形会导致切骨不平衡。这种潜在的困难应该在术前计划中加以考虑，并进行全面的临床和放射学检查。具体来说，X 线检查应包括单腿站立前后位和侧位片，膝关节屈曲 30° 髌骨轴位片，应力位片（内翻和外翻），全长片（负重）。

胫骨形状分析包括胫骨骨骺的转变和角度评价。在冠状平面通过测量胫骨机械角（MTA）和胫股机械角（AFTM）及矢状面测量胫骨斜坡进行量化（图 6-24）。

先前截骨的角度不太重要，膝关节的机械轴是关键。术前计划非常重要。假体的模板测量，假体的位置，骨和假体的预期不匹配，估计的切骨量，产生的间隙，以及关节线水平对做出正确的假体选择（假体类型 - 限制或非限制，定制假体，龙骨偏心距，相应的截骨）和术中技术（韧带松解，Burdin 外髁滑移截骨等）都很重要。

在实践中，有两个术前情况需要了解：矫正不足（AFTM ≤ 180°）或过度矫正（AFTM > 182°）。

手术技术

采用典型的 TKA 步骤如下。

1. 切口 手术入路的选择非常重要，因为有助于松解和韧带平衡。

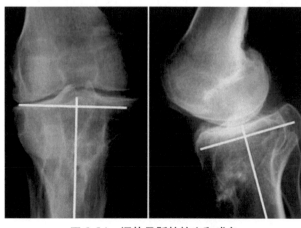

图 6-24 评估骨骺的转变和成角

先前的纵切口可以使用和延长。先前的水平切口不能再用，新的切口取正中纵切口，与先前的水平切口直角交叉（图 6-25）。

切口的位置不影响是否采用内侧或外侧关节切开术的选择。

如果矫正不足（膝内翻），优选内侧髌旁关节切开术。

如果过度矫正（膝外翻），优选外侧髌旁关节切开术（图 6-26）。

如果有多处手术瘢痕，可能出现皮肤坏死，有时需要整形外科医师的意见。

2. 去除内固定 不常规去除先前的内固定。

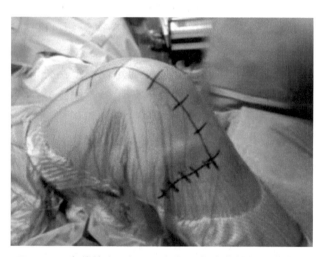

图 6-25 先前的水平切口，新切口与先前的切口成直角

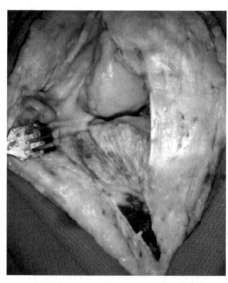

图 6-26 如果过度矫正（膝外翻），优选外侧髌旁关节切开

如果需要去除，为了避免两次手术和住院，尽可能在行 TKA 时去除。

然而，如果担心感染，首选二期手术。如果有感染病史，需要微生物学检查。

可以单独使用先前的截骨手术切口去除内固定，但有皮肤坏死的风险。

3. 显露　如果存在低位髌骨或严重的膝关节僵硬（屈曲≤ 90°），膝关节屈曲髌骨脱位时有髌腱撕脱的风险。有时需要胫骨结节截骨，然而必须先进行关节松解术以尽可能避免截骨。如果进行胫骨结节截骨（图 6-27），髌骨低位时可以使胫骨结节向近端移位。为了避免不愈合，胫骨结节截骨块必须足够长（≥ 6cm）和足够深（必须达到干骺端骨松质），用两枚螺钉固定。

通过松解内外侧沟完成显露。

不常规进行外侧支持带松解。如果必须松解，在关节内松解，限制破坏髌前区。在某些情况下，将一枚 2mm 的针固定在髌腱止点处，一旦髌骨脱位将加强其附着，在膝关节屈曲和胫骨前脱位时避免撕脱。

此时可以进行股骨后髁切骨（图 6-28），有利于胫骨显露和脱位。

4. 胫骨切骨　目的是获得一个 90°的胫骨机械角（MTA），在冠状面和矢状面垂直于胫骨机械轴切骨。我们使用髓内和髓外引导双重检查确定正确的胫骨切骨角度（髓外导向提供内翻 - 外

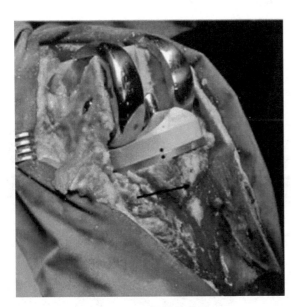

图 6-27　**胫骨结节截骨**

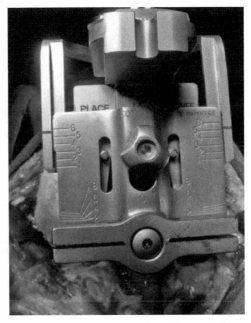

图 6-28　首先进行股骨后髁截骨，有利于胫骨显露

翻对齐）。此将面对两个困难：恢复关节线及胫骨干和胫骨皮质之间覆盖与冲突之间的妥协。

在进行术前计划模板测量时必须确保胫骨干和胫骨干骺端之间没有冲突，同样必须画出计划切骨线，评价其不对称性。

切骨高度很难确定，由于胫骨的形状，难以采用胫骨平台确定切骨水平和空间高度。外侧间室由于截骨而减小，并且现在也有异常的软骨磨损。内侧间室也有骨关节炎，并伴有骨缺损。

如果矫正不足（膝内翻），垂直于胫骨长轴，距离胫骨外侧平台 6mm（9mm 垫片）切骨。内侧平台可能需要钻孔，有助于骨水泥固定（图 6-29）。

如果过度矫正（膝外翻），垂直于胫骨长轴，胫骨内侧平台截骨 6mm（总是 9mm 垫片）进行胫骨切骨（图 6-30）。

由骨骺截骨造成的转变可能需要胫骨良好的覆盖和龙骨 / 柄与胫骨皮质之间的冲突上达成妥协。有时需要带偏心距的胫骨龙骨或定制假体（图 6-31 ～图 6-33）。因此，术前规划很重要，如果需要的话，可以术前定制。

对于开放楔形截骨，特别是使用了人工骨移植的病例，我们建议使用长柄胫骨假体。

全膝关节置换术中胫骨后倾非常重要，因为胫骨后倾会导致负重时胫骨前移和胫骨前方半脱位。

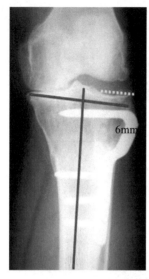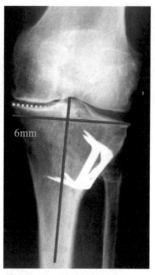

图 6-29 如果矫正不足,距离胫骨外侧平台 6mm 截骨 　图 6-30 如果过度矫正,距离胫骨内侧平台 6mm 截骨

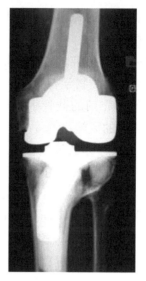

图 6-33 术后 X 线片

正因为这个原因,笔者希望术后胫骨后倾为 0°。冠状面不对称切骨的问题也可以在矢状面上发现。术前应仔细评估胫骨后倾。测量胫骨轴和内侧平台之间的夹角,这比使用内侧平台和胫骨前皮质(受 X 线片上旋转的影响)之间的夹角变化少。

在股骨远端切骨前进行软组织平衡。切除骨赘和外侧松解将有助于韧带平衡。我们按以下顺序进行外侧松解:

(1)进行外侧髌旁入路时在 Gerdy 结节处松解髂胫束止点。

(2)髂胫束延长松解。

(3)如果有屈曲和伸直挛缩,进行外髁截骨(图 6-34 ～图 6-36)。

对于极端的病例,偶尔需要进行腘肌腱和 LCL 股骨松解(图 6-37)。

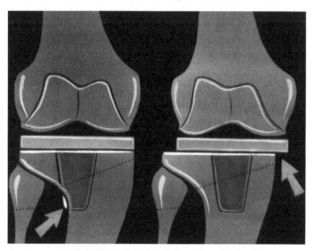

图 6-31 胫骨假体过度外旋或胫骨龙骨与皮质骨可能发生冲突,应考虑带偏心距胫骨龙骨或定制假体

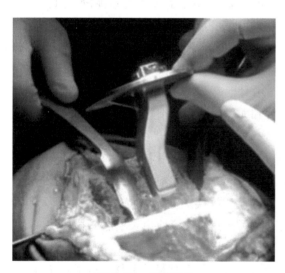

图 6-32 术前视角

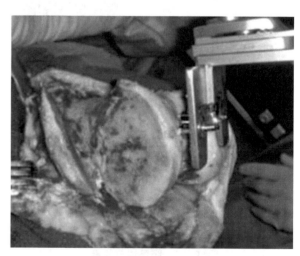

图 6-34 术后股骨外髁截骨后

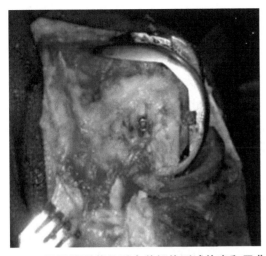

图 6-35　股骨外髁截骨后安装假体测试伸直和屈曲满意，再用螺钉将外髁截掉的骨片固定到原位

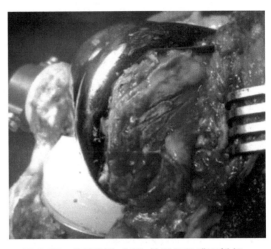

图 6-37　腘肌腱和 LCL 的股骨骨膜下松解

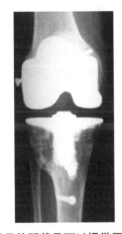

图 6-36　股骨外髁截骨可以提供屈伸间隙平衡

最后，对于严重的过度矫正（畸形愈合＞100°）的病例，在 TKA 前进行截骨矫正，以便在最佳条件下完成最后的手术。我们尽可能避免截骨矫形和 TKA 一期手术。对于这些病例我们通常也进行外髁滑移截骨。

股骨远端外翻 5° 截骨。然后用骨水泥固定股骨、胫骨和髌骨。

5. 术后　术后第 1 天负重，扶拐。60 天内屈曲限制在 95°，之后不受限制。在股四头肌能够使膝关节伸直之前使用伸直夹板行走。如果胫骨结节向近端移位，伸直夹板保持 2 个月，复查患者。

（刘忠堂）

第九节　人工铰链型膝关节置换术

功能性侧副韧带是进行常规 TKA 的先决条件。对于膝关节严重畸形的初次手术或膝关节严重骨质丢失的翻修手术，标准髁假体不能提供关节的适当稳定，即使使用限制型假体也是如此。在这些情况下，髁 TKA 设计在短期内将会失败。

旋转铰链全膝关节假体可用于治疗膝关节不稳或膝关节周围严重骨质丢失。铰链假体首次设计用于肿瘤切除后的膝关节重建。20 世纪中期，固定铰链 TKA 假体有较高的失败率。然而，这些假体改进了模块化设计，有更广泛的尺寸及不同的旋转系统，从而降低了无菌性松动的风险。老一代的旋转铰链设计与欠佳的结果有关，但近年

来这些假体的设计有了改进，其中最重要的是假体的旋转能力和金属楔形垫块的引入，以及带有不同偏心距的带沟槽的组配柄，能够改善对线及允许压配合固定。

这些系统提供了一个更一致的关节，降低了磨损及骨 - 假体界面的应力。旋转铰链关节置换术提供足够的稳定性，允许模拟正常膝关节生物力学反应的内在旋转，并减少高收缩产生的应力。

新一代旋转铰链假体有良好的内在稳定性，再现了膝关节的正常生理运动，有效消除不良应力，确切的假体中置、解剖型设计、最少量截骨使手术操作简便可靠。

一、手术适应证和禁忌证

铰链全膝关节置换术作为初次假体的适应证是年龄超过 75 岁，并且至少有以下情况之一：

1. 侧副韧带功能不全。
2. 胫骨平台或股骨髁骨质破坏。
3. 过度松弛。
4. 夏科关节病。
5. 假体周围骨折。
6. 固定的外翻／内翻畸形＞ 20°。
7. 严重的类风湿关节炎。
8. 膝关节假体的翻修手术。
9. 不再适合表面假体置换的患者。
10. 有些学者甚至推荐更宽松的适应证，包括 75 岁以上合并影响 TKA 稳定性的并发症。

禁忌证包括年龄小于 75 岁，稳定性可以通过非限制型假体获得的患者。

二、手术技术

1. 前内侧斜切口　减少对伸膝装置的干扰，减少术后瘢痕对屈膝功能的影响。根据手术医师的习惯，也可选择前正中切口。

屈曲膝关节至 90°，清除骨赘，将髌骨推向膝关节的外侧，于附着点剥离内外侧副韧带，切除前后交叉韧带，显露整个膝关节。

2. 股骨侧准备

- 取股骨髁间窝中点开髓定位，一般位于后交叉韧带上方 1.0cm，也就是髁间窝偏上偏内。
- 注意开髓点应与股骨干长轴平行。
- 用直径 8cm 直钻头开髓，之后用球钻扩髓，以确定髓腔的大小，大小的标准以最后一个球钻与骨质接触来确定髓腔的大小，用以确定中置器大小，为了便于股骨试模安放，可以用髓腔锉将髓腔入口扩大。
- 选用合适的股骨截骨导向器，一般原则是导向器的横径略小于股骨髁横径的 50%。
- 将股骨截骨导向器插入股骨髓腔。
- 沿导向器在股骨髁的表面做出截骨标志。
- 沿着先前画出的截骨线进行截骨。
- 后髁截骨时只需把股骨髁用纱布拉起并显露后髁既能截除，其长度与截骨导向器的长度大致一样。
- 取出截骨块。
- 用髓腔锉修整截骨槽，或用摆锯修整，至截骨导向完全放入截骨槽。
- 注意防止股骨试模位置下移。
- 将股骨截骨导向器再次插入股骨髓腔，如果有阻挡不能完全放入，需要部分修整。
- 用两枚固定钉固定。
- 沿导向器表面的曲率修整股骨髁的远端及后髁部分。
- 用摆锯紧贴导向器，切除股骨滑车部分的骨质，再用骨锉修整髌骨滑槽及残留的软骨面。
- 如果使用带髌骨滑槽的假体，则需要安装髌骨滑槽截骨导向器，切除髌骨滑槽并用骨锉修整。
- 完成股骨部分截骨之后，拆开假体，把假体安装于股骨远端，如果有不服帖的地方，则假体不能完全放入，这时需要修整。
- 冲洗髓腔及创面。
- 根据髓腔大小置入髓腔栓塞或骨块。
- 根据手术医师的经验，可以直接调骨水泥，安装股骨假体，或者等到胫骨截骨之后，在未放骨水泥之前，把股骨假体和胫骨假体分别安放在股骨上及胫骨上，检查是否合适，再分别调骨水泥，之后再安装假体。

3. 胫骨部分操作

- 屈曲膝关节，显露胫骨平台。
- 在胫骨平台中线的前 1/3 处用尖锥开髓（或前交叉韧带的胫骨止点）。
- 用直径 8cm 直钻头沿着胫骨髓腔钻入，之后用球钻扩髓，以确定髓腔的大小，大小的标准以最后一个球钻与骨质接触来确定髓腔的大小，用以确定中置器大小，为方便胫骨截骨导向器的安装，可以先用摆锯截除髁间棘或增生的骨质。
- 插入胫骨截骨导向器，注意髓外定位杆对齐胫骨长轴及胫骨结节内 1/3。
- 胫骨截骨厚度为 10mm（自胫骨平面的最低点）。
- 取下胫骨截骨块。
- 把截骨导向器再放胫骨髓腔内，切除增生或多余的骨质，检查截骨平面是否平整，髓外定位干是否与胫骨干平行。

- 移除胫骨截骨导向器。
- 选择相应型号的胫骨髓腔锉开槽以便胫骨假体的安装。
- 把相应型号的胫骨假体打开，在未调骨水泥之前，把股骨及胫骨假体分别安装上，检查是否合适。
- 检查下肢力线是否正确、关节的稳定性如何，并在皮质上做出标记，以便假体最终的安放。

4. 安装股骨假体
- 冲洗股骨髓腔，放入髓腔栓塞，栓塞的大小比股骨远端髓腔直径大出约 2mm。
- 选用相应的中置器旋入股骨假体远端，大小一般与股骨髓腔直径一致。
- 髓腔内注入骨水泥前放置排气管。
- 调制骨水泥，一般 40g 即可，用水泥枪注入髓腔并涂在股骨髁表面上。
- 置入股骨假体，用打入器将其压紧直到骨水泥完全固化。
- 及时清除假体周围多余的骨水泥（注意髁间窝骨水泥的清理，否则影响假体的活动）。
- 待骨水泥固化后拔除保护垫片，防止骨水泥影响假体的屈曲。

5. 安放胫骨假体
- 冲洗胫骨髓腔，放入髓腔栓塞，栓塞的大小比胫骨远端髓腔直径大出约 2mm。
- 选用相应的中置器旋入胫骨假体远端，大小一般与股骨髓腔直径一致。
- 将半月板垫片取下并拧入试模螺钉（其螺帽是长圆形的），目的是防止骨水泥溢入。
- 髓腔内注入骨水泥前放置排气管。
- 再次调置骨水泥（约 40g），用水泥枪注入髓腔并均匀涂抹于胫骨截骨面上。
- 装入胫骨假体，用胫骨打器打紧，注意假体的旋转对位。
- 清除多余骨水泥，直至骨水泥固化。
- 将股骨假体与胫骨假体复位。
- 其半月板垫片具有防止脱位作用，能与胫骨卡压防止垫片松动，另外股骨远端的管状突起的边缘必须嵌于半月板垫片内，还可以防止股骨假体与胫骨假体之间的脱位。
- 取下试模螺钉（长圆形螺帽螺钉）。

- 在膝关节屈曲位插入半月板垫片，注意一定要屈曲位置放入，用半月板夹持器持住半月板，斜着放入，股骨远端管状物的突起边缘要卡于半月板之内，同时半月板远端要卡于胫骨后缘之内，同时往下压半月板前缘，这样就安放好了。放入后还要检查一下安装是否完全到位。
- 再旋入半月板固定螺钉，注意此螺钉的螺帽是圆形的，一定要旋紧。
- 再次检查关节的稳定性，以及力线、屈伸活动度、肢体长短等。
- 冲洗，放置引流管，逐层缝合，手术完毕。
- 术后放置引流管。
- 将患肢置于固定架上。

6. 术后处理
- 术后第 1 天对患肢进行肌肉张力训练。
- 术后第 2 天拔除引流管后进行患侧关节不负重的活动度训练，以主动运动为主。
- 术后 1 周可扶双拐下床，逐渐换单拐，术后 6～12 周可正常行走。
- 康复训练过程中遇局部肿胀、疼痛时可用冰袋外敷。

类风湿关节炎术前停用生物制剂至少 1 个月，MTX 和糖皮质激素在围术期可继续使用。事实上按照国际指南目前的实践是关节置换术前停用抗TNF 治疗，以减少感染和深静脉血栓形成风险。推荐围术期继续使用 MTX 以降低并发症发生率和类风湿性疾病复发。停用 MTX 的患者发生感染的概率增加。

三、临床结果

Hernández-Vaquero D 回顾性地随访了 26 例旋转铰链关节置换术，患者平均年龄 77 岁，至少随访 24 个月。翻修手术 21 例，复杂初次手术 5 例。KSS 疼痛评分从术前 40 分到术后 77 分，功能评分从 36 分至 51 分。ROM 从 −15°至 −10°。患者膝关节疼痛或功能均未恶化，未发现假体松动。3 例膝关节股骨和胫骨假体周围有非进行性放射透亮线。3 例患者需要再手术：1 例假体周围髁上骨折进行开放复位内固定治疗，而另 2 例有假体周围感染。

Cottino U 从 2002～2012 年连续使用旋转铰

链假体进行非肿瘤指征的 TKA 408 例。264 例膝（65%）因无菌性病因植入旋转铰链 TKA 假体，144 例膝（35%）感染后采用该假体进行了二期翻修。74 例膝（18%）为复杂初次手术，334 例膝（82%）为翻修手术。患者手术时的平均年龄为 69 岁，平均随访 4 年（2～12 年）。最近随访时，KSS 评分平均从术前的 51 分增加到 81 分，KSS 功能评分平均从 26 分增加到 36 分，平均随访 4 年，假体松动 13 例（3.7%）。在最近随访时，进行了 59 例翻修术和 25 例再次手术。2 年累积翻修率为 9.7%，10 年为 22.5%。无菌性松动翻修的累积发生率 2 年为 1.7%，10 年为 4.5%。114 例膝（28%）使用了干骺端锥。生存率结果经分析显示，干骺端锥尽管被使用于最严重的骨缺损患者，但患者的翻修和再手术风险较低。

Yang JH 回顾性地复习了采用 Endo-Modell 进行初次 TKA 的 50 例膝（40 例患者），平均随访 15 年（10～18 年）。KSS 评分从术前平均 38 分 ±14.3 到术后平均 73 分 ±12.8 分；功能评分从 36 分 ±19.5 到 47 分 ±23.5 分。最近随访时的平均活动度为 102°±9°。然而，所有患者均需要一定程度的辅助装置帮助行走，有很大数量的深部感染（14%）。

Felli L 于 1997～2011 年对 138 例患者采用 Endo-Model 假体进行了 152 例 TKA。其中，88 例初次置换，64 例翻修手术。38 例患者为膝类风湿关节炎患者，30 例初次 Endo-Model 假体关节置换（27 例膝内翻，3 例膝外翻），8 例翻修手术。平均随访 6.1 年（42～134 个月），女性 32 例，男性 6 例。手术时的平均年龄 71.5 岁（57～84 岁）。RA 病程平均 13.2 年（7～21 年）。随访期间，1 例与手术无关的死亡，1 例失随访，本研究包括 36 例患者。结果显示无深静脉血栓形成或术中骨折，术后 6.1 年假体生存率为 91.7%。1 例初次 TKA 活动性感染翻修后 3 年出现假体周围深部感染。患者在另一家医院进行分期翻修，最后进行了膝关节融合术。1 例因术后 26 个月假体无菌性松动，1 例 4 年后因假体和周围股骨骨折进行翻修。无假体断裂或大的术后并发症。平均屈曲从术前 53.2°（30°～100°）到术后 102.7°（75°～125°）。1 例膝关节伸直缺少 10°，最可能是由于股骨假体轻度屈曲。KSS 临床评分从术前的平均 15.6 分（7～30 分）到最后随访时的 93.5 分（84～100 分）。平功能评分从术前的平均 24.3 分（2～55 分）到 67.1 分（2～95 分）。未发现术后胫股不稳，髌骨轨迹异常或伸膝装置不足。

10 例患者存在疼痛（2 例翻修，8 例初次），但总是轻度或偶尔疼痛，从未影响日常活动。5 例患者尽管髌骨轨迹良好，但有膝前痛。31 例患者扶拐可以自行行走。5 例患者因进展性残疾而坐轮椅，其中 2 例功能评分为 2 分，临床评分分别为 97 分和 98 分。胫股关节对线与术后早期无变化。无假体松动（进行性放射透亮线、假体断裂或假体移动），无聚乙烯磨损。内外侧股骨髁的骨密度无差异，假体柄周围皮质骨无增生。

Gehrke T 进行了 238 例初次 TKR（女性 189 例），手术时患者平均年龄为 67 岁（26～88 岁）。所有患者于 1993 年行初次 TKR（骨水泥型长柄 Endo 型，德国公司），随访 13 年以上。141 例（59%）获得了放射学和临床随访，采用 HISS 评分和 VAS 疼痛评分。62 例患者因不相关原因死亡（26%），19 例患者进行了翻修手术（8%），16 例（7%）失随访。患者髌骨均未置换。

术后膝关节活动范围平均 118°（95°～130°）。2 例患者术后进行了手法松解。根据 HISS 评分，优为 54%，良为 20%，一般为 12%，差为 14%。根据 VAS 疼痛评分，优为 78%，良为 16%，一般为 3%，差为 3%。6 例患者（2.5%）因继发性髌股关节炎需要早期假体翻修，深部感染 5 例（2%），旋转铰链机械失败 3 例（1%），不稳 2 例（0.8%），股骨假体松动 1 例（0.5%），伸膝装置破坏 1 例（0.5%），创伤性股骨骨折 1 例（0.5%）。9 例（3.7%）患者进行了没有更换假体的翻修手术。因此，总的并发症发生率包括翻修到最后随访时为 10%。

总之，在 13 年随访时因任何原因进行翻修作为终点的总生存率为 90%。然而，调整初次置换时患者的年龄，60 岁以上患者的总生存率为 94%，60 岁以下的患者只有 77%。对术前下肢畸形的有关生存率进行评估，结果显示术前内翻畸形患者 13 年后累积生存率为 97%，而外翻畸形患者的累积生存率为 79%。

Sanguineti F 从 1997～2009 年进行了 123 例

Endo-Model 假体置入（118 例患者）。对 45 例假体（25 例初次和 20 例翻修）进行了临床和放射学评估，平均随访 42.2 个月。结果显示 3 例出现并发症，其中 2 例进行了翻修。假体的平均生存率为 93.3%。术后平均临床 KSS 评分为 94.2 分，功能评分为 78.7 分，平均活动度为 0°～108°。无关节不稳或对线不良。少数患者出现疼痛，但总是轻度或偶尔疼痛。无松动或假体失败。

（刘忠堂）

主要参考文献

[1] 符培亮，吴海山．融合或强直膝关节的人工假体置换治疗进展，实用骨科杂志，2008，14(3):159-161.

[2] 吕厚山，李虎，吴振鹏，等．人工全膝关节置换术治疗膝关节伸直位强直畸形，中华外科杂志，2007，45(6):405-408.

[3] 王友，朱振安，史定伟，等．膝关节屈曲挛缩畸形全膝关节置换术的软组织平衡，中华骨科杂志，2004，24(4).

[4] 钟世镇．膝关节置换术中腓总神经损伤的原因与预防，中国矫形外科杂志，2008，11(16): 807-810.

[5] Aderinto J, Brenkel IJ, Chan P. Natural history of fixed flexion deformity following total knee replacement: a prospective five-year study, J Bone Joint Surg Br, 2005, 87(7): 934-936.

[6] Akasaki Y, Matsuda S, Miura H, et al. Total knee arthroplasty following failed high tibial osteotomy: mid-term comparison of posterior cruciate-retaining versus posterior stabilized prosthesis. Knee Surgery Sports Traumatology Arthroscopy, 2009, 17(7): 795-799.

[7] Alexander GE, Bernasek TL, Crank RL, et al. Cementless metaphyseal sleeves used for large tibial defects in revision total knee arthroplasty. J Arthroplasty, 2013, 28(4): 604-607.

[8] Alghamdi A, Rahmé M, Lavigne M, et al. Tibia valga morphology in osteoarthritic knees: importance of preoperative full limb radiographs intotal knee arthroplasty. J Arthroplasty, 2014, 29(8): 1671-1676.

[9] Beckmann NA, Mueller S, Gondan M, et al. Treatment of severe bone defects during revision total knee arthroplasty with structural allografts and porous metal cones-a systematic review. J Arthroplast, 2015, 30(2): 249-253.

[10] Benjamin J, Chilvers M. Correcting lateral patellar tilt at the time of total knee arthroplasty can result in overuse of lateral release. J Arthroplasty, 2006, 21(6 suppl2): 121-126.

[11] Bhan S, Malhotra R, Kiran EK. Comparison of total knee arthroplasty in stiff and ankylosed knees. Clin Orthop Relat Res, 2006, 451: 87-95.

[12] Boureau F, Putman S, Arnould A, et al. Tantalum cones and bone defects in revision total knee arthroplasty. Orthop Traumatol Surg Res, 2015, Apr; 101(2): 251-255.

[13] Bryant BJ, Tilan JU, McGarry MH, et al. The biomechanical effect of increased valgus on total knee arthroplasty: a cadaveric study. J Arthroplasty, 2014, 29(4): 722-726.

[14] Busfield BT, Ries MD. Whole patellar allograft for total knee arthroplasty after previous patellectomy. Clin orthop Relat Tes, 2006, 450: 145-149.

[15] Camanho GL. Total arthroplasty in ankylosed knees: a case series, Clinics (Sao Paulo), 2009, 64(3): 183-187.

[16] Cerciello S, Vasso M, Maffulli N, et al. Total knee arthroplasty after high tibial osteotomy. Orthopedics, 2014, 37(3): 191-198.

[17] Chou PH, Chen WM, Chen CF, et al. Clinical comparison of valgus and varus deformities in primary total knee arthroplasty following midvastus approach. J Arthroplasty, 2012, 27(4): 604-620.

[18] Cottino U, Abdel MP, Perry KI, et al. Long-Term Results After Total Knee Arthroplasty with Contemporary Rotating-Hinge Prostheses. Journal of Bone & Joint Surgery-american Volume, 2017, 99(4): 324-330.

[19] Daines BK, Dennis DA. Management of bone defects in revision total knee arthroplasty. J Bone Joint Surg Am, 2012, 94(12): 1131-1139.

[20] Davis JA, Hogan C, Dayton M. Postoperative Coronal Alignment After Total Knee Arthroplasty: Does Tailoring the Femoral Valgus Cut Angle Really Matter?Arthroplasty, 2015, 30(8): 1444-1448.

[21] De Martino I, Sculco PK. In Response to "Treatment of Severe Bone Defects During Revision Total Knee Arthroplasty with Structural Allografts and Porous Metal Cones - A Systematic Review". J Arthroplasty, 2015, 30(7): 1287-1289.

[22] Demey G, Magnussen RA, Lustig S, et al. Total knee arthroplasty for advanced osteoarthritis in the anterior cruciate ligament deficient knee. Int Orthop, 2012,

36(3): 559-564.

[23] Derome P, Sternheim A, Backstein D, et al . Treatment of large bone defects with trabecular metal cones in revision total knee arthroplasty: short term clinical and radiographic outcomes. J Arthroplasty, 2014, 29(1): 122-126.

[24] Chen2, Wang L, Liu Y, et al. Effect of component mal-rotation on knee loading in total knee arthroplasty using multi-body dynamics modeling under a simulated walking gait. J Orthop Res, 2015, 33(9): 1287-1296.

[25] Parrattes, Pagnano MW, Trousdale RT, et al. Effect of postoperative mechanical axis alignment on the fifteen-year survival of modern, cemented total knee replacements. J Bone Joint Surg Am, 2010, 92(12): 2143-2149.

[26] Felli L, Coviello M, Alessiomazzola M, et al. The Endo-Model(®) rotating hinge for rheumatoid knees: Functional results in primary and revision surgery. Orthopade, 2016, 45(5): 446-451.

[27] Sebastion AS, Wilke BK, Taunton MJ, et al. Femoral bow predicts postoperative malalignment in revision total knee arthroplasty. J Arthroplasty, 2014, 29(8): 1605-1609.

[28] Fraser JF, Werner S, Jacofsky DJ. Wear and loosening in total knee arthroplasty: a quick review. J Knee Surg, 2015, 28(2): 139-144.

[29] Gehrke T, Kendoff D, Haasper C. The role of hinges in primary total knee replacement. Bone Joint J, 2014, 96-B(11 Supple A): 93-95.

[30] Gross TP, Liu F. Total knee arthroplasty with fully porous-coated stems for the treatment of large bone defects. J Arthroplasty, 2013, 28(4): 598-603.

[31] Han JH, Yang JH, Bhandare NN, et al. Total knee arthroplasty after failed high tibial osteotomy: a systematic review of open versus closed wedge osteotomy. Knee Surgery Sports Traumatology Arthroscopy, 2016, 24(8): 2567-2577.

[32] Harato K, Nagura T, Matsumoto H, et al. Knee flexion contracture will lead to mechanical overload in both limbs: a simulation study using gait analysis, Knee, 2008, 15(6): 467-472.

[33] Hernándezvaquero D, Sandovalgarcía MA. Hinged total knee arthroplasty in the presence of ligamentous deficiency. Clinical Orthopaedics& Related Research®, 2010, 468(5): 1248-1253.

[34] Howell SM, Howell SJ, Kuznik KT, et al, Does a kinematically aligned total knee arthroplasty restore

function without failure regardless of alignment category? Clin Orthop Relat Res, 2013, 471(3): 1000-1007.

[35] Huang R, Barrazueta G, Ong A, et al. Revision total knee arthroplasty using metaphyseal sleeves at short-term follow-up. Orthopedics, 2014, 37(9): 804-809.

[36] Huang TW, Hsu WH, Peng KT, et al. Total knee arthroplasty with use of computer-assisted navigation compared with conventional guiding systems in the same patient: radiographic results in Asian patients. Bone Joint Surg Am, 2011, 93(13): 1197-1202.

[37] Huang TW, Kuo LT, Peng KT, et al. Computed tomography evaluation in total knee arthroplasty: computer-assisted navigation versus conventional instrumentation in patients with advanced valgus arthritic knees. J Arthroplasty, 2014, 29(12): 2363-2368.

[38] Jensen CL, Winther N, Schröder HM, et al . Outcome of revision total knee arthroplasty with the use of trabecular metal cone for reconstruction of severe bone loss at the proximal tibia. Knee, 2014, 21(6): 1233-1237.

[39] Jones RE, Russell RD, Huo MH. Alternatives to revision total knee arthroplasty. J Bone Joint Surg Br, 2012, 94(11 Suppl A): 137-140.

[40] Khatri D, Malhotra R, Bhan S, et al. Comparison of total knee arthroplasty in stiff knees and knees with good preoperative range of motion, J Knee Surg, 2009, 22(4): 305-309.

[41] Kim YH, Park JW, Kim JS, et al . The relationship between the survival of total knee arthroplasty and postoperative coronal, sagittal and rotational alignment of knee prosthesis. Int Orthop, 2014, 38(2): 379-385.

[42] Laprade RF, Engebretsen AH, Ly TV, et al. The anatomy of the medial part of the knee. J Bone Joint Surg Am, 2007, 89(9): 2000-2010.

[43] Martin JR, Beahrs TR, Stuhlman CR, et al . Complex primary total knee arthroplasty: long-term outcomes. J Bone Joint Surg Am, 2016, 98(17): 1459-1470.

[44] Massin P, Lautridou C, Cappelli M, et al. Total knee arthroplasty with limitations of flexion, Orthop Traumatol Surg Res, 2009, 95(4 Suppl 1): S1-S6.

[45] Matsuda S, Miura H, Nagamine R, et al. A comparison of rotational landmarks in the distal femur and the tibial shaft. Clin Orthop Relat Res, 2003, (414):183-188.

[46] Matsui Y, Kadoya Y, Uehara K, et al. Rotational deformity in varus osteoarthritis of the knee: analysis with computed tomography. Clin Orthop Relat Res, 2005, (433): 147-151.

[47] McNabb DC, Kim RH, Springer BD. Instability after total knee arthroplasty. J Knee Surg, 2015, 28(2): 97-104.

[48] Meneghini RM, Ritter MA, Pierson JL, et al. The effect of the Install-Salvati ratio on outcome after total knee arthroplasty. J Arthroplasty, 2006, 21(6suppl2): 116-120.

[49] Miller EJ, Pagnano MW, Kaufman KR. Tibiofemoral alignment in posterior stabilized total knee arthroplasty: Static alignment does not predict dynamic tibial plateau loading. J Orthop Res, 2014, 32(8): 1068-1074.

[50] Minoda Y, Yoshida T, Sugimoto K, et al . Detection of small periprosthetic bone defects after total knee arthroplasty. J Arthroplasty, 2014, 29(12): 2280-2284.

[51] Mont MA, Alexander N, Krackow KA, et al. Total knee arthroplasty after failed high tibial osteotomy. orthop chin north AM 1994, 25(3):515-525.

[52] Mullaj AB, Shetty GM, Kanna R, et al. The influence of preoperative deformity on valgus correction angle: an analysis of 503total knee arthroplasties. J Arthroplasty, 2013, 28(1): 20-27.

[53] Mullaji A, Marawar S, Sharma A. Correcting varus deformity. J Arthroplasty, 2007, 22(4 Suppl 1): 15-19

[54] Mullaji A, Sharma A, Marawar S, et al. Quantification of effect of sequential posteromedial release on flexion and extension gaps: a computer-assisted study in cadaveric knees. J Arthroplasty, 2000, 24(5): 795-805.

[55] Mullaji A, Shetty GM. Computer-assisted total knee arthroplasty for arthritis with extra-articular deformity J Arthroplasty, 2009, 24(8): 1164-1169.

[56] Mullaji AB, Padmanabhan V, Jindal G. Total knee arthroplasty for profound varus deformity: technique and radiological results in 173 knees with varus of more than 20 degrees. J Arthroplasty, 2005: 20: 550-561.

[57] Mullaji AB, Shetty GM, Kanna R, et al . The influence of preoperative deformity on valgus correction angle: an analysis of 503 total knee arthroplasties. J Arthroplasty, 2013, 28(1): 20-27.

[58] Mullaji AB, Shetty GM, Lingaraju AP, et al. Which factors increase risk of malalignment of the hip-knee-ankle axis in TKA? Clin Orthop Relat Res, 2013, 471(1): 134-141.

[59] Mullaji AB, Shetty GM. Correction of varus deformity during TKA with reduction osteotomy. Clin Orthop Relat Res, 2014, 472(1): 126-132.

[60] Mullaji AB, Shetty GM, Surgical technique: computer-assisted sliding medial condylar osteotomy to achieve gap balance in varus knees during TKA. Clin Orthop Relat Res, 2013, 471(5): 1484-1491.

[61] Nagamine R, Miyanishi K, Miura H, et al. Medial torsion of the tibia in Japanese patients with osteoarthritis of the knee. Clin Orthop Relat Res, 2003, (408): 218-224.

[62] Orishimo KF, Kremenic IJ, Deshmukh AJ, et al. Does total knee arthroplasty change frontal plane knee biomechanics during gait? Clin Orthop Relat Res, 2012, 470(4): 1171-1176.

[63] Panegrossi G, Ceretti M, Papalia M, et al . Bone loss management in total knee revision surgery. Int Orthop. 2014 Feb; 38(2): 419-427.

[64] Patel AR, Talati RK, Yaffe MA, et al . Femoral component rotation in total knee arthroplasty: an MRI-based evaluation of our options. J Arthroplasty, 2014, 29(8): 1666-1670.

[65] Quah C, Swamy G, Lewis J, et al. Fixed flexion deformity following total knee arthroplasty. A prospective study of the natural history, Knee, 2012, 19(5): 519-521.

[66] Rodriguez JA, Bas MA, Orishimo KF, et al. differential effect of total knee arthroplasty on valgus and varus knee biomechanics during gait. J Arthroplasty, 2016, 31(9 Suppl): 248-253.

[67] Roth JD, Howell SM, Hull ML. Native Knee Laxities at 0°, 45°, and 90° of Flexion and Their Relationship to the Goal of the Gap-Balancing Alignment Method of Total Knee Arthroplasty. J Bone Joint Surg Am, 2015, 97(20): 1678-1684.

[68] Song JS, Bae DK, Kim KI, et al. Conversion Total Knee Arthroplasty after Failed High Tibial Osteotomy. Knee Surgery & Related Research, 2016, 28(2): 89-98.

[69] Sanguineti F, Mangano T, Formica M, et al. Total knee arthroplasty with rotating-hinge Endo-Model prosthesis: clinical results in complex primary and revision surgery. Archives of Orthopaedic& Trauma Surgery, 2014, 134(11): 1601-1607.

[70] Satish BR, Ganesan JC, Chandran P, et al . Efficacy and mid term results of lateral parapatellar approach without tibial tubercle osteotomy for primary total knee arthroplasty in fixed valgus knees. Jarthopla sty, 2013, 28(10):1751-1756.

[71] Schmitz HC, Klauser W, Citak M, et al. Three-year follow up utilizing tantal cones in revision total knee arthroplasty. J Arthroplasty, 2013, 28(9): 1556-1560.

[72] Siqueira MB, Klika AK, Higuera CA, et al . Modes of failure of total knee arthroplasty: registries and realities. J Knee Surg, 2015, 28(2): 127-138.

[73] Siston RA, Patel JJ, Goodman SB, et al. The variability of femoral rotational alignment in total knee

arthroplasty. J Bone Joint Surg Am, 2005, 87(10): 2276-2280.

[74] Song IS, Sun DH, Chon JG, et al . Results of revision surgery and causes of unstable total knee arthroplasty. Clin Orthop Surg, 2014, 6(2): 165-172.

[75] Su EP. Fixed flexion deformity and total knee arthroplasty, J Bone Joint Surg Br, 2012, 94(11 Suppl A): 112-115.

[76] Sugitani K, Arai Y, Takamiya H, et al. Total knee arthroplasty for neuropathic joint disease after severe bone destruction eroded the tibial tuberosity. Orthopedics, 2012, 35(7): e1108-e1111.

[77] Sun T, Lu H, Hong N, et al. Bony landmarks antrotational alignment in total knee arthtoplasty for Chinese osteoarthritic knees with varus or valgus deformities. J Arthroplasty, 2009, 24(3): 427-431.

[78] Tsukada S, Wakui M, Matsueda M. Metal block augmentation for bone defects of the medial tibia during primary total knee arthroplasty. J Orthop Surg Res, 2013, 8: 36.

[79] Vasso M, Beaufils P, Cerciello S, et al . Bone loss following knee arthroplasty: potential treatment options. Arch Orthop Trauma Surg, 2014, 134(4): 543-553.

[80] Whiteside LA. Soft tissue balancing: the knee. J Arthroplasty, 2002, 17(4 Suppl1): 23-27.

[81] Xiao-Gang Z, Shahzad K, Li C. One-stage total knee arthroplasty for patients with osteoarthritis of the knee and extra-articular deformity. Int Orthop, 2012, 36(12): 2457-2463.

[82] Yang JH, Yoon JR, Oh CH, et al. Primary total knee arthroplasty using rotating-hinge prosthesis in severely affected knees. Knee Surgery Sports Traumatology Arthroscopy, 2012, 20(3): 517-523.

[83] Hunt NC, Ghosh KM, Blain AP, et al. How does laxity after single radius total knee arthrop-lasty compare with the native knee? J Orthop Res, 2014, 32(9): 1208-1213.

第7章

人工全膝关节翻修术

第一节　适应证与术前评估

目前全膝关节置换 15～20 年的生存率平均超过 90%。多数初次膝关节置换的患者能够在关节疼痛和功能方面获得良好的改善。通过严格的手术指征、良好的手术技术及优化的假体设计，能够进一步提高假体生存率及患者的满意度。随着手术量的不断增加，仍会有一部分患者因为无菌性或感染性松动等各类原因而最终需要行翻修手术。

假体失败的主要原因包括聚乙烯磨损、无菌性松动、关节不稳、感染、关节纤维化、力线不良或者位置不正、伸膝无力、髌骨缺血性坏死、假体周围骨折及髌骨关节的并发症等。Mayo 医学中心在超过 30 年的时间里对超过 1800 例全膝关节置换术后翻修的患者进行了随访评估，翻修的指征主要包括假体松动（36%）、髌骨或伸膝装置问题（19%）、关节不稳（12%）、失败的单髁置换（11%）、聚乙烯垫片磨损（9%）、力线不良（4%）、僵硬膝（3%）、假体周围骨折（2%）及其他原因。在我国，人工全膝关节置换术的数量在逐年增加，膝关节翻修的数量也在增加，明确病因、充分术前评估及制订手术计划对手术是否成功起到至关重要的作用。

一、膝关节翻修术的术前评估及手术指征

对需要行人工膝关节翻修术的患者进行评估时，需要区分患者的膝关节疼痛及功能障碍是内源性还是外源性因素（内源性因素包括急、慢性感染，无菌性松动、骨溶解、关节不稳定、髌骨/伸膝装置并发症、假体周围骨折、肿瘤、神经瘤等；外源性因素包括髋关节病变、脊柱疾病、复杂性局部疼痛综合征、血管疾病、软组织炎、精神病因素等）。

详细询问病史，进行全面细致的体格检查并分析 X 线片是必要的，行关节穿刺或实验室检查，对可能的假体深部感染进一步评估、确诊。为了确定膝关节疼痛的起因及明确骨溶解、骨缺损的详细情况，需要应用 CT 或放射性核素扫描（ECT）。如何明确诊断，然后再进行 TKA 翻修至关重要。

二、病史采集

患者详细的病情采集非常重要。术前需要充分了解患者膝关节症状的起因，以及有无外伤或手术经过。测量术前膝关节活动度，仔细分析患者关节置换前、后的 X 线片有无改变。围术期病史采集包括手术入路、软组织情况及是否出现其他并发症。了解患者初次置换时切口愈合及抗生素使用等情况。术后的病史采集则着重询问与手术有关的疼痛位置、性质、特点、严重程度、持续时间、加重及缓解疼痛等因素。对于膝关节不稳定的患者，需确定不稳定的类型。

患者的典型症状及体征也有助于术前明确诊断。例如，置换术后感染的患者通常在休息和活动时存在疼痛，可能会伴有发热、寒战或近期有过清创手术史，特别是口腔、胃肠道或泌尿生殖

道的感染。此外，关注与感染风险增加相关的因素，包括高龄、营养不良、严重肥胖、免疫抑制剂或激素使用史、膝关节局部皮肤溃疡、术前长期卧床及其他各种疾病，如类风湿关节炎、糖尿病、银屑病、膝关节前期感染等。术后数年内膝关节功能较好，近期出现活动时疼痛，则提示无菌性松动可能。术前疼痛的延续或加重提示外源性病因，如同侧髋关节病变或脊柱的病变等。

详细的病史采集后应该注意潜在的精神方面的异常，如抑郁、疼痛引起的烦躁、复杂区域疼痛综合征等。术者应重视患者精神状况及术后期望值，做好充分术前谈话，了解任何能影响手术结果的其他因素并采取合适的干预措施。

三、体格检查

全面系统的体格检查对于分析 TKA 术后疼痛及功能障碍的原因极其重要。怀疑髋关节病变时，拍髋部 X 线片，怀疑脊柱病变时，可考虑行 MRI 检查。此外，考虑腰椎或髋关节牵涉痛时，可以行局部封闭注射来区别疼痛来源。

对肢体须做全面的血管及神经检查，明确有无关节外体征。检查膝关节局部皮肤是否有红斑、色素沉着、肿胀、皮温升高、溃烂及是否有窦道形成，对于诊断感染具有重要的提示作用。膝关节检查应遵循的基本原则为望、触、动、量及必要时的听诊。区分患者站立时静态的膝关节力线不良及行走时动态的力线不良。记录膝关节活动度，检查膝关节伸直和屈曲状态的内翻/外翻、前/后抽屉试验、侧方应力试验等。应检查压痛点的范围，因为滑囊炎、肌腱炎和神经瘤能引起 TKA 术后的严重疼痛。关注髌骨轨迹的检查，提示膝前痛的主要原因。综合以上检查并进行膝关节评分登记。

四、影像学检查

X 线片的分析是最常规、最基础的。术前 X 线片应包括站立位的双下肢全长片、膝关节正侧位片及髌骨轴位片。评估假体固定情况、位置、是否存在假体周围骨吸收/骨溶解。特别推荐拍摄双下肢全长的 X 线片，以排除常规膝关节 X 线片所不能发现的问题，如下肢畸形愈合、肿瘤及

是否存在关节外畸形等（图 7-1）。若通过关节内截骨仍不能保证能稳定安放假体，须考虑改为关节外截骨矫形。

另外，骨盆 X 线片能排除髋关节病变，如股骨头缺血性坏死或骨性关节炎等。X 线片评估时需要连续观察术后多次 X 线片变化，了解界面的透亮带、假体移位、骨溶解等（图 7-1）。内、外翻应力位 X 线片有助于诊断侧副韧带不稳。X 线片也可对低位髌骨、高位髌骨及明显改变的关节线进行评估。

对骨溶解、骨缺损给予评估，必要时可进一步行 CT、MRI、ECT（图 7-1）等检查。

五、实验室检查

实验室检查的主要目的是鉴别感染性翻修还是无菌性翻修。常规实验室检测包括血常规（全血细胞计数与分类）、C 反应蛋白、红细胞沉降率及膝关节穿刺液的细胞计数和细菌培养。膝关节穿刺时应严格消毒，无菌操作，使用 20ml 一次性无菌注射器及一次性无菌注射针头（规格为 1.2×38TWSB），避开窦道，取膝关节髌骨上缘的水平线与髌骨外缘垂直线的交点刺入关节囊（图 7-2）。

六、其　　他

术前对软组织情况进行评估至关重要。皮肤切口一般仍采用初次置换时的原切口，除非原切口对显露有影响，才考虑设计其他皮肤切口。

翻修的患者年龄平均更大，属于再次手术，部分患者基础疾病多而重，全身条件差，故术前应做手术风险评估，积极治疗相关基础疾病并给予营养支持。

七、手术指征

1. 感染　在我国人工全膝关节置换术后假体周围感染仍然是全膝关节翻修的主要原因，居第 1 位（图 7-3）。术前应明确患者是否有远处感染灶。此外，其他的合并症如吸烟、类风湿关节炎、肥胖、糖尿病及免疫力低下等可增加关节置换术后感染的发生率。术中无菌操作非常重要。减少手术间的交通，合理使用帽子、口罩、手套，使用聚维酮碘、过氧化氢溶液及使用脉冲枪冲洗等均能减

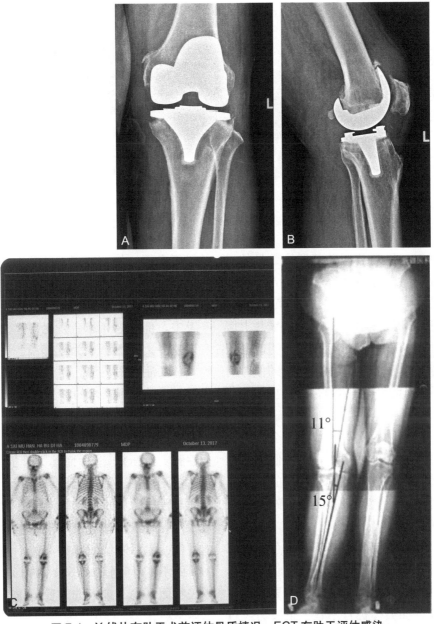

图 7-1　X 线片有助于术前评估骨质情况，ECT 有助于评估感染

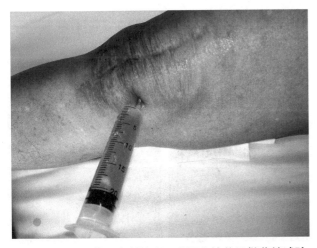

图 7-2　术前关节腔穿刺抽液，送细菌培养及做药敏试验

少污染。

对于高度怀疑感染的患者，在术前应尽量明确感染性指标及病原菌，如实验室检查中 CRP > 10mg/L，ESR > 30mm/h；关节液穿刺涂片发现中性粒细胞计数 > 1600 个 /μl，中性粒细胞分类 > 80%，感染准确率可达 98.6%（JBJS 2008）。反复多次关节穿刺培养（图 7-2），送检抽取液应达 6ml 以上，同时须送厌氧菌及需氧菌培养，时间为 10 天至 2 周；术前获得病原菌培养结果对后续抗生素使用具有巨大的指导意义，术前培养时应停用抗生素 2 周以上，阳性率会大大提高。

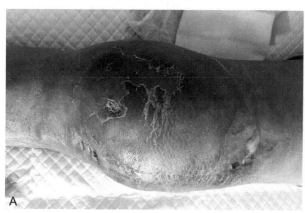
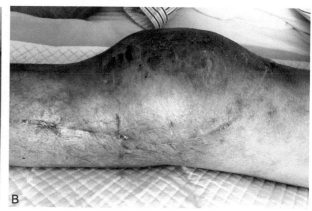

图 7-3　人工膝关节术后感染，可见窦道、膝关节红肿

2. 无菌性松动　随着我国关节置换数量的递增，无菌性松动已经成为 TKA 失败较为常见的原因。假体松动的患者通常有启动疼痛及负重疼痛。疼痛范围局限于松动假体附件。根据 X 线片上假体周围透亮带的宽度和长度进行评估。明确的假体松动标准包括假体下沉 ≥ 2mm，连续的假体周围透亮带的宽度 > 1mm（图 7-4），生物型假体涂层逐渐脱落等。

目前存在众多危险因素可导致人工全膝关节置换术后假体松动。例如，力线不良、假体不稳定、骨水泥技术存在缺陷等。髌股关节的危险因素包括髌骨不对称截骨、髌骨轨迹不良、髌骨骨折、骨床硬化及骨坏死等。

对有症状的 TKA 松动患者，只要条件允许都应进行翻修。对影像学上松动但没有症状和持续骨丢失的患者应密切关注，以确认任何导致假体失败的潜在因素，如假体位置不良、下肢力线对线不良等。如前所述，感染应为松动的一个重要原因，TKA 翻修前应排除。

3. 假体周围骨折　在人工全膝关节翻修的患者中，部分老年患者发生假体周围骨折的情况越来越多，并逐渐成为继感染、假体松动后的第三大并发症（图 7-5）。

行关节置换术的多为老年患者，由患者外伤、跌倒及不正确的功能锻炼造成，骨折后疼痛加重功能障碍，甚至出现致命的并发症（血栓、坠积性肺炎、压疮等）。而此类骨折由于假体的存在，在治疗原则、治疗方法、术后康复训练及预后方面与普通常见的骨折有着很大不同。

4. 关节不稳　关节不稳多数与术中软组织不平衡、术后软组织损伤有关。关节不稳可分为冠状面不稳（侧副韧带不稳、伸直间隙不稳）（图 7-6）、矢状面不稳（前后向不稳、屈曲间隙不稳）及整体不稳。

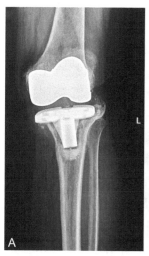
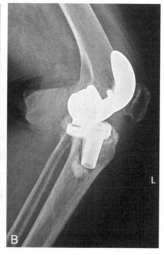

图 7-4　无菌性松动，平台塌陷

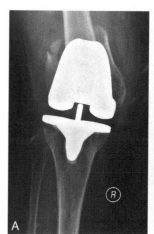
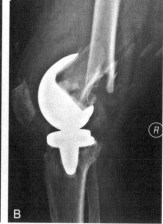

图 7-5　膝关节置换术后股骨侧假体周围骨折

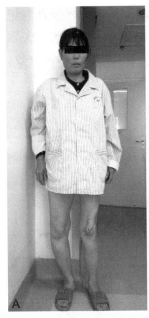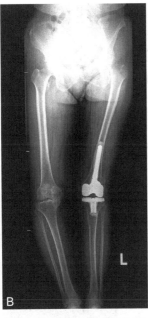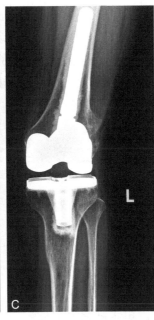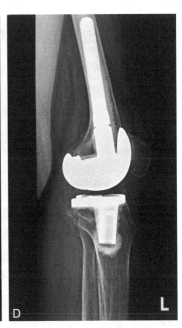

图 7-6 患者术后 3 个月，左膝关节不稳，站立位外翻 A.患者站立位照片；B.双下肢全长片；C.左膝正；D.侧位片

在评价关节不稳时，检查所有患者伸膝装置的功能。各种假体的设计同样影响 TKA 的稳定，如交叉韧带保留型、交叉韧带替代型、髁限制型及铰链型假体。应仔细进行病史采集、体格检查及影像学检查，以评估关节不稳定的原因。

八、伸膝装置并发症

1. 髌骨不稳 髌骨不稳亦是 TKA 术后较为常见的并发症，表现为膝前疼痛。疼痛可能与股四头肌力量弱及髌股关节摩擦有关。髌骨外侧半脱位比髌骨脱位更为常见（图 7-7），必要时须行翻修术。

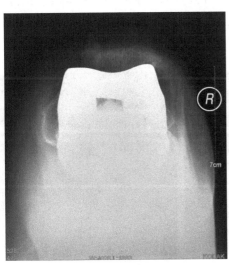

图 7-7 术后髌骨半脱位

2. 髌骨撞击综合征 髌骨撞击综合征是因股四头肌肌腱下方的软组织结节或瘢痕嵌顿于髌骨上极而出现的。从屈曲状态到伸直过程中会有沿着切迹边缘移位并伴随疼痛性的"撞击"响声。导致该并发症的因素包括较薄髌骨假体导致的慢性股四头肌肌腱炎、关节线改变、股骨假体滑车设计缺陷及 TKA 手术时未将远端股四头肌肌腱下面肥厚的滑膜切除等。非手术治疗无效时推荐手术治疗，包括切开手术和关节镜手术。目前，关节镜清理已成为首选的手术方式。

3. 伸膝装置断裂 TKA 术后伸膝装置的断裂，不管是全部还是部分，均将是灾难性的。无髌骨骨折的伸膝装置断裂多发生在 2 个部位：髌腱和股四头肌肌腱。本症多发生在髌腱远端，不管损伤部位在哪，伸膝装置断裂的治疗都有挑战性的，包括不愈合、再断裂、关节僵直和假体周围感染。

4. 僵硬膝 病因包括术前活动度较差、假体位置不良、假体的大小选择不当或髌股关节填塞及因疼痛拒绝功能锻炼或不正确功能锻炼。膝关节手法松解通常应在 6～12 周进行，以增加膝关节活动度，主要是屈曲。关节松解术或 TKA 翻修术等手术干预须在术前对患者进行全方面的评估，然后再制订手术计划。

九、小结

明确 TKA 术后失败的原因、选择合适的手术方案是 TKA 翻修成功的关键。评估并详细地进行病史采集及严格的体格检查和实验室检查是手术成功的要素，建立膝关节翻修手术的评分及登记系统对于后期的随访有重要意义。分析假体失败的原因可避免犯重复错误，TKA 翻修手术可有效、按计划进行。

（曹　力　宋星来）

第二节　手术入路

全膝关节翻修术需要通过充分的手术显露才能获得良好的手术结果。在翻修手术中，软组织的解剖结构已被先前的手术所破坏并已形成瘢痕组织。术中需要充分地显露术区，以便植入物的取出、恢复关节线、平衡软组织结构来保护膝关节稳定和翻修假体的良好植入。由于缺乏充分的手术显露而导致的并发症，包括髌下韧带的医源性破坏、侧副韧带损伤、伤口坏死、神经血管损伤和植入假体对线对位不良。术前评估应包括详尽的病史、体格检查、膝关节运动范围、稳定性和原先的手术瘢痕、影像学检查并评估感染风险。

全膝关节翻修术中显露应尽可能地采取原有的膝关节置换术手术切口进行。另外，采取平行的纵行切口将增加切口间的皮肤坏死的风险。如果膝关节前方原先有 2 个手术切口，应尽可能选择靠膝关节外侧的切口进行显露，因为膝关节内侧的表浅血供更丰富一些，可以减少对血供的破坏，避免皮肤坏死。术中尽可能地保留皮瓣的厚度，尽量减少皮肤与皮下脂肪分离，降低皮肤坏死的风险。

常用的手术入路如下：

1. 髌旁内侧入路　在大部分膝关节翻修术中采取标准的髌旁内侧入路（图 7-8 和图 7-9）。

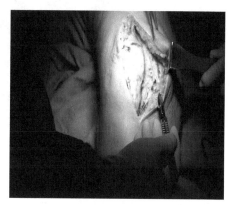

图 7-8　髌旁内侧入路

（1）操作方法：切开膝关节前方皮肤，然后切开皮下组织显露股四头肌肌腱。自髌骨内侧进入膝关节，顺其纤维纵向切开股四头肌肌腱。自近端向远端切开 8 ~ 10cm，自胫骨反折前内侧进入关节囊。有必要自外侧切除滑膜和脂肪垫以充分显露外侧间室。通常在翻修时行髌骨外侧半脱位而不是髌骨外翻，尤其是感染翻修术时对瘢痕增生的关节囊需要彻底切除增生的对瘢痕，并将关节囊削薄，髌骨周围脂肪垫和相邻支持带上的瘢痕化会使髌骨外翻困难。术中通过重建内外侧膝隐窝、胫骨近端骨膜下剥离内侧软组织、外旋

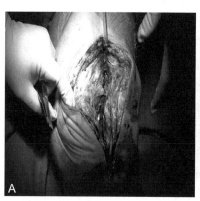
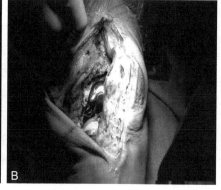
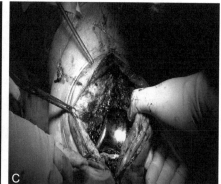

图 7-9　髌旁内侧入路及显露

胫骨和外侧支持带松解来将髌骨外翻，而在髌腱附着点上不形成过大的应力。髌腱从胫骨结节上撕脱会严重影响膝关节功能，必须避免。在髌骨外翻后膝关节屈曲的过程中必须观察髌腱止点。如果发现止点上的内侧纤维自胫骨结节上撕脱，应考虑扩大手术切口，尤其是僵直膝、屈曲/伸直挛缩或多次手术合并严重侧副韧带挛缩的患者，采取股四头肌成形来释放髌腱上的压力。

（2）优点：难度小，对股四头肌的损伤最小，切口延长方便，显露充分，神经血管创伤小，大部分膝关节畸形、挛缩及翻修术中非常实用。

（3）缺点：强直、僵直膝、瘢痕粘连、严重的膝翻修术中髌骨外翻困难时容易发生髌腱撕脱。

2. 股四头肌斜切（图7-10和图7-11）

（1）操作方法：先按常规髌旁内侧入路进入膝关节腔，评估术中髌骨翻转、屈曲膝关节的难易程度。若常规入路髌骨翻转困难，有造成胫骨结节撕脱的可能，则将标准内侧切口的最上端直接以45°向外上方延伸，横过股四头肌肌腱，在靠近股直肌腱腹联合处，切断股直肌，可帮助髌骨向下外翻转，有助于显露。

（2）优点：髌骨宜于脱位外翻，有助于显露；保留了股内侧肌和股外侧肌之间的肌肉肌腱联系，切开的关节囊容易修复，不影响术后功能锻炼；术中完整保留了股外侧肌附着部及膝外上血管；可以避免端端缝合产生的愈合问题，减少愈合不良出现伸膝迟滞的并发症。

（3）缺点：对股四头肌的侵入性较大，对伸膝装置的损伤也较大，术后伸展肌力恢复较慢。

3. 股四头肌V-Y成形（图7-12）

（1）操作方法：先按常规髌旁内侧入路进入膝关节腔，切口近端接近股四头肌腱腹联合处。将股四头肌肌腱切口近端以与原切口成45°折向膝关节外下方，穿过髌骨外侧支持带，作为倒"V"字形延伸，必要时切口可继续向下延长，斜行切断股外侧肌肌腱和部分髂胫束前缘（前束纤维），然后向下外翻转髌骨，膝关节前部完全得到显露。注意识别并保留膝外上动脉，并避免过多地切除髌骨周围脂肪垫的瘢痕，以防止髌骨血供阻断。在缝合时，可以将股直肌顶端的倒"V"字形转换为"Y"字形切口，可延长伸直装置，这对于严重屈曲挛缩的膝关节在屈曲时很有用，应根据关节屈伸范围调整伸直装置张力。关闭伤口时用不可吸收的缝合线固定，以便在术中安全范围内尽早进行被动活动，以避免造成过度的张力。对髌骨外侧脱位或半脱位的患者，斜行切开部分可不予缝合，起到外侧松解和改善髌骨运动轨迹的作用。

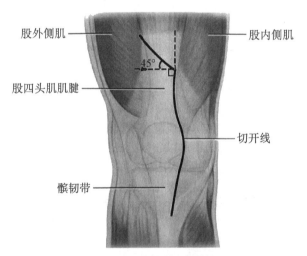

图7-10　**股四头肌斜切解剖**

股外侧肌　股内侧肌
45°
股四头肌肌腱
切开线
髌韧带

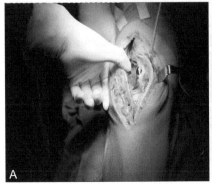
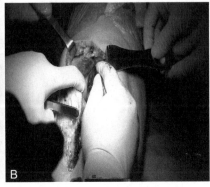
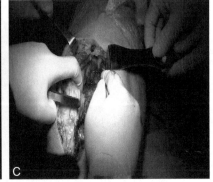

图7-11　**股四头肌斜切**

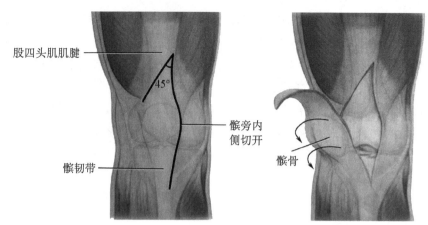

图 7-12　股四头肌 V-Y 成形

（2）优点：股内侧肌肌腱与胫骨的联系完整，缝合后关节内侧稳定；保护膝外上侧动脉，在显露不充分时可以进行股四头肌翻转；对因长期缺少屈曲活动而导致股四头肌挛缩的患者，有助于恢复屈膝功能。

（3）缺点：手术创伤较大，髌骨周围血供网大部受损，易造成术后髌骨缺血性坏死；术后经常因股四头肌无力而出现膝关节伸展滞缺或伸直困难；伸膝无力影响术后功能锻炼。

4.胫骨结节截骨（图 7-13）

（1）操作方法：在常规髌旁内侧入路的基础上，向下延伸至胫骨结节以远 8～10cm 处。截骨块包括髌韧带完整附着的胫骨结节及其远端带胫骨嵴的胫骨前皮质。骨块长 6～7cm，宽 2cm（不应少于 1cm）。用骨刀或电锯将胫骨结节连同其远端骨块从胫骨截下，但须保持骨块外侧缘有软组织及骨膜的完整连接，保留血供。如果关节

线明显抬高或髌骨低位时可将胫骨结节向近端移位，可通过钢丝或螺钉固定。固定牢靠后，早期可进行被动屈伸活动，但是主动活动必须延迟。

（2）优点：本操作对股四头肌影响小，很好显露膝关节并可有限延长髌韧带，但注意截骨块应足够长；调整髌股活动轨迹；纠正胫骨结节位置异常；用于伸膝装置力线需要重新调整及胫骨假体取出困难者。

（3）缺点：增加了手术难度，出血增加；截骨块固定不牢靠，发生撕脱、向近侧移位、不愈合，胫骨干骨折，伤口感染，伤口坏死和金属固定物突起。

总之，在全膝关节翻修术中比较标准髌旁内侧切口、股四头肌斜切、股四头肌 V-Y 成形及胫骨结节截骨术的临床结果，结果显示髌旁内侧切开与股四头肌斜切没有太大区别，但是优于后两种方法。股四头肌 V-Y 成形经常由于股四头肌乏

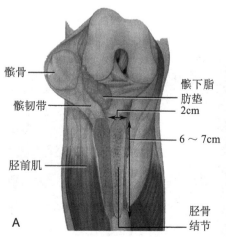
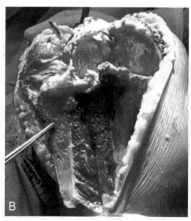
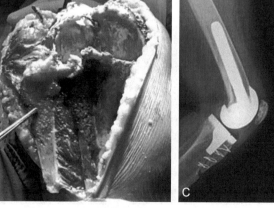

图 7-13　胫骨结节截骨

力而出现膝关节伸展滞缺，但是与胫骨结节截骨术后导致的术后患者下跪及弯曲下蹲困难相比增加了患者的满意度。临床上首先建议采取标准髌旁内侧切开或股四头肌斜切，对于这两种方法困难的患者可行股四头肌 V-Y 成形及胫骨结节截骨术。

（曹　力　努尔艾力江·玉山）

第三节　假体取出

无论是任何原因导致初次置换的膝关节假体失效，需要行膝关节翻修的患者，医师在术中面临的第一个难题便是假体取出。膝关节假体取出是骨科医师面临的最具挑战的操作之一。术前计划较为困难，并且通常在完全显露假体之前无法评估假体松动的程度。虽然颇具挑战性，但术前计划仍然是关键步骤。充分熟悉待取出假体的设计至关重要，一些设计特点会增加取出的难度，需要使用特殊工具和技术。因此，对于一个需要取出的膝关节假体，在术前我们需要做好三项工作：第一，充分做好术前准备，了解初次膝关节假体失效的原因，影像学上可能松动的程度，骨质情况，是否有其他的内固定装置进行了辅助固定，并需要对初次安装的假体特点有一定了解。第二，工欲善其事，必先利其器。有一套趁手的翻修工具是非常重要的，这将在术中带来极大的便利。摆锯、矢状锯、各种大小型号及一些特殊类型的骨刀、持髌器等都是术中必需的工具。在这里我们推荐使用施乐辉公司的 RENOVATION 通用膝关节假体取出系统（图 7-14）。第三，在取出假体的过程中，我们最重要的目的是在不使股骨髌及胫骨平台骨折、尽量保留最大骨量的情况下取出假体，这一点必须始终放在第一位。术前做好这些工作，膝关节假体的取出将不再变得困难。我们将通过实例向大家讲解假体取出的过程。

按照标准手术入路显露膝关节假体（手术入路参照本章第二节）。显露假体后，第一步便是垫片的取出。取出垫片后，将使膝关节的空间被释放，便于屈伸关节及进一步的操作。垫片的取出是个相对简单的步骤，对于绝大多数初次置换的假体来说，只需用骨刀将前方锁定装置翘起便能取出（图 7-15）。但对于显露困难、僵硬膝或旋转平台假体来说，在取出垫片的过程中要注意避免暴力操作，那可能导致内外侧副韧带损伤，导致翻修过程变得复杂。

取出垫片后首先进行股骨髌假体的取出。在取出股骨髌假体时，尽量避免股骨内外侧髌发生骨折，这就需要将骨与骨水泥界面尽量彻底分离后，再使用持髌器及滑动锤将其拔出。在进行股骨髌假体的拔除过程中，首先使用矢状锯，游离股骨假体的前缘和内外髌区域。矢状锯可以非常有效的分离骨水泥与骨界面，保留骨量，避免出现严重的骨缺损。无论术中所见假体是否有松动，均可以使用矢状锯进行有效的分离，使股骨髌假体充分松动，便于取出。使用矢状锯时要顶着假体锯进去，若贴着骨面进入可能会导致骨质丢失较多。需要固定好膝关节，避免因晃动导致内外侧副韧带及皮肤软组织发生不必要的损伤。在取出股骨髌假体时需要了解假体的特点。部分假体有立柱，避免锯到立柱后仍暴力施力，导致假体周围骨折的发生及矢状锯的断裂。在处理后髌时建议不要使用矢状锯，因其很容易损伤到内外侧副韧带及髌韧带，但使用骨刀将是非常安全有效的选择（图 7-16）。

对于内外侧后髌处，则使用不同的骨刀进行分离。需要在术前做好充分准备，准备好不同大小、宽窄的骨刀，如 RENOVATION 通用膝关节假体取出系统中有可以装卸的不同类型、宽窄、弧度的骨刀，便于后髌及髌间窝骨水泥与假体的分离。同矢状锯一样，也是沿着假体面进行骨水泥的分离，在敲击时注意均匀用力，避免暴力敲击而导致内外侧髌发生骨折（图 7-17）。

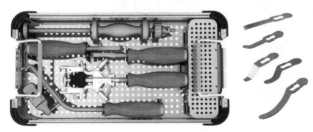

图 7-14　施乐辉公司的 RENOVATIO IV 通用膝关节假体取出系统

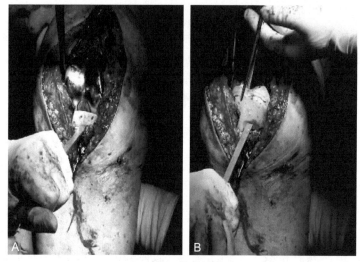

图 7-15　垫片的取出

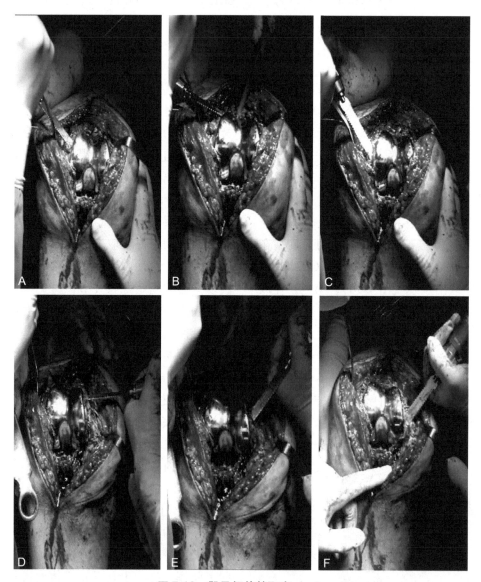

图 7-16　股骨假体的取出（一）

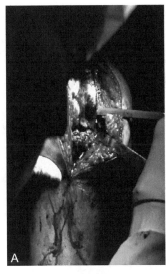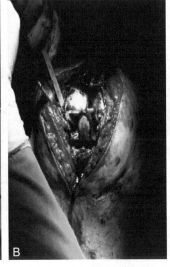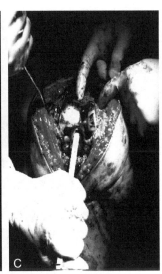

图 7-17　股骨假体的取出（二）

应注意多数初次置换用的股骨假体在 2 个远端内侧髁上均有稳定桩。一些初次置换股骨假体在滑车沟位置有突起加强设计。应小心使用骨凿，避免产生金属碎片。将股骨髁假体周缘的骨水泥与骨界面进行分离后，可以用榔头锤击股骨髁假体，使之松动，然后再用持髁器持住假体后用滑动锤拔出假体。用榔头敲击假体时，一般主要是敲击股骨内外侧髁，均匀地在内外侧髁处进行反复多次的敲击后，再将持髁器放置好以试拔假体，即可拔出。若试拔后股骨髁假体无明显松动，则需要检查是否有没分离彻底的骨与骨水泥部分，再次使用矢状锯或骨刀进行分离，再重复上述步骤，直至假体被拔下（图 7-18）。

在初次置换的患者中，胫骨平台假体的取出较

股骨髁假体简单。与股骨假体类似，取出胫骨假体的第一步是游离胫骨假体。通过使用不同的骨刀、矢状锯，可以游离胫骨基板的前侧和外侧 / 内侧区域。在使用矢状锯的时候，由于胫骨平台假体稳定桩的翼部不尽相同，因此不要一次直接由胫骨平台假体前缘锯至后方。因为这样做很容易损伤到内、外侧副韧带，严重时可能会损伤到髌韧带、后方关节囊甚至后方血管而导致严重问题。在用矢状锯松解胫骨平台时，仅将平台前内外侧缘进行分离，然后使用小骨刀或弧形骨刀进行胫骨平台假体后方骨水泥的分离，再使用 Z 形骨刀将中后方的骨水泥进行分离。一般胫骨平台骨水泥界面分离完成后，不一定需要持髁器将其取出，可以使用小骨刀，沿着胫骨平台假体内外侧缘插入后慢慢翘起，若已完全松动是可以直接翘出来的。或者使用多把骨刀，先插入一把，然后在该骨刀下方再慢慢插入另一把，逐渐将假体翘出。当然，若胫骨平台假体显露清楚，安置持髁器较为容易，则使用持髁器拔出是较为安全有效的方法（图 7-19）。

应注意多数初次置换胫骨假体在锚定柄的两侧有旋转固定桩或固定片。应小心使用骨刀，避免产生金属碎片。当胫骨假体骨水泥与骨界面分离满意后，使用持髁器把持后将其拔出。但大多数情况下胫骨平台显露欠佳，持髁器较大，无法把持，则可以用钝骨刀顶住胫骨假体前缘敲击而将其打出（图 7-20）。注意避免骨折的发生及骨量的过度丢失。

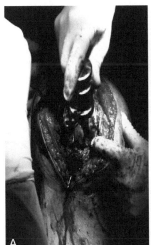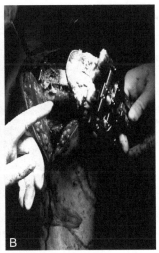

图 7-18　股骨假体的取出（三）

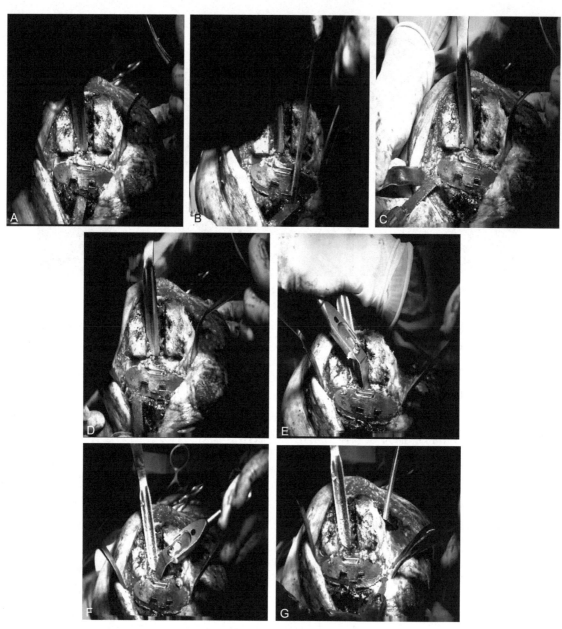

图 7-19 胫骨平台假体的取出

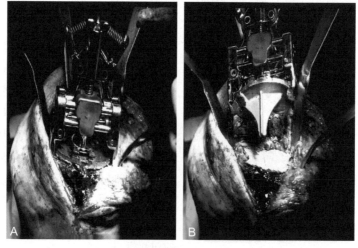

图 7-20 胫骨假体锚定柄两侧有旋转固定桩时如何取出

对于部分初次置换中置换了髌骨的患者，可以视术中的情况及假体的磨损松动程度来决定是否取出髌骨假体并翻修。但若是感染翻修患者，则必须行髌骨假体的取出。需要取出髌骨假体，可以使用薄骨刀或锯片将其取出。如需取出髌骨假体，可以在翻修术中的任意时间完成这一步。为获得更好的入路和显露，建议及早完成该步骤，可以取出胫骨衬垫之后完成，取出髌骨假体过程中要轻柔操作，避免导致髌骨的骨折。

对于个别初次置换过程中使用了额外的固定材料，或者术后发生假体周围骨折的行内固定治疗的患者，在取出假体的过程中，需要做好充分的术前准备工作，设计好切口的选择，避免创伤过大。对于翻修患者，术中也需要准备好内固定装置，在取出假体过程中若发生了骨折也有万全准备。举例如下：

患者，女性，70 岁，汉族。双膝关节置换术后 8 年，右膝疼痛 3 年，加重伴肿胀 2 个月。

2008 年 7 月因双膝骨性关节炎在当地医院行双膝关节初次置换术。2013 年 12 月 18 日摔倒导致右膝关节假体周围骨折（股骨中下骨折），在当地医院行切开复位内固定手术治疗，术后 2 个月开始逐渐下床活动，右膝关节肿胀不明显，但开始伴有静息痛及夜间痛。2014 年 3 月开始间断出现右膝关节疼痛并伴有肿胀。2015 年 6 月在军区总医院就诊，诊断为"右膝关节置换术后感染"，2 个月前患者右膝疼痛加重，在当地医院就诊，给予静脉滴注头孢曲松钠 1 周对症处理，效果欠佳，为彻底治疗于 2016 年 6 月 27 日住院治疗。

术前 X 线片如图 7-21 所示。

患者术前关节腔穿刺液培养结果已明确假体周围感染（表皮葡萄球菌），该患者拟行一期感染翻修，故需要将假体及内固定装置完全拔除，因此术前切口的选择及设计需要做好。若单纯选择膝关节正中切口向股骨近端延伸取出内固定装置，则导致软组织及肌肉剥离严重，术后恢复延迟，

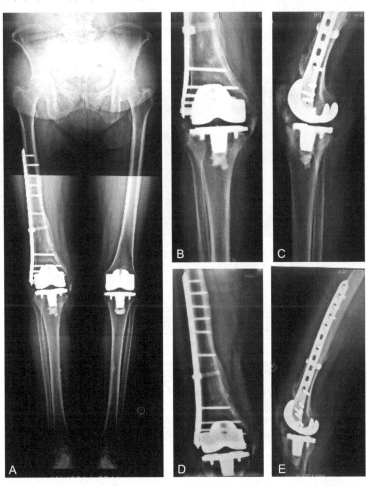

图 7-21　患者，女性，70 岁，双侧 TKA 术后 8 年，右膝疼痛 3 年，加重伴肿胀 2 周，术前 X 线片

肌肉力量受损严重,甚至进一步加重感染复发的风险,同时皮肤皮瓣也有坏死的可能。因此,术前设计决定先选择行股骨外侧原放置钢板切口近端长约12cm切口,将钢板近端的螺钉取出,然后再行膝关节正中原切口,长约20cm,在取下股骨髁假体后再将外侧髁处软组织部分分离显露钢板近端螺钉,将钢板沿膝关节切口拔出,如图7-22所示。

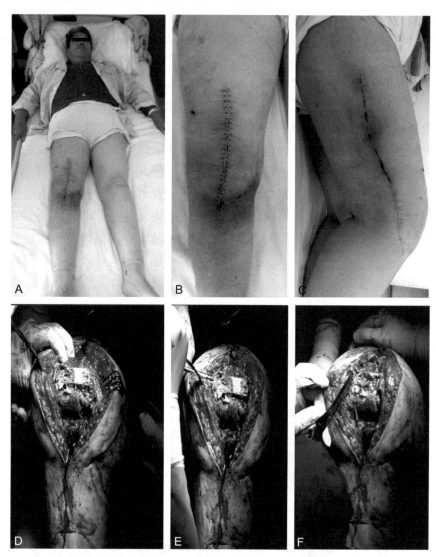

图 7-22   前述患者切口设计及术中情况

(曹　力　吾湖孜·吾拉木)

第四节   人工假体的再置入

在膝关节翻修的临床实践中,关节外科医师一直在尝试各种办法解决各种棘手的问题,其中骨缺损的处理和稳定性的重建是膝关节翻修手术中核心问题。组配式假体的出现得益于对膝关节运动力学深入的研究,假体制造工艺的提高及新型人工材料的出现,为膝关节翻修术带来了前所未有的便利。

膝关节翻修的目的是重获一个稳定的、有一定活动度能满足患者日常生活需求的膝关节。膝关节翻修术的步骤在其他章节已有叙述,包括细致的手术显露和假体取出,重建新修整胫骨平台,受限重建屈曲间隙,然后重建平衡的伸膝间隙,根据伸膝间隙的情况决定将股骨假体移向远端或近端。选择合适的假体及假体附件的组配是手术成功的关键，试模复位显示力线正确稳定性良好后，就需要考虑如何固定假体。

一、限制型假体的选择

术前评估时，术者就应当考虑到限制型假体的选择，包括关节限制的程度、固定的方式及骨缺损的处理。而组配式膝关节翻修系统为这些问题的解决提供了更为简单、可行的方案。假体限制性程度取决于患者膝关节韧带完整性和骨质缺损的程度。目前大多数关节外科医师已达成共识，不应当滥用高限制型假体，因为假体限制性程度与假体的寿命、耐用性呈负相关。较低程度的限制性能减少聚乙烯磨损和假体 - 骨水泥界面、骨水泥 - 骨界面的负荷。

后交叉韧带替代型假体（PS）是国内最为普遍的翻修系统，因为初次手术假体选择、前期假体失败及假体取出均可导致 PCL 不完整。当术中无严重骨缺损、关节内外侧副韧带功能良好，且屈曲和伸直间隙平衡的情况下，可选择普通后交叉韧带替代型假体。

髁限制型假体（CCK）：垫片设计有加粗加高的中央柱和股骨侧加宽加深的髁间凹槽相匹配（图 7-23），能增加内外翻稳定的控制，可部分代偿侧副韧带功能。在膝关节翻修术中，当内、外侧副韧带功能明显障碍时，常可遇到内外侧间隙平衡及屈伸间隙的平衡无法达到可接受水平时，尤其是屈曲间隙可能明显松弛，这时需使用髁限制型假体。根据笔者的经验，髁限制型假体可用于韧带不稳但内侧软组织套袖完整的情况，没有过伸，并且能获得足够的屈曲稳定性来避免凸轮 - 立柱脱位。须特别说明，髁限制型假体可提供膝关节翻修术后初始冠状位稳定性，但不能完全替代侧副

韧带功能，应当尽可能修复内外侧副韧带功能。

髁限制型假体弥补了冠状位稳定性，可解决大多数膝关节翻修术中的问题，但无法提供矢状位稳定支持。当遇到膝关节严重不稳，如所有侧副韧带功能丧失及非限制型的过伸时，需选择铰链型膝关节假体（图 7-24）。Jones 和 Barrack 等报道了对于骨质和软组织功能不全的膝关节翻修术中使用 S-ROM 铰链型膝关节的中期随访。该研究对 30 例膝关节翻修患者进行了长达 49 个月的随访，未发生机械性松动。总结认为组配式、活动衬垫和铰链系统对于处理干骺端大量结构性骨缺损和侧副韧带功能丧失的翻修手术具有重要意义。笔者所在科室无大量应用铰链型假体的经验，但诸多文献报道了良好的生存率及功能状态，并推荐当需要使用铰链型限制型假体时，推荐选择活动衬垫型假体，因为与固定平台铰链型假体相比，其临床效果更好。

二、延长柄的选择

翻修术常见严重的骨缺损，这些骨缺损的原因可以由应力遮挡、骨溶解和原有假体取出时带出宿主骨等因素引起。术中只要存在节段性或中度到重度的腔隙性骨缺损就需采用延长杆来加强固定（图 7-25）。就我们的经验，无论股骨还是胫骨假体的翻修，需要应用延长杆的情况远多于不需要延长杆的情况。翻修过程中严重骨缺损合并韧带功能丧失时需要采用高限制型假体，如髁限

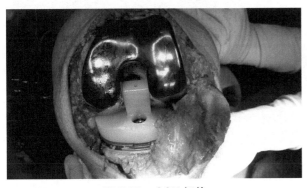

图 7-23　CCK 假体

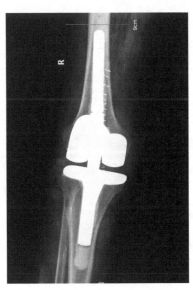

图 7-24　铰链型膝关节假体 X 线片

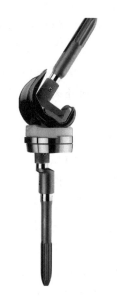

图 7-25　带延长杆的膝关节翻修假体

制型假体甚至铰链型假体。这些假体都需要采用延长杆来加强固定，避免早期松动。延长杆的优点是能够增强假体的内在稳定性，使假体 - 骨水泥及骨水泥 - 骨界面的应力更均匀地分布于干骺端。有文献报道，如果延长杆的长度达到 70mm，关节线处的轴向应力能够减少 23% ～ 39%。因此，多数关节外科医师都赞同采用高限制型假体时应用延长杆。另一个采用延长杆的适应证是翻修术中进行了结构性植骨。延长杆也存在一些缺点，如会引起应力遮挡或延长杆末端疼痛。理论上延长杆的使用也会增加假体周围骨折的风险或再次翻修的难度。因为再次翻修术中，骨水泥固定的

延长杆更难取出。

三、组配式垫块的选择

　　骨缺损的处理包括使用骨水泥（使用或不使用螺钉）、植骨、金属垫块。植骨的优点包括重建骨量、同种异体骨与宿主骨有更为接近的弹性模量。可能的缺点包括病毒性疾病传播、不愈合及后期骨块的吸收和塌陷。同种异体植骨最适合较小的包容型骨缺损，不适合大的，尤其是结构性骨缺损。组配式垫块可有多种组合，配合术中修整骨面，可解决各种形状（任何角度和形状）和大小的骨缺损。股骨骨缺损通常在后髁和远端，通过组合使用垫块可处理股骨缺损并重建关节线、保持屈曲间隙的平衡。胫骨骨缺损同样可使用组配式楔形块、垫块或干骺端套袖块进行处理（图 7-26）。具体处理，本书的骨缺损处理章节已有详细描述。对于股骨内、外侧髁的包容型骨缺损，我们曾使用髋臼侧钽金属垫块修整后置入骨缺损处，虽然该例患者为初次膝关节置换，但翻修术中如遇此类情况也可使用相同方法处理(图 7-27)。

四、假体固定

　　假体固定可以使用骨水泥（聚甲基丙烯酸甲酯），假体压配并骨长入，或者髁和干骺端骨水泥固定并骨干压配柄的混合技术。决定最适合的假体固定技术之前，应评估骨的质量和骨缺损的程

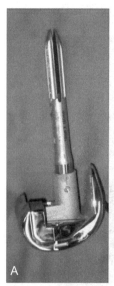
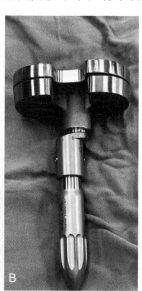
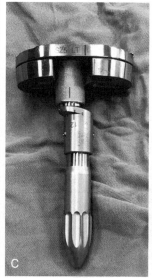
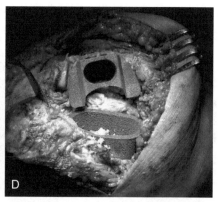

图 7-26　组配式垫块在膝关节翻修术中的应用 A. 股骨组配式垫块；B 和 C. 股骨组配式垫片；D. 应用组配式垫块处理易缺损的术中情况

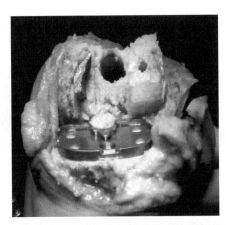

图 7-27　应用髋臼侧钽金属垫片处理股骨侧骨缺损

度。膝关节翻修手术中，多数患者会伴有骨缺损及骨质量欠佳等情况，笔者建议干骺端的固定尽可能使用骨水泥型假体，可联合使用垫块。根据干骺端缺损和胫骨或股骨假体稳定性，术前或术

中可计划是否使用骨水泥固定延长柄。骨水泥固定延长柄技术的优点包括在骨质质量较差的股骨髓腔中能获得令人满意的固定效果，在感染翻修中，也可应用抗生素骨水泥，提高局部抗生素浓度。骨水泥固定延长柄的缺点主要在骨水泥柄取出所遇到的困难。压配柄的优点包括安放和取出方便，并有一定的髓内定位的功能。压配柄的缺点包括偶有假体柄远端的疼痛、穿孔或骨折的风险，以及因干骺端或骨干畸形所导致的髁假体位置的改变。总之，在全膝关节翻修术中，髁假体的固定以骨水泥技术为主，生物型假体的应用极为少见。延长柄的固定方式是有争议的。尽管骨水泥型假体和压配型假体的短期效果相似，更长时间的随访结果提示骨水泥型假体的中期效果更好。

（曹　力　郭文涛）

第五节　关节稳定性的调整

在膝关节翻修手术中，我们常碰到骨缺损的情况，甚至会出现合并韧带、肌腱的损伤，按照人工关节置换手术的要求，稳定永远是放在第一位去考虑的，在不同的翻修手术当中，会面临各种各样的问题，需要术者在手术当中想方设法来重建一个稳定的人工膝关节。

人工膝关节的稳定性主要依靠关节的形合度（假体之间及假体与骨之间的相对位置）、韧带和关节周围的肌肉 3 个因素。一般来说，假体的相对位置匹配程度越高，关节越稳定；反之，关节的稳定性就差。另外，要更多地依赖关节囊、韧带、周围的肌肉等软组织来增强关节稳定性。如果关节的匹配性差、形合度低，导致假体之间的磨损加剧，而关节囊、韧带和周围肌肉等软组织的松弛甚至缺损会使假体与骨界面之间产生过多应力，因此产生了较高的松动率。

要达到翻修手术后对稳定的要求，一般需要从以下两种情况进行分析和处理：第一种，是对于关节骨性结构的重建，正如我们房屋的建设一样，安放关节假体的前提是必须要有坚固的骨骼基础，而在翻修手术当中，往往会碰到各种不同情况的骨缺损；第二种，是对于软组织的处理，不论是感染还是松动，或是其他原因引起的假体

失败，在翻修手术中多少都会出现不同程度的软组织损伤、挛缩甚至缺失，对于翻修手术后功能的恢复、患者的满意程度，术中软组织的平衡与稳定尤为重要。

按照既往对于人工关节稳定性的分析，从平面来说，分为冠状位不稳定，即内外不稳定；矢状位不稳定，即前后不稳定；轴位不稳定，即旋转不稳定。从膝关节活动状态来说，分为伸直位不稳定、屈曲位不稳定；还包括骨缺损引起的结构性不稳定、髌骨关节不稳定及 2 种或以上因素共同出现的复合性不稳定。

（一）病例 1（髌骨关节不稳）

患者，女性，62 岁。因双膝关节骨性关节炎在外院行双侧 TKA，术后 5 个月，患者自诉休息时无明显疼痛，入眠尚正常。但活动后膝关节较术前疼痛有增无减，几乎无法行走，痛不欲生。入院后体格检查：双膝轻度肿胀，皮温不高，膝关节周围压痛，以髌骨周围明显，双膝关节活动度为 0° ～ 30°（图 7-28）。完善血液学检查，红细胞沉降率及 C 反应蛋白含量均为正常，从正侧位 X 线片（图 7-29）观察未见明显异常，无假体周围骨溶解，假体位置、大小良好，但髌骨轴位片（图 7-30）可见双侧髌骨向外侧移位，髌骨轨迹欠佳。

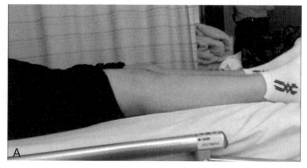
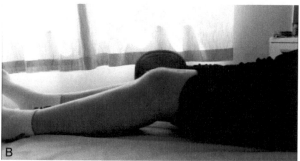

图 7-28　患者术前膝关节屈膝角度

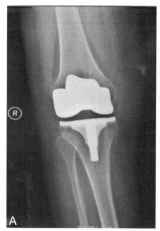
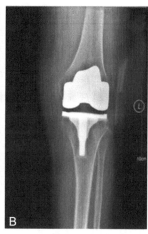
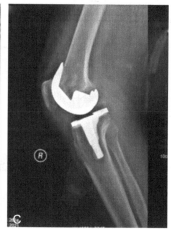
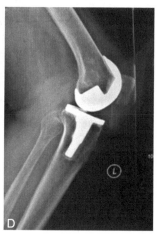

图 7-29　术前双膝正侧位 X 线片

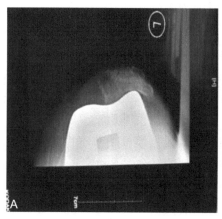
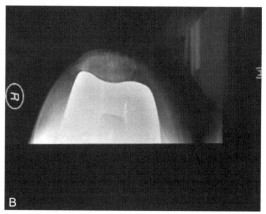

图 7-30　术前双膝轴位 X 线片

通过术前的体格检查及相关实验室检查、影像学检查，基本排除关节假体周围感染，考虑患者现存的膝关节症状由髌骨退变严重、髌骨轨迹不良引起。术中，可见髌骨退变严重，给予置换髌骨（图 7-31），并使用大号针头（避免使用尖刀片，易导致松解过度而引起松弛）行髌骨外侧支持带及髂胫束的点状松解，再将内侧关节囊紧缩缝合。手术当天，即开始在镇痛药物辅助下，

被动行膝关节屈伸活动，术后第 1 天即开始拄拐下床行走，复查 X 线片见髌骨位置、轨迹良好（图 7-32）。术后 1 个月，患者即可去拐独立行走。

膝关节置换术后髌骨关节失败表现为髌骨关节的疼痛、弹响，甚至会影响膝关节活动，外侧支持带过紧，股骨假体位置内旋、过度外翻、内移，胫骨假体内旋或内移，髌骨假体外移都可以增加髌骨外侧的牵拉力，导致髌骨关节的疼痛、活动

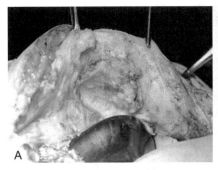
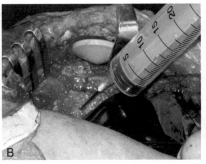
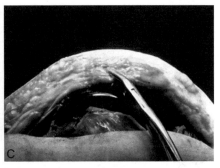

图 7-31 术中松解

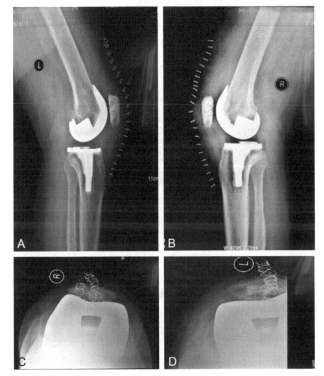

图 7-32 术后复查 X 线片

障碍。此例患者，在初次置换术后髌骨轨迹不良，针对这个问题，笔者使用了外侧软组织松解、髌骨置换加内侧关节囊紧缩缝合的方法。这样能够以较简单的操作方式解决问题。需要注意的是，在进行外侧软组织松解时，避免使用刀片进行松解，相对于针头来说，刀片对于韧带、关节囊等致密结构损伤范围较大，若松解的不恰当，容易引起松解过度，若外侧软组织松弛，必然进一步引起关节不稳定。

（二）病例 2（髌骨关节不稳定、前后不稳定）

患者，男性，57 岁。既往因左股骨远端骨巨细胞瘤在外院行膝关节肿瘤型假体置换手术，术后 13 年无明显诱因下出现左下肢短缩症状，但膝关节活动尚可。入院前一年半，患者出现左膝关节活

动时疼痛、活动受限表现，拍 X 线片提示，左膝关节假体松动。入院后查体见左下肢短缩明显，局部无红肿及窦道（图 7-33），膝关节活动明显受限（图 7-34）。实验室检查：红细胞沉降率及 C 反应蛋白均在正常范围，X 线片提示假体松动（图 7-35）。结合患者既往病史及实验室检查，考虑为假体松动的可能性大，但仍不能排除感染及复发可能。而且患者前次手术使用肿瘤型假体，取出假体后骨缺损大，周围软组织尤其是侧副韧带条件较差，髌韧带挛缩明显，膝关节功能重建难度巨大。术前与患者多次沟通后，患者主要意愿为改善患肢疼痛，对于长度和功能要求不高，故再次手术时，根据患者肢体原有长度定制肿瘤型铰链假体。

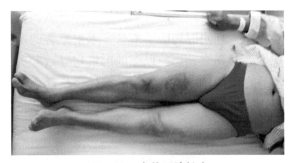

图 7-33 术前下肢长度

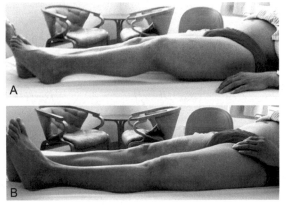

图 7-34 术前功能位

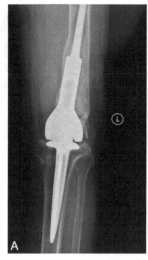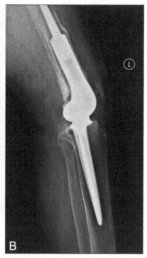

图 7-35   患者术前 X 线片

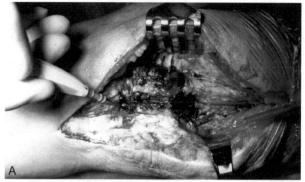

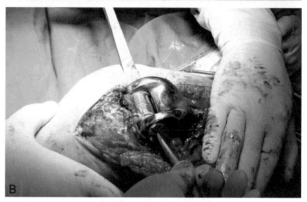

图 7-36   术中清创

手术中可见，因原假体放置时间长，周围金属离子反应使滑膜呈黑色油状物（图 7-36），去除假体后，对髌韧带及股四头肌肌腱进行适当松解（图 7-37）在一定程度上改善了患者伸膝功能，去除炎性组织，修整关节面残余骨质（术后软组织及骨组织病理结果除轻度反应性炎症，其余未见感染及巨细胞瘤复发征象），常规安放定制假体，术后患者疼痛明显缓解，复查红细胞沉降率及 C 反应蛋白均正常，术后影像如图 7-38 所示。

患者术前因膝关节肿瘤，使用肿瘤型假体进行置换，并且同时切除了髌骨，术前患者的膝关节基本处于强直状态，以上的因素均导致膝关节假体的稳定性极差，很容易使假体因松动而再次翻修。此次翻修手术，除了更换同样的肿瘤型假体以外，为增加关节的活动，使用股四头肌成形并使胫骨结节移位，改善伸膝装置，调整力臂，最终增加关节的活动范围。

（三）病例 3（骨结构不稳定、伸直不稳定）

患者，男性，71 岁。因右膝骨性关节炎在外院行膝关节置换手术，术后即出现反复肿痛，并于术后 20 个月在外院行清创术，术后局部形成包块（图 7-39）。入院后，行血培养，结果为"多耐药的表皮葡萄球菌"（MRSE）；行关节

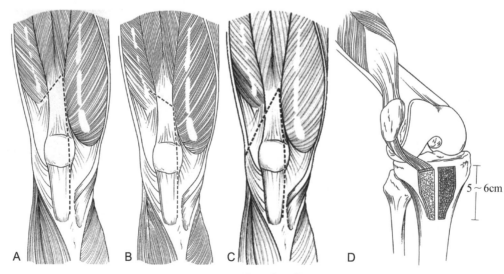

图 7-37   股四头肌成形

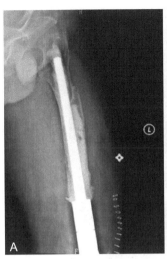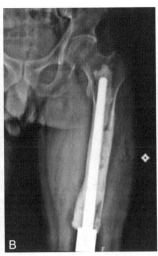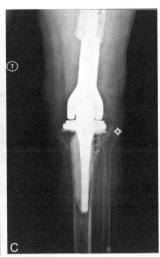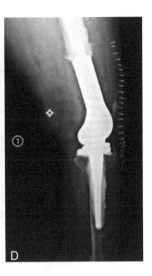

图 7-38 术后 X 线片

腔穿刺，抽取脓液行细菌培养，结果为"多耐药的大肠埃希菌"。得到相应的药敏试验结果后行一期关节翻修术。术中，拔除假体、彻底清创后（图 7-40），患者侧副韧带张力较差，并有骨缺损（图 7-41），选用了带延长柄髁限制型假体和金属垫块（图 7-42），以及克氏针支撑，以达到假体的牢固固定，提高关节的稳定性（图 7-43）。

在膝关节翻修的手术中，感染是最常见的原因，而且对于长期的慢性感染患者来说，多合并有骨性缺损及韧带松弛，髁限制型假体是最常用

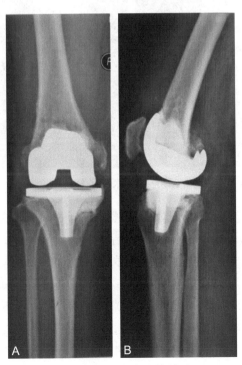

图 7-39 术前 X 线片

来解决这类问题的工具，其增加了限制性以提高关节的稳定性，这个病例同时辅以克氏针支撑，减少了额外金属垫块的使用，减轻患者的花费，减少使用多余的植入物，而且达到了同样坚固的固定效果。

（四）病例 4（屈曲不稳定）

患者，女性，35 岁，患者 6 年前因左膝关节结核行左膝人工关节置换术，术后 4 年，出现膝关节肿痛（图 7-44）。根据术前患者的体征，红细胞沉降率增快及 C 反应蛋白升高，考虑膝关节置换术后结核复发，给予抗结核治疗 1 周后，行一期人工关节翻修术，术中去除假体，完成清创后（图 7-45）发现股骨内外侧髁区域性骨缺损（图 7-46），给予结构性植骨（图 7-47），以平衡屈曲间隙。术后 X 线片可见关节假体固定牢靠（图 7-48）。

该患者因感染后导致股骨侧后髁缺损，使用异体结构性植骨，增加股骨后髁厚度，达到稳定假体，减小屈曲间隙，避免因屈伸间隙不平衡进而需要过度松解伸直间隙，不得已需使用更厚的聚乙烯衬垫，使关节线抬高，以及引起股四头肌无力，最终导致膝关节活动、行走功能受到严重影响，关节稳定性存在隐患，再次翻修不可避免。

（五）病例 5（伸直不稳定、前后不稳定）

患者，男性，73 岁。患者一年前因右膝关节骨性关节炎行人工关节置换术，术后 1 个月出现右膝关节行走时不稳，膝关节反屈（图 7-49）。入院后，完善术前检查、X 线检查（图 7-50）及穿

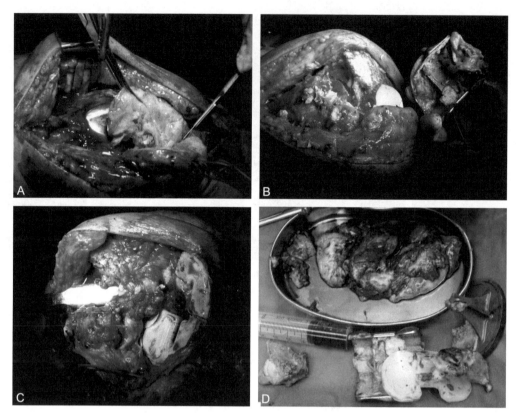

图 7-40 术中清创

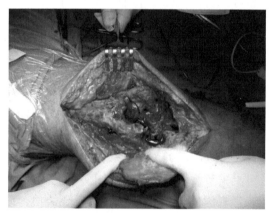

图 7-41 清创后

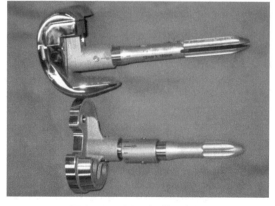

图 7-42 CCK 假体及垫块

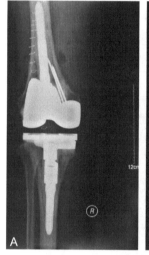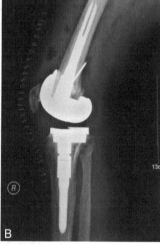

图 7-43 术后 X 线片

刺培养，排除假体周围感染，行一期人工关节翻修术，去除假体、清创后，调整股骨假体，使用组配式延长杆，增加假体外旋，并将股骨假体前移，调整屈曲间隙（图 7-51），更换较厚的聚乙烯衬垫（图 7-52），平衡屈伸间隙。术后患者关节反屈消失，活动良好（图 7-53），从 X 线片上可以看到，假体稳定性良好（图 7-54）。

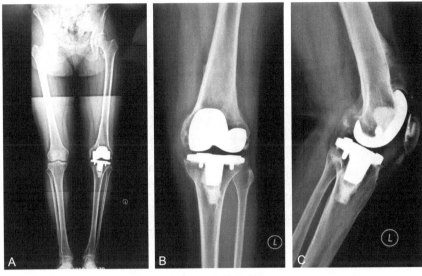

图 7-44 术前 X 线片

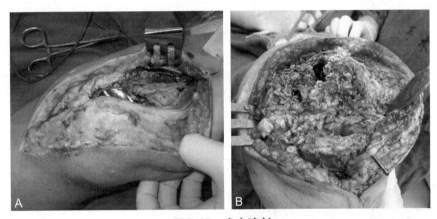

图 7-45 术中清创

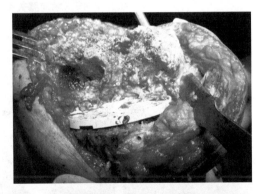

图 7-46 股骨后髁缺损

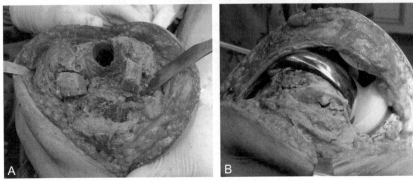

图 7-47 植骨后

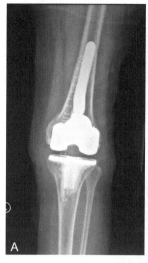
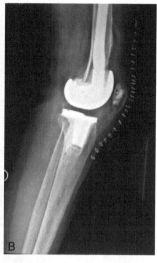

这是一例术前膝关节反屈的病例，从初次置换的 X 线片可以观察到，股骨前方存在 Notch 现象，说明假体向后方移位，并且股骨假体明显内旋，这两点均会导致屈曲无力，经过术后 1 年的时间，股四头肌逐渐挛缩，导致膝关节反屈畸形。患者术前已排除神经 - 肌肉疾病，通过更换假体，调整股骨假体外旋，并增加屈曲间隙，调整股四头肌力臂以提高股四头肌肌力。为适应屈曲间隙，适度松解，使用较厚的聚乙烯衬垫使屈伸间隙平衡。最终膝关节活动、股四头肌肌力得到明显改善。

图 7-48　术后 X 线片

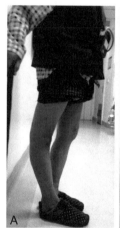
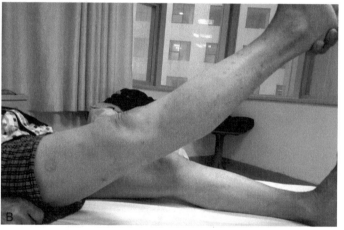

图 7-49　术前膝关节反屈

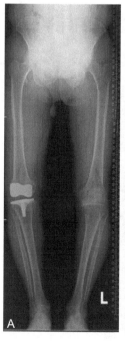
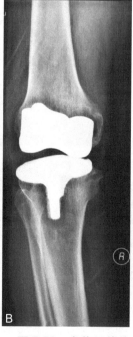
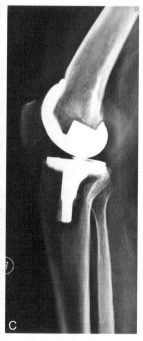

图 7-50　术前 X 线片

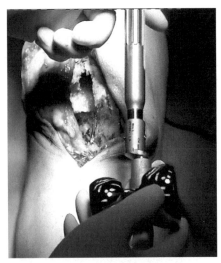

图 7-51　增加假体外旋并前移股骨假体

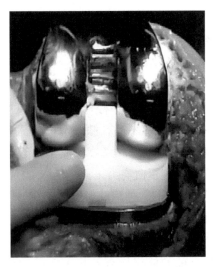

图 7-52　较厚的聚乙烯衬垫

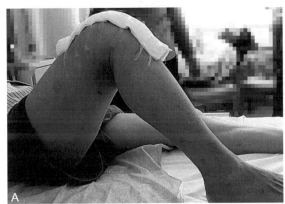

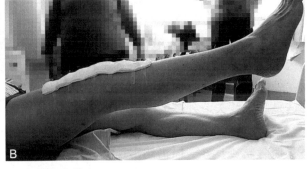

图 7-53　术后患者的功能

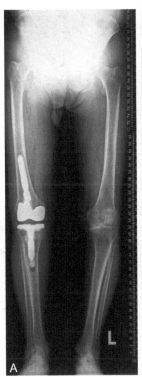

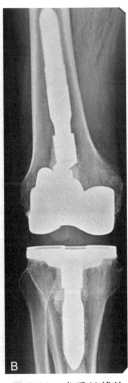

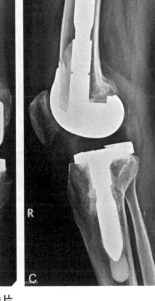

图 7-54　术后 X 线片

（六）病例6（伸直位不稳定）

患者，女性，49岁。因左膝关节骨性关节炎、左膝外翻畸形行左膝TKA，术后1个月起出现膝关节活动时弹响，患者自诉关节松弛、打软腿，几乎无法行走，入院后体格检查：左膝轻度肿胀、外翻（图7-55），皮温不高，膝关节内侧压痛，膝关节活动度为0°～80°，完善血液学检查，红细胞沉降率及C反应蛋白均为正常，从X线片上观察，关节内侧松弛明显，外翻畸形依然存在（图7-56），无假体周围骨溶解，但髌骨轴位X线片（图5-57）可见髌骨轨迹良好。

通过术前的体格检查及相关实验室检查、影像学检查基本排除关节假体周围感染，考虑现膝关节外翻、关节松弛为患者既往膝关节外翻畸形，外侧肌肉及软组织收缩，导致内侧副韧带松弛。术中，可见内侧副韧带松弛（图7-58），但假体均固定良好，即更换17mm垫片（图7-59），并将内侧关节囊紧缩缝合。复查X线片见内外侧间隙平衡，外翻畸形被纠正（图7-60）。

这是一个膝关节外翻的患者，在初次置换手术中，股骨侧使用了延长柄、做了外侧软组织的松解、髌骨轨迹良好，但仍然出现了外翻畸形的复发，膝关节内侧结构肌肉较发达，是膝关节屈

伸运动的功能基础，外侧结构以肌肉的腱性组织较内侧明显，以维持下肢的力线和稳定。患有膝关节外翻畸形的患者，外侧腱性结构长期挛缩，即使行外侧软组织的松解，外侧副韧带、髂胫束等外侧结构依然存在较强的张力，膝外翻行关节置换较常出现术后外翻复发，术前排除了关节感染，在假体固定良好、旋转对线和角度均无异常

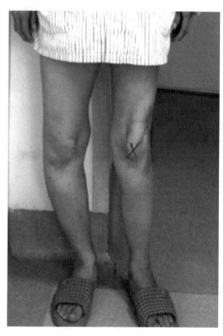

图7-55　术前外观

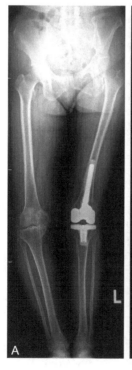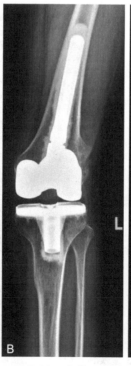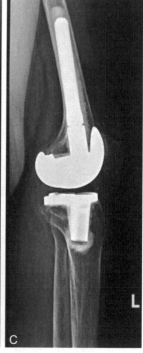

图7-56　术前X线片

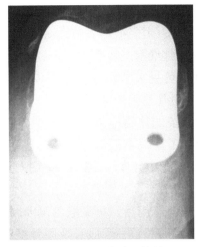

图 7-57 术前髌骨轴位

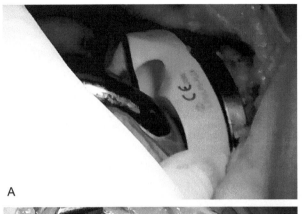

A

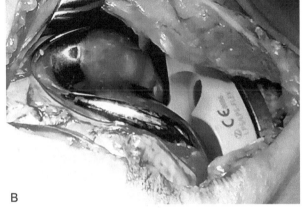

B

图 7-58 术中应力试验

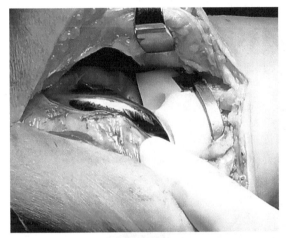

图 7-59 更换较厚聚乙烯衬垫

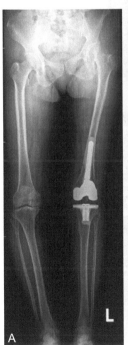

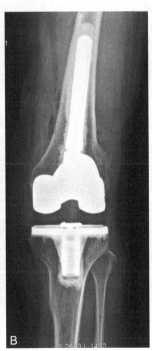

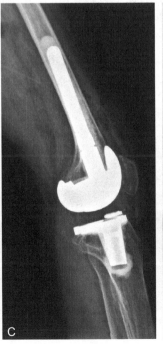

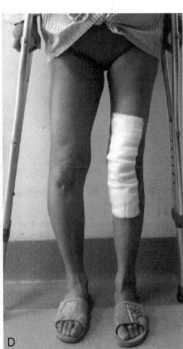

A　　　　B　　　　C　　　　D

图 7-60 术后 X 线片及外观

的前提下，使用厚的聚乙烯衬垫，再次松解外侧组织，加强内侧关节囊的张力，使得关节稳定性提高，在一个稳定关节的前提下，逐步进行康复训练，以达到内外侧软组织张力逐渐平衡的状态。

（七）病例 7（伸直位不稳定、骨结构性不稳定）

患者，女性，68 岁。5 年前因左膝关节骨性关节炎，行左膝 TKA，术后 3 年因左膝关节置换术后感染，在外院行感染清创并行膝关节假体旷置术后，术后患者自觉功能恢复良好，可自行行走，活动轻度受限，未再行置换手术。翻修术后 30 个月出现膝关节活动时疼痛，并逐渐加重，随即来

我院就诊，术前体格检查示左膝轻度肿胀，皮温不高，膝关节周围压痛，膝关节活动度为 0°～40°；血液学检查：红细胞沉降率及 C 反应蛋白均为正常，从 X 线片上可见关节内骨水泥占位器，骨 - 骨水泥间隙有少量骨质丢失（图 7-61）。

通过术前的体格检查及相关实验室检查、影像学检查，考虑关节假体周围感染已治愈，患者可自行行走且肌力良好（图 7-62），拟行假体再置换术。打开关节后，可见骨水泥占位器（图 7-63），去除骨水泥、清创后，可见股骨侧及胫骨侧容积性骨缺损（图 7-64），于股骨及胫骨髓腔开口处，置入钽金属锥形假体（cone）（捷迈 Zimmer）来填补骨缺损（图 7-65），增加假体稳定，进行股骨

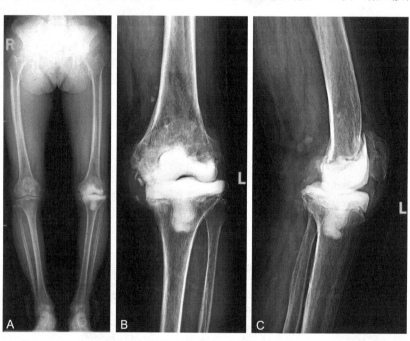

图 7-61　术前 X 线片

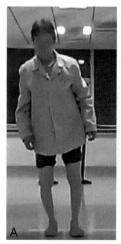
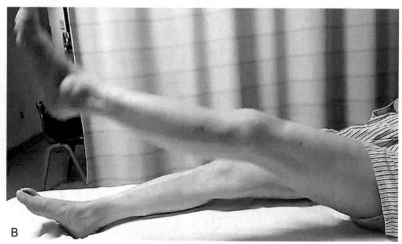

图 7-62　术前患肢的功能

衡，假体稳定性良好（图 7-66）。

　　这是一例行二期翻修的患者，患者初次置换术后感染，感染后在原医院行清创治疗，并放置骨水泥间隔器。患者经过治疗后感染治愈，并且在使用间隔器的条件下肌力没有减退，膝关节活动尚可，为再置换手术提供了理想的条件，也为患者术后的康复打下了良好的基础。针对翻修手术中碰到的骨缺损问题，由于靠近关节面的中心处，并考虑到需要使用延长柄，特别需要对关节假体提供稳定支撑，钽金属锥形假体的使用是更明智的选择。钽金属制成的块状支撑材料，其优良的骨长入性和更低的感染风险无疑是具有明显优势的。在手术的操作当中，对于能熟练使用的术者来说也大大降低了手术的复杂程度。使用钽金属锥形假体联合带有延长柄的 CCK 假体可提供有效的支撑，能够达到良好的初始稳定性。

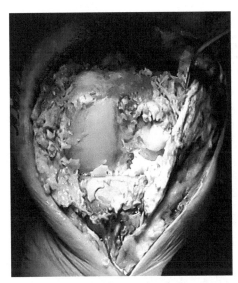

图 7-63　骨水泥占位器

髓腔锉磨时出现股骨远端皮质骨裂，使用钢缆（施乐辉 Smith&Nephew）进行加强固定，并使用延长杆及限制性衬垫。复查 X 线片见内外侧间隙平

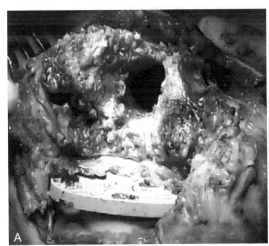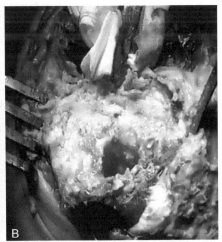

图 7-64　股骨及胫骨的骨缺损

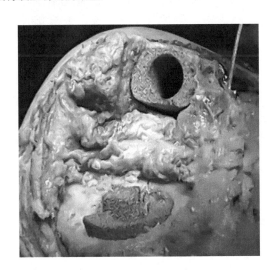

图 7-65　钽金属锥形假体

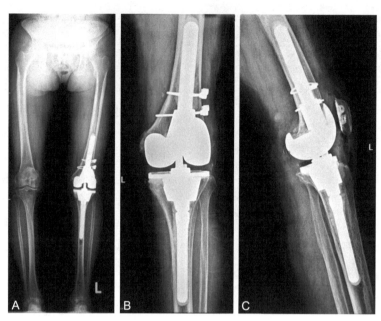

图 7-66 术后 X 线片

（曹 力 汪 洋）

第六节 膝翻修严重骨缺损的处理

一、引 言

膝关节翻修术中大量骨缺损的处理极具挑战性，骨缺损可由多种因素导致，如假体松动下沉、应力遮挡、骨溶解、感染及术中拔出假体时的医源性操作等。膝关节翻修术的目标在于保留宿主骨量，矫正冠状面及矢状面力线，获得屈伸间隙平衡，将软组织结构稳定性最佳化及建立稳定的骨 - 假体界面。骨缺损重建方法包括骨水泥联合螺钉、金属垫块、同种异体打压植骨、干骺端金属袖套（sleeve）、锥形假体（cone）等，究竟哪一种重建方法才能获得最理想的结果，仍具有一定的争议，重建方法的选择主要取决于骨缺损的位置及程度，最佳治疗方式的选择往往是根据每一位患者的具体情况权衡利弊后做出的。

二、骨缺损分型

骨缺损分型有助于评估骨缺损的程度，指导重建方法。骨缺损分型方法多至数十种，如 Dorr 分型，Rand 分型，Bargar 和 Gross 分型，Elia 和 Lotke 分型，Insall 分型，Slooff 和 de Waal Malefijt

分型，Anderson Orthopaedic Research Institute 分型，Massachusetts General Hospital 分型，Clatworthy 和 Gross 分型，Huff 和 Sculco 分型，University of Pennsylvania 分型等。其中，Anderson Orthopaedic Research Institute（AORI）分型是目前膝关节骨缺损分型中最常用的分型方法。AORI 分型分为三型：Ⅰ型指缺损区周围骨皮质完整，关节线位置接近正常，无或仅有轻度假体沉降。Ⅱ型根据骨缺损涉及的范围可进一步细分为 2 个亚型，涉及一侧间室的为Ⅱ A 型；涉及两侧间室的为Ⅱ B 型。Ⅱ型骨缺损周围的骨皮质可保持完整或部分缺失，通常呈现为干骺端的中心性或周围性骨结构缺失。常伴有关节线位置的改变或假体下沉，而侧副韧带在股骨和胫骨的止点均保持完整。Ⅲ型骨缺损是干骺端骨结构缺失最严重的类型，此型骨缺损中缺损区域周围的骨皮质大量缺失和侧副韧带的止点缺失（图 7-67）。

三、治 疗 方 法

针对诸如 AORI Ⅱ型及Ⅲ型的严重骨缺损，可以采用骨水泥联合螺钉、打压植骨、结构性植骨、

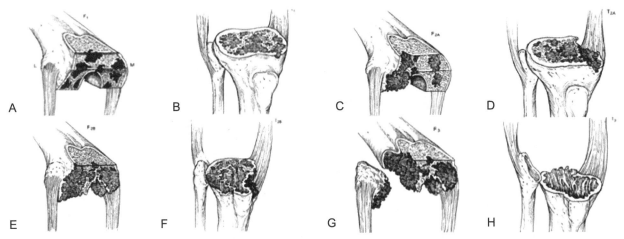

图 7-67　**AORI 分型**　A 和 B. 股骨侧及胫骨侧Ⅰ型；C 和 D. 股骨侧及胫骨侧ⅡA型；E 和 F. 股骨侧及胫骨侧ⅡB型；G 和 H. 股骨侧及胫骨侧Ⅲ型

金属垫块、cone、干骺端金属袖套或使用特殊假体以重建骨缺损区域。

以往，骨水泥被认为可以用于填充体积小的骨缺损。然而，通过联合使用骨松质螺钉、克氏针及其他增强固定装置，骨水泥可以作为重建严重骨缺损的一种手段，可以获得良好的效果，称为钢筋骨水泥技术（图 7-68）。此方法最早于 1986 年由 Ritter 等提出，于 1993 年将其临床结果进行了报道。Lotke 等对该方法进行了详细的描述，在其临床研究中，有 232 例初次人工膝关节置换术及 78 例膝关节翻修术采用骨水泥联合螺钉填充严重骨缺损，仅有 7 例失败须进一步行手术治疗。

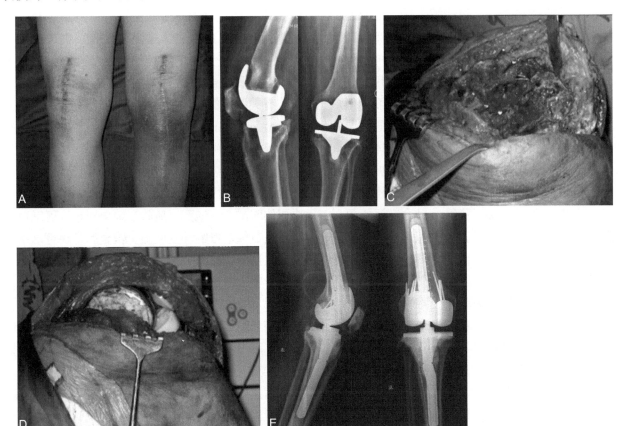

图 7-68　**男性，69 岁，左膝人工关节置换术后假体周围感染，培养的致病菌为金黄色葡萄球菌**　A. 术前双膝关节大体 X 线片；B. 术前左膝关节正侧位 X 线片；C 和 D. 术中采用克氏针联合骨水泥重建股骨侧骨缺损；E. 术后左膝关节正侧位 X 线片

植骨在膝关节翻修术中应用较为普遍，通过植骨可以避免过多截骨，力的传导也接近生理状态。自体骨植骨一般选择骨松质，主要适用于处理中度容积性骨缺损。对于严重骨缺损，则需采用打压植骨或结构性植骨。有文献报道，打压植骨适用于处理膝翻修术中出现的各种不规则形态的骨缺损，打压植骨后移植骨可以整合入宿主骨，发生重塑，像宿主骨一样发挥作用。Dorr 等认为，当平台侧骨缺损达到 50% 以上骨性支撑面积时，使用异体骨植骨可以起到积极的作用。合理处理的具有骨松质结构的同种异体骨的干骺端，如股骨头、股骨远端节段或胫骨近端节段，可以为骨水泥的充分渗透提供最佳界面。结构性植骨的花费相对较低，对于术后功能要求不高的患者而言可以作为一种选择，在所植骨完全整合入宿主骨之前，或许可以减少植骨处塌陷或骨折的风险。对于年轻的患者，骨愈合概率高，结构性植骨也不失为一种可靠的选择，为将来可能出现的膝关节翻修保留了骨量。对于需要术后即可下床负重活动的高龄患者，结构性植骨并不是合适的选择方式。术前首先应将异体骨与宿主骨骨缺损尺寸进行匹配，选择大小相当的异体骨，如股骨头、股骨远端及胫骨近端的异体骨均可以使用。此技术的核心要点包括将宿主骨骨缺损处打磨为健康出血状态，将宿主骨与移植骨的接触及假体与宿主骨的接触最大化，使宿主骨及所植异体骨之间的机械锁定最佳化，重建解剖关节线，提供牢固假体固定，避免不稳定和对线异常。结构性植骨的优点在于花费低，易于获得，用途广泛，可以恢复骨量及韧带的重新附着。然而，其缺点在于可能导致疾病传播，不愈合，畸形愈合，移植骨塌陷及吸收，来源有限，需要仔细地修整以最大化移植骨与宿主骨的接触面积。同时，打压植骨较为耗时，同时对手术技术有一定要求，此外打压植骨还存在感染的风险。Clatworthy 等报道，在 52 例膝关节翻修患者中通过使用异体骨结构性植骨处理大的非容积性骨缺损，37 例获得成功，10 年生存率达到近 70%。Engh 等在 46 例膝关节翻修术中使用异体结构性植骨，平均随访 95 个月时，只有 4 例失败，其中 2 例由感染导致，随访期间无 1 例出现植骨塌陷。Bauman 等回顾性分

析了 70 例使用异体骨结构性植骨重建膝关节翻修中骨缺损，术后最短随访 5 年，10 年生存率达到 76%（图 7-69）。

与植骨相比，采用金属垫块重建骨缺损具有高度组配性，手术耗时短，使用迅速，操作简易，来源丰富，并发症少等优势。医师可以通过使用组配金属垫块、钽金属等个性化制作患者假体，重建解剖关节线，恢复下肢力线及获得软组织平衡。同时，金属垫块具有良好的生物机械特性，允许患肢早期负重和活动。尤其是多孔钽金属，其摩擦系数高，可以提供良好的初始稳定性，允许患者术后即可负重下床。多孔钽金属由于其骨整合潜力，在年轻患者及术后功能要求较高的患者中尤为适用。有文献报道，钽金属表面可以刺激宿主白细胞激活，减少细菌种植，或许可以减少术后感染的可能性，适用于感染翻修中骨缺损的处理。

胫骨侧金属垫块一般为楔形或块状，将其一分为二，可用于填充小的、不对称的节段性骨缺损，而完整的楔形或块状金属垫块可以矫正胫骨平台假体下方的力线，避免过多皮质骨丢失，提高关节线。使用胫骨侧金属垫块可以帮助骨科医师重塑平整胫骨平台，恢复关节线，维持屈伸间隙平衡。

有关股骨侧金属垫块的相关文献相对较少。股骨侧金属垫块的厚度具有丰富的选择性，用以填充内、外髁，远端及后方的骨缺损。使用股骨后方垫块可以有效地恢复股骨假体前后径和股骨外旋，最大化覆盖股骨内外侧，还可以通过影响屈曲间隙解决屈伸间隙的不匹配。股骨远端金属垫块可以用于重建关节线，影响伸直间隙。钽金属骨块可以用于处理大量节段性骨缺损。据报道，钽金属可以通过刺激骨整合恢复骨量，这一特点对将来可能还需行翻修手术的年轻患者而言具有重要意义。面对股骨侧或胫骨侧 Ⅱ 型或 Ⅲ 型的严重骨缺损，使用钽金属垫块可以恢复结构稳定性。同时，钽或其他金属垫块可与锥形假体（cone）联合使用，首先将 cone 置于宿主骨中，与宿主骨直接接触，填充骨缺损，之后通过骨水泥进一步将假体固定于 cone 及干骺端。Patel 等在 79 例 AORI Ⅱ 型骨缺损的膝关节翻修中，胫骨侧与股骨侧共使用了 176 个金属垫块，平均随访 7 年，有 14% 的膝关节出现非进展

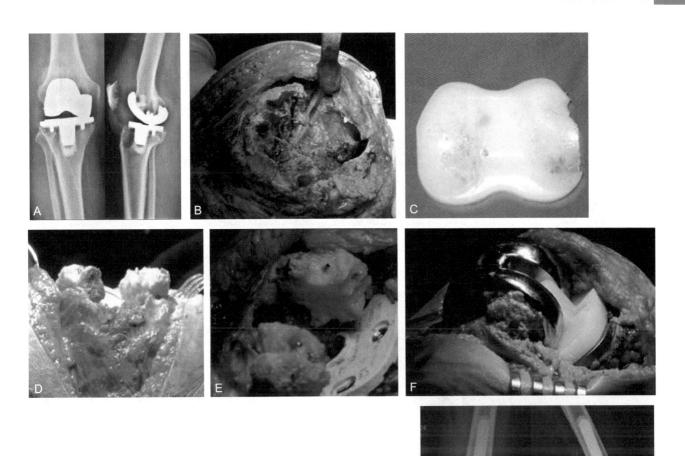

图 7-69 **男性，69 岁，膝关节置换术后内衬磨损，股骨侧及胫骨侧骨溶解**
A. 术前膝关节正侧位 X 线片；B、C. 术中见股骨及胫骨侧为 AORI Ⅲ型
骨缺损，聚乙烯垫片磨损；E ~ F. 术中采用 2 个同种异体股骨头分别重
建股骨内外侧髁骨缺损，同时联合克氏针及骨水泥；G. 术后 4 年膝关节
正侧位 X 线片

性透亮线，并未影响临床结果，11 年的假体生存
率高达 92%。Long 等随访 16 例膝关节翻修中使用
cone 填充骨缺损的患者，随访 31 个月，无 1 例因
无菌性松动导致再次翻修，影像学检查结果显示所
有患者均出现骨整合。Meneghini 等在 15 例膝关
节翻修患者中使用 cone 填充骨缺损，随访 2 年无
1 例失败。Nicholas 等通过进行文献荟萃分析发现，
针对 AORI Ⅱ型及Ⅲ型骨缺损，与异体骨结构性植
骨相比，多孔金属 cone 的失败率要明显更低，其
无菌性松动率只有 0.9%。虽然诸多文献报道金属
垫块的中长期生存率很高，临床结果令人满意，但

对于金属垫块，也有一些担忧，如骨量丢失、微振
磨损、假体分离。骨量丢失是相对而言的，因为使
用金属垫块时不但并未恢复骨量，甚至为了适应假
体可能需要进一步截骨（图 7-70 ~ 图 7-72）。

在处理膝关节翻修时的骨缺损中，压配式干
骺端袖套（sleeve）的使用也相对较新。使用压
配式干骺端袖套，不仅可以获得生物固定，为关
节重建提供稳定支架，还可以避免由植骨所带来
的传染性疾病的风险。多孔干骺端袖套主要可用
于处理大的胫骨平台侧骨缺损。一旦金属袖套获
得骨整合，它可以承担部分轴向负荷，进而保护

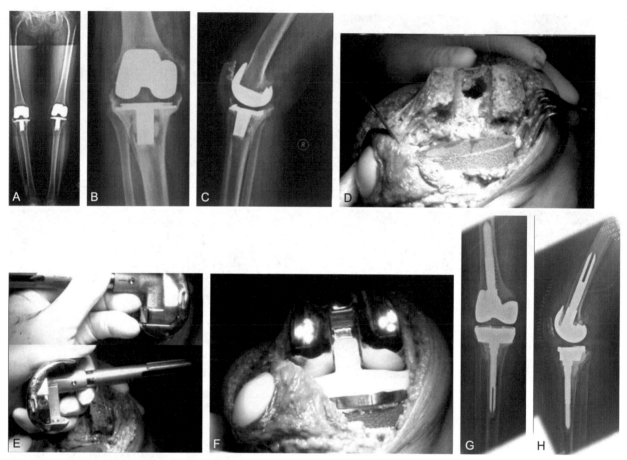

图 7-70　**男性，79 岁，双膝人工关节置换术后 18 年**　A～C. 术前双下肢全长 X 线片，右膝关节正侧位 X 线片示右膝人工关节置换术后无菌性松动；D～F. 术中胫骨侧采用钽金属锥形假体，股骨侧采用金属垫块重建骨缺损；G 和 H. 术后右膝关节正侧位 X 线片

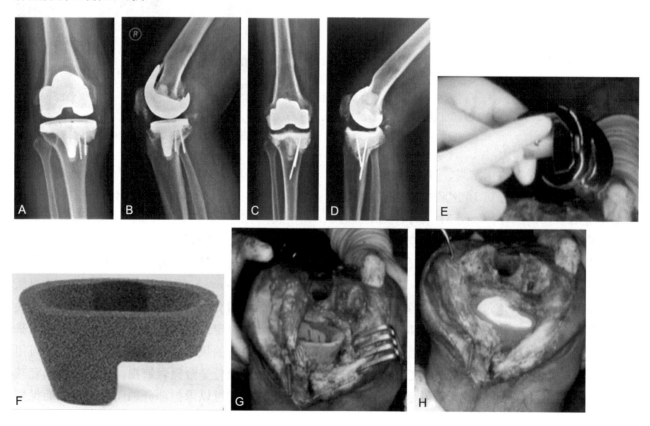

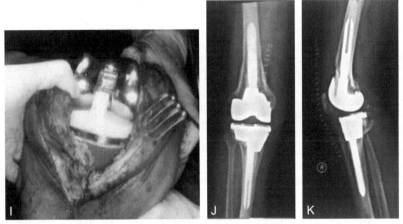

图 7-71 **男性，70 岁，右膝人工关节置换术后假体周围感染，既往有 5 次手术史** A 和 B. 术前膝关节正侧位 X 线片；C 和 D. 2 个月后一期行清创术，置入间置器；E. 术中股骨侧采用金属垫块；F ～ I. 胫骨侧采用 cone 填充骨缺损，使用骨水泥将平台侧假体与 cone 相连；J 和 K. 术后膝关节正侧位 X 线片

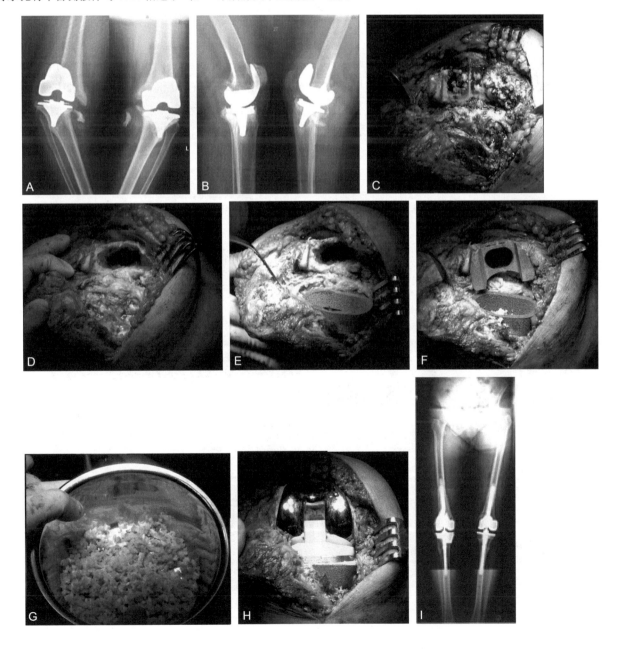

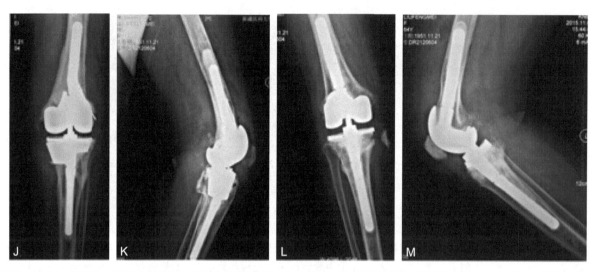

图 7-72 **女性，63 岁，2009 年行双膝人工关节置换术** A 和 B. 术前双侧膝关节正侧位 X 线片；C 和 D. 术中见右膝关节股骨侧及胫骨侧骨缺损为 AORI Ⅲ型；E ～ H. 右侧股骨及胫骨侧均选用钽金属锥形假体重建骨缺损，并行颗粒性植骨；I ～ M. 术后双下肢全长 X 线片及双侧膝关节正侧位 X 线片

骨骺固定，提高假体的旋转稳定性。钽金属垫块与多孔金属袖套的主要区别在于金属袖套与假体之间的界面是通过 Morse-taper 连接，而不是像钽金属垫块一般通过骨水泥建立。无论是钽金属垫块，抑或是金属袖套，一旦达到良好骨整合，将比单纯使用圆柱形假体提供更好的抗旋转应力。Jones 等在 30 例膝关节翻修术中使用压配式干骺端袖套重建骨缺损，随访 49 个月，sleeve 周围可见骨重塑，随访过程中无 1 例出现机械性失败（图 7-73）。

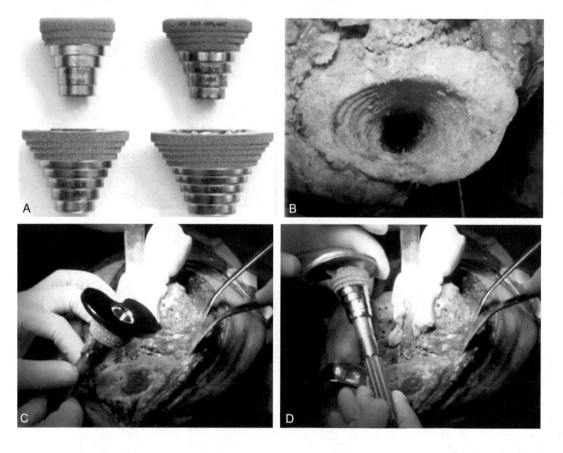

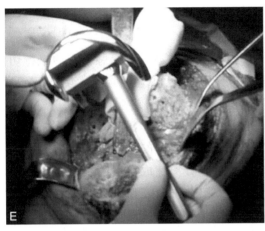
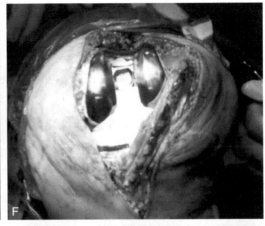
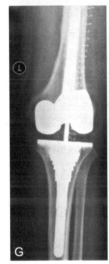
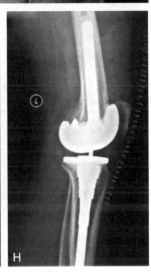

图 7-73　**男性，63 岁，股骨侧使用金属垫块，胫骨侧使用金属袖套重建骨缺损**　A. sleeve 大体照；B. 术中胫骨平台磨挫后；C 和 D. 胫骨侧采用 sleeve 重建骨缺损，使用延长杆；E 和 F. 股骨侧采用金属垫块重建骨缺损，使用延长杆；G 和 H. 术后膝关节正侧位 X 线片

膝关节翻修中骨缺损的处理尤为关键，骨缺损可以阻碍假体位置的正确放置和力线的恢复，还会阻碍稳定骨 - 假体界面的建立。针对膝关节翻修术中遇到的严重骨缺损，最佳的处理方式仍无定论。植骨虽然耗时，对技术要求高，但是对于预期寿命长，活动要求不高的患者而言其疗效可靠，经济划算。在感染翻修术中的 AORI Ⅱ 型或Ⅲ型骨缺损中，植骨因其可能出现的移植失败、骨吸收及感染的风险限制了其应用。组配式金属或钽金属垫块可以减小对植骨的需求，金属垫块、钽金属锥形假体及多孔金属袖套的应用可以在膝关节翻修中使所面对的各种骨缺损处理变得更为得心应手，同时可以提供良好稳定性和耐用的膝关节假体。钽金属和多孔金属袖套具有的骨整合潜力使他们十分适用于活动要求高的年轻患者。同时，金属垫块具有牢固的初始稳定性和卓越的生物机械特质，使患者可以术后即可下地负重行走。但金属垫块价格高昂，再次翻修时可能面临取出困难。总体而言，没有一种方法适用于所有伴有严重骨缺损的膝关节翻修患者，需将患者自身情况，经济能力，生活要求等综合考虑，权衡利弊，从而选择最为合适的方法。

（曹　力　穆文博）

第七节　人工膝关节置换术后假体松动的翻修手术技巧

人工 TKA 是近 50 年来最成功的手术之一，其已作为治疗晚期膝关节疾患的首选术式。尤其是膝关节骨关节炎患者，无论以何种标准来衡量，全膝关节置换术均可非常有效地缓解疼痛并恢复膝关节功能。多数研究表明，人工膝关节置换术后 10 年的总翻修率均 < 3%。膝关节置换术失败

最常见的原因包括感染、无菌性松动和磨损、关节纤维化及不稳定。在 Sharkey 等的研究中，患者被分为两组：2 年内需翻修组及 2 年后翻修组。大多数翻修手术（55.6%）在术后 2 年内进行，其中 25% 的患者翻修原因是感染。事实上，2 年内翻修的最常见原因是感染。2 年后需要翻修组患者翻修的最常见原因是磨损和无菌性松动。在后期行翻修术的患者中，近 60% 的患者是由于磨损或无菌性松动而进行翻修的。虽然并未继续分组，但磨损和无菌性松动这两种迹象在大部分患者中同时存在。在所有需要翻修手术的患者中，磨损和松动是最常见的表现。一旦确定无菌性松动的诊断，膝关节翻修术是唯一能够减轻症状和恢复功能的方法。膝关节翻修的手术原则包括机械轴和关节线的恢复、屈伸间隙相等及侧副韧带的平衡。与初次膝关节置换不同的是，翻修术往往面临多种挑战，包括骨丢失、韧带功能不全和关节僵硬等。本章节从术中显露与评估，假体的取出，骨缺损的处理及假体选择，关节线恢复及关节间隙平衡几个方面来介绍人工膝关节置换术后假体松动的翻修手术技巧。

　　有许多危险因素可导致 TKA 术后假体松动。假体松动主要分为无菌性假体松动和感染性假体松动。无菌性假体松动的原因多样，其主要包括生物型假体由于骨整合不完全，含磨损颗粒的关节液进入骨质，引发进展性的骨溶解，从而导致假体松动。此外，假体位置不良，导致磨损加重同样是假体松动的主要原因。骨水泥型假体的失败多归因于较差的骨水泥技术、不准确截骨及骨质不良。对有症状的 TKA 松动患者，只要条件允许都应进行翻修。在翻修前需要明确患者为无菌性松动还是感染引起的假体松动。感染引起的假体松动往往使红细胞沉降率及 C 反应蛋白都会明显升高，同时可对关节进行穿刺抽取关节液并行关节液生化检查，若关节液中白细胞计数明显增多（> 3000 个 /μl），同时病原菌培养结果也为阳性则提示患者为人工关节假体周围感染所致的假体松动。此外，在影像学上也可见松动假体周围"花边样"骨质侵蚀改变。对已经排除感染的患者，即使影像学上松动但患者若没有症状，可密切随访关注是否存在持续的骨丢失。

一、术中显露与评估

　　TKA 的主要入路是膝前正中纵行切口。只要情况允许，应尽量使用原手术切口切除原瘢痕以避免切口之间的皮肤缺血，影响切口愈合（图 7-74）。如果有多个切口，应选择满足条件的最外侧切口，因为膝关节皮肤的血供多来自内侧。同时应避免过度皮下分离造成较大游离皮瓣。如患者有多个切口或皮肤失去完整性（如曾有多次手术史、烧伤等），应请整形外科会诊，根据会诊意见计划术中皮肤问题的管理。暴露伸膝装置，经内侧髌旁入路切开关节囊（图 7-75）。即使术前诊断为无菌性松动，为预防假阴性的诊断，术中应在肉眼直视下再次抽取关节液送细菌培养（图 7-76），取多处（> 3 处）可疑滑膜组织送病理检查。关节切开显露后可以对假体和剩余骨量进行再次评估。外翻髌骨时应小心防止伸膝装置的断裂(图 7-77)。如果髌骨不能外翻以保证足够的视野，应斜行切断股四头肌。在有些情况下，也可以不外翻髌骨，可以将髌骨向外侧半脱位来显露术野。应彻底地将滑膜切除以显露剩余骨量和假体情况，并适量行内侧支持带松解。一旦视野显露充分，则开始应对原膝关节假体进行彻底检查，包括伸膝装置状态、充分伸膝、半屈膝和屈膝时膝关节的稳定性、髌骨轨迹、对线情况、关节线的位置。还应包括假体的大小、位置对线及假体的状态。如术中所见与术前诊断相一致，则继续行原膝关节假体的翻修。

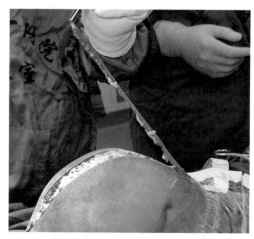

图 7-74　切除原手术瘢痕

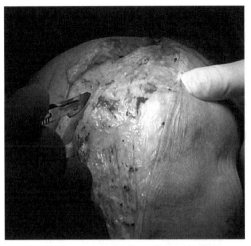

图 7-75　经内侧髌旁入路切开关节囊

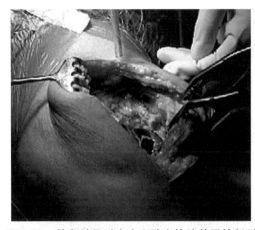

图 7-77　外翻髌骨时应小心防止伸膝装置的断裂

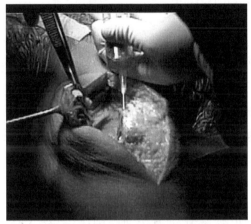

图 7-76　为预防假阴性的诊断、术中应在肉眼直视下再次抽取关节液送细菌培养

二、假体的取出

取出假体是一个非常具有挑战性的过程。

合理的假体取出技术可以保存充足的骨量，有助于随后的重建。小心翼翼地取出假体是整个翻修术的基础和关键。对于去除假体和残留的骨水泥，一些特殊器械的使用此时显得尤为重要。此时可以使用薄的摆锯和骨刀破坏骨水泥假体的假体 - 骨水泥界面（图 7-78）。应仔细将假体与骨水泥分离，尽可能保留骨量，直至假体完全分离后选用专用器械打拔出假体（图 7-79）。如假体结合过于紧密，可从多个角度逐渐分离，应尽可能避免骨折或灾难性的骨丢失。细尖骨钻或克氏针可以更清楚地确定界面，然后可使用摆锯和骨刀等工具去除假体。一旦取出假体后，残留的骨水泥可使用骨刀、小骨凿、刮匙和骨钻去除（图 7-80）。

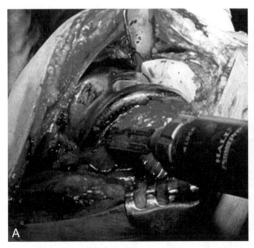

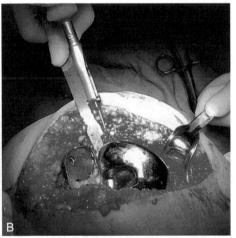

图 7-78　使用薄的摆锯（A）和骨刀（B）破坏骨水泥与假体的假体 - 骨水泥界面

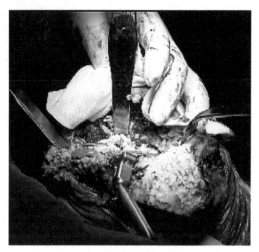

图 7-79 选用专用器械打拔出假体

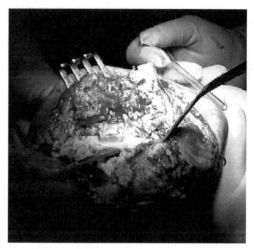

图 7-80 一旦取出假体后，残留的骨水泥可使用骨刀、小骨凿、刮匙和骨钻去除

三、骨缺损的处理及假体选择

TKR 基本上都有一定程度的骨缺损，可能术前已存在，也可能是去除假体而引起的。骨缺损的重建方法须依据骨缺损的类型而定。目前世界范围内运用最广泛的是 Anderson 骨科研究所（Anderson Orthopedic Research Institute，AORI）的分型系统（图 7-81）。每个类型都有特定的重建方法。

（一）AORI Ⅰ 型缺损

Ⅰ 型又分为 F_1 及 T_1 型：干骺端及以上部位完整，虽然存在骨缺损，但不影响假体的稳定性；对于 Ⅰ 型骨缺损，由于干骺端骨质基本完整，关节横轴位置相对正常，可以选择普通假体进行翻修，如骨缺损深度 < 5mm，可以用骨水泥填充。该技术仅适用于容量性骨缺损。如果缺损深度为 5 ～ 10mm，且缺损面积小于股骨髁或胫骨平台的 50%，可采用骨水泥加螺钉固定技术。螺钉的直径和长短根据骨缺损而定，加入螺钉的主要目的是分散来自关节线及骨水泥 - 骨界面的应力负荷。

（二）AORI Ⅱ 型缺损

Ⅱ 型分为 F_2 及 T_2 型：干骺端存在骨缺损，累及一侧为 ⅡA 型，累及双侧为 ⅡB 型；在翻修时须切除坏死或硬化骨，并清创至有活力的骨松质。但清创不可过度，应尽可能保留骨松质，特别在使用垫块时应保证有 50% 的宿主骨接触，以免发生假体下沉。基本上所有的 Ⅱ 型缺损都需要

Ⅰ 型
T_2 胫骨/F_1 股骨

Ⅱ 型
T_2 胫骨/F_2 股骨

Ⅲ 型
T_3 胫骨/F_3 股骨

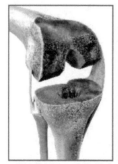
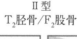
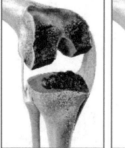
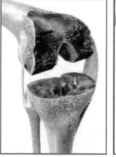

- 局部缺损：边缘骨皮质完好
- 关节线接近正常
- 通常需要少量植骨

- 边缘骨皮质完好
- 中央或周边干骺端骨缺损
- 需要骨水泥填充、骨松质移植、垫块或袖套来恢复关节线

- 整个干骺端和骨皮质缺失
- 需要结构性植骨、铰链型膝关节、袖套或定制组件
- 韧带受损

图 7-81 AORI 膝关节骨缺损分型

使用膝关节翻修假体，除此之外依据不同的情况使用以下技术：

（1）打压植骨：打压植骨技术可用于膝关节翻修术中包容型或非包容型骨缺损的修复。笔者一般使用自体骨打压植骨，该技术能够重建有活性的宿主骨骨量。打压植骨所制作的自体骨粒可以迅速而完全地再血管化。该技术一般用于直径＞ 10mm 的包容型骨缺损或缺损面积小于股骨髁或胫骨平台的 50% 的轻度非包容型骨缺损，尤其适用于可能将来还会接受手术的年轻患者。但该技术不适用于骨皮质的缺损，因为骨皮质是维持假体稳定性的关键结构。在植骨时应充分准备宿主骨以防止植骨处的不愈合。植骨粒直径应当在 0.5 ～ 1cm，Whiteside 等认为直径小于 0.5cm 时，植骨粒容易被炎症反应所吸收，植骨粒大于 1cm 时会明显影响植骨粒与周围骨的整合。

（2）组配式金属垫块：其具有多种形状及大小，可以适用于股骨及胫骨的多种缺损。该项技术主要用于老年的 AORI Ⅱ、Ⅲ型缺损中，尤其是缺损面积大于股骨髁或胫骨平台的 50% 的中重度的非包容型骨缺损。此外，如果宿主骨支撑面积小于 40% 或周围骨皮质环缺损大于 25% 均可以选用此技术。金属垫块与关节假体之间可以通过螺钉连接，也可通过骨水泥固定。有学者认为，骨水泥固定可以避免金属之间的磨损而推荐骨水泥固定；也有学者主张垫块和假体之间先用骨水泥，然后再用螺钉加固的方法。股骨侧缺损常发生在股骨髁的后部和远端，因此金属垫块通常被置于股骨髁后部和远端（图 7-82）。对胫骨侧骨缺损可选择楔形或柱形垫块进行重建，以适应不同的缺损外形。该技术的最大优势在于可以术中根据骨缺损的形状选择最匹配的金属垫块，它们能够迅速固定，与异体结构骨移植相比手术时间明显缩短，感染和相关并发症的风险也明显下降。同时能够提供牢靠的支持及良好的应力传导。其报道的优良率达 84% ～ 98%。但长期研究发现，使用金属垫块后会出现应力遮挡现象而导致失败，与骨移植相比，金属垫块失败再翻修会产生更大的骨缺损。

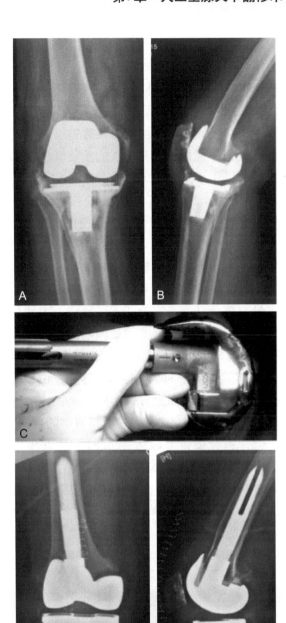

图 7-82 **男性，79 岁，双膝人工关节置换术后 18 年，右膝诊断为无菌性松动（A 和 B），术中在股骨远端及后髁使用组配式金属垫块（C），术后 X 线片（D 和 E）**

（三）AORI Ⅲ型缺损

AORI Ⅲ型缺损累及股骨髁和（或）胫骨平台的大部分，可伴有双侧侧副韧带或髌韧带撕脱，常伴膝关节不稳定。由于韧带功能丢失，需用加厚金属垫块或大块结构性植骨重建，选用高限制型假体，多使用髓内延长柄。对前后不稳定者，最好选择铰链型膝关节假体。常用的手术技术包括结构性植骨、钽金属锥形假体和袖套状金属填充物。

（1）结构性植骨：结构性植骨能够在大的节段性骨缺损中提供稳定并持久的重建（图7-83）。该技术可以用于＜15mm的股骨节段性骨缺损或＜20～45mm的胫骨节段性骨缺损。如患者预期寿命在10年以上，可优先考虑使用该技术。优点是恢复骨量，容易按骨缺损形态塑形，更适合于年轻患者，可以用于较大的骨缺损，如骨缺损＞15mm；缺点是很难获得正确的形态和大小，宿主骨与植骨结合不完全并不可预测，大块异体骨会随时间延长而强度变弱或塌陷，尤其是存在不稳和畸形时。一些研究报道，该技术8～10年的存活率在72%～86%。但即使这样，由于骨缺损类型不同，植骨固定方式不同，延长杆的固定方式不同，很难从众多文献中获得科学的数据。

（2）钽金属锥形假体（cone）：是近年来开发的一种新型干骺端金属替代物，为翻修术中AORI Ⅱ型或Ⅲ型骨缺损提供了一种新的处理方法。其能够为假体的植入提供良好的支撑（图7-84）。优点是使TKA翻修术操作简化，器械商提供的工具齐全，安装及假体植入较容易，与宿主骨接触面积大，假体较稳定。在使用过程中，为了预防钽金属锥形假体与宿主骨之间存有间隙，笔者推荐使用患者自体骨松质打压入钽金属锥形假体与宿主骨之间的间隙，以确保钽金属锥形假体周围完全包含式地被自体骨填充，以利于钽金属锥形假体的长期稳定。同时钽金属锥形假体有对称及非对称两种设计，不仅可以使我们从容地面对巨大的腔隙性骨缺损，而且同样能够处理阶段性骨缺损。术中需准确评估骨缺损的位置及形状，应以髓腔为中心全面评估前后平面及内外侧平面的缺损。如果骨缺损位于髓腔正中，可以选择一个直柄。如果骨缺损为非对称的，选用带偏心距的柄可以很好地降低假体位置不良的风险。该技术的局限在于费用高昂，但钽金属锥形假体临床应用时间短，所获经验不足，在需要取出假体时操作难度相对较大。Lachiewicz等报道使用钽金属锥形假体（cone）术后2年，所有患者均有良好的骨整合。Villanueva-Martinez等对21例膝关节翻修患者进行骨缺损重建，共使用29个多孔钽金属锥形假体，使用旋转铰链型膝关节假体（RHK，Zimmer，美国）10例、髁限制型假体（LCCK，Zimmer，美国）11例。平均随访36个月，除1例因感染取出外，其他效果满意，均有良好的整合证据。

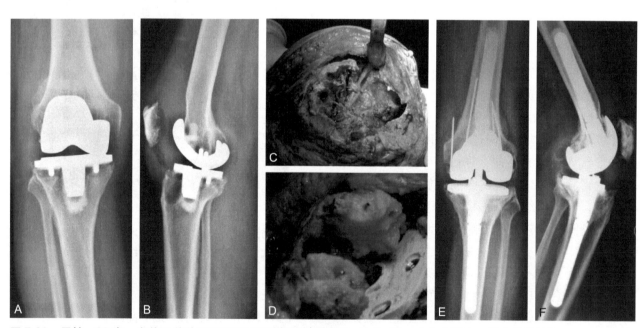

图7-83　男性，69岁，术前X线片可见严重的骨溶解及假体松动（A和B），术中AORI Ⅲ型大量骨缺损（C），取2个异体骨股骨头在缺损处植骨（D），术后4年的X线片示假体位置良好，固定牢固（E和F）

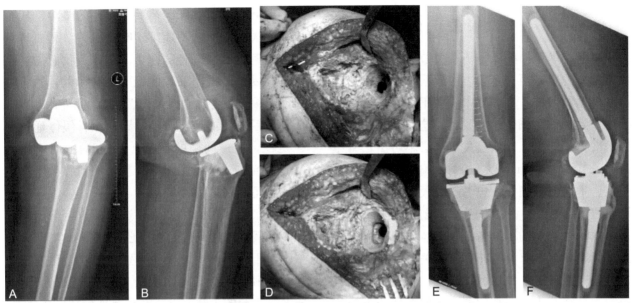

图 7-84 女性，71 岁，术前诊断假体无菌性松动（A 和 B），术中可见 AORI Ⅲ型大量骨缺损（C 和 D），术后 X 线片显示假体稳定（E 和 F）

（3）袖套状金属填充物（metaphyseal sleeve）：当干骺端缺损严重无法支撑假体或假体旋转无法控制的情况下，袖套状金属填充物是其中的一个选择（图 7-85）。不同于其他填充物，袖套状金属填充物被运用时无须特殊设备准备干骺端，但袖套状金属填充物需要专门的凿钻去准备缺损的干骺端，以利于假体的压配固定。锥形假体和假体之间通过骨水泥相固定。sleeve 则是通过一个摩尔斯锥体与假体相连。由于能够增加假体的旋转稳定性，当股骨后髁有缺损时，sleeve 优势明显。

胫骨平台的准备需要运用髓内技术，当以胫骨脊为标准进行磋磨时，需要确保磨钻在胫骨髓腔的中心。使用该技术最常见的并发症为骨折，尤其是在胫骨或股骨内开口处。在这种情况下，主要的治疗方式为加用钢缆给予充分固定，延缓患者负重的时间。Fedorka CJ 等报道了运用该技术的中期临床结果，50 例患者平均随访 58 个月，在末次随访时，91.1% 的胫骨袖套状金属填充物和96.6% 的股骨均显示出良好的骨整合。由于松动而再次翻修的概率为 6.8%。

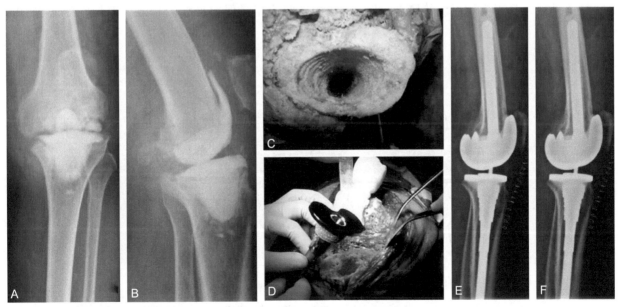

图 7-85 男性，63 岁，一期行占位器置入后，术中可见大量平台及股骨髁骨缺损，选用干骺端袖套修复骨缺损。术后 X 线片显示假体稳定且固定牢固

四、关节线恢复及关节间隙平衡

在翻修术中的间隙平衡和关节线恢复对患者术后功能的影响至关重要。由于假体制造商的手术器械系统不同，具体手术步骤不尽相同。由骨丢失导致的侧副韧带止点脱落，这一过程常使翻修术变得较为复杂。恢复关节线必不可少，有报道称关节线提升 8mm 以上会导致膝关节功能评分降低。术前应仔细评估患者的膝关节功能，尤其是屈曲活动范围，评估术前关节线位置是否合适，并根据每位患者的解剖特征、假体构造和韧带张力进行个体化调整。应充分了解关节线与骨缺损的关系（图 7-86），多数情况下，当去除假体后，屈曲间隙往往大于伸直间隙，而伸直状态下的软组织相对于屈曲来说会被更多地保留，因此术中务必首先恢复屈曲位关节线。一般情况下应选用有柄假体。选择骨水泥或压配式假体仍存有争议，有待医师根据经验选择。

根据股骨内外上髁轴（TEA）至股骨假体远端的距离重建关节线。对于股骨前方和后髁的缺损需要多加关注，此时往往需要使用垫块来增加股骨远端。当然，很少情况下需要截骨。股骨假体的旋转对线十分重要，其必须平行于通髁线。股骨假体的前后径和前后偏移将决定屈膝间隙。假体试模型号可以根据屈膝间隙的需要而增大或缩小。在股骨假体的选择上，若假体过大，会有更宽的内外径，易引起软组织的撞击，但选择小号的股骨假体，意味着需要用更厚的垫片，从而影响膝关节的屈曲功能，同时在膝关节屈曲时可能会引起垫片与髌骨的撞击。因此，我们需在两者之间妥协，根据笔者的经验，选择大号的股骨髁能够重建股骨偏心距（图 7-87）。此外，将股骨假体偏后放置或使用带偏心距的股骨假体延长杆也是稳定屈曲间隙的方法（图 7-88）。如果垫片与髌骨撞击，可用摆锯修整垫片的前唇，避免撞击。也可通过改变股骨前缘与髌骨的接触点以避免髌股关节压力过高。如果选择使用后稳定型假体，髁间窝成形或扩大往往必不可少。

对于胫骨的重建，应分别从冠状面和矢状面评估原胫骨截骨的对线情况。在多数情况下需回复胫骨平台的正常高度。在重新进行胫骨截骨时，将胫骨逐步扩髓，直到胫骨假体全长都能与骨皮质良好接触。然后插入胫骨试模，特别注意避免旋转。屈伸膝关节测试假体稳定性。如同初次置换，胫骨假体的中心应与胫骨结节中内 1/3 对齐。胫骨假体的型号在准许范围内应尽可能大，以增加压力分布面积，同时避免假体悬空造成的疼痛。

髌骨是否置换目前争议较大，大多数情况下需由医师做出决定。对初次手术中已行髌骨置换的患者应进行髌骨情况的评估，评估内容包括假体位置、髌骨损伤程度，假体固定情况。如果髌骨假体完好、固定牢固、位置良好，且未被氧化，则在翻修术中可保留髌骨假体。当需要翻修髌骨时应尽量保留足够的骨量。髌骨厚度需达 10mm

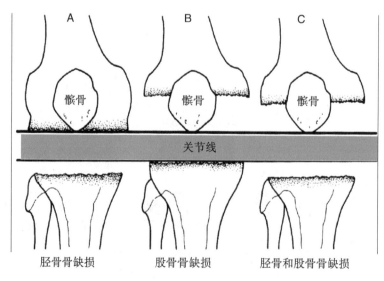

图 7-86　骨缺损与关节线的关系

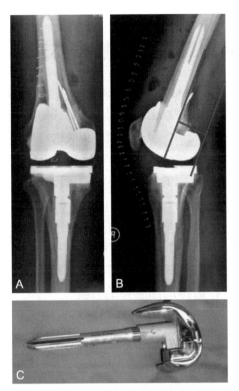

图 7-87　术中使用大号的股骨髁，在远端和后髁加用 L 形金属垫块

以上，翻修时固定才能牢固。如果没有足够的骨量，可有几种选择。髌骨切除术会导致伸直力矩丧失，可能是最差的选择。髌骨截骨成形术需要去除髌骨假体，残余骨与股骨形成关节。或者以"鸥翼形"方式将剩余髌骨纵向劈开，髌骨呈"V"字形，这样可以通过股骨滑车沟改善髌骨轨迹。另一种选择是采用多孔钽假体重建髌骨。将多孔钽移植物与残余骨缝合，使用骨水泥将髌骨假体与多孔钽移植物之间以骨水泥固定。

如果膝关节对线异常，术中 X 线片可帮助确定假体柄部的髓内对线是否满意。如果"无拇指试验"显示髌骨轨迹不良，应仔细检查胫骨、股骨和髌骨假体的旋转、位置和型号。一旦在对线、稳定性、活动范围、关节线恢复和髌骨轨迹方面达到满意效果，植入假体前，应小心确认最终所取假体型号与试模一致。然后仔细缝合切口，缝合时出现皮肤拉伸过度应术中咨询整形外科医师的意见。

五、总　　结

虽然 TKA 已成为治疗晚期髋关节疾病的首选术式，其在世界范围内获得了巨大的成功。但总有些患者由于各种原因需要翻修，该术式是否能够成功取决于适当的患者选择及仔细的术前规划，细致的手术技术，以及适当的人员、器械、假体和异体移植材料。严格遵循这些原则将最大限度地促进患者康复、恢复功能并解除疼痛。

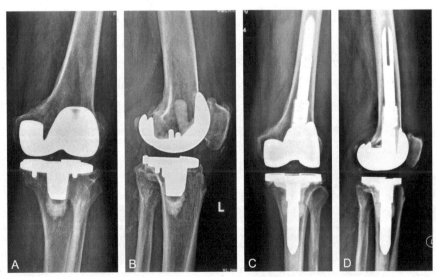

图 7-88　男性，69 岁，左膝人工关节置换术后 10 年假体松动（A 和 B），术中使用带偏心距的股骨延长杆，术后 X 线片示假体位置良好（C 和 D）

（曹　力　纪保超）

第八节 人工膝关节置换术后假体周围感染的翻修手术技巧

TKA 术后假体周围感染是一个灾难性的并发症,不仅给患者带来多重的手术打击,而且耗费了巨大的医疗资源。由于膝关节位置表浅,周围缺少大量的肌肉和软组织覆盖,故感染治疗非常困难。文献报道用于治疗 TKA 术后感染的医院资源消耗是初次 TKA 的 3 ~ 4 倍,也是无菌性松动翻修的 2 倍。虽然目前采用很多预防措施,但初次手术感染发生率仍在 1% ~ 2%,而随着我国社会人口逐渐老龄化,其绝对数字正逐年增高,因此如何更加合理有效地治疗 TKA 术后感染是骨科医师亟待解决的一个难题。

(一)临床诊断标准与细菌培养

1. 膝关节置换术后假体周围感染的诊断标准
采用美国肌肉骨骼感染协会推荐的人工全膝关节置换术后慢性感染诊断标准,即有与假体相通的窦道形成(图 7-89),或至少 2 次独立从病变关节采集的组织或液体标本培养得到同一种病原菌,或符合以下 5 条标准中的 3 条。

(1) ESR > 30mm/h 或 CRP > 10mg/L。

(2) 关节液白细胞计数升高,一般认为 3000 个 /μl;白细胞酯酶阳性。

(3) 关节液中中性白细胞比例升高,一般认为 > 80%。

(4) 组织或关节液标本中分离出病原微生物。

(5) 假体周围组织冷冻切片镜检时 5 个高倍镜(×400)视野中的中性粒细胞数均大于 5 个。

2. 病原菌培养 / 药敏试验 在翻修术前能准确培养鉴定出病原菌并使用广谱敏感的抗生素对提高翻修手术成功率至关重要,传统的细菌培养方法阳性率较低,建议采用 BacT/ALERT 3D 血培养瓶。该瓶是一个密闭的营养丰富的细菌增殖系统,与外界不相通,没有污染机会(图 7-90),可适当延长培养时间。延长培养时间有标本被污染的可能,但一般 7 ~ 10 天第一个培养出的细菌常就是致病菌。如果培养阴性则采用万古霉素加左氧氟沙星。

(二)假体周围感染的分类

明确诊断膝关节假体周围感染后进一步对其分型非常重要,这有助于选择恰当的治疗策略,提高治愈率,重获无痛、稳定、功能良好的人工关节。

目前被广泛认可和采用的感染分类方法是由 Tsukayama(表 7-1)在 1996 年提出的。他将人工关节假体周围深部感染分成四型:I 型,仅术中标本培养阳性(缺乏其他直接证据);II 型,术后早期感染(发生于手术以后 1 个月以内);III 型,急性血源性感染(假体功能良好);IV 型,术后晚期慢性感染(手术 1 个月以后发病,并呈隐匿发病)。这种感染分类法较好地将发病时间和感染病因进行了综合考虑,临床判断容易并能有效地指导治疗,是一种实用的分类方法。根据这个方法,Tsukayama 制订了相应的治疗策略,术中培养阳性患者术后静脉应用抗生素 6 周;术后

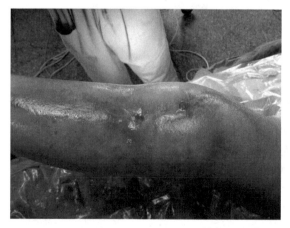

图 7-89 膝关节置换术后慢性感染,有与假体相通的窦道形成

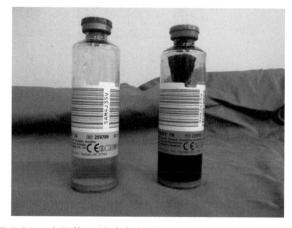

图 7-90 法国梅里埃生物技术公司 BacT/ALERT 3D 血培养瓶(厌氧、需氧)

表 7-1　Tsukayama 感染分类法

项目	Ⅰ型	Ⅱ型	Ⅲ型	Ⅳ型
时间	术中培养阳性	术后早期	急性血源性播散	晚期慢性感染
定义	2个以上标本(含2个)培养阳性	感染于术后1个月以内发生	功能良好的关节突发血源播散的感染	手术1个月以后发生
治疗	静脉应用抗生素	清创保留假体	清创保留假体	取出假体、清创、二期置换

早期感染行清创治疗；术后晚期感染行二期翻修置换；急性血源性感染行清创治疗。Tsukayama 报道采用这种治疗策略，四种类型的感染分别取得了 90%、71%、85%、50% 的治疗成功率。

（三）人工全膝关节置换术后假体周围感染的治疗原则

人工关节感染的治疗目的是消除感染、解除疼痛、最大限度地恢复患肢功能。一旦确定人工关节感染，选择具体治疗方案时必须考虑以下 8 个方面：①感染是表浅的还是深部的；②感染发生的时间；③患者自身条件对感染治疗效果的影响；④膝关节周围的软组织条件（尤其是伸膝装置是否完整）；⑤假体是否松动；⑥感染的致病菌（种类、毒力、对抗生素的敏感性）；⑦医师的经验和技术水平；⑧患者的期望值和对关节功能的要求。

根据上述条件的不同，基本治疗手段可分为七种：①单纯抗生素抑制治疗；②清创、滑膜切除，保留关节假体（仅更换衬垫）；③一期翻修（同一次手术中取出感染的关节假体并植入新的假体）；④二期翻修（首次手术取出所有异物，彻底清创，经过一定间隔时间后，第二次手术再植入新的假体）；⑤关节切除的成形手术；⑥关节融合手术；⑦截肢手术。

医师必须严格把握指征，根据具体情况选择最为合适的治疗方案十分重要，因为它直接关系到预后，若首次治疗失败后再进行二次治疗时，瘢痕形成、抗生素耐药和持续骨丢失将极大影响治疗效果。

（四）人工全膝关节置换术后感染的治疗方法

1. 单纯抗生素治疗　这种治疗方式只能压制细菌发展而无法彻底根除假体周围深部感染，其预后不佳，几项多中心研究标明其治愈率很低，最高仅 27%。因此，单纯使用抗生素来治疗膝关节置换术后深部感染是不可取的。若患者全身情况可耐受，应当机立断行手术彻底清创，否则保守治疗只会导致感染的恶化。目前此方法仅适用于同时存在以下情况时：①患者自身情况无法耐受手术或拒绝手术治疗的患者；②低毒性细菌感染；③病原菌对抗生素敏感；④长期口服抗生素治疗有良好的耐受性，对人体毒副作用小；⑤假体无松动；⑥体内其他部位无关节假体存在。

2. 清创、滑膜切除，保留关节假体（更换衬垫）　清创保留假体是指术中清创去除血肿、彻底清除感染病变的组织、切除滑膜，更换衬垫，大量脉冲冲洗但保留假体，术后敏感广谱抗生素应用至少 3 个月（静脉输注 2～4 周后改为口服）。临床症状出现的时间是作为采取清创而保留假体或是假体取出术的指导依据。多数临床研究证明清创术要在出现症状后 4 周内及早进行，一些临床证据表明也许在 2 周内进行清创术更好，而 Costerton 从微观生物膜角度为此提供了理论依据。他认为细菌生物膜的形成是假体周围感染难以治愈的根本原因。细菌污染后在假体材料表面一般 3 周左右即定植形成不可逆的生物膜，而抗生素只能杀死浮游细菌，对于黏附在生物膜上的细菌难以奏效，此时除了去除假体，没有其他办法可以消除慢性感染反复发作。因此，及时地采取清创术是成功治疗全膝关节置换术后早期深部感染或急性血源性感染的关键，而另一方面它也说明清创保留假体的方法并不适用于治疗晚期、慢性感染。

虽然目前临床上存在关节镜下清理和切开清创两种方法，但多数医师选择切开清创，其有效性已被文献广泛证实，而关节镜下清理无法做到对聚乙烯衬垫和假体界面之间部分的彻底清创，有研究表明其有效性相比切开清创明显下降，失败率达 68%，它仅适用于身体状况不稳定，有出血倾向或有明确感染病因且在 72h 内的患者，如 72h 内有拔牙史。

切开清创保留假体适应证：①感染症状、体征持续时间在3周以内的术后早期深部感染或急性血源性感染；②无假体松动或感染的影像学改变；③软组织条件尚好，无大量瘢痕及窦道形成；④病原体对药物敏感。

相对禁忌证：其他关节有人工关节置换手术史，有人工心脏瓣膜置换手术史的患者。为了避免感染累及这些假体，不建议保留假体。

技术要点：沿着原切口入路进入关节腔，首先去除聚乙烯垫片，彻底清除感染病变的组织，切除滑膜（笔者采用高压消毒后的牙刷刷洗金属假体表面，这有利于去除黏附定植在假体表面形成生物膜的细菌）。黏膜碘浸泡5min后使用高频脉冲生理盐水或敏感抗生素溶液冲洗关节腔。冲洗的量应不少于5000ml。如果发现假体出现松动，周围有大块骨缺损或软组织活力不够，则应当机立断取出假体，更换新的假体或二期更换假体。术后放置引流管时间尽量不超过48h，不建议放置进出水管灌洗，以减少感染的机会。术后采用敏感抗生素静脉滴注2～4周后改为口服3个月，一般口服抗生素是采用利福平（革兰氏阳性球菌敏感）与喹诺酮类（革兰氏阴性杆菌敏感）联用。随访期间，监测患者的X线片、CRP和ESR。术后的康复锻炼同初次关节置换。

3. 一期翻修　是指在同一次手术中取出感染的关节假体及所有异物，彻底清创，并再次植入新的假体。一期翻修的优点是只需一次手术、住院时间短、治疗费用较低、瘢痕少、术后关节功能恢复较好等优势，但是与二期翻修不同，一期翻修并不是在感染控制稳定的情况下实施的，所以有不能彻底清除感染的隐患，其治疗效果存在争议，文献报道结果不一，因此目前并未被广泛应用，仅在欧洲部分医院应用较多。笔者自2005年开始采用一期翻修治疗晚期慢性人工全膝关节置换术后感染及部分延迟未及时处理的急性血源性感染，取得了令人满意的治疗结果，治愈率达90%以上。现将经验介绍如下：

适应证与禁忌证：与二期翻修基本相同，但相同条件下如果患者不能耐受多次手术则更适于选择一期翻修，而对于患有自身免疫系统疾病或免疫能力低下的患者应慎重考虑，可视为一期翻修的相对禁忌证，必要时应选择二期翻修。

在翻修术前能准确培养鉴定出病原菌并使用广谱敏感的抗生素对提高一期翻修成功率至关重要。传统的细菌培养方法阳性率较低。目前我们采用的方法是提取培养液和组织前，停用抗生素2周，将术前抽取的关节液和术中获得的关节腔液体、多处组织（3～5处）一并送培养，用不同培养基同时进行需氧和厌氧培养，对3～5天无菌生长的样本，可延长培养时间至2周。延长培养时间有标本被污染的可能，但一般7～10天第一个培养出的细菌常就是致病菌。本院采用这种方法使培养阳性率提高，可达95%以上，从而更加有针对性地使用抗生素，这一点对降低感染复发率很重要。如果培养阴性则采用万古霉素加左氧氟沙星进行治疗。

（1）一期翻修的手术步骤与要点

1）体位：患者取仰卧位，患侧大腿近端预制止血带，常规不使用止血带，患肢抬高、屈膝后对止血带充气。

2）手术入路及显露：皮肤切口沿用原来的手术切口入路进入，可适当延长（图7-91），如果已经有2个以上的手术瘢痕，应尽量选择外侧的切口，因为膝关节内侧的表浅血供更丰富一些。切除原有皮肤切口瘢痕及窦道。

关节囊切口一般采用内侧髌旁切口，慢性感染后关节囊增厚明显，需要将增厚的部分关节囊削除，切除伸膝装置下方增生的瘢痕组织，以便于翻转髌骨，显露膝关节。切勿强行翻转髌骨造成髌腱撕脱，否则将极大地影响术后膝关节功能，必要时可以在胫骨结节内侧髌韧带处钉一钉子，以防髌韧带撕脱。如果仍然显露困难，可以进行股四头肌肌腱的广泛松解，如V-Y成形术、snip

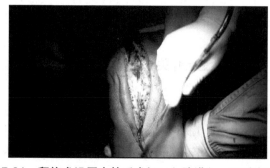

图7-91　翻修术沿原来的手术切口入路进入，可适当延长

技术、胫骨结节截骨等。

3）去除假体、清创：笔者倾向于去除假体的顺序一般是聚乙烯垫片、股骨、胫骨。显露清楚后，应该仔细检查假体、骨水泥与骨的界面，即使术前 X 线片已经提示假体明显松动，也应该仔细地用相应的器械如骨刀、线锯、往复锯等将假体与骨水泥界面进行分离（图 7-92），这样可以避免骨量的过多丢失。在敲打股骨假体时要沿着股骨纵向敲击，避免股骨髁骨折。分离胫骨假体平台界面后，可用一斯氏针斜行钻入平台下方，将其敲击顶出，可避免骨折，最大限度地保留骨质（图 7-93）。堵塞股骨、胫骨髓腔的骨水泥可以先不去除，等冲洗消毒后再去除，以免污染髓腔。

清创需要更为"激进"，完全清除坏死组织、滑膜、增生的炎性瘢痕组织，直至正常的肌肉、肌腱和前后关节囊（图 7-94）。要求去除所有骨水泥、缝线等异物材料，特别是在去除假体后注意再次对残余病灶，尤其是后关节囊等"死角"的清创（图 7-95）。其目的在于：①最大限度地消除污染组织，以免为感染复发埋下"地雷"；②保证

血中和骨水泥中抗生素能到达关节腔内的骨与软组织，以消灭残留的微生物；③切除增生和挛缩的组织，可最大程度恢复关节的功能。

4）冲洗、"消毒"：伤口用大量生理盐水脉冲冲洗，再次仔细清除残留坏死组织及异物，用黏膜碘、过氧化氢溶液分别浸泡 5min 后再次用大量生理盐水脉冲冲洗干净（不少于 3000ml）（图 7-96）。然后，伤口内填塞黏膜碘纱布，更换手术器械、手套，重新消毒铺单（图 7-97）。

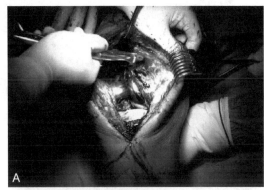
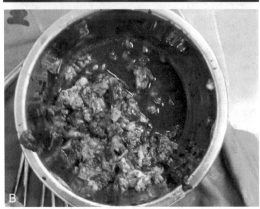

图 7-94　一期翻修清创更为"激进"　A. 完全清除坏死组织、滑膜、增生的炎性瘢痕组织，直至正常的肌肉、肌腱和前后关节囊；B. 去除的坏死组织、缝线等异物

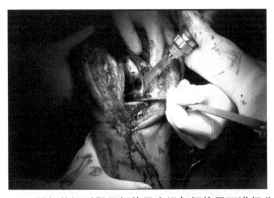

图 7-92　用矢状锯对股骨假体骨水泥与假体界面进行分离

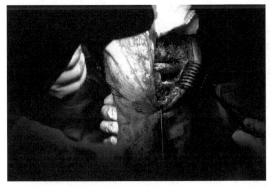

图 7-93　用斯氏针斜行钻入胫骨假体平台下方，将其敲击顶出

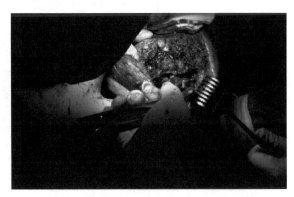

图 7-95　注意对后关节囊等"死角"的清创

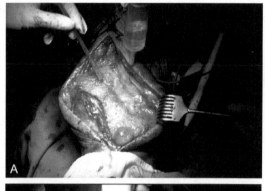

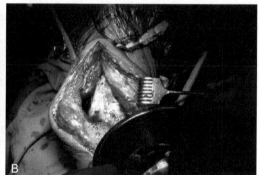

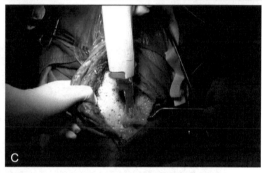

图 7-96 清创后对创面冲洗、"消毒" A.过氧化氢溶液浸泡；B.黏膜碘浸泡；C.大量生理盐水脉冲冲洗

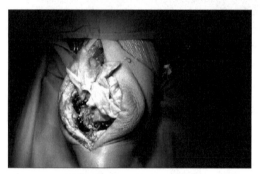

图 7-97 伤口内填塞黏膜碘纱布，更换手术器械、手套，重新消毒铺单

5）植入新的假体：根据不同的情况选择合适的假体，除非骨缺损不严重且内外侧稳定性良好，一般需采用带延长柄的髁限制型假体（图 7-98）。通过股骨及胫骨的髓腔作为参照，恢复正常的下肢力线。正确处理骨缺损，保留健康的骨质，重

建的关节线应该尽量接近其原来的解剖位置，骨缺损尽量用抗生素骨水泥填充而减少异体骨和金属垫块的使用，避免异物过多（图 7-99）。在固定假体前分别在胫骨、股骨髓腔内倒入 0.5g 敏感抗生素（一般是万古霉素粉剂）。关闭切口前用大量生理盐水脉冲冲洗（不少于 3000ml）后，关节腔内撒入 1g 敏感抗生素（一般是万古霉素粉剂）。局部关节内直接应用敏感抗生素可大幅提高假体周围局部抗生素浓度以杀灭残余生物膜细菌，但选择局部应用的抗生素需具有细胞内杀菌作用、细胞毒性小、组织穿透性差、持续时间长的特点，如万古霉素。放置引流管（术后夹闭 24h 后打开）后关闭切口并加压包扎。

（2）一期翻修的术后处理

1）术后抗生素的使用：应根据药敏结果选择

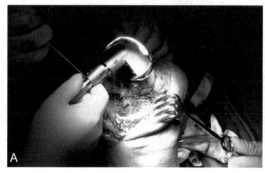

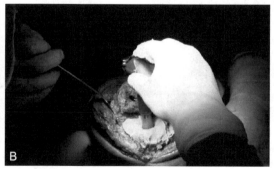

图 7-98 采用带延长柄的髁限制型假体 A.安放股骨假体；B.安放胫骨假体

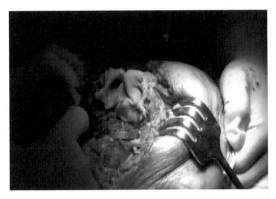

图 7-99 骨缺损用抗生素骨水泥填充，克氏针起支撑加强作用

敏感抗生素静脉滴注，如培养阴性则采用万古霉素＋左氧氟沙星，可覆盖绝大多数相关病原菌，研究显示同时对这 2 种抗生素耐药极其罕见。静脉抗生素一般应用 2 周左右，这是因为一般术后 2～3 周 CRP 多降至正常或接近正常范围，ESR 也明显下降，研究显示，没有证据支持静脉抗生素需用到 6 周，静脉停药后仍需继续口服敏感抗生素或广谱抗生素 2～3 个月。口服抗生素一般选择利福平与左氧氟沙星联用，抗生素使用时间长短根据 CRP、ESR 是否正常决定。术后膝关节腔内局部穿刺注射敏感广谱抗生素（通常为万古霉素，0.5g 溶于 10ml 生理盐水），隔天 1 次，共 5～7 次（图 7-100）。穿刺前须先抽出关节腔内积液（可做生化及培养）。对于真菌感染，文献报道较难治愈。笔者单位共治疗 12 例真菌感染（其中 1 例为混合感染），术后尝试应用全身抗生素＋局部关节腔注射以提高局部药物浓度，短期随访感染有 3 例复发，然而由于例数太少，其治疗方法和效果有待进一步验证和总结。

2）术后康复锻炼：术后 1 周主要是患侧下肢肌肉的等长收缩锻炼，用 CPM 机活动膝关节，1 周后逐步主动开始膝关节屈伸锻炼。

3）术后随访：CRP 和 ESR 是判定治疗效果与预后的重要参数，出院 2 周、6 周、3 个月、6 个月、1 年后随访，复查患者的 X 线、CRP、ESR 和血常规。1 年后，每年随访 1 次（图 7-101）。

4. 二期翻修 是指首次手术取出所有异物，彻底清创，经过一定间隔后，第二次手术植入新的假体。此是目前推崇和应用最广泛的方法，被认为是治疗晚期慢性人工全膝关节置换术后感染的金标准。二期翻修治愈率较高，文献随访报道可达到 90%。缺点是需取出关节做关节成形，手术难度加大，治疗时间长，费用上升，若间隔时间较长还会造成软组织挛缩、骨丢失、术后功能恢复欠佳。简而言之，二期翻修手术步骤及技术同一期翻修一样，只是 2 次手术间隔的时间不同。

适应证：①晚期慢性人工全膝关节置换术后感染，周围软组织条件可，伸膝装置未受损；②未及时处理的术后早期深部或急性血源性感染

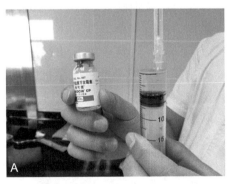

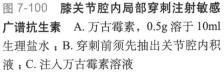

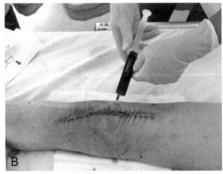

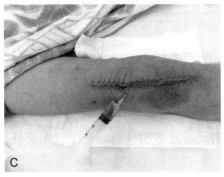

图 7-100 膝关节腔内局部穿刺注射敏感广谱抗生素 A. 万古霉素，0.5g 溶于 10ml 生理盐水；B. 穿刺前须先抽出关节腔内积液；C. 注入万古霉素溶液

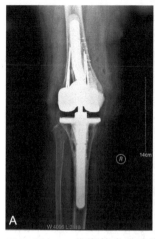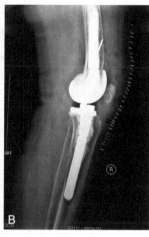

图 7-101　一期翻修术后膝关节正位及侧位 X 线片　A. 膝关节正位 X 线片；B. 膝关节侧位 X 线片

（超过 4 周）；③病原体对药物敏感；④医疗条件能满足需要；⑤能耐受多次手术。

禁忌证：①持续或反复的顽固性膝关节感染；②广泛的膝关节周围软组织及伸膝装置受损，膝关节翻修已经不可能恢复功能。

标准的二期翻修手术包括以下步骤：①取出假体、骨水泥，彻底清创；②使用含抗生素骨水泥间隔垫；③ 4 ～ 6 周非胃肠道使用敏感抗生素；④植入新的人工假体。

放置间隔垫是近 20 年来二期翻修手术改进的主要特点。20 世纪 90 年代前二期翻修手术的主要问题是 2 次手术间隔造成广泛瘢痕形成，软组织挛缩，膝关节疼痛、活动受限和不稳，造成翻修手术时显露及假体植入困难，术后功能差。为克服这些缺点，改善术后关节的功能，1987 年由 Borden 和 Gearen 首次在二期翻修术中使用静态型关节间隔物，由骨水泥做成（Block/Static Spacer），其优点在于维持了肢体的长度和关节周围组织张力，然而使用 Block Spacer 仍未完全解决上述问题，而且 Block Spacer 容易脱位导致严重骨缺损等问题。于是活动型关节间隔物(Mobile/Articulating Spacer) 应运而生。目前的设计特点为小金属滑槽和胫骨聚乙烯以防止关节活动时骨水泥相互接触产生磨屑，这种使用含有抗生素的骨水泥假体简称为 PROSTALAC (prosthesis of antibiotic-loaded acrylic cement)。活动型关节间隔物在改善术后活动度方面有明显效果。无论使用何种 Spacer 技术，都应用含抗生素的骨水泥固定，这能大大提高关节内抗生素浓度以增加感染的根除率。

目前对于手术时机的选择即二期翻修手术时间及抗生素的使用时间还存在争议。2 次手术间隔时间过短感染可能未被完全控制；间隔时间过长虽可降低感染复发危险，但却使治疗时间延长，增加患者痛苦和治疗费用，术后功能恢复也不理想。一般认为清创取出假体后静脉应用 6 周抗生素后再行二期翻修可以获得满意疗效。翻修术前复查 CRP 和 ESR，一般 CRP 术后 3 周就应恢复正常，ESR 恢复正常较慢，但一般 4 ～ 6 周多降至正常，至少应较术前改善。如持续升高，表明感染仍存在，需要继续抗生素治疗而不能植入假体。单纯关节穿刺抽吸液经细菌培养阴性不能作为判断感染控制的指标，因为应用抗生素治疗后即使感染存在也很少培养阳性。植入新假体时应再次培养，供术后抗生素治疗参考。可在术中进行冷冻切片检查，如果每高倍视野下白细胞超过 10 个则提示有感染存在。另外，翻修时应再次彻底清创，这对预防感染复发非常重要。

二期翻修的手术步骤与要点：

（1）完成清创同时（同一期翻修），再取多份软组织标本进行细菌培养。

（2）常规使用含庆大霉素或妥布霉素的骨水泥，每 40g 骨水泥中加入 1 ～ 2g 万古霉素混合后制作成骨水泥间置器（图 7-102）并放置于关节间隙内，然后缝合切口。

（3）术后给予静脉注射抗生素治疗，一般根据细菌培养结果使用敏感抗生素，若未检出病原菌，则目前推荐使用万古霉素 0.5g，每天 2 次，联合左氧氟沙星＋利福平；按细菌培养（包括常规进行富集培养）及药敏试验结果调整抗生素。

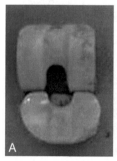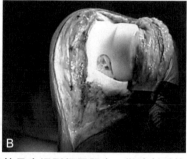

图 7-102　混入抗生素的骨水泥型间置器在一期清创后的使用

（4）抗生素治疗共持续 6 周，其中包括至少 10 ～ 14 天静脉注射用药，然后口服敏感抗生素或使用左氧氟沙星＋利福平 4 周；二期手术前停药至少 4 周时间。

（5）第二阶段治疗：再次检验炎症指标，如红细胞沉降率、C 反应蛋白等均正常，患膝局部无红肿、窦道，皮肤愈合良好，体征上均未见可疑感染征象，准备行二期手术，仍采用原手术入路，患者经过 6 周的过渡期，膝关节的活动受限，术中根据需要对股四头肌肌腱进行松解，松解方式有股四头肌肌腱近端斜行切断、股四头肌的 V-Y 成形术、胫骨结节截骨术，股四头肌翻折术等（图 7-103）。

小心取出骨水泥间置器，避免骨折及减少因间置器黏附的骨量丢失，取出方法与第一次取出假体相同，但应更为容易，需要注意的是对骨量的保护（图 7-104）。再次取组织标本进行细菌培养及药敏检查，并再次彻底清创，尤其注意清除关节内骨水泥碎片；根据骨缺损的情况适当选用植骨或金属垫块。

如果存在侧副韧带或腘肌肌腱的损伤应给予修补或重建，放置引流管（术后夹闭 24h 后打开）后关闭切口，使用宽且厚的纱布加压包扎。

（6）术后处理：给予万古霉素 0.5g，每天 2 次，静脉注射治疗，或者根据药敏结果调整用药，直至细菌培养结果明确为阴性。

5. 关节融合术　是作为全膝关节置换失败后的补救措施，它能有效去除感染、减轻疼痛并提供稳定的膝关节。传统观念认为关节融合术是治疗全膝感染的金标准，认为它是全膝关节置换术后晚期感染出现严重症状和功能障碍时的首选方法。虽然融合后膝关节活动的丧失限制了患者坐、洗脚、穿鞋袜等日常活动，但有研究显示，关节融合和二期翻修术从 Oxford 评分上来看，效果无显著差异，而且其疼痛的发生率也较低。

膝关节融合术的基本指征是不可挽回的膝关节置换失败，即持续或反复膝关节感染的同时伴广泛的软组织和骨缺损，膝关节翻修已经不可能解决问题。

膝关节融合术的方法包括使用外固定装置加压固定方法及使用髓内钉或钢板内固定方法。困难在于有可能残留感染灶、骨丢失、造成不融合和肢体短缩。①采用外固定：固定融合的优点是可避开潜在的感染灶，不残留内植物，但主要缺点是不易达到稳定坚强固定，尤其是有严重骨缺损或骨质疏松的患者易造成不融合；②髓内钉固定：优点在于术后稳定性好，患者可立即负重，术后康复快，是目前膝关节融合术中最常用的方法，但笔者并不提倡使用髓内钉，这是因为关节融合术并不能保证能根除感染。使用髓内钉有可能将潜在的病菌带向远端髓腔，使感染扩散、迁延不愈。笔者有 1 例全膝关节置换感染失败后行关节融合术并使用髓内钉固定的病例，造成胫骨慢性骨髓炎，最终不得不截肢。③钢板内固定的效果优于外固定，目前主张双钢板加压进行膝关节固定融合，钢板置于膝关节的内外侧。多数病例可通过一次彻底清创后进行固定融合，但对于感染较重伴有广泛软组织坏死的患者可在固定前多次清创，完全控制感染后再行二期固定，因为感染会降低融合成功率融合术，Knutson 等报道

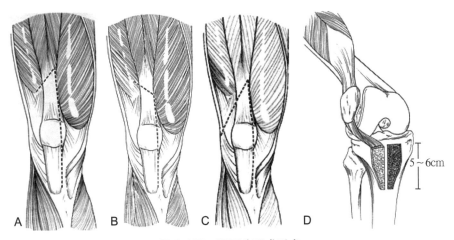

图 7-103　股四头肌成形术

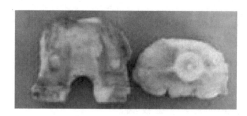

图 7-104 取出的骨水泥型间置器，注意保留骨量

其成功率仅为 19%。铰链型膝关节假体或有髓内柄的假体周围感染常合并明显的骨缺损，这样的患者融合术后更易出现不愈合，应考虑在融合部位植骨以提高融合成功率和尽可能减少下肢长度的丢失。

6. 关节切除成形术 关节切除成形术能有效根除感染而保存患者的肢体，而且手术操作简单、创伤小，但其主要缺点是术后膝关节不稳伴疼痛，行走功能受限。因此，关节切除成形术适应证是对关节功能要求不高、多关节受累、无法耐受其他手术的患者，如严重多关节类风湿关节炎患者、生活无法自理的老年患者。关节切除成形术与关节融合术不同，它不受骨和软组织缺损的影响，

但术后必须佩戴支具或管形石膏制动，至少 6 周，以减轻疼痛、保护关节。

7. 关节截肢术 截肢术是经过尝试各种外科手段均无法根除感染或合并威胁生命的败血症患者在不得已的情况下采用的最后的补救措施。大约有不到 5% 的感染患者最终需要接受关节截肢术。尽管截肢术治疗最彻底，但对患者心理和生理都是一个严重打击，必须慎重考虑。截肢的平面应该兼顾给予患者最大功能保留的同时能完全根除感染。

（五）总结

消除感染、解除疼痛、最大限度恢复患肢功能是治疗人工关节感染的基本目的。根据已有的被证实有效的治疗准则（图 7-105），选择正确的治疗方法对患者和医师都非常重要，抱有侥幸心理而过于保守将无法根治感染，达不到预期效果甚至导致感染恶化，而过于激进的治疗会产生高额的手术费用，增加手术创伤，也会增加患者经济上和心理上的负担。

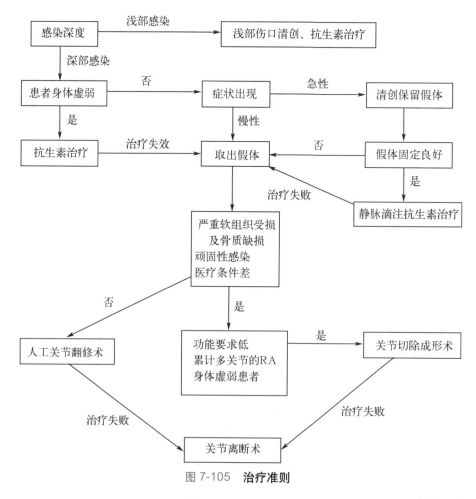

图 7-105 治疗准则

（曹　力　任姜栋）

第九节 人工膝关节置换术后假体周围骨折的手术翻修技巧

随着生活水平提高和平均寿命的延长，TKA的数量大量增加，同时TKA术后并发症的发生率也有所增加。大多数TKA患者是老年人和（或）患有骨质疏松者，这可能是导致术后假体周围骨折的高风险的一个重要原因。假体周围骨折可发生在股骨、胫骨或髌骨骨折；涉及的股骨是最常见的骨折部位，其后胫骨和髌骨也是相比其他部位骨折常见的骨折部位，假体周围骨折的治疗对外科医师来说更具挑战性，其发生率近年来不断增加。目前文献报道，初次膝关节置换术后股骨远端假体周围骨折的发生率为0.3%～2.5%，而翻修术后的发生率为1.6%～38%，翻修发生骨折的可能性是初次的3倍。女性患者常伴有骨质疏松，因此女性患者对医师更具挑战性，假体周围骨折的发生率约为男性的2.3倍。相比其他部位骨折，假体周围骨折的治疗影响外科假体周围骨折的固定和复位，并且会导致骨折不愈合或畸形愈合。全膝关节翻修术后可能由假体不稳、软组织粘连及血管损伤导致伤口的延迟愈合，并且会增加感染机会，甚至引起坏死。此外，医疗条件的制约也会影响患者术后恢复及康复治疗。然而，可通过选择合适的固定材料及提高外科手术的技术来获得满意的临床效果。因此，准确的诊断和恰当的干预在假体周围骨折的治疗中至关重要。

一、病因和危险因素

TKA术后假体周围骨折最常发生在股骨，主要在髁上区域。患者股骨髁上骨折主要发生在TKA术后2～4年，发生率为0.3%～2.5%，危险因素包括骨质疏松、类风湿关节炎、股骨前方切迹、激素使用史、女性、翻修术、神经源性疾病。其他因素还包括应力升高，如膝关节周围有螺钉孔、局部骨质溶解、膝关节僵硬和股骨前方皮质的刻痕等。Shawen等通过体外试验发现，股骨前方皮质刻痕达3mm时，股骨远端扭转破坏应力由正常的平均143.9N下降至98.9N，股骨远端骨密度与扭转破坏应力显著相关。此外，神经系统方面的异常如癫痫、帕金森病、小脑共济失调、重

症肌无力、脊髓灰质炎、脑瘫或不明原因的神经性关节病，也是膝关节假体周围骨折的危险因素。但是最新研究认为，股骨前方切迹和假体周围骨折无明确的相关性。

二、分 型

大体可分为假体周围股骨侧骨折、假体周围胫骨平台侧骨折和假体周围髌骨骨折。

1. 假体周围股骨侧骨折最常见。目前常采用的分型方法为1998年Rorabeck和Taylor提出的假体周围股骨骨折的分类方法，分类方法如下：Ⅰ型骨折是指稳定性良好的假体周围非移位性骨折；Ⅱ型骨折是有≥5cm的骨折移位或≥5°的骨折成角且与假体保持稳定的假体周围骨折，其中细分为ⅡA型（非粉碎性骨折）和ⅡB型（粉碎性骨折）；Ⅲ型骨折是不考虑骨折断端的移位，伴有假体松动或不稳定和聚乙烯磨损的假体周围骨折（图7-106）。

有学者提出一种将股骨部位骨折线高度考虑在内的分类方法：Ⅰ型骨折是骨折靠近股骨近端的假体周围骨折；Ⅱ型骨折是骨折线起始于股骨近端终至股骨髁部及部分延伸至股骨近端的假体周围骨折；Ⅲ型骨折发生于远至股骨髁部上边缘的假体周围骨折（图7-107）。

另有研究者提出的分类方法考虑了骨量、假体固定状态和骨折重建情况：Ⅰ型是指发生在膝

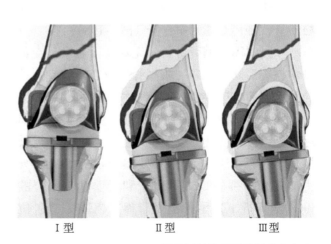

Ⅰ型 　　　Ⅱ型 　　　Ⅲ型

图7-106 Rorabeck-Toylor 股骨侧假体周围骨折分类方法

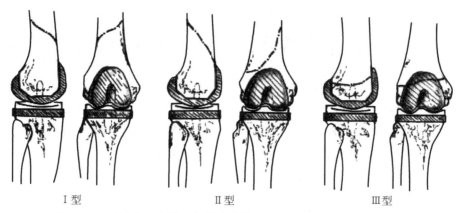

Ⅰ型　　　　　　　　Ⅱ型　　　　　　　　Ⅲ型

图 7-107　考虑股骨部位骨折线高度的股骨侧假体周围骨折分类方法

关节具有完整假体和足够骨量的假体周围骨折，又细分为适合非手术治疗的ⅠA型骨折和需要手术复位内固定的ⅠB型骨折；Ⅱ型是指因固定不稳或虽然有足够骨量但骨折重建后出现假体错位需要翻修手术的假体周围骨折；Ⅲ型是指伴有较差骨量的严重粉碎性骨折。

2. 假体周围胫骨平台侧骨折的发生率是0.4%～1.7%，比股骨的发生率低。它可能发生在手术的任何阶段，尤其是胫骨截骨、胫骨扩髓、模具的插入、假体的插入、聚乙烯内衬的放置和翻修手术中移除先前存在的假体等过程。目前假体周围胫骨骨折广泛使用的分类方法是根据骨折的解剖位置和胫骨假体固定的状态，Felix 等将假体周围胫骨骨折分为四种类型，即Ⅰ～Ⅳ型和3个亚型（A型、B型、C型）。Ⅰ型骨折位于胫骨平台；Ⅱ型骨折发生于邻近假体干的胫骨平台下；Ⅲ型骨折发生于胫骨平台远端；Ⅳ型骨折涉及胫骨结节见表7-2。A.亚型骨折是指在X线片上稳定的假体骨折；B.亚型骨折是指X线片上的假体松动；C.亚型是指术中骨折（图7-108）。

3. 假体周围髌骨骨折常无症状，通常是在影像学检查后才被发现。根据骨折形态、髌骨构件的稳定性和伸膝装置的完整性，把假体周围髌骨骨折分为四种类型：Ⅰ型骨折位于髌骨的周边，不涉及髌骨构件和伸肌装置；Ⅱ型骨折破坏伸膝装置；Ⅲ型骨折累及髌骨下极，又细分为髌韧带断裂的ⅢA型骨折和无髌韧带断裂的ⅢB型骨折；Ⅳ型骨折是指伴有髌股关节脱位的髌骨骨折。

表 7-2　Felix 假体周围股骨骨折分型的描述

类型	描述	亚型	描述
Ⅰ	部分胫骨平台	A	稳定
Ⅱ	全部胫骨平台	B	不稳定
Ⅲ	胫骨平台远端	C	术中骨折
Ⅳ	胫骨结节		

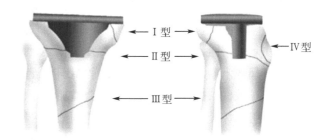

图 7-108　Felix 假体周围股骨骨折分型

三、治 疗 原 则

股骨髁上骨折的治疗应根据骨折部位、移位程度、骨折稳定性、假体周围骨丢失程度及假体固定情况而定。目前，对假体周围股骨髁上骨折的治疗有逐渐倾向于手术治疗的趋势。其主要目的是在保证骨折愈合的前提下，尽可能维持膝关节的活动度，并避免全身并发症的发生。①非手术治疗：目前非手术治疗的对象仅限于无法耐受手术的患者。其主要内容包括4～6周的固定，早期非负重状态下的功能锻炼及佩戴行走支具等。②手术治疗：绝大多数假体周围股骨髁上骨折首选手术治疗。对骨折已移位而假体未松动的Ⅱ型股骨髁上骨折，可切开复位内固定。如为假体已松动的Ⅲ型骨折则应采用长柄假体行翻修术，并根据需要行不同形式的骨移植手术。用关节周围锁定板或逆行髓内钉进行内固定治疗要优于外固定支架、动力加压钢板和动力髁螺钉固定。Hou等对 52 例膝关节假体周围骨折研究发现，锁定钢板与逆行髓内钉治疗相比，可得到相似的疗效。使用逆行髓内钉较传统的金属板来固定骨折，出血更少，软组织损伤更轻。此外，它由于保存了骨膜血液供应和骨折断端血肿而有利获得骨性愈合。同时逆行髓内钉应足够长以达到小转子的水平，因为髓内钉通过股骨峡部可防止雨刷效应并提高稳定性。但不是所有的股骨髁上骨折都适合应用髓内钉固定，因为有些假体设计没有为髓内钉提供入点。在此情况下只能选用髁钢板等偏心固定装置，但术中需大面积剥离软组织，有可能增加骨折不愈合的风险。假体周围股骨髁上骨折内固定的另一难点是，骨质丢失严重常无法为内固定装置提供足够的锚固力量。有些学者主张在钉孔部位注入丙烯酸骨水泥或生物骨水泥，甚至是打压植入异体骨以增加内固定装置的把持力。有时可采用内外侧双钢板固定，如图 7-109 所示。

假体周围平台骨折的治疗原则：Ⅰ型骨折是胫骨假体周围骨折中最常见的类型。几乎所有的Ⅰ型骨折都有假体松动与一定程度的骨丢失，因此对此型骨折首选的治疗方案是一期再置换胫骨假体并稳定骨折部位。一般采用骨水泥型或压配假体柄桥接骨折部位，并依据骨缺损的范围采用楔形垫片或移植骨块填充。ⅡA 型骨折常由外伤

引起，一般非手术治疗即能取得满意疗效。ⅡB型骨折常发生于假体柄松动合并有严重的骨溶解、胫骨干骺端有腔洞样或节段性骨缺损者。ⅡB型骨折处理难度较大，可采用加长柄假体结合填充性或结构性植骨。Ⅲ型骨折通常是由外伤、下肢力线异常或假体安置不当造成应力过载或胫骨结节截骨造成骨质薄弱与应力集中导致的应力骨折。Ⅲ型骨折中绝大多数为ⅢA型骨折。处理ⅢA型骨折的关键在于重建下肢的正常力线与维持膝关节的活动范围，一般经非手术治疗多能取得良好疗效。ⅢB型骨折常需个体化治疗方案，可以利用长柄假体行一期翻修术，再置换假体、复位并固定骨折；也可采取非手术治疗，待力线恢复、骨折愈合后再行二期翻修术。Ⅳ型骨折主要由直接暴力或胫骨结节截骨术后股四头肌过度牵拉造成。由于伸膝装置受累，Ⅳ型骨折常会造成膝关节功能严重受损。非手术治疗适用于假体固定良好，骨折无明显移位的Ⅳ型骨折；对明显移位的ⅣA型或ⅣB型骨折则应采取手术治疗，并重建伸膝装置。髌骨骨折的治疗：绝大多数髌骨假体周围骨折并无临床症状，也无须处理。Windsors等报道，即使是需要治疗的髌骨假体周围骨折，大部分经 6 周制动及积极的后续功能锻炼也能取得满意的疗效。手术治疗髌骨骨折，常很难做到解剖复位，并获得确切的内固定效果，骨量的丢失也使髌骨假体的再固定变得尤为困难，难以取

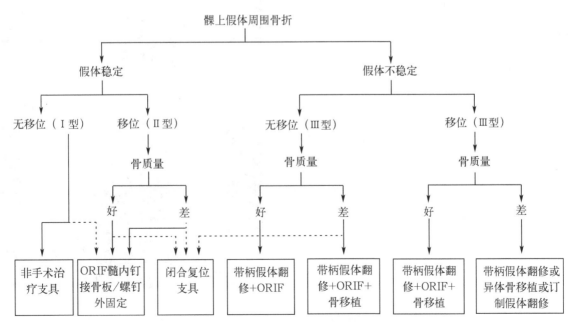

图 7-109　髁上假体周围骨折的处理策略

得满意的疗效，且并发症较多。因此，与对待股骨髁上骨折的态度相反，当前对髌骨假体围骨折的处理多倾向于非手术治疗。一般来讲，对Ⅰ型和ⅢB型骨折，即髌骨横形骨折或上下极撕脱骨折移位＜2cm，伸膝装置与假体 - 骨质界面均完好者，可采用非手术治疗。而对Ⅱ型、ⅢA型和Ⅳ型骨折则采用手术治疗。Windsors等认为，行髌骨置换的骨折移位2cm以上，假体松动且有明显伸膝障碍的髌骨骨折，应手术摘除髌骨假体，复位并内固定髌骨。待髌骨愈合后可根据髌骨残留骨量决定再置换或旷置髌骨。髌骨假体周围骨折复位困难，常用的钢丝张力带固定有时也会因严重的骨丢失而难以发挥作用。因此，骨折一旦获得可接受的复位，即可用传统的钢丝环扎维持固定。对未置换髌骨的患者，横形的髌骨上下极骨折或粉碎性骨折中难以复位的小骨折片，可采用部分髌骨切除术。对于置换髌骨的患者，如髌骨周缘骨折未影响假体固定，也可采用髌骨部分切除术；如骨折线累及假体 - 骨质界面，则应首选非手术治疗以挽救髌骨假体。髌骨切除术仅适用于切开复位内固定或部分髌骨切除术无效，伸膝装置无法重建的病例。由于髌骨切除术的疗效颇具争议，多数学者认为髌骨切除术只能作为伸膝严重困难患者的一种挽救性措施。无论采用何种手术方法，术中均需仔细修复髌旁软组织，尤其是内外侧伸膝支持带，以重建髌骨周围软组织平衡，防止髌骨不稳定和增加股四头肌肌力。

随着骨科内置物设计的发展和手术技术的成熟，对于假体周围骨折的治疗方法将越来越多，但积极地治疗骨质疏松、预防骨折发生，术中小心仔细操作，术后积极地进行康复训练，保护膝关节，防止跌倒，以及骨折术前积极完善评估骨折的部位、类型、假体状况、周围骨质情况等都有助于临床医师对此类骨折的治疗，从而达到较满意的临床效果。

四、病例分析

（一）病例分析 1

病史简介：患者，女性，65 岁。于 2010 年在我院行左膝关节置换术，术后功能良好。2012 年 10 月因车祸外伤致双下肢活动受限、疼痛，就诊我院，予以 X 线片检查诊断为 "1. 左膝关节置换术后假体周围骨折；2. 右侧胫腓骨骨折" 后收入我院进一步治疗。既往无特殊病史。

诊断：

1. 左膝关节置换术后假体周围骨折（ⅢB 型骨折）。

2. 右侧胫腓骨骨折（图 7-110）。

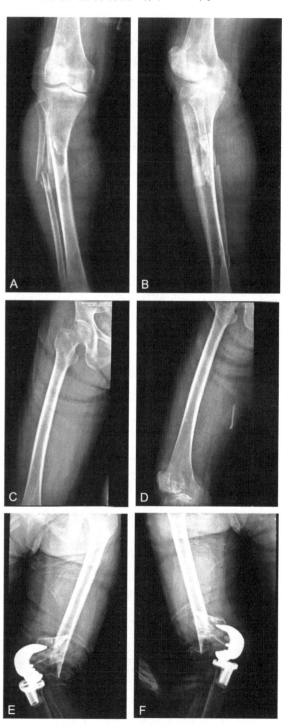

图 7-110　患者，女性，65 岁，2010 行 TKA，2012 年因车祸致双下肢活动受限、疼痛，术前 X 线片

手术方案：左膝关节原切口进入采用假体翻修加植骨备用半限制型假体或铰链膝型假体及锁定钢板；右侧胫腓骨采用髓内钉植入。

诊疗过程分析：该患者是一位老年女性，膝关节置换术后2年，此次车祸外伤是一个高能损伤，双下肢均有骨折。X线片显示左膝关节置换术后假体周围骨折（ⅢB型骨折）和右侧胫腓骨骨折。我们采取一期同时手术，假体周围骨折这一侧手术相对比较复杂，采用原切口进入并向近端延伸。术中可见假体已松动且骨折端完全移位伴有骨质疏松和骨缺损。取出假体后可见股骨内外髁分离，于股骨干呈"T"形骨折且伴有明显骨缺损。但内外侧副韧带保留完整，于是考虑使用LCCK翻修。手术中尽可能地保留骨质，并将截除的骨质留与植骨使用。因为使用LCCK假体带有髓腔杆，所以假体的外翻基本确定，同时髓腔杆如同髓内钉可以起到固定骨折的作用。选用大小合适的股骨假体，一般情况下可选用与以前同等大小的型号或略小一号的股骨髁，或者选用同等大小的股骨。后复位骨折：①在伸直位上复位骨折恢复股骨的长度；②然后确保伸直与屈曲间隙平衡；③使用骨水泥固定且在骨缺损处植骨。由于骨折范围较大，髓腔杆插入深度不足，于是我们在内侧放置一枚LISS钢板复合固定，同时使股骨内侧髁牢固固定于股骨假体上，术

中发现胫骨平台稳定，不考虑翻修平台，术前计划采用同一公司的假体（ZIMMER的NEXGEN假体），普通平台上安装限制性内衬，使用螺钉内固定效果满意。然后放置引流管。术毕同期行对侧的胫腓骨内固定（图7-111）。

结果：患者术后常规抗炎，抗凝治疗。患者卧床休息并在床上行主动功能锻炼，1个月后复查X线检查示恢复良好，扶双拐部分负重活动，3个月后扶单拐全负重活动。

（二）病例分析2

病史简介：患者，男性，62岁。2011年因车祸导致骨盆骨折，右侧股骨颈骨折，在当地医院行"内固定"手术治疗，患者于2012年4月在我院行右髋关节置换术，术后功能良好，6个月后行膝关节置换术，术后功能良好。2015年4月因外伤致右下肢活动受限、疼痛，就诊我院，予以X线检查诊断为"1.右膝关节置换术后假体周围骨折；2.右髋关节置换术后"收入院进一步治疗。既往无特殊病史。

诊断：

1. 右膝关节置换术后股骨假体周围骨折（ⅡA型骨折）。

2. 右膝关节置换术后髌骨骨折（Ⅱ型骨折）。

3. 右髋关节置换术后（图7-112）。

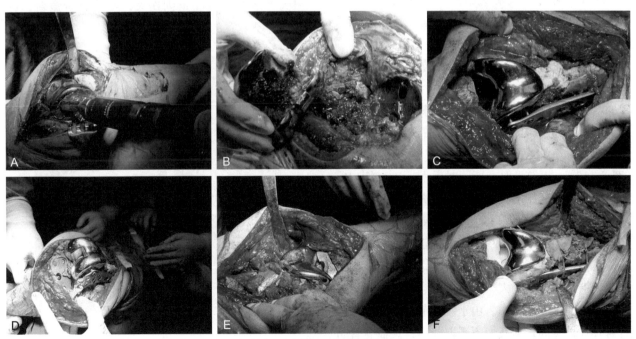

图7-111 前述患者术中情况

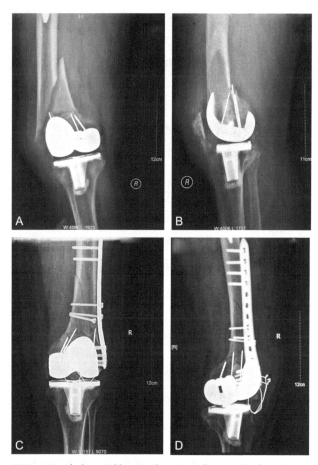

图 7-112　患者，男性，62 岁，2012 年 10 月行右侧 TKA，2015 年 4 月因外伤致右膝疼痛伴活动受限术，前（A 和 B）和术后（C 和 D）X 线片

手术方案：采用膝关节原切口并向股骨近端外侧延长，使用股骨外髁锁定钢板，备用双钢板固定；髌骨采用张力带固定。

诊疗过程分析：该患者是一位老年男性，膝关节置换术后 3 年，此外伤是一个高能损伤，患者的骨质情况可。X 线片显示右膝关节置换术后假体周围骨折（ⅡA 型骨折），右膝关节置换术后髌骨骨折（Ⅱ型骨折）和右髋关节翻修术后（图 7-113）。我们采取一期同时手术，一个切口完成两处骨折，采用膝关节原切口并向股骨近端外侧延长约 15cm，股骨假体周围骨折使用股骨外髁锁定钢板，术中发现假体稳定，内固定植入后骨折端复位及稳定性满意，故没有采用双钢板固定，因为考虑双钢板固定创伤大，影响骨折愈合，在稳定性不满意的情况下可考虑。由于髋关节柄的存在无法达到有效长度固定，我们不采取髓内钉。髌骨骨折采用"8"字张力带固定。术后未放置引流管。

结果：患者术后常规抗炎、抗凝治疗。患者卧床休息并在床上行主动股四头肌锻炼，并于 6 周后行膝关节屈伸锻炼以防止膝关节僵硬，8 周后复查 X 线检查示恢复良好，扶双拐部分负重活动，12 周后扶单拐全负重活动。

（三）病例分析 3

病史简介：患者，男性，79 岁。2017 年 10 月因右膝骨性关节炎于我院行右膝关节置换术，术后 4 个月因外伤致右膝疼痛伴活动受限入院，予以 X 线检查诊断为"右膝关节置换术后胫骨假体周围骨折"。

诊断：右膝关节置换术后胫骨假体周围骨折（Ⅲ型）（图 7-113）。

手术方案：采用膝关节内侧切口，使用锁定重建钢板固定，备用双钢板固定。

诊疗过程分析：该患者是一位老年男性，膝关节置换术后 4 个月，此外伤是一个非高能损伤，患者的骨质情况差并伴有骨质疏松。X 线片显示，右膝关节置换术后胫骨假体周围骨折（Ⅲ型）。术中发现假体稳定，采用单纯内固定，术中考虑使用特制的胫骨平台内侧钢板，但在膝关节假体上无法服帖地放置钢板且无法安放螺钉，因此使用可塑性的锁定重建钢板固定。内固定植入后骨折端复位及稳定性满意，故没有采用双钢板固定，因为考虑双钢板固定创伤大，影响骨折愈合，在稳定性不满意的情况下可考虑。

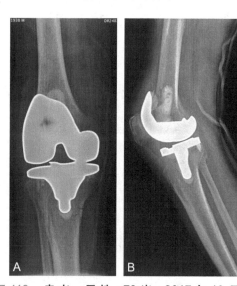

图 7-113　患者，男性，79 岁，2017 年 10 月行右侧 TKA，术后 4 个月因外伤导致右膝疼痛伴活动受限，术前 X 线片

结果：患者术后常规抗炎、抗凝治疗。患者卧床休息于床上行主动屈伸活动，考虑患者骨质疏松即嘱患者卧床1个月。术后一个半月后复查X线检查恢复良好，扶双拐部分负重，3个月后扶单拐全负重活动（图7-114）。

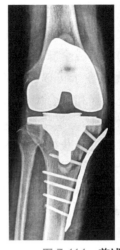
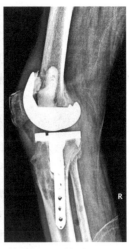

图7-114　前述患者术后X线片

（曹　力　胥伯勇）

第十节　膝关节融合术

膝关节是对患者生活功能影响最大的关节之一。对某些严重膝关节疾病，采用关节融合作为治疗手段，虽然术后失去了关节功能，但可获得稳定，不失为一种折中的治疗方法。膝关节融合术的目标是为能够行走的患者提供一个稳定的无痛的膝关节，该术式已有百年历史，其适应证随着其他治疗方式的进展而逐渐改变。本章主要介绍膝关节融合术的适应证、禁忌证和手术方法。

一、适　应　证

1. 严重的膝关节疾病，但不适宜或不能耐受膝关节置换术的患者，特别是对关节稳定性要求高的年轻患者。

2. 伸膝装置严重破坏，完全丧失主动伸膝功能。

3. 经非手术治疗失败的膝关节感染性疾病、难以修复的严重创伤性膝关节、麻痹性疾病引起的膝关节不稳或畸形、膝关节周围恶性或潜在的恶性疾病，如胫骨近端或股骨远端肿瘤。

4. 全膝人工关节置换术已成功运用近50年，但部分术后造成的不可挽回的失败如多次翻修术后感染仍无法控制，是目前膝关节融合术的主要适应证。

二、禁　忌　证

1. 同侧髋、踝关节同时病变。相对禁忌证包括同侧髋关节或踝关节严重病变、对侧膝关节或髋关节融合术、严重节段性骨缺损或严重软组织损伤需广泛重建。

2. 膝关节融合术禁用于对侧股骨髁上截肢术患者，因其可增加行走时的能量消耗，股骨髁上截肢术后行走的能量消耗比膝关节融合术增加25%，比正常行走时增加50%。因此，膝关节融合术合并对侧股骨髁上截肢术患者行走时的能量消耗使得行走极其困难，这类患者发生心脑血管疾病的危险性很高。

3. 其他相对禁忌证有患者不能行走和合并有手术禁忌证的疾病。

三、手　术　方　法

融合成功的最重要因素是合适的融合技术，其与固定物的选择和骨表面的接触情况有关。此外，选择适当的固定方式和确定是否植骨主要依据残余骨量的多少与宿主骨质量。患者的情况和术者的经验也会影响术式的选择。符合生物力学的下肢力线是膝关节融合的目标。因此，股骨远端截骨应轻度外翻5°～7°，胫骨近端截骨应与力线垂直，可应用TKA器械辅助截骨。从美观角度考虑可将关节融合于伸直位，如从功能的角度考虑则应将关节融合于屈曲0°～15°、外翻5°～8°、外旋10°。

1.髓内钉固定关节融合术 该述式适用于有广泛的骨质缺损而使得大面积的松质骨不能经受加压的患者，如在肿瘤切除后或全膝关节置换术失败后。髓内钉固定的优点在于可以立即负重、易于康复锻炼、无钉道并发症和融合率高。有报道称其与外固定融合技术相比，平均随访44个月，髓内钉固定关节融合术可以获得更高的融合率。外翻5°～7°是理想的冠状面力线，用外固定架比髓内钉更容易做到这一点。直的髓内钉常把膝关节置于内翻2°～5°，增加了髋关节的内翻运动。缺点是手术时间长、严重并发症较多和难以获得正确的力线。对于TKA术后感染的关节融合术，当采用髓内钉固定时最好分期进行。首先去除假体和骨水泥，以利于清除感染，待感染控制后再施融合术，否则易导致感染复发或感染髓内扩散。此外，髓内钉断裂也是其潜在并发症。术前应在标准X线片上测量股骨、胫骨髓腔扩髓程度及针的长度。计算针的长度时应减去股骨和胫骨需要切除的厚度及需要切除的骨缺损长度。

2.加压外固定关节融合术 该术式适用于膝关节骨量较多、保留的松质骨表面积较大并且有足够的皮质骨的患者，这样可以耐受加压。该术式优点是通过融合部位可获得良好而稳定的加压

及可在感染性或神经病性关节远端和近端实施固定（图7-115），尤其是对人工关节置换术后假体周围感染的患者，该术式可避免内植物的再次感染。近期有研究者指出，虽然手术失败率高于髓内钉固定关节融合术，但该术式在感染、截肢等方面与髓内钉固定无明显差异，并且强调与单平面外固定相比，多平面的外固定明显有更高的融合率。该技术的潜在缺点包括外固定针道感染、患者较难适应外固定架带来的不便。

3.钢板固定关节融合术 该术式可以避免外固定引起的钉道感染和外固定物松动，当骨髓腔不通畅或变形时不能用长髓内钉，钢板融合可作为一种补充技术。但对人工关节置换术后假体周围感染的患者，为避免内植物再次感染，有些学者并不主张使用该术式。当运用该技术时可以选择双钢板或单钢板。在克氏针临时固定后，预弯钢板，在干骺端最好使用全螺纹骨松质螺钉固定。为避免应力集中所造成的骨折，当使用双钢板固定时不要将不同钢板的两端置于股骨或胫骨的同一水平位置。当使用单钢板固定时，往往选择大的塑形外侧钢板（图7-116）。Munzinger等报道在全膝关节置换术后感染患者中使用大的塑形外侧钢板，术后6个月的融合率为80%。

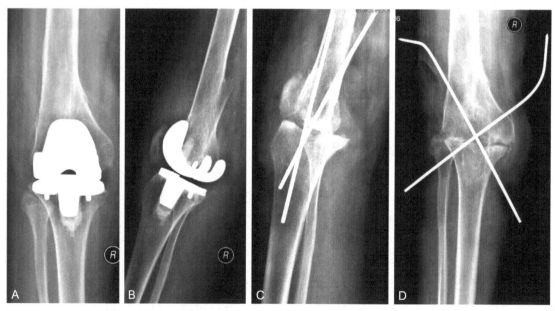

图7-115 患者，男性，44岁，因创伤性关节炎接受全膝关节置换术4年（A和B），因假体周围反复感染接受2次清创，后感染再次复发，多处窦道，且患者经济状况差，故行交叉克氏针膝关节融合术。术后3个月X线片显示骨融合良好（C和D）

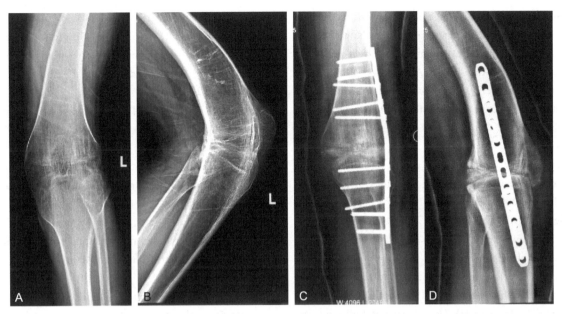

图 7-116　患者,男性,23 岁,因既往膝关节结核行结核病灶清除术后因膝关节疼痛逐渐呈屈曲位强直(A 和 B),
为提高患者生活质量,患者接受钢板固定关节融合术,术后 3 个月石膏固定,X 线片示骨融合良好（C 和 D）

四、总　　结

成功的膝关节融合术除了与患者的骨质、身体素质相关外,还与行膝关节融合术的外科医师密切相关,作为关节外科医师需掌握多种治疗技术,以患者的期望目标为基础,根据不同的情况,选择最合理的融合方式。

（曹　力　李国庆）

主要参考文献

[1] 曹力,阿斯哈尔江,张晓岗,等.一期翻修治疗全膝关节置换术后感染.中华骨科杂志,2011,31(2): 131-136.

[2] 曹力,纪保超.髋膝关节置换术后假体周围感染焦点问题.中华关节外科杂志(电子版),2016(4):360-363.

[3] 纪保超,徐恩洁,曹力,等.人工髋膝关节置换术后假体周围慢性感染病原菌培养方法及结果分析.中华外科杂志,2015,53(2):130-134.

[4] 任姜栋,张晓岗,曹力,等.重度膝关节外翻畸形的全膝关节置换术.中华骨科杂志,2014,34(6):645-651.

[5] 王志酬,张晓岗,曹力,等.一期翻修治疗全膝关节置换术后假体周围慢性感染的实验研究.中华骨科杂志,2011,31(9):988-992.

[6] 张晓岗,任姜栋,曹力,等.一期全膝关节置换术治疗膝关节骨关节炎合并关节外畸形.中华骨科杂志,31(8): 846-851.

[7] Abdel MP, Ollivier M, Parratte S, et al. Effect of postoperative mechanical axis alignment on survival and functional outcomes of modern total knee arthroplasties with cement: a concise follow-up at 20 years. J Bone Joint Surg Am, 2018, 100(6):472-478.

[8] Alexander GE, Bernasek TL, Crank RL, et al. Cementless metaphyseal sleeves used for large tibial defects in revision total knee arthroplasty. J Arthroplast, 2013, 28(4): 604-607.

[9] Backstein D, Safir O, Gross A. Management of bone loss: structural grafts in revision total knee arthroplasty. Clin Orthop Related Res, 2006, 446:104-112.

[10] Bauman RD, Lewallen DG, Hanssen AD. Limitations of structural allograft in revision total knee arthroplasty. Clin Orthop Relat Res, 2009, 467(3): 818-824.

[11] Beckmann NA, Mueller S, Gondan M, et al. Treatment of severe bone defects during revision total knee arthroplasty with structural allografts and porous metal cones-a systematic review. J Arthroplasty, 2015, 30(2): 249-253.

[12] Bouras T, Bitas V, Fennema P, et al.Good long-term results following cementless TKA with a titanium plasma coating. Knee Surg Sports Traumatol Arthrosc, 2017, 25(9):2801-2808.

[13] Chettiar K, Jackson MP, Brewin J, et al. Supracondylar periprosthetic femoral fractures following total knee arthroplasty: treatment with a retrograde intramedullar nail. Int Orthop, 2009, 33(4): 981-985.

[14] Clatworthy MG, Ballance J, Brick GW, et al. The use of structural allograft for uncontained defects in revision total knee arthroplasty, A minimum five-year review. J Bone Joint Surg Am, 2001, 83A(3):404-411.

[15] Cordero-Ampuero J, de Dios M. What are the risk factors for infection in hemiarthroplasties and total hip arthroplasties? Clin Orthop Relat Res, 2010, 468(2): 3268-3677.

[16] Costerton JW. Biofilm theory can guide the treatment of device-related orthopaedic infections. Clin Orthop Relat Res, 2005, 437:7-11.

[17] Dennis DA. The structural allograft composite in revision total knee arthroplasty. J Arthroplast, 2002, 17(4 Suppl 1):90-93.

[18] Dennis DA. Evaluation of painful total knee arthroplasty. J Arthroplasty, 2004, 19(4 Suppl 1):35-40.

[19] Engh GA, Ammeen DJ. Use of structural allograft in revision total knee arthroplasty in knees with severe tibial bone loss. J Bone Joint Surg Am, 2007, 89(2): 2640-2647.

[20] Fehring TK, Odum S, Olekson C, et al. Stem fixation in revision total knee arthroplasty: a comparative analysis. Clin Orthop Relat Res, 2003, 416: 217-224.

[21] Haidukewych GJ, Hanssen A, Jones RD. Metaphyseal fixation in revision total knee arthroplasty: indications and techniques. J Am Acad Orthop Surg, 2011, 19(6): 311-318.

[22] Hanna SA, Aston WJ, de Roeck NJ, et al. Cementless revision TKA with bone grafting of osseous defects restores bone stock with a low revision rate at 4 to 10 years. Clin Orthop Relat Res, 2011, 469(11): 3164-3171.

[23] Hilgen V, Citak M, Vettorazzi E, et al. 10-year results following impaction bone grafting of major bone defects in 29 rotational and hinged knee revision arthroplasties: a follow-up of a previous report. Acta Orthop, 2013, 84(4): 387-391.

[24] Hongvilai S, Tanavalee A. Review article: management of bone loss in revision knee arthroplasty. J Med Assoc Thai, 2012, 95Suppilo S230-S237.

[25] Hou Z, Bowen TR, Irgit K, et al. Locked plating of periprosthetic femur fractures above total knee arthroplasty. J Orthop Trauma, 2012, 26(7): 427-432.

[26] Howard JL, Kudera J, Lewallen DG, et al. Early results of the use of tantalum femoral cones for revision total knee arthroplasty. J Bone Joint Surg Am, 2011, 93(5): 478-484.

[27] Ji B, Xu B, Guo W, et al. Retention of the well-fixed implant in the single-stage exchange for chronic infected total hip arthroplasty: an average of five years

of follow-up. Int Orthop, 2017, 41(5):901-909.

[28] Ji B, Zhang X, Xu B, et al. Single-stage revision for chronic fungal periprosthetic joint infection: an average of 5 years of follow-up. J Arthroplasty, 2017, 32(8):2523-2530.

[29] Jones RE, Barrack RL, Skedros J. Modular, mobile-bearing hinge total knee arthroplasty. Clin Orthop Relat Res, 2001 (392): 306-314.

[30] Kilgus DJ, Howe DJ, Strang A. Results of periprosthetic hip and knee infections caused by resistant bacteria. Clin Orthop, 2002 (404):116-124.

[31] Klinger HM, Spahn G, Schultz W, et al. Arthrodesis of the knee after failed infected total knee arthroplasty. Knee Surg Sports TraumatolArthrosc, 2006, 14(5): 447-453.

[32] Klouche S, Lhotellier L, Mamoudy P. Infected total hip arthroplasty treated by an irrigation-debridement/component retention protocol. A prospective study in a 12-case series with minimum 2 years follow-up. OrthopTraumatol Surg Res, 2011, 97(3):134-138.

[33] Henderson RA, Soileau ES, Vail TP, et al. Can tantalum cones provide fixation in complex revision knee arthroplasty? Clin Orthop Relat Res, 2012, 470(1): 199-204.

[34] Lee SS, Lim SJ, Moon YW, et al. Outcomes of long retrograde intramedullary nailing for periprosthetic supracondylar femoral fractures following total knee arthroplasty. Arch Ortho Trauma Surg, 2014, 134(1): 47-52.

[35] Long WJ, Scuderi GR. Porous tantalum cones for large metaphyseal tibial defects in revision total knee arthroplasty: a minimum 2-year follow-up. J Arthroplasty, 2009, 24(7): 1086-1092.

[36] Meneghini RM, Lewallen DG, Hanssen AD. Use of porous tantalum metaphyseal cones for severe tibial bone loss during revision total knee replacement. J Bone Joint Surg Am, 2008, 90(1): 78-84.

[37] Naim S, Toms AD. Impaction bone grafting for tibial defects in knee replacement surgery. Results at two years. Acta Orthop Belg, 2013, 79(2): 205-210.

[38] Nakamura S,Ito H, Nakamura K, et al. Long-term durability of ceramic tricondylar knee implants: a minimum 15-year follow-up. J Arthroplasty, 32(6):1874-1879.

[39] ParryBR, Ganley TJ, BortelDT, et al. In vitro analysis of periprosthetic strains following total knee arthroplasty; Orthopedics, 2000, 23(10):1051-1056.

[40] Patel JV, Masonis JL, Guerin J, et al. The fate of augments to treat type-2 bone defects in revision knee

arthroplasty. J Bone and Joint Surg Br, 2004, 86:195-199

[41] Patel JV, Masonis JL, Guerin J, et al. The fate of augments to treat type-2 bone defects in revision knee arthroplasty. J Bone Joint Surg Br, 2004, 86(2): 195-199.

[42] Qiu YY, Yan CH, Chiu KY, et al. Review article: bone defect classifications in revision total knee arthroplasty. J Orthop Surg (Hong Kong), 2011, 19(2): 238-243.

[43] Sartawi M, Zurakowski D, Rosenberg A, et al. Implant survivorship and complication rates after total knee arthroplasty with a third-generation cemented system: 15-year follow-up. Am J Orthop, 2018, 47(3).

[44] Schmitz HC, Klauser W, Citak M, et al. Three-year follow up utilizing tantal cones in revision total knee arthroplasty. J Arthroplasty, 2013, 28(9): 1556-1560.

[45] Schroder HM, Berthelsen A, Hassani G, et al. Cementless porous-coated total knee arthroplasty:10-year results in a consecutive series J Arthroplasty, 2001, 16(5) : 559-567.

[46] Sharkey PF, Hozack WJ, Rothman RH, et al. Insall award paper. why are total knee arthroplasties failing today? Clin Orthop Relat Res, 2002 (404):7-13.

[47] Shawen SB, Belmont PJ Jr, Klemme WR, et al. Osteoporosis and anterior femoral notching in periprosthetic supracondylar femoral fractures: a biomechanical analysis, J Bone Joint Surg Am, 2003, 85-A(1):115-121.

[48] Sierra RJ, Cooney WP4th, Pagnano MW, et al. Reoperations after 3200 revision TKAs: rates, etiology, and lessons learned. Clin Orthop Relat Res, 2004, (425):200-206.

[49] Suarez MA, Murcia A, Maestro A. Filling of segmental bone defects in revision knee arthroplasty using morsellized bone grafts contained within a metal mesh. Acta Orthop Belg, 2002, 68(2):163-167.

[50] van de Groes S, de Waal-Malefijt M, Verdonschot N. Probability of mechanical loosening of the femoral component in high flexion total knee, arthroplasty can be reduced by rather simple surgical techniques. Knee, 2014, 21(1):209-215.

[51] Vertullo CJ, Lewis PL, Lorimer M, et al. The effect on long-term survivorship of surgeon preference for posterior-stabilized or minimally stabilized total knee replacement: an analysis of 63, 416 prostheses from the Australian orthopaedic association national joint replacement registry. J Bone Joint Surg Am, 2017, 99(13):1129-1139.

[52] Villanueva-Martinez M, De la Torte. Escudero B, Rojo-Manaute JM, et al. Tantalum cones in revision total knee arthroplasty. A promising short-term result with 29 cones in 21 patients. J Arthmplasty, 2013, 28(6): 988-993.

[53] Whaley AL, Trousdale RT, Rand JA, et al. Cemented long-stem revision total knee arthroplasty. J Arthroplasty, 2003, 18(5):592-599.

[54] Whittaker JP, Dharmarajan R, Toms AD. The management of bone loss in revision total knee replacement. J Bone Joint Surg Br, 2008, 90(8):981-987.

[55] Wood JH, Conway JD. Advanced concepts in knee arthrodesis. World J Orthop, 2015, 6(2):202-210.

第8章

人工膝关节置换术后并发症的诊断与防治

第一节　人工膝关节置换术后疼痛

膝关节疼痛是 TKA 术后最常见的症状，据报道约 19.8% 的患者 TKA 术后 1 年仍有持续性疼痛。严重的膝关节疼痛能够延迟康复和延长住院时间、降低患者满意度，给患者造成极大的心理负担。只有通过明确病因、正确诊断、阶段预防及多模式治疗才能恰当地处理患者术后疼痛。

1. 原因分析　人工膝关节置换术后疼痛的原因很多，目前可分为关节内因素和关节外因素。

（1）关节外原因：椎管狭窄、椎间盘突出压迫神经根、腰神经根病变等神经因素是关节外病变引起术后疼痛的最常见原因。通过认真详细询问病史和全面物理检查很容易诊断上述病变。髋关节退行性关节炎、滑膜病变等髋关节因素也可引起术后膝关节牵涉痛，可通过髋关节内注射局部麻醉药物的方法来与其他疼痛鉴别。髂胫束滑囊炎等软组织因素同样可引起膝关节术后局部疼痛，局部注射麻醉药和类固醇激素封闭常有明显效果。

其他关节外因素包括股四头肌肌腱炎、髌腱炎、胫骨应力骨折、下肢血管病等，均易诊断。

（2）关节内原因

1）感染：TKA 术后感染是手术最严重的并发症，也是手术失败及翻修的最主要因素。在疼痛机制不明确时应首先考虑感染（图 8-1），人工全膝关节置换术后感染的后果严重。急性感染是术后最常见的原因，结合临床表现和实验室检查容易诊断；但慢性感染变得隐匿，且其临床表现与假体无菌松动难以鉴别，尤其在应用抗生素的情况下，诊断更加困难。目前认为具备下列 5 项中 3 项才能诊断为 TKA 术后感染：① C 反应蛋白 > 1mg/dl；②红细胞沉降率 > 30mm/h；③关节穿刺培养呈阳性；④术中组织脓样表现；⑤术中培养呈阳性。有研究者表明，TKA 术后引起感染的主要是金黄色葡萄球菌（47.2%），其次是表皮葡萄球菌（26.4%）、溶血性链球菌（11.3%）。早期感染多由毒性较强的病原菌引起，如表皮葡萄球菌和革兰氏阴性菌，晚期感染多由血源性散播导致。

2）关节不稳定：目前国际常用的膝关节协会评分（KSS）系统将术后明确的胫股关节不稳定界定为膝关节冠状位松弛超过 15° 及前后方向位移超过 10mm。术后胫股关节的稳定性主要取决于以下因素：①假体动态及静态稳定结构；②胫股假体吻合度；③假体后方限制性；④软组织平衡技术。关

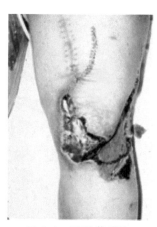

图 8-1　膝关节感染

节不稳定包括轴向失稳和屈曲失稳。轴向失稳的最常见原因是单侧侧副韧带或腘肌腱功能不全,主要由术中软组织平衡失败所致,偶见于术后膝关节外伤,较易确诊;而屈曲失稳主要由术中膝关节屈伸间隙不平衡所致,股骨后髁截骨过多、股骨假体选择不当或胫骨平台后倾过大等均可导致过大的屈伸间隙,但其在膝关节伸直时关节稳定,较易漏诊。作为膝关节持续性疼痛、功能障碍的常见原因,术后屈曲不稳定患者典型表现为关节疼痛、反复肿胀、膝关节广泛触痛及膝关节不稳定感。对于膝关节不稳定的治疗,非手术治疗对于早期发生的急性胫股关节不稳定效果较好,对迟发性、反复发生的不稳定效果较差;非手术治疗无效一般行膝关节翻修术。

3)对线不齐:髌骨轨迹不良、髌骨不稳定的主要原因是股骨及胫骨假体内旋放置,可导致术后膝前痛及屈曲不稳定。假体对线不良造成聚乙烯衬垫边缘负荷而使磨损加剧,聚乙烯过度磨损造成内、外侧间隙不对称,导致下肢对线不良加剧,可引起关节疼痛。

4)膝关节粘连及关节僵硬:作为疼痛的原因及结果,两者相互制约,使病情逐渐加重。膝关节粘连及僵硬的重要原因是人工全膝关节置换术后早期因疼痛而功能锻炼不足。手术技术失误是造成膝关节活动受限的重要因素(图8-2),其中包括后交叉韧带松解不充分造成的屈伸活动受限、胫骨平台前倾引起的股骨假体后方撞击屈曲受限、股骨假体后倾导致假体前翼突出、股骨假体内旋造成髌骨脱位、股骨假体偏前和假体型号选择过大等。一般膝关节早期僵直患者可以在麻醉下行手法松解,一旦超过3个月,单纯手法松解效果不好且有假体周围骨折的危险,应在关节镜下行关节腔清理、软组织松解术(图8-3)。

5)关节线异常:作为人工全膝关节置换术后早期膝前痛的常见原因,关节线异常将改变髌股关节的力学特性,导致疼痛和髌骨半脱位。关节线上移会导致髌骨相对较低,在伸膝过程中,髌骨与髁间窝过早接触而撞击,造成伸膝装置紧张且屈曲受限。膝关节协会在研究中发现,关节线

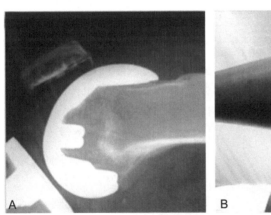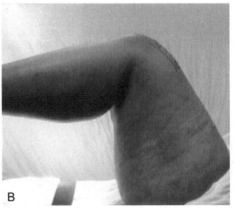

图 8-2 手术技术失误造成的膝关节活动受限

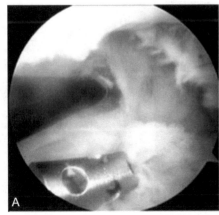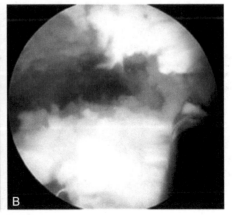

图 8-3 关节镜下行关节腔清理、软组织松解术

抬高＞ 8mm，发生膝前痛及髌骨并发症的危险性明显增加，正常的关节线约位于腓骨小头上 1cm、股骨内上髁下 2.5cm 或股骨外上髁偏下 1cm 处，可以用对侧膝关节 X 线片作为参考。术中腔骨截骨过多会造成关节屈曲间隙过大及关节线过低，可直接导致膝关节屈曲不稳定，另外，由于髌骨相对高位，造成屈膝时髌骨高压，伸膝时容易发生髌骨半脱位。针对此种情况一般应采取非手术治疗，经口服药物、针灸、脉冲等治疗后症状可稍缓解，但易反复，需长期门诊复诊。

6）假体失败：假体松动、骨溶解（图 8-4）及假体断裂均属于假体失败，可引起突然疼痛或慢性迟发型疼痛，活动时疼痛加剧。外科操作失误、患者选择不当、假体设计缺陷等均可最终导致假体无菌性松动而失败（图 8-5）。

2. 如何评估 TKA 术后疼痛

（1）临床体格检查：体格检查是辅助评估关节外因素导致 TKA 术后疼痛的重要方法。TKA

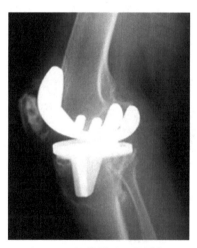

图 8-4　假体松动、骨溶解

术后疼痛患者的查体从视诊开始，检查切口瘢痕和所有皮肤病变，注意可能存在的任何畸形。触诊可发现髌骨弹响征、髌骨半脱位、脱位及髌骨轨迹不良，这些都是引起膝前疼痛的常见原因。检查膝内翻 / 外翻及前后稳定性，明确是否有任何韧带过度松弛不稳定。还应记录膝关节主动和被动活动范围，以及任何肿胀及渗出。脊柱或髋关节病变、足踝疾病等引起的疼痛通常会影响到膝关节，因此膝关节检查应该包括全面的脊柱及髋关节、足踝部位的检查。对怀疑疼痛与髋关节有关的患者，髋关节内注射局部麻醉药物对辨别疼痛来源通常很有帮助。在完善影像学检查后，应重复一次体格检查，以确保影像学与体格检查结果相吻合。

（2）影像学评估

1）X 线片：影像学检查包括 X 线片、CT 和 MRI。其中，高质量的 X 线检查是最常用的影像学检查手段，且能够提供最多、最全面的信息。通过侧位 X 线检查来反映股骨端假体的大小、矢状位对线、假体安放位置、胫骨倾斜度，判断是否存在骨溶解、骨缺损、假体松动或断裂、假体周围骨折、髌骨位置不良（高位 / 低位髌骨）、假体或下肢对线等问题。通过下肢全长 X 线检查来评估关节外病变，如骨畸形愈合、骨肿瘤或应力性骨折；对比既往拍摄的系列 X 线片可以获得假体移位、透亮线变化等更多的信息。

尽管假体 - 骨界面狭细透亮线的意义有争议，但透亮区通常是松动的迹象。通常邻近股骨髁的部位骨溶解最严重，在正位 X 线片上表现为放射透亮区，并有一个向干骺端皮质骨边缘延伸的硬

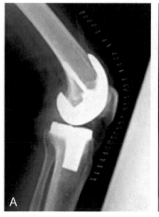
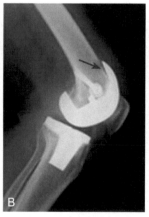
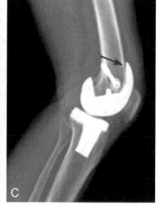

图 8-5　假体无菌性松动

化带。侧位 X 线片上硬化边缘常可区分这种病变。由于假体的遮挡，X 线片常低估实际的骨溶解程度，甚至掩盖透亮线。此时，透视摄片可以找到显示假体 - 骨界面的最佳位置。关节造影阳性结果有助于诊断假体松动，但阴性结果不能排除假体松动。

2）CT 及 MRI 检查：股骨及胫骨假体内旋放置是造成髌骨轨迹不良、髌股不稳定的主要原因，与术后膝前痛直接相关。而 CT 检查可以精确测量假体相对于通髁线的旋转角度。CT 检查在骨溶解诊断方面的价值一直存有争议，但是三维 CT 能更好地鉴别假体周围的溶骨性病变。

最近研究发现，在 MRI 三维状态（图 8-6）下测得的股骨旋转角度更为准确。由于明显的金属伪影影响，传统的 MRI 没有诊断价值。但最近金属磁感伪影抑制 MRI 技术可有效消除金属伪影干扰，但目前在临床上尚未广泛应用。

（3）实验室检查：实验室检查有利于区别感染性和无菌性膝关节疼痛。血液学检查指标包括全血细胞计数和分类、红细胞沉降率（ESR）和 C 反应蛋白（CRP）。白细胞升高提示活动性感染，但白细胞正常也不能排除感染。即便在无并发症的膝关节置换术后，ESR 通常会持续升高 3 ～ 6 个月。Barrack 等通过对比术前、术后 ESR 变化认为，当红细胞 ESR 超过 30mm/h 时可诊断为 TKA 术后感染的敏感度为 82%，特异度为 85%，阴性预测值为 95%。CRP 一般在 TKA 术后 2 ～ 3 天达到峰值。ESR 升高伴 CRP 升高时诊断感染的敏感度为 96%，特异度为 95%。因此，尽管 ESR 和 CRP 水平不是感染的确诊依据，但其阴性预测值

高，足以用于筛选和排除感染。

关节穿刺液培养（同时进行需氧和厌氧培养）具有绝对的特异度（100%）和阳性预测值（100%）。由操作污染导致的假阳性率会对其阳性预测值产生影响，因此应特别注意无菌操作。由于抗生素可能导致假阴性结果，在培养前应常规停用抗生素至少 2 周，用含有活性炭吸附剂的培养瓶培养阳性率高。当高度怀疑感染而穿刺液培养阴性时，应重复穿刺培养，并延长培养时间。除了进行微生物检查，关节穿刺液还用于细胞计数和分类检查。有文献报道，诊断关节内感染的最佳的精确的界限值为穿刺液白细胞计数，为 1760/μl，中性粒细胞百分比为 73%。穿刺液白细胞计数 > 1760/μl 时，其阳性预测值为 99%，阴性预测值为 88%；中性粒细胞百分比 > 73% 时，其阳性预测值为 96%，阴性预测值为 91%。结论认为，关节液白细胞计数真阳性率（敏感度）的渐进性增长伴随相对较小的假阳性率增长，对感染的诊断精确度更高。

3. 术前如何预防 TKA 术后疼痛

（1）术前宣教：对患者进行术前健康宣教，使患者充分认识膝关节置换手术的目的及疼痛处理手段的利弊，并使用 VAS 评分对疼痛进行自身评估，同时需要根据患者的经济状况、教育水平和职业等现实情况选择适合的假体，达到解除患者的心理压力的目的。

（2）超前镇痛：是指在有害刺激传入中枢神经系统前给予镇痛干预措施。超前镇痛的意义在于限制神经系统的敏感化，进而减轻后续产生的疼痛。常用方法有硬膜外镇痛、外周神经阻滞，

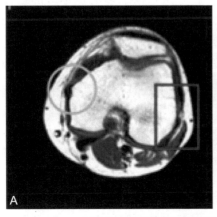
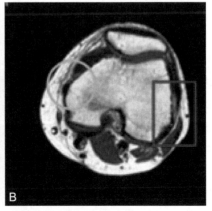

图 8-6 MRI 三维状态下测量股骨旋转角度图像

以及非甾体抗炎药物等局部及全身使用。在术前使用非甾体抗炎药物等能够更好地控制术后疼痛，减少术后阿片类药物用量。硬膜外注入罗哌卡因同样可以作为超前镇痛的方案，可明显降低术后膝关节静息痛及活动痛，且不增加术后不良反应及并发症的发生率。也有研究表明，NMDA 受体与 P 物质在伤害性信息传递过程中发挥着重要的作用，所以 NMDA 受体拮抗剂（氯胺酮）在超前镇痛中应用广泛并取得了良好效果。

（3）假体设计与选择：为避免因假体的不匹配所带来的 TKA 术后的疼痛，假体的设计与选择变得尤为重要。目前，我国使用的假体多为仿制国外或进口产品，进口假体是以欧美人的膝关节几何参数为依据进行设计的，国人暂时还没有属于自己的假体，导致出现国人膝关节与假体不匹配的情况。测量膝关节截骨前后股骨远端、胫骨近端形态学的相关数据，设计适合国人的膝关节人工假体变得越来越重要。目前我国常用的膝关节假体分为 4 类：①后交叉韧带保留型假体，适用于具有良好的骨量并且关节周围韧带能提供很好内外侧、前后方及内外翻稳定性的患者；②后稳定型人工膝关节，适用于具有良好的骨量和内外翻稳定性，代替后交叉韧带的患者；③髁限制型假体，适用于需要用髁限制性来代替膝关节内外侧、前后方或内外翻不稳定的患者，以及因为骨缺损需要用到延长杆和填充块的患者；④旋转铰链型假体适用于因为肿瘤、创伤性关节炎、类风湿关节炎、多发关节炎、胶原病及股骨髁缺血性骨坏死造成的中到重度膝关节不稳定患者，或者适用于严重的内外翻、屈曲畸形及膝关节翻修手术。此外，由于疾病的复杂性，对于个人定制化假体的需求越来越迫切。随着智能化的发展，3D 打印技术逐步成熟，并应用于各行业，从而影响着人们的生活。在关节外科应用上，3D 打印技术因其可以为患者"量身定制"个体化模型，使关节置换中假体型号的选择、假体安放位置的准确性及畸形的矫正程度等技术难题得到解决。这使得关节严重畸形、软组织严重挛缩患者的术前手术方案的制定简单化、准确化，从而提高关节外科复杂高难度手术的成功率，减轻患者术后因假体不匹配所带来的疼痛。He 等利用 3D 打印

技术制备了半膝关节和人工骨模具（图 8-7），分别通过快速铸造和粉末烧结成形技术制备出个体化钛铝合金半膝关节与多孔生物陶瓷人工骨，并将组装后的复合半膝关节假体植入患者体内，术后随访表明该复合半膝关节假体与周围组织、骨骼匹配良好，并且具有足够的机械强度，可明显降低患者因假体不合适所带来的术后疼痛。尽管 3D 打印技术还存在费用高、普及困难等问题，但是相信其在未来关节外科领域会起到决定性作用。

（4）整体评估：术前对患者整体情况进行评估。对于患者术前存在的其他系统疾病应积极请相关科室医师会诊。TKA 术后发生的疼痛常与膝关节以外的合并症密切相关，需要高度重视，术前应避免漏诊并积极向患者及其家属交代，一旦发现术后疼痛是由合并症引起的，则需要进行积极的对症治疗。

4. 术中预防 TKA 术后疼痛

（1）手术入路的选择：目前应用较广泛的手术入路主要有内侧髌旁入路和股内侧肌下入路。内侧髌旁入路被认为是传统经典的全膝关节置换手术入路，其具有操作比较容易，术中视野清晰，近远期疗效肯定的优势；然而，其也具有手术创伤较大、术后疼痛较长、功能恢复较慢等缺点。股内侧肌下入路具有创伤小、出血量少、并发症概率不高、术后疼痛较轻、术后恢复较快等优点，是最符合膝关节生理解剖的一种入路，其不但能保护髌骨的血供和髌股关节的稳定性，而且不干扰伸膝装置。但是该入路对手术者要求较高，适应证较窄，对截骨器械有一定要求。同时，患者体重、年龄、关节畸形程度及关节活动度等因素在一定程度上影响该术式的选择。综上所述，虽然股内侧肌下入路与内侧髌旁入路相比有诸多优点，但其增加了手术难度，且适应范围较小。因此，对于刚开展 TKA 的术者建议选择内侧髌旁入路，此外对于有严重膝关节畸形或重度肥胖的患者，仍应推荐经典内侧髌旁入路。

（2）保持膝关节周围软组织平衡：TKA 软组织平衡涉及的主要是膝关节韧带、关节囊等静力稳定结构，即追求的是韧带平衡。保持 TKA 术中的软组织平衡的目的是为了在伸膝及屈曲 90° 时保持内外侧膝关节间隙的平衡及膝关节屈曲运动

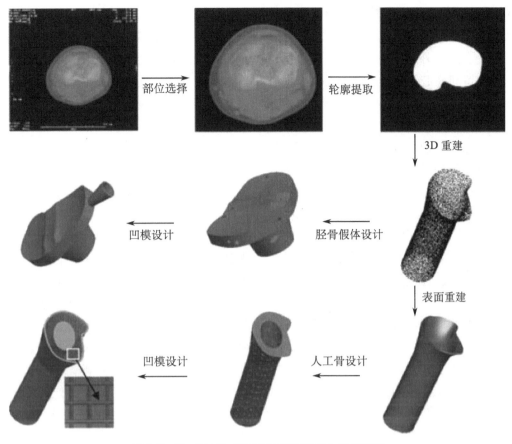

部位选择　轮廓提取　3D 重建

凹模设计　胫骨假体设计　表面重建

凹模设计　人工骨设计

图 8-7　3D 打印技术制备半膝关节和人工骨模具

过程中的髌骨轨迹。保持膝关节周围软组织平衡有利于膝关节力线的恢复，并且减少因为假体不稳定带来的疼痛，减少翻修率。有研究发现，通过充分的内外侧软组织平衡、去除所有的骨赘、股骨远端多截骨 2mm 及后侧关节囊松解等技术，足以满足几乎所有接近 30°的膝关节屈曲挛缩畸形，术中获得精确软组织平衡的关键在于屈膝间隙和伸膝间隙的平衡与等化，伸屈膝间隙的平衡可通过对挛缩软组织的松解而实现，而软组织松解的程度应逐步增加，伸膝间隙在经过恢复解剖轴线的股骨远端和胫骨近端截骨后，继而对紧

张侧的韧带逐步松解，直至伸膝间隙为矩形。近年来，兴起的传感器技术已经应用于膝关节置换（图 8-8），用以协助术者保持软组织平衡，明显提高了 TKA 术后患者的满意度，减轻了患者术后疼痛。尽管传感器技术的应用还处于初期阶段，并未广泛被应用，但相信该技术会极大地促进关节外科的发展。

（3）术中膝关节周围注射药物治疗：膝关节内注射的优点在于不但镇痛效果明显，而且不影响全身的肌力和术后的功能锻炼。膝关节内注射的药物以局部麻醉药为主，可联合肾上腺素、吗

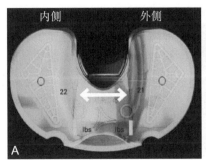
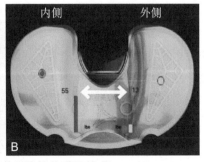

图 8-8　应用于膝关节置换的传感器技术

啡及非甾体抗炎药物，被称为"鸡尾酒疗法"。该方法既可以避免全身给药引起的不良反应，又可以避免因硬膜外麻醉或外周神经阻滞所引起的恶心、呕吐、尿潴留和患肢肌肉无力等并发症，但也存在镇痛时间短和药物失效后反而加重疼痛的缺点。有学者认为，鸡尾酒的配方应该因人而异，这样才会产生最好的镇痛效果，并且不良反应较少，而配方及剂量等仍需临床上进一步观察和研究。罗哌卡因的作用时间与其他局部麻醉药相比明显延长，用于皮下浸润麻醉时，作用时间是同浓度布比卡因的 3～4 倍，同时清除率较高。此外，罗哌卡因对心脏及中枢神经系统的不良反应较小，尤其适用于术后镇痛。肾上腺素是儿茶酚胺类药物，可使小血管收缩而减少局部失血，也可以延长局部麻醉药在关节周围停留的时间，降低局部麻醉药中毒的可能性。

5. 术后疼痛管理

（1）术后药物镇痛：药物镇痛包括口服药物、肌内注射、静脉注射及鞘内灌注等方式。口服给药具有方便、快捷，易于患者接受等优点，与其他镇痛方式联合应用，可减少其他药物的用量，但口服给药的吸收受胃肠道影响较大且起效慢，不适合用于术后禁食患者的镇痛。肌内注射起效快，是临床最传统的镇痛方式，但会导致注射部位疼痛，不易于患者接受，且存在损伤神经等并发症。术后静脉注射镇痛药操作简单，适用于术后有静脉留置针的患者，患者无痛苦，易于接受，药物直接入血，患者可以自行根据自身疼痛情况追加按压次数，镇痛作用起效快。鞘内注射指在蛛网膜下隙注入布比卡因或吗啡。因为该药脊髓麻痹、恶心、呕吐等不良反应的高发生率，所以不推荐作为常规镇痛方案，其有效性已被证明。近期有学者报道，鞘内注入布比卡因加吗啡和（或）酮咯酸能实现有效的早期术后镇痛，且没有发现明显的不良反应。

（2）术后股神经阻滞：膝关节由股神经、坐骨神经、闭孔神经、隐神经和股外侧皮神经等多条神经支配，其中阻滞股神经对镇痛起到关键作用，此镇痛手段已被广泛接受。Salinas 等发现罗哌卡因连续股神经阻滞镇痛可以显著减轻 TKA 术后疼痛，减少阿片类药物使用量。Binghanm

等指出，在术后短时间内，相较于单次神经阻滞，连续神经阻滞在改善镇痛效果、提高患者满意度、减少阿片类镇痛药使用、促进术后早期功能锻炼方面更有优势。股神经阻滞也有许多不足之处，其一就是麻醉剂的用量较大，有导致局部麻醉药中毒的风险。另外，股神经阻滞在获得镇痛效果的同时也因其阻滞了运动神经所引起股四头肌肌力减弱、可能增加跌倒风险而饱受争议。Ben David 等报道有 12 例 TKA 术后持续股神经阻滞镇痛患者中有 10 例出现膝关节和小腿后部中重度疼痛，而联合坐骨神经阻滞后上述疼痛完全得到缓解。但是联合坐骨神经阻滞有减低下肢肌力、损伤坐骨神经等风险，故对于是否联合坐骨神经阻滞镇痛尚存争议。目前用于周围神经阻滞的罗哌卡因为长效酰胺类局部麻醉药物，具有作用时间长、对运动阻滞轻微的特点，能降低坐骨神经阻滞对下肢肌力的影响。我国有学者采用鞘内吗啡联合连续股神经阻滞用于 TKA 术后镇痛以弥补股神经阻滞术后早期膝关节镇痛不全，取得了满意的镇痛效果，但有增加患者呼吸抑制的风险限制其在高龄和有肺部疾病等高危患者中的应用。

（3）患者自控镇痛（patient-controlled analgesia，PCA）：是将麻醉药物放置于镇痛泵（图 8-9）中，当患者术后感到疼痛时，可按照自己的需要自行给药，因其操作简便，给药迅速，被广泛应用于术后镇痛。目前用于临床的主要包括经静脉自控镇痛（IVP-CA）和硬膜外自控镇痛（PCEA），经静脉自控镇痛法起效快，适用范围广，但用药量大，对全身影响较大，且效果不可靠；相比而言，PCEA 用药量小，镇痛相对安全，能提供更好的镇痛效果、较快的膝关节功能恢复及较少的不良反应，因而只对局部麻醉有禁忌证的患者才会使用静脉 PCA。目前，静脉 PCA 使用较多的是吗啡等阿片类药物，因其用量不易控制、不良反应较多及镇痛效果不甚理想的特点，所以此法常作为其他镇痛模式的一个补充环节。

（4）多模式镇痛：近年来，随着疼痛机制研究的深入，外周机制和中枢机制共同参与疼痛形成，常规单一的镇痛模式难以达到最佳的镇痛效果，因此多模式联合镇痛被认为是目前最理想的围术期疼

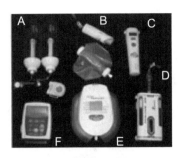

图 8-9　各种镇痛泵

痛控制方法；其将作用机制不同、作用不同的药物组合在一起，通过使用多种药物作用于不同的疼痛产生的生物学路径，从而降低单一用药的剂量和不良反应，提高对药物的耐受性，加快起效时间，延长镇痛时间。关于初次关节置换为手术期使用多模式技术的疼痛管理方案已有报道。有学者在多模式镇痛方案中报道了其能缩短住院天数、减少阿片类药物用量、减少 PCA 使用时间和降低疼痛评分的作用。采用多模式镇痛方案，可以显著减少术后总的麻醉剂使用量，并推迟患者术后第 1 次使用麻醉剂的时间间隔。在术后疼痛评分的比较上，静息痛在术后 4h、6h、24h 多模式镇痛组疼痛评分显著小于非多模式镇痛组，活动性疼痛在术后 4h、6h 多模式镇痛组疼痛评分显著小于非多模式镇痛组。采取多种模式结合，可以让镇痛效果大大优化，同时减低相关不良反应的风险，让患者更好地接受治疗和恢复。多种模式结合镇痛，在术前、术中、术后均综合不同的方法进行镇痛，是目前镇痛方式的主要发展趋势。

（张　晨）

第二节　人工膝关节置换术后假体周围骨折

近年来，随着全膝关节置换术手术量和患者平均年龄的增加，与 TKA 相关的骨折发生率正在逐步升高，TKA 术中及术后的假体周围骨折常发生于股骨、胫骨及髌骨，其在全膝关节置换术后并不常见。其定义为距膝关节表面 15cm 以内或髓内假体柄 5cm 以内发生的骨折。目前已有大量的研究就 TKA 术后假体周围骨折的发生率进行探讨，部分研究指出初次 TKA 术后骨折发生率为 0.2%～2%，TKA 翻修术后患者的骨折发生率为 1.7%。Berry 等研究发现，与初次膝关节置换相比，关节翻修术后患者假体周围骨折的发病率更高。其中，初次关节置换的患者术中发生骨折的比例只有 0.2%，而翻修患者达到了 1.9%，初次关节置换的患者术后发生骨折的比例只有 2.1%，而翻修患者达到了 4.4%。假体周围骨折存在大量的风险因素，其中骨量减少为最大的风险因素，绝经后女性雌激素水平下降导致的骨量减少是导致这部分人群骨折高发的原因。对于 TKA 术后患者，70 岁以上女性出现假体周围骨折的风险显著增高。神经系统疾病也被认为是 TKA 术后并发症的独立危险因素，步态不稳、肌力失衡及本体感觉功能减弱等都可引起跌倒、反常的关节活动和膝关节功能障碍等问题，最终都可能导致 TKA 术后假体周围骨折。除此之外，骨量减少还可继发于长期使用激素、酗酒、骨溶解、炎症性关节炎、应力集中及 TKA 翻修等多种原因。对于假体周围骨折，主要治疗方法包括手术治疗和非手术治疗，在治疗过程中并发症发生率为 25%～75%。相对于其他单纯骨折，假体周围骨折往往包含不同类型及不同严重程度的病理因素，并且假体、骨水泥等均可对骨折的固定和复位带来更大的难度，如何正确地选择固定材料和术式并改善患者预后成为重点探索的内容。对于 TKA 术后的假体周围骨折，有数个分型系统对该类骨折进行分类定义。下面笔者根据最常用的骨折发生部位进行分类的分型系统来阐述不同分类骨折的处理方式和技术改进。

一、股骨假体周围骨折

（一）易患因素与发生风险

股骨假体周围骨折为全膝关节置换术后假体周围骨折最常见的类型，其常发生于股骨髁上区域。一般认为女性发生股骨假体周围骨折的风险更高，这在一定程度上与骨质疏松和骨溶解的发病率有关。在术中，假体周围骨折常发生于后稳定型 TKA 股骨假体准备或安装时。在术后，骨折常发生于低能量创伤后，如站立时的单纯摔倒，但大的创伤、癫痫发作和全膝关节置换术后对膝关节僵直的手法处理也可导致骨折。在术前和术中，术者需根据患者情况进行处理以避免此类骨折的发生。在现代 TKA 髁的设计之中通常存在向前倾斜的凸面，这使 TKA 工具不易形成前方切迹，从而避免在股骨前方切迹上形成应力集中。但在现有大量临床研究中，仍无法证明股骨前方切迹与骨折形成存在关联。部分研究认为，在手术时，股骨前面截骨形成的凹陷可能使患者更易发生假体周围骨折，当准备假体植入发现有股骨前凹陷缺损形成时，医师应考虑应用带股骨髓腔杆的假体（图 8-10）。

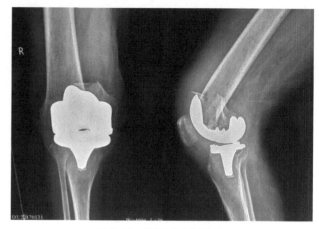

图 8-11　股骨内侧髁骨折

（二）股骨髁骨折

股骨髁骨折最常发生于术中，以股骨内侧髁为多见（图 8-11）。其发生主要有 2 个高危因素：术中操作时需行髁间窝截骨以容纳股骨假体的中间盒，在术中假体进行内置或外置时，后方稳定型假体的使用更易导致股骨髁骨折的发生；采用非骨水泥型假体或骨水泥面团期过短时，可导致股骨假体与截骨面楔合过紧，引起股骨髁骨折。股骨髁骨折一旦发生，应广泛显露骨折端并立即行 X 线检查。确定骨折部位和范围后，可使用拉力螺丝固定，如果是伴有移位的髁间骨折则需要钢板内固定。

（三）股骨干骨折

股骨干骨折多发生于术中，多因过度扩髓或

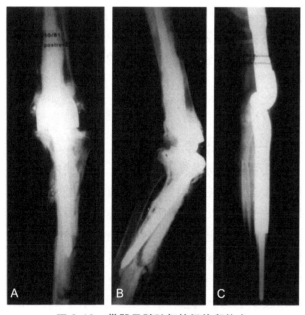

图 8-10　带股骨髓腔杆的假体翻修术

强行置入髓内定位杆、体柄所致，股骨前方皮质是骨折最常见的部位。术中骨折主要由于术前对股骨干形态的评估不足或术中在使用定位杆或髓腔锉直接撞击股骨皮质而导致假体穿透股骨前方皮质。术前拍摄的股骨全长 X 线片能对股骨干形态进行正确评估，术中轻柔操作可避免。对于术中导致的股骨皮质穿孔，应根据穿孔的位置和程度进行治疗。如果在术中发生股骨干骨折，可采用长柄假体固定骨折以保护骨折端，骨折近端的假体柄长度至少为股骨干直径的 2 倍。如果骨折导致骨质缺损，可通过骨板移植修补或加长柄以通过骨折区。股骨干骨折也可发生于 TKA 术后，可根据骨折的部位及类型选择治疗方式。

（四）股骨髁上骨折

股骨髁上骨折为 TKA 术后常见并发症之一。股骨髁上假体周围骨折为膝关节线以上 15cm 内或股骨假体上方 5cm 以内的骨折（图 8-12），TKA 术后股骨髁上骨折多由轻微暴力引起，以同时伴有轴向和扭转负荷的复合应力最多见，也可继发于高能量损伤。

目前，股骨髁上骨折最常用的是 Lewis 分型和 Rorabeck 分型（图 8-13）。其考虑了假体固定状态和骨折移位情况，共将骨折分为三型：Ⅰ型，骨折无移位且假体稳定；Ⅱ型，骨折移位，但假体稳定；Ⅲ型，假体松动或失效，伴骨折无移位或移位。对于假体周围股骨髁上骨折倾向于手术治疗，其主要目的在保证骨折愈合的前提下尽可能维持膝关节的活动度，同时避免其他并发症的发生。

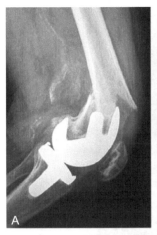
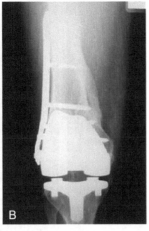

图 8-12 股骨髁上假体周围骨折

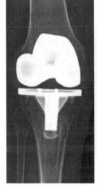
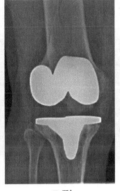
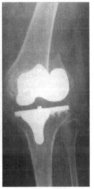

Ⅰ型　　　　Ⅱ型　　　　Ⅲ型

图 8-13 股骨髁上骨折的 Rorabeck 分型

（五）处理

对于股骨假体周围骨折的患者，治疗目的与其他任何骨折的治疗目的相同，即维持解剖或接近解剖力线，维持膝关节的活动并使患者可早期活动。骨折治疗原则：恢复下肢解剖对线，骨折固定需牢固，以便早期的功能康复训练；维持下肢的长度和力学对线，保证假体的可靠固定。骨折治疗的成功标准为在下肢力线对线正确的前提下获得愈合，并且维持假体稳定，膝关节活动度超过 90°。

1. 非手术治疗　对于有安全的股骨假体并且没有出现骨折错位或存在严重骨丢失的粉碎性骨折，以及骨折前活动能力有限的患者，可以考虑非手术治疗。管型石膏、支具固定及骨牵引等为非手术治疗中常用手段。对于无法耐受手术的患者，非手术治疗无创伤且感染风险较小。但非手术治疗需长期制动，长期制动可导致生理的不适应、关节僵硬、静脉血栓、肌肉萎缩和延迟愈合

等，而且无法达到骨折的良好的对位，这可能会提升畸形愈合与不连接发生率。老年患者长期卧床也会引起诸多问题。在最近的研究中，越来越多的证据更支持手术治疗。故对于有手术适应证患者应及早实施手术治疗，以促进膝关节运动幅度的改善。在非手术治疗时，除非骨折没有发生移位且患者值得信赖，短期的骨骼肌牵引是必要的，需 1 ～ 2 周。长腿支具应用 6 ～ 8 周，每 2 周进行一次 X 线检查（图 8-14），评价复位情况。之后再用软的绞索支具固定 6 ～ 12 周，直至骨愈合。如果骨折稳定，可允许恢复活动范围的功能锻炼。

2. 手术治疗　由于假体周围髁上骨折的治疗结果与膝关节骨折后的对线和稳定性有关，除无错位骨折等原因且无须手术治疗的情况之外，手术治疗成为首选。治疗方式与诸多因素相关，如患者的身体状况、骨折错位情况、骨缺失的严重情况、股骨假体的状况等。手术治疗的方式主要包括固定和翻修，无论是固定还是翻修均有多种手术方式可供选择，这取决于假体完整性、假体稳定性及假体远端骨量等。手术选择包括使用弹性髓内杆（图 8-15），股骨髁刃钢板或加压螺钉（图 8-16），三叶髁钢板，内锁棒固定和全膝关节翻修等。

术前患者需行前后位和侧位 X 线检查。对于股骨、胫骨假体的稳定性需从 X 线片上做出评价，同时需评估骨折的形式及骨质条件、粉碎类型等，明确患者的身体状况和精神状况。各项评估完成且未见明显手术禁忌证时，制订合适的手术治疗

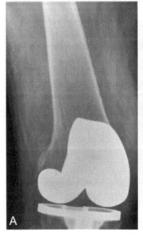
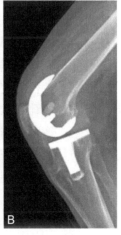

图 8-14 非手术治疗复查 X 线片

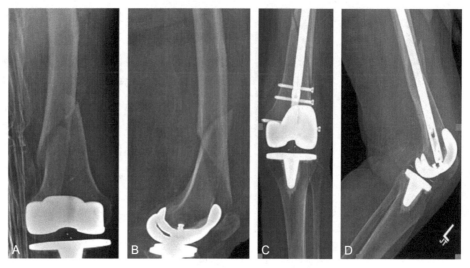

图 8-15   弹性髓内杆治疗假体周围髁上骨折

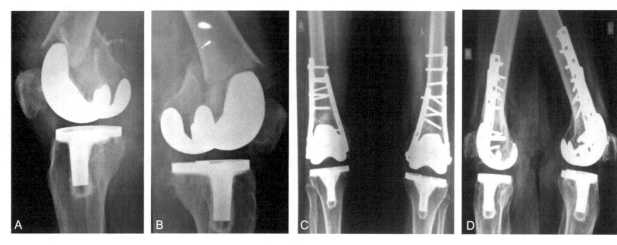

图 8-16   股骨髁刃钢板或加压螺钉治疗假体周围髁上骨折

方案。如果股骨假体安全,股骨远端骨仍存留有2~3cm,此时普遍选择髓内固定。将膝关节抬高,采用内侧髌旁入路。如果是后交叉韧带替代假体,髁间盒中有孔,可用菱形锉扩孔以接纳固定针。股骨髓腔扩髓后,首先安放股骨远端内锁钉,因安放较易。在校正力线后安放近端锁钉。另外,还可选用远端髁螺钉钢板或三叶髁钢,此入路需更广泛地剥离,但固定也就更安全。对于粉碎性骨折和严重骨质疏松致骨折的患者,可应用逆行髓内钉技术。逆行性髓内针具有微创性,对股骨的骨膜与病灶血肿无破坏,有利于发挥其良好成角、轴向及旋转稳定性的优点。但需注意的是,大部分现代后交叉韧带替代型膝关节假体(CS假体)采用髁间开放式假体设计(open-box)来保证开髓点的显露,而髁间闭合式(closed-

box)假体为逆行髓内钉技术的禁忌证。应用逆行髓内钉技术时应注意不同假体的区别。髁间开放式假体患者选用髓内钉时,应根据假体的构造和大小判断开放性髁间窝的大小,从而判断所需使用的髓内钉的大小。此类骨折使用髁上或标准逆行股骨钉。髓内钉的缺点包括加速金属碎屑沉积,尤其是在放置和改变髁间窝假体时更易发生。髁间闭合式假体可使用弹性髓内钉,但弹性髓内钉的刚性较低,其发生短缩和旋转后可导致畸形愈合。针对骨折粉碎程度较轻且骨折块较大者,髁钢板也可作为其优选术式,但对于骨质疏松严重、粉碎性骨折于骨折远端植入紧压异体骨皮质条可增强固定强度,临床应用效果较好。除此之外,复杂的粉碎性骨折可以考虑使用组配式铰链型膝关节假体。如果股骨假体松动并存在远端广泛骨溶解，可考虑使用股骨远端异体骨翻修并使用长柄器械，必要时可使用限制型假体。限制型假体的应用常有利于患者的即刻负重和活动。外固定对此类骨折作用有限，其被认为在假体周围骨折中可产生一定作用，但尚无足够文献支持，更受到关注的是其存在针道部位感染的可能，假体周围针道感染可导致 TKA 术后感染。

如果假体不稳定，常需翻修手术。翻修手术的优势为可早期活动和负重，可使患者更快地恢复日常生活。翻修术首先进行的第一步为去除假体，同时对残余骨骼和韧带进行评估，如果韧带仍连接有足够的远端骨块，可考虑使用非限制型假体；如果远端附着较少，则需考虑使用限制性更强的假体。如果无残余韧带附着，翻修术中可能需要铰链型膝关节假体以提供稳定性。对于所有的翻修术，均应使用有柄假体，因干骺端已破坏，固定不够稳固。当假体不稳定合并干骺端骨质丢失时，与传统使用骨水泥填充或使用自身／异体骨移植不同，行翻修手术时可使用长入型干骺端套件，此类假体可修补干骺端骨质丢失的情况，使假体更好地被固定。

3. 术后处理与并发症　如果髓内固定安全，仅有轻微粉碎存在则不必行固定保护。但对于所有髁上骨折、单纯骨折和粉碎性骨折，常规做法是在术后应用软支具并部分负重。软支具一直被佩戴至有骨连接迹象时。股骨远端异体骨移植的患者也使用同一治疗原则。采用骨折内固定后，畸形愈合和不愈合是最为担忧的问题。在术中，可使用有限显露技术以降低畸形愈合和不愈合的发生。在术后，应对患者的营养状况进行评估，积极补充缺乏营养素。若发现出现不愈合的情况，可考虑采用较大直径固定针的置入和骨移植。

二、胫骨假体周围骨折

（一）易患因素与发生风险

与股骨假体周围骨折相比，胫骨假体周围骨折较为少见，其发生率为 0.3%～0.5%。在术中，骨折可发生于手术的任何阶段，如组件移除、骨牵开、胫骨复位或准备胫骨假体植入时。在手术期间，对有胫骨高位截骨术病史的患者应注意不要将胫骨假体置于超过膝关节外侧面，此举可避免在受到外力等情况下，胫骨假体柄穿过胫骨外侧皮质通道。术后，骨折可发生于外伤、松动、不稳或假体的对线异常及延展的胫骨结节截骨术后。多数胫骨骨折多由急性创伤所致，但在没有任何外伤的情况下也会发生。除此之外，明显的胫骨内翻可能与骨折发生有关。典型骨折区域常累及胫骨假体和骨水泥。骨折范围较少涉及胫骨近端影响到胫骨假体稳定性，但骨折仍常导致胫骨假体不稳定、松动，包括假体排列不齐、错位和关节不稳等。由于胫骨假体周围骨折常引起患者剧烈疼痛和膝关节不稳，大多数此类病例需行翻修手术。

（二）骨折分型

目前假体周围胫骨骨折广泛使用的分型是 Felix 等在 1997 年提出的分型方式，该方法基于骨折解剖部位、假体固定的情况和骨折发生的时期，将假体周围胫骨骨折分为 4 种类型（Ⅰ～Ⅳ型）和 3 个亚型（A 型、B 型、C 型）（图 8-17）。4 种类型：Ⅰ型，骨折位于胫骨平台；Ⅱ型，骨折发生在邻近假体胫骨平台下干骺部；Ⅲ型，骨折发生于胫骨平台远端骨干部；Ⅳ型，骨折涉及胫骨结节。3 个亚型：A 型，假体未见松动；B 型，假体已松动；C 型，骨折发生于手术期间。其中，Ⅰ型骨折是临床中最为常见的一种，多见于 TKA 术后膝关节内翻的患者，在胫骨假体有松动时更易发生。

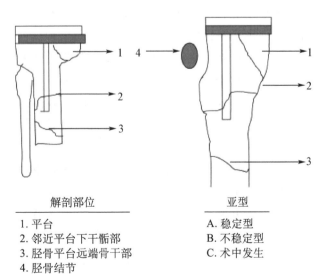

解剖部位	亚型
1. 平台	A. 稳定型
2. 邻近平台下干骺部	B. 不稳定型
3. 胫骨平台远端骨干部	C. 术中发生
4. 胫骨结节	

图 8-17　假体周围胫骨骨折的 Felix 分型

（三）处理

根据骨折的分型明确相应的治疗方案，其基本治疗原则与股骨假体周围骨折相似。

1. 非手术治疗　对于假体未见松动的患者，大多可以采取非手术治疗。ⅠA 型可通过运用石膏骨架外固定、保护性承重等方法进行治疗；ⅡA 型采取石膏固定处理，一般可取得良好疗效，但若未能取得良好复位效果则需行翻修置换术。ⅢA 型临床则多依据骨折固定治疗准则，未移位的骨折行非手术治疗可获得良好疗效，主要重点在于恢复下肢力线和膝关节功能，但若发现轴线对位不良则需行翻修置换术。

2. 手术治疗　术前评估内容与股骨假体周围骨折相似。除基本评估内容外，还需在物理检查时对肌四头肌装置和内、外侧副韧带状况进行评价。根据骨折情况及骨缺失情况，应备有异体支撑物和胫骨近端异体移植骨。根据韧带稳定的情况，还有可能会使用长柄假体和限制型装置。当胫骨假体安全、膝韧带完整时，可使用钢板行手术治疗。当影响胫骨假体稳定性时，常使用胫骨外侧板固定，远端使用双皮质螺钉，近端螺钉可穿越骨水泥或分布于骨水泥周围。

当胫骨假体松动时，ⅠB 型骨折常伴有空洞性骨缺损，可采取骨水泥填充、髓内延长柄胫骨假体翻修置换术与骨移植等方法。ⅠC 型骨折的发生最常见于术中取出骨水泥时或尝试复位时。如在术中及时发现，可使用骨松质拉力螺丝将骨折块固定于胫骨上，或在对骨折部位行切开复位内固定处理后将假体插入。如胫骨平台出现局部骨质缺失时可能需垫块加强。ⅡB 型骨折常伴有邻近的假体柄松动，多见于铰链型膝关节，在干骺端也可见部分骨缺损，这使得骨折的处理变得困难，若伴随明显的骨丢失可运用长柄胫骨假体及骨移植物翻修置换术。ⅡC 型骨折一般发生于髓腔准备或将长柄胫骨假体打入的过程中，也可见于翻修手术时取出假体、尝试复位、髓腔准备的过程中，可考虑制动、避免负重或更换长柄胫骨假体行翻修术。手术中极小的移位骨折也可能需要行术后支架外固定治疗。近端胫骨假体的使用要求翻修的股骨假体为限制型假体，即与胫骨假体连为一体，故全膝关节翻修术后可早期承重，但禁止骨折固定处的关节活动。ⅢB 型骨折则在近端骨折中实施长柄假体翻修处理即可，但针对远端骨折则应先实施内固定以促进骨折愈合后再进行二期翻修治疗。ⅢC 骨折根据个体化治疗原则，通常可利用石膏固定，避免承重治疗等非手术方式达到骨折愈合的目的。Ⅳ型涉及胫骨结节，多由直接暴力或胫骨结节截骨术后股四头肌的牵拉所致。如果假体固定良好，骨折移位较小的ⅣA 型骨折可实施外固定，保持膝关节伸直位固定，也可行切开复位内固定治疗。如果为ⅣB 型骨折，骨折端存在移位者治疗中除行切开复位内固定外还需对其伸膝装置行重建处理，以提升治疗效果，结构性植骨则在骨质疏松严重、骨折粉碎者中尤为适宜。ⅣC 型骨折多见于严重骨质疏松患者的翻修术中，一般在术中将胫骨结节重新复位固定，术后长腿石膏托固定直至骨折完全痊愈。

仅有当原有假体、骨折类型及软组织覆盖问题导致无法顺利完成切开复位内固定时（图 8-18）才考虑翻修手术。翻修手术需拔除假体，需考虑假体拔除导致骨的缺损量增加及其过程中有可能加重骨的破损程度，而且还需考虑技术上是否能够在假体拔除后立即重建关节。翻修应待软组织覆盖和骨量随着愈合而改善之后进行，在骨开始愈合后，翻修手术更易于完成，不易造成显著的骨和软组织损害。

3. 术后处理与并发症　术后，若髓内固定安全，骨折粉碎程度轻，则术后固定不需保护。考虑到大部分患者存在骨质疏松，术后虽不需使用外固定，也应常规使用软支具。除外使用限制型装置的患者，在使用支具时，可开始行部分负重和膝关节活动。4～6 周后逐渐增加负重程度，但支具应使用至 X 线片提示有骨连接迹象时。对于胫骨假体周围骨折，在使用大量异体骨和死骨时，术后最为担心的并发症为感染，故在手术中应侵袭性清创并关注局部创口的愈合。在术中可使用长的髓内固定和异体支撑物以避免不愈合与畸形愈合，若明确发现骨无法连接，应尽早行骨移植。

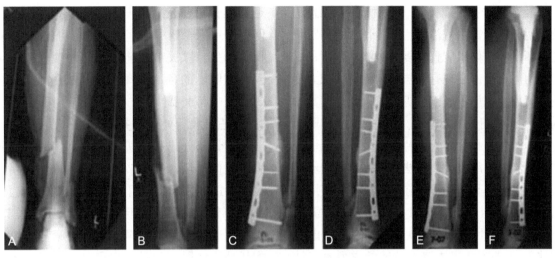

图 8-18　假体周围胫骨骨折翻修术后

三、髌骨假体周围骨折

（一）易患因素与发生风险

早期，关于髌骨假体周围骨折的报道发生率高达 21%，但随着现在知识和技术的提升，现有研究发现，其发生率较前明显下降至 0.68%。髌骨假体周围骨折的发生一般由屈膝跌倒所致。已知的危险因素包括长期使用激素、类风湿关节炎、下肢或膝关节假体不等长、髌骨过度切除、髌骨切除不足或髌骨前后径过大、非对称性髌骨截骨、髌股关节力线不良、术中破坏髌骨血供等。术后的高体重、高强度活动量也是致骨折发生的危险因素。术后髌骨血供障碍可能为髌骨骨折的主要原因，术中可影响髌骨血供的原因包括髌骨外侧支持带松解、髌骨前外侧关节囊松解、脂肪垫切除、术中电刀的使用等。术中髌骨相邻软组织的过度剥离可能会影响髌骨的血液供应，增加骨坏死导致髌骨骨折的风险，故在术中操作时应尽可能保留髌周软组织及在外侧支持带松解时保护外侧主要动脉免受损伤来防止髌骨坏死。髌骨切骨时髌骨保留过少或过多都会导致髌骨骨折，切骨过多导致髌骨骨量减少、髌骨强度降低；切骨过少导致髌骨应力增加，对于术中操作导致的髌骨过度切除和切除不足问题，可通过合适且对称地切除髌骨和插入假体来恢复原髌骨厚度。术中非对称性髌骨截骨，尤其是截除软骨下骨或外侧关节面时可增加髌骨的机械劳损。髌股关节对线不良会导致髌股关节接触应力明显增高，一旦外力使髌

骨处于半脱位状态，则很容易发生髌骨骨折。

按骨折原因可将髌骨骨折分为创伤性骨折和疲劳性骨折，创伤性骨折常有一个明确外伤史，如摔倒或撞伤等，虽然外伤可能很轻微，但骨折也常有可能出现移位，最后需要开放性手术修复骨折。疲劳性骨折常发生隐匿，患者往往无明显的症状表现，可能仅存在亚临床性乏力或爬楼梯困难，问病史时无明确的外伤史，绝大多数与应力和疲劳有关，经影像学检测方可发现。Ortiguera 和 Berry 回顾性分析了 85 例髌骨假体周围骨折，对其进行了分型：Ⅰ型，骨折假体和伸肌装置均完整；Ⅱ型，骨折假体完整，但伸肌装置被破坏；Ⅲ型，累及髌骨下极，根据残余骨量进行分型，再分为Ⅲa型和Ⅲb型；Ⅲa型，残余骨量足够；Ⅲb型，髌骨厚度小于 10mm。对于治疗来说，假体的稳定性和伸肌装置的完整性是最重要的因素，故Ⅰ型患者疗效较好，而Ⅱ型和Ⅲ型患者疗效较差。

（二）处理

1. 非手术治疗　Ⅰ型骨折临床多无明显症状，无明显功能受限。无症状者可以随访观察，不给予特殊处理，有肿胀或疼痛患者采用非手术疗法即可获得良好功效并能保留患者完全伸展度与肢体功能，多使用管型石膏或膝关节支具外固定。在外固定初期采取伸直位固定 4 ~ 6 周，之后再考虑增加活动范围。对于髌骨上下极较小骨折，膝关节制动 3 ~ 6 周可考虑行康复训练。临床上Ⅰ型骨折需要手术治疗的很少见。

2. 手术治疗　骨折移位明显、伸膝装置断裂、

假体松动及严重粉碎性骨折者一般需行手术治疗。Ⅱ型及Ⅲ型骨折均需手术治疗。Ⅱ型骨折的伸肌装置已经破坏，应将伸肌装置修复到足够的强度，以获取早期功能康复。在现有方法中，钢丝和张力带环扎最常使用，常用于极部骨折块较大者，但其并发症的发病率仍可高达50%，主要并发症表现为伸膝迟滞。对合并移位小骨碎片的Ⅱ型骨折行切开复位内固定治疗难度较大，无法使用螺丝或钢丝固定，部分、完全髌骨切除术均在临床被推广使用。

无论是Ⅲa型骨折还是Ⅲb型骨折，均需手术治疗。针对骨量充足的Ⅲa型骨折，可考虑行髌骨假体翻修或髌骨假体取出及髌骨成型术。针对Ⅲb型骨折则需行髌骨假体翻修成形术和假体切除关节成形术等，但疗效均较差，术后膝关节功能难以恢复至骨折前水平。髌骨部分切除术是指将髌骨小骨折块或旋转骨块完全解剖游离，同时将伸膝装置重建并保留在髌骨上；髌骨完全切除术是指将髌骨碎骨块完全游离，切除后将髌韧带与股四头肌肌腱缝合在一起。目前，此切除术只适用于髌骨粉碎性骨折无法完成复位的情况。目前这两种术式仍存在争议，术后效果仍未能让人满意，故对于髌骨骨折较难复位的患者，如何在术后恢复患者膝关节功能成为髌骨假体周围骨折的难点。

近年来，使用多孔金属制造髌骨假体已成为可能，虽此种假体被开发用于严重髌骨骨质丧失，但并不一定适用于髌骨骨折，因其在愈合时需要足够的血液供应，故对患者的自身依赖性较高。但在使用这一技术治疗后，患者可出现疼痛缓解、积液消失、膝关节功能提高等表现，故此可为全髌骨切除术的备用选择，并可能在此类复杂骨折的治疗中起重要作用。

（三）术后处理与并发症

髌骨部分或完全切除术后，髌韧带或股四头肌肌腱修复后，膝关节应该在伸直位制动并予以保护，最好在术后使用带铰链的膝关节支具保护，患者可在保护下进行部分负重。对于膝关节来说，股四头肌的康复训练至关重要，康复训练不仅可能帮助维持股四头肌的容积，还可以防止膝关节的粘连。在膝关节制动一定时间之后，可进一步增加膝关节屈曲活动度，以及在支具保护下增加肢体的负重，同时还应该避免膝关节被动屈伸活动，防止已修复部位的损伤。在术后，感染、骨不愈合和合金固定装置的失败会使手术治疗变得复杂，甚至导致不好的结果。Ortiguera等研究报道的20例手术治疗的Ⅲ型骨折中，有9例患者发生了并发症，4例患者需要再次手术。Chalidis等研究报道在大多数患者治疗后，有不超过10°的伸直度限制和20°～30°的弯曲度限制。手术治疗后的感染率平均为19.2%。运用张力带技术或环扎术的内固定术后骨折不愈合的发生率平均为92%，这导致了大多数患者的预后不良。

（张　晨）

第三节　人工膝关节置换术后关节不稳

关节不稳是人工膝关节置换术后失败的重要原因，排在假体周围感染和无菌性松动之后，在TKA术后翻修的原因中居第3位，占膝关节翻修手术的10%～22%。尤其在人工膝关节置换手术后的5年内，关节不稳占并发症的26%。

目前对于膝关节不稳没有统一的定义，多数学者认为下列情况可认为存在膝关节不稳：伸直位内侧间隙张开＞2mm，外侧间隙张开＞3mm；屈曲位内侧间隙张开＞3mm，外侧间隙张开＞4mm。当胫骨平台前后移位超过5mm或可以被动脱位时，膝关节存在前后向不稳。髌骨的半脱位或脱位也视为膝关节不稳的一部分。

当患者描述膝关节置换术后出现不稳时，恢复膝关节稳定性需要完成以下工作：①仔细询问病史；②全面的体格检查和影像学检查，确认不稳发生的机制；③针对发病原因制订详细手术计划。只进行韧带修复而不是假体翻修常导致失败，对不稳的患者常需要进行彻底的翻修手术。

一、病　史

如果患者在术后诉说膝关节不稳，只是描述了一种症状，把不稳简单等同于韧带失效是错误的。并非所有的关节不稳都引起患者的不适症状。询问病史时需要注意以下问题：前次手术的原因、手术前的畸形程度、膝关节手术史、有无切口并发症、不稳发作的特点、疼痛的部位、术后有无外伤史等。对于每一名存在问题的膝关节置换术患者，需要了解手术的时间和症状出现的时间。症状是手术后就出现还是最近发生的，是否在逐渐加重，是否在长时间站立或行走后出现。上下楼梯时有什么不适感觉，膝关节活动时是否有异响，出现不稳时是否伴随疼痛。需要注意的是，患者主诉不稳不能作为诊断的依据，必须根据体格检查和影像学检查进一步明确诊断。

既往的病历资料尤其是手术记录对于协助诊断至关重要。假体的类型可提供诊断的线索，CR假体置换术后的患者出现后期不稳可能是由后交叉韧带失效导致的。有些假体由于设计的原因，聚乙烯衬垫磨损较快，也是引起不稳的常见原因。活动衬垫的假体要区分是否存在衬垫脱位引起的不稳。

把膝关节失稳和不稳区分开来是至关重要的。失稳指膝关节常由伸膝装置问题导致的膝关节屈曲，但有时髋关节、脊柱的问题也会导致失稳。当髋关节由于疼痛处于屈曲位时，膝关节被迫处于屈曲位，患者可能会错误地将这种情况描述为膝关节不稳。

术前的股四头肌无力和术后肌肉萎缩、髌骨问题（轨迹不良、髌骨切除）都可导致膝关节不稳的表现。引起肌肉无力的原因可能是隐匿性的，如 L_4 神经根的压迫、脊髓病变、神经病变导致行走时膝关节反屈。严重神经肌肉病变导致的不稳在治疗时十分困难，这类患者是全膝关节置换手术的禁忌证。

早期不稳常由手术技术失误导致，如关节对线不良、伸屈间隙不平衡、畸形矫正不足、内外侧不平衡、CR假体后交叉韧带失效等。晚期不稳常继发于感染、假体磨损或创伤等。

二、体格检查

研究显示，当内外翻不稳超过5°时，患者术后的关节功能明显降低。对于TKA术后不稳的患者，做出正确的诊断并分析出准确的致病因素是治疗成功的关键。多种原因可引起关节不稳，包括手术技术的失误、假体设计不良等。治疗之前详细询问病史后进行体格检查，做出正确的诊断。

首先让患者行走，观察患者的步态，必要时做上下楼梯的动作。

检查侧方不稳时，在膝关节伸直位、屈曲30°位和屈曲90°位分别进行内翻和外翻应力试验，前后方向的不稳检查需要分别进行前抽屉和后抽屉试验。让患者坐于检查床上，膝关节屈曲90°，足部自然下垂，此时膝关节屈曲间隙增大，更有利于检查。

体格检查时除了检查膝关节，还需要检查有无关节外因素导致的不稳。例如，肥胖、全身或局部的神经肌肉疾病，髋关节、踝关节或足部的畸形。髋关节和脊柱的问题可通过观察双肩是否水平进行初步判断。外展肌无力和髋关节疼痛的患者，行走时改变身体的重心，影响行走的步幅。患者可能描述为肢体不等长，通过改变重心以减少髋关节的受力。但对于存在膝外翻的患者，改变重心会导致内侧副韧带受力明显增加，最终导致韧带失效。同样对于原有膝内翻的患者，外侧副韧带的应力明显增加。

膝关节在行走中不能完全伸直的患者，可能为了避免疼痛而残留屈曲挛缩。为了缓解髋关节疼痛，患者行走时可通过外旋下肢以松弛髋关节囊。膝关节假体内旋位安装也可导致行走时下肢外旋。老年性平足症患者常由胫后肌腱断裂引起，与膝关节外翻畸形和不稳有关。

患者坐位，膝关节屈曲90°观察足部旋转情况。膝关节假体内旋位安装会导致足部外旋，同样假体外旋位安装会导致足部内旋。上述两种情况都会导致髌骨轨迹不良和膝关节不稳。

屈曲位不稳同样需要在坐位时检查。抽屉试验可判断前后向不稳，但牵拉屈曲间隙更为常用。先向远端牵拉患者踝部，再反向推动膝关节，测量屈曲间隙的宽度。屈曲间隙增宽的患者伸膝时，首先上抬胫骨近端，使之靠近股骨再伸膝。腘绳肌在俯卧位松弛，对于屈曲挛缩的患者在俯卧位检查时消除了其影响，可以更为准确地评价膝关节伸直的情况。

采用抽屉试验检查前后向不稳时，PS假体置换后的患者由于聚乙烯衬垫上立柱的机械阻挡作用，后抽屉试验往往为阴性。如果后抽屉试验阳性，说明立柱断裂，这种情况往往出现在术后有反屈畸形的患者。由于反屈畸形的存在，立柱和股骨髁假体出现撞击，从而导致聚乙烯立柱的失效。

PS 假体置换术后，另外一种罕见的情况是患者在屈膝到约 100° 时，聚乙烯立柱脱位到股骨髁假体凸轮的后方，患者无法伸膝（图 8-19）。导致脱位的原因是患者存在明显的屈曲位不稳，在小腿外旋且用力屈曲时出现脱位。

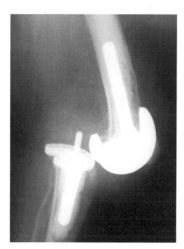

图 8-19　**PS 假体置换术后脱位**

对于诊断 TKA 术后不稳的患者，医师必须先排除有无假体周围感染。常用的检查包括红细胞沉降率、C 反应蛋白，同时行关节内穿刺，检查关节液白细胞计数、分类，进行关节液细菌培养。

三、影像学检查

X 线检查包括前后位片、侧位片、下肢负重全长片和髌骨轴位片。必要时拍摄侧方应力下的前后位片，观察侧副韧带的功能。在 X 线片上观察下肢的力线、假体的位置。对于屈曲位的不稳，在伸直位、屈曲 90° 位、完全屈曲位摄片，观察胫骨平台后倾角度、胫骨与股骨间的移位程度、假体位置和屈曲间隙。全长片有助于测量假体与下肢力线间的角度。同时与术前、手术后的 X 线片对比，有助于发现假体位置变化和病情的进展。

怀疑有假体旋转对位不良时，进行 CT 扫描。由于金属伪影的影响，MR 的应用受到很大影响，MR 检查对于周围软组织具有一定的意义。

四、鉴别诊断

膝关节置换术后不稳需要和其他 TKA 术后并发症进行鉴别诊断。

1. 膝关节失稳　指由伸膝装置问题导致的膝关节屈曲，常见的病因包括伸膝装置失效、神经根压迫导致的股四头肌肌无力、髋关节屈曲挛缩畸形等。对于脊柱和髋部疾病引起的膝关节失稳，需要进行相应部位的体格检查和影像学检查。

2. 侧副韧带失效　不能把内外翻不稳引起的都归于侧副韧带的失效。由骨溶解和骨丢失引起的假体松动会明显造成膝关节的侧方不稳。即使侧副韧带完整，如果聚乙烯衬垫明显磨损或破裂（往往伴随骨溶解），膝关节也会出现不稳。胫骨近端或股骨远端的骨折也会导致膝关节的不稳。

3. 机械性不稳　机械性不稳不同于失稳，主要包括 2 个概念：假性松弛和间隙。假性松弛指由未将正常的韧带置于生理性的张力状态导致的不稳。这一概念来源于类风湿性疾病，由关节软骨的破坏引起的韧带相对松弛，侧方应力试验时出现不稳。当假体松动、下沉，聚乙烯磨损和破裂，或假体型号选择不当时，都可能出现假性松弛，这种情况通过合适的翻修手术即可解决，不需要使用限制型假体（图 8-20）。

间隙在膝关节初次置换时容易理解，指股骨远端截骨后和胫骨截骨后的间隙，以及股骨后髁截骨后和胫骨截骨后的间隙。在翻修手术时间隙的确定较为复杂，通常需要先确定关节线的位置，胫骨侧由假体基座、聚乙烯衬垫（可能需要髓内杆）充填间隙，股骨侧由假体和股骨远端、后髁的增强块充填间隙。

对于因假体松动引起的不稳需要鉴别诊断，假体松动后继发的不稳可以通过选择合适的假体重新翻修而获得稳定，与本文所讲的 TKA 术后不稳有所不同。

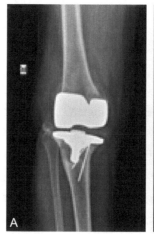
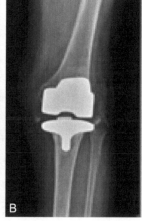

图 8-20　**内侧平台骨缺损、骨松质植骨后假体塌陷**

五、分类和临床特点

TKA 术后膝关节不稳有多种分类方法，较为常用的是分为三种类型：屈曲位不稳、伸直位不稳和膝关节反屈。髌骨的半脱位和脱位也属于膝关节不稳的一种。

1. **伸直位不稳** 根据伸直间隙的性状可将伸直位不稳分为对称性不稳和非对称性不稳。

对称性不稳有时也称为截骨导致的不稳，致病原因多为股骨远端或胫骨近端截骨过多。由于胫骨截骨同时影响屈曲间隙和伸直间隙，治疗这类伸直位不稳时增加聚乙烯衬垫的厚度即可。这种治疗方法主要担心的是胫骨假体的长期稳定性，由胫骨近端截骨过多导致的假体固定部位的骨质强度下降可能影响假体的长期寿命。

非对称性的伸直位不稳更为常见，和术前的畸形程度有密切关系。导致非对称性的伸直位不稳原因多为原有畸形纠正不彻底、松解过度或医源性韧带损伤（图 8-21）。原有内翻畸形的患者如果内侧松解不足，术后残留内翻畸形，会进一步拉伸外侧韧带，导致聚乙烯内侧磨损严重，内翻畸形逐渐加重，最终需要翻修手术。同样，对于外翻畸形的患者，如果外侧软组织松解不足，残留的外翻畸形进一步拉伸薄弱的内侧副韧带，导致外翻畸形复发，需要翻修手术。

医源性韧带损伤导致的不稳中，内侧副韧带损伤最为常见，术中在截骨或松解时可导致侧副韧带部分或完全损伤。

2. **屈曲位不稳** 屈曲位不稳也分为对称性不稳和非对称性不稳。对称性不稳多为后髁截骨过多或后交叉韧带薄弱而使用了 CR 假体。后髁截骨过多时如果选用了小号假体或采用薄聚乙烯衬垫矫正屈曲挛缩，都会导致屈曲间隙过大，出现对称性的不稳，严重时出现脱位。非对称性不稳的原因包括内外侧软组织不平衡或假体旋转对线不良。

屈曲位不稳的患者在影像学上可能没有松动、对线不良等表现。在 CR 假体置换后的患者中，屈曲位不稳往往被低估，造成 CR 假体置换后不稳的原因包括手术技术的失误和后期 PCL 的断裂。手术技术的失误包括由股骨假体偏小或胫骨后倾偏大导致的屈曲间隙松弛，对后交叉韧带功能不全估计不足，术中对后交叉韧带松解过度。体格检查时抽屉试验感觉到胫骨平台向后的过度移动。X 线侧位屈曲 90° 片可见胫骨平台向后的移动。

PS 假体置换后的患者同样存在屈曲位不稳。侧副韧带损伤可导致屈曲间隙松弛，胫骨向前方不稳和移位（图 8-22），这在 PS 假体置换后的患者中更常见。屈曲位不稳有多种临床表现，患者感觉不适、走路不稳甚至膝关节脱位。

PS 假体由于聚乙烯衬垫 post-cam 机制的设计，很少发现胫骨平台向后方移位。但严重的患者在膝关节内翻和屈曲时（"4"字征）发生胫骨向前方的脱位。PS 假体屈曲位不稳主要的临床症状包括膝关节前方疼痛、上下楼梯困难、膝关节反复肿胀、行走时不稳。体格检查时可以发现屈曲 90° 位时胫骨向前方移位，膝关节周围软组织（鹅足、髌腱、腘绳肌等）紧张。股骨髁偏心距减少达到 4mm，关节线降低达到 6mm，胫骨平台后倾超过正常 5° 都是导致屈曲位不稳的危险因素。

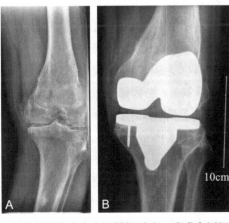

图 8-21 膝关节置换术中内侧松解过度，造成内侧间隙偏大

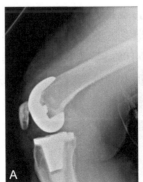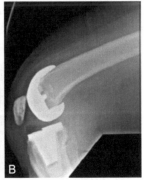

图 8-22 侧位 X 线片上显示屈曲位不稳时胫骨平台向前方的移位

3. 反屈畸形 也称为过伸畸形，膝关节置换术后的发生率为 0.5% ～ 1%。TKA 术后反屈畸形的患者治疗较为困难，最好的办法是预防此类畸形的发生。通常这类患者术前存在一些膝关节周围的病理状况，如股四头肌肌无力、骨骼发育畸形、胫骨高位截骨手术史、足部跖屈畸形。

治疗反屈畸形时特别需要注意软组织情况，容易导致反屈畸形的高危因素包括神经肌肉疾病、固定性外翻畸形、类风湿关节炎。小儿麻痹症是引起膝关节反屈畸形的最常见原因，受累的膝关节表现为外翻畸形、侧副韧带松弛、胫骨外旋和反屈畸形。采用全膝关节置换治疗时可以缓解疼痛，但长期的疗效不确定。没有神经肌肉疾病的外翻畸形患者通常有髂胫束的挛缩，在膝关节处于伸直位置时，挛缩的髂胫束强迫膝关节过伸，从而导致反屈畸形。类风湿关节炎患者的侧副韧带往往受到破坏而松弛，导致反屈畸形。胫骨高位截骨术后的患者需要注意胫骨平台的后倾角度，截骨可能导致胫骨平台前倾，需要在手术时注意。

股四头肌肌无力的患者在 TKA 术后发生反屈畸形的风险较高，因为患者为了补偿肌肉无力，需要膝关节尽力伸直从而使膝关节保持关节的稳定。

预防反屈畸形的方法：术中减少股骨远端的截骨量，使膝关节残留少量屈曲挛缩。另外一种方法是将内外侧副韧带的股骨止点向后上方转移，但仅有少数学者采用。

4. 髌骨不稳 髌骨的半脱位或脱位可引起膝前痛、关节活动受限和股四头肌无力。术前外翻畸形的患者术后发生髌骨不稳的概率较高。假体设计也影响髌骨的轨迹，目前的股骨滑车已改良为髌骨"友好"的形状，髌骨轨迹明显改善。术中没有彻底纠正外翻畸形，假体位置安装不良，髌骨截骨后过厚，术中没有松解外侧紧张的支持带都是引起髌骨不稳的原因。预防髌骨不稳：手术中获得良好的髌骨轨迹至关重要，纠正原有的外翻畸形，将胫骨和股骨假体偏外放置，髌骨假体偏内放置，适当外旋股骨和胫骨都可以改善髌骨的轨迹。

六、治 疗

治疗前详细检查，确定不稳的病因。治疗时需要注意，针对病因采取相应的措施，比单纯选择限制型假体更为重要。

若假体不稳程度较轻，可指导患者练习轻松行走，建议先行非手术治疗。若评估肌肉力量不足，应进行肌肉的力量训练。早期内外侧韧带不平衡导致的非对称性不稳可采用支具固定 6 周，使松弛的韧带形成瘢痕挛缩。

对于明显的不稳、半脱位甚至脱位的患者，需行翻修手术。翻修手术时没有了初次手术的解剖标志，如何通过确定假体的位置和大小恢复软组织张力非常关键。翻修手术主要通过以下 3 个步骤进行翻修：

1. 重新建立胫骨平台。根据胫骨近端骨缺损的程度采用骨水泥、植骨、垫块等进行修复，根据髌骨、侧副韧带、腓骨头等确定关节线，关节线通常在髌骨下极 1.5cm 处。胫骨平台假体通常需要使用髓内延长杆，注意假体安装的内外翻和旋转定位。

2. 在屈曲 90° 位通过调整股骨假体的大小和旋转确定屈曲间隙。由于解剖标志缺失，确定股骨假体的旋转较为困难，可参考通髁线、胫骨假体进行判断。

3. 当胫骨假体位置和股骨假体大小确定后，在伸直位调节伸直间隙相对容易。股骨假体通常也使用延长杆，通过滑动延长杆确定膝关节可以完全伸直（同时没有反屈），确定股骨假体位置后，也就可以确定骨缺损的情况，根据需要选用植骨、垫块等进行修复。

七、假体的选择和具体手术策略

对于初次置换采用 CR 假体的患者，翻修时需要使用 PS 假体，通过单纯更换聚乙烯衬垫治疗不稳的结果较差。

翻修手术在以下两种常见的情况下往往需要使用限制型假体：当增大股骨假体型号无法平衡屈曲间隙时（为避免假体旋出，股骨假体增大受到一定的限制）；当韧带功能不全导致内外翻不能平衡时。对于韧带功能不全，少数情况下可以选择采用异体移植物重建韧带。

对于韧带功能严重缺失的患者或部分反屈畸形的患者，可能需要旋转铰链型假体或铰链型假体（图 8-23）。但限制型高的假体意味着应力集中，容易发生松动甚至假体的断裂。

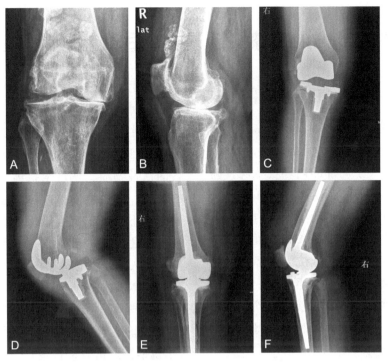

图 8-23　**膝关节置换术后不稳，旋转平台聚乙烯衬垫脱位，采用限制型假体翻修**

1. 伸直位不稳的治疗方法　对于原有畸形纠正不彻底的患者，可以通过进一步的韧带松解纠正。对于韧带损伤的患者，可以采用韧带修复联合肌腱增强技术或采用限制型假体恢复稳定性。对于股骨远端截骨过多造成的伸直位不稳，治疗上较为棘手。单纯增加聚乙烯衬垫的厚度会显著升高关节线，导致屈曲间隙过紧，同时还引起髌骨的过度填塞。解决的方案是使用股骨远端垫块，恢复关节线的高度。

2. 屈曲位不稳的治疗方法　对于 PS 胫骨假体向前半脱位的情况可以在麻醉下手法复位，复发的患者通常需要翻修手术。CR 假体置换后屈曲位不稳的患者通常需要翻修为 PS 假体。根据病因决定翻修手术的方法：股骨后髁截骨过多的患者需要增大股骨髁的型号，术中选用股骨后髁垫块，充填屈曲间隙；胫骨后倾过大的患者，减小胫骨平台后倾，纠正位置不良的假体；必要时股骨远端增加截骨，选用更厚的聚乙烯衬垫。术中在髌骨复位后检查屈曲位的稳定性，做前抽屉试验时胫骨平台向前移位应当小于 5mm。

3. 膝关节反屈的治疗方法　①紧张伸直间隙：可在减小股骨髁型号的同时增加聚乙烯衬垫的厚度，从而紧张伸直间隙；②如果周围软组织条件较差，应采用旋转铰链型膝关节假体进行治疗。

4. 髌骨不稳的治疗方法　如果患者没有疼痛症状和半脱位较轻，可先锻炼股内侧肌。对于脱位和疼痛明显的患者，可以先行外侧支持带松解，大多数患者可在关节镜下进行。外侧支持带松解后无效的患者应进行翻修手术。术中纠正下肢对线不良和股骨、胫骨、髌骨假体的位置不良、旋转不良。

总之，最好在初次置换时认识到可能引起术后不稳的因素，平衡好屈伸间隙。对于 TKA 术后的关节不稳，先明确诊断，尤其是在屈曲 90°检查屈曲位不稳（常被忽视），分析造成不稳的原因。非手术治疗无效的情况下进行手术翻修，翻修时注意屈曲和伸直间隙的平衡，必要时采用限制型假体或旋转铰链型假体。

（刘　峰）

第四节　人工膝关节置换术后假体周围感染

一、感染的特殊性与易感因素

路易斯·巴斯德（Louis Pasteur）说过，细菌并不可怕，皆取决于环境。一旦细菌进入组织，感染是否发生主要取决于局部的内环境状况。确切地说，当细菌进入易感组织后，细菌的毒力、数量，以及细菌与宿主局部和全身抵抗力的对抗及平衡是感染是否发生的关键。膝关节置换术后的患者因为假体的存在而局部抵抗力下降，因此膝关节处易发生细菌定植。而一旦发生了感染，还是由于假体的存在，清除感染变得异常困难。因此，膝关节置换术后感染和其他假体周围感染一样，是一类特殊的感染。

1. 骨组织有某些特征，易于发生慢性感染且迁延不愈。

2. 膝关节由于位置浅表，软组织覆盖少，同时负重较多、活动较大，相比于其他人工关节周围感染如髋关节假体周围感染，处理起来难度更大。

3. 膝关节置换手术中，骨水泥假体植入固定可以形成一定量的死骨，并在术后存在相当长时间，诱发感染的风险较大。

4. 假体表面所吸附的纤维蛋白、结缔组织及血浆糖蛋白可促进金黄色葡萄球菌附着到假体表面，可以增加细菌在异物表面的定植密度，降低形成感染灶所必需的细菌数量，有利于细菌对周围组织形成侵害并导致感染的发生。

5. 生物膜形成：假体材料存在时，细菌可以分泌一种称为黏多糖的物质，在假体表面形成一层厚的生物保护膜，细菌生长其中。生物膜不仅可以为细菌聚积营养物质，还可以保护细菌避开表面活性物质、调理素抗体、吞噬细胞及抗生素的攻击。细菌可以持续停留在无血供的假体材料表面，不仅可以持续繁殖诱发感染，而且可使其规避抗生素的打击，导致细菌感染的持续存在，形成持久的慢性感染（图 8-24）。

6. 体液中的磨损微粒也有促进感染形成的作用。这些微粒可导致局部组织坏死并干扰免疫反应。危害最大的金属微粒包括钴（钴铬合金）、镍（不锈钢）及钒（钛合金）等。

7. 膝关节置换患者多为老年人，往往同时合并许多感染的易感因素，如该部位先前有手术史、患有类风湿关节炎、激素应用史、糖尿病、营养不良、肥胖等。

二、感染发生的途径

外源性和血源性是膝关节假体周围感染的 2 条基本途径。当微生物通过伤口、手术过程或邻近的感染灶直接定植于假体周围，这类感染称为外源性感染。相反，当微生物通过血管系统播散到假体周围称为血源性（也称内源性）感染。膝关节假体周围感染中 20% ～ 40% 由血源性途径引起，其余由外源性细菌污染引起。

生物膜生命周期

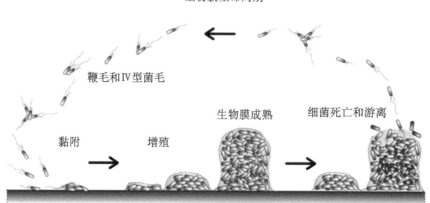

鞭毛和IV型菌毛

黏附　　增殖　　生物膜成熟　　细菌死亡和游离

图 8-24　**生物膜的形成与演变**

外源性感染主要有 2 个途径：

1. 手术时污染。与手术室环境、手术人员、手术器械及患者的皮肤准备等有关。

2. 切口浅层感染波及关节。切口延迟愈合、皮肤缺血坏死、切口内血肿感染、伤口感染及缝线周围感染常是关节感染的先发事件。假体置换术后早期深筋膜尚未愈合，假体及周围组织得不到解剖屏障的保护，此时如出现上述浅层感染，易扩散到假体。偶见情况是陈旧性骨髓炎潜伏病灶被手术重新激活而导致假体感染。

血源性感染多通过菌血症发生，任何菌血症都可以引起假体周围感染的发生。

1. 牙科手术、相关牙科操作可引起草绿色链球菌及厌氧菌感染（消化球菌、消化链球菌）。

2. 皮肤化脓性感染可以引起葡萄球菌（金黄色葡萄球菌、表皮葡萄球菌）及链球菌（A 和 B 族链球菌）感染。

3. 泌尿道及消化道手术可引起革兰氏阴性杆菌、肠球菌及厌氧菌感染。上述菌血症常最终引起单菌性的关节化脓性感染。

研究认为，两种感染机制均与局部环境障碍有关，这种障碍常由局部或全身状况失常所致。一般来说，依据感染菌的类型，宿主将出现两种反应，最常见的反应类型是暴发性感染，多由化脓性细菌引起，如葡萄球菌。宿主的另一种反应是形成肉芽肿，表现较为隐匿，常由低毒性非化脓菌引起，如耐酸杆菌。

三、膝关节假体周围感染的常用诊断方法

1. **实验室检查** 实验室检查有助于感染的诊断，尤其对于迟发的慢性感染。ESR 和 CRP 是非常有价值的血清学指标。CRP 诊断感染的敏感度为 91.0%，特异度为 86.0%，ESR 的敏感度为 93.0%，特异度为 83.0%。两者结合连续观测对感染的诊断有很高的价值。

2. **关节穿刺、微生物培养** 关节穿刺检查是诊断感染的一个常用方法。应遵守以下原则。

（1）操作时应执行严格的无菌技术。

（2）穿刺检查前至少 2 周停用抗生素。

（3）穿刺液应立即行涂片、培养及药敏试验检查（培养项目包括需氧、厌氧、结核杆菌和真菌）。

为了增加细菌培养的阳性率，穿刺液应尽可能接种到合适的肉汤及培养基质中。有报道采用培养基质转运穿刺液标本，以防转运过程影响细菌培养的阳性率。孵育培养 1 ～ 2 周能增加低毒菌的阳性率，这类菌常需较长时间生长才有可见菌落。

（4）多次培养。一次培养出某种菌，其后几次培养无相同的细菌生长，可能为污染所致，如果该菌仅在固体培养基中生长，则污染可能性更大。如在平皿中生长则污染可能性小。最常见的污染菌包括表皮葡萄球菌、类白喉杆菌和乳酸杆菌。

（5）穿刺液的细胞计数、分类及生化检查。如果白细胞总数 > 3000 个 /μl，其中多形核白细胞占 65% 以上，应怀疑有感染。显然，多形核白细胞数量越多，感染的可能性越大。同时，对滑液还应行葡萄糖和蛋白质含量的检查。正常的关节滑液中，蛋白质的含量为血清的 1/3，葡萄糖接近血清水平。感染时，滑液蛋白质含量与血清相当，葡萄糖水平明显下降（微生物及细胞代谢消耗糖）。因此，低糖高蛋白水平提示有感染的可能。采用窦道分泌物培养，其结果是不可靠的，因为培养时可能生长混合菌，不一定是引起假体周围感染的主要菌种。关节穿刺液培养结果阴性不能排除感染。

3. **影像学检查** 序列性 X 线片的对照研究可获得较多的有价值资料，但应有标准连续的 X 线片。以术后 X 线片为基础，并与以后逐年拍的 X 线片进行比较，以期发现假体周围感染的证据（图8-25）。CT、MRI 检查不常规作为假体周围感染的诊断方法，但可以提高细节的补充信息，如软组织的肿胀、关节的积液、局部脓肿的形成等。关节造影、B 超在假体周围感染的诊断中也有一

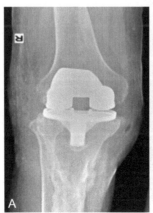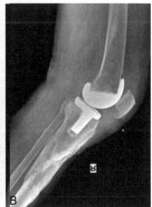

图 8-25 假体周围感染的 X 线片

定作用。

4. 放射性核素显像　骨扫描一般也不作为感染的常规诊断手段。骨扫描的价值存在争议，效果不一。采用锝-99 标记的亚甲基磷酸盐具有较高的敏感性，但缺乏特异性。使用锝-99 标记的单克隆抗 -NCA-90 抗体 Fab 片段成像具有 82.0% 的准确性。

5. 组织活检　有些病例，上述所有检查均已完成，但仍不能确定诊断，且临床高度怀疑感染存在时，应进行组织活检。可以采用针刺、套管针或关节镜技术取材，取材应多点进行，一般至少 5 ～ 6 处。术前不用抗生素，可以增加病原菌培养的阳性率。一旦关节液及可疑组织标本细菌培养后，即可以静脉应用抗生素。术中，冷冻切片检查可以显示组织的炎症反应情况，如组织切片中每高倍视野多形核白细胞＞ 5 个（不包括纤维蛋白中白细胞）可提示为感染。多次涂片、关节液及组织标本培养、组织病理显示炎性肉芽组织、伤口的肉眼观察等可以提供较为明确的细菌感染证据（图 8-26）。

四、早期感染的诊断

一般来说，早期感染是指术后 12 周内发生的感染，诊断相对容易。早期感染主要由手术中的细菌污染所致，局部血肿形成、切口愈合不良为细菌的繁殖提供条件。

1. 急性炎症表现。体温升高、白细胞计数增加、红细胞沉降率增快、C 反应蛋白增加，膝关节明显肿胀和疼痛。检查显示关节肿胀、切口化脓或渗出性血肿。

2. 确定一个膝关节是否存在感染，首选的检查方法是关节穿刺。穿刺的操作及培养方法如前所述。

3. 全膝关节置换术后早期感染，X 线片对诊断帮助不大。同时，由于术后时间短，手术操作本身对放射性核素骨扫描有一定影响，所以骨扫描一般不用于早期感染的诊断。如有大量的脓液积聚时，病理学检查或穿刺也易于得出明确的结论。

如果所有相关检查完成后，仍不能得到明确诊断，但临床又高度怀疑存在感染时，可以考虑行切开活检。手术中，快速冷冻切片检查常有急性炎症的表现，反复革兰氏染色涂片、组织的细菌培养及术中肉眼所见能够得到有价值的诊断资料，以此确立或排除感染的存在。关节镜检查及取材活检是可行的方法，但应注意勿伤及假体。

五、迟发感染和晚期感染的诊断

全膝关节置换术后感染有时发生在术后数月到数年之间。迟发感染（delayed infection）为术后 3 个月至 1 年或 2 年之间发生的感染。如果全膝关节置换术后患者一直有不适症状，且不能用其他明显的原因来解释，则提醒外科医师有潜在感染的可能。迟发感染的患者以关节疼痛为最主要表现，这种疼痛往往为静息痛、负重时更为明显。除此之外，患者可能缺乏其他感染的典型表现。出现上述症状，应首先想到迟发感染的可能，这

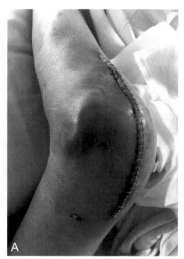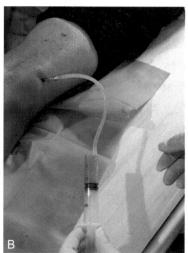

图 8-26　膝部感染的关节穿刺抽液

种比较温和的症状可能是由惰性菌的毒力较低或细菌-宿主之间的关系处于相对平衡的状态所致。

晚期感染（late infection）一般指手术 1 年或 2 年以后发生的感染，与迟发感染的区别在于该类患者常有明显的局部和全身症状，且感染发生之前关节功能良好。典型表现是突发性疼痛、肿胀及其他急性化脓性炎症的症状和体征，可能是由血源性途径引起的感染。这类感染的发生率似乎随着术后时间的延长而增加。

晚期感染的诊断一般较容易，由血源性感染灶引起的晚期关节感染可以表现出急性、严重的感染症状，与早期急性假体周围感染的表现相似。常有典型的症状、体征，可以直接诊断，也可以隐匿起病，直至出现了脓肿和窦道方才明确。其原因常与远处存在感染灶相关，如牙周感染、泌尿生殖道感染或相关侵入性检查、肺部感染等。上述原因可能产生一过性菌血症，在全身抵抗力下降的情况下细菌种植到关节假体。

全膝关节置换术后，晚期感染与假体的机械性松动的临床表现有时非常相似，鉴别诊断有时十分困难，下列几点对它们之间的鉴别较有帮助。

1. *详细的病史询问有助于鉴别* 关节假体周围感染患者往往术后即感不适，自我感觉手术不成功，关节不能负重等。随着时间推移症状加重，有些患者有术后切口愈合不佳、切口持续渗液病史。机械性松动患者置换后有相当长时间症状明显缓解，自我感觉手术很成功。然后突然发生疼痛，且这种失败有时与某个特定的动作相关，患者可以记起某天摔倒或踏空后出现症状。

2. *疼痛性质不同* 感染的疼痛性质一般是钝痛，并常是白天、夜晚均有疼痛，有时夜间更甚。典型的主诉是搏动性疼痛，疼痛可能与承重、运动范围没有明确关系。机械性松动所引起的疼痛与承重、运动有明显的关联。在夜间，患肢不负重时疼痛常可以缓解。

3. *疼痛起始时间不同* 假体周围感染的疼痛与感染并存，一般术后即开始，逐渐加重。而机械松动引起的疼痛一般发生较晚，常在置换术后数年发生。

2014 年，肌肉骨骼感染学会（Musculoskeletal Infection Society，MSIS）发布了假体周围感染的定义（诊断标准）。假体周围感染（Periprosthetic Joint Infection，PJI）的诊断标准如下。

1. 假体周围组织 2 次培养出同一细菌。

2. 存在与关节相通的窦道，满足下列诊断标准 3 条或以上：

（1）红细胞沉降率（ESR）、C 反应蛋白（CRP）升高。ESR > 30mm/h，CRP > 10mg/L。

（2）关节液中白细胞计数 > 3000 个 /μl。

（3）关节液中中性粒细胞百分比升高 > 65%。

（4）受累关节有脓性分泌物。

（5）在 1 处假体周围组织或关节液培养出微生物。

（6）假体周围组织冷冻切片 5 个高倍视野（400 倍），每个视野中粒细胞数 > 5 个。

六、膝关节置换术后感染的治疗

有许多的膝关节置换术后感染的分类系统被用来指导感染的治疗。Tsukayama 分类是广泛采用的分类方法。

人工膝关节置换术后感染分类（Tsukayama 分类）。

1. 关节翻修手术前没有诊断感染，翻修术中组织或关节液培养阳性。

2. 术后早期感染，又分为表浅感染和深部感染。

3. 急性血源性感染。

4. 晚期感染。

在 Tsukayama 分类中，早期感染为术后 1 个月以内的感染，超过 1 个月则为晚期感染。针对不同分类的感染，采用不同的治疗方法。对于翻修中培养阳性的患者，术后静脉使用敏感抗生素 6 周、不做其他更进一步的手术治疗。术后 1 个月以内及急性血源性感染在排除禁忌证的同时进行清创治疗，只要假体稳定就保留假体。术中彻底清除感染和坏死组织，更换聚乙烯衬垫。术后抗生素静脉治疗 6 周。对于晚期感染必须进行彻底的一期或二期翻修手术。

1. *保留假体清创* （图 8-27）

（1）一般认为清创保留假体只适用于假体置换 1～3 个月、感染症状发作 3 周以内的患者。急性血源性感染患者也适合此标准。

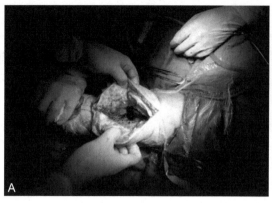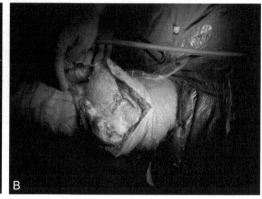

图 8-27　**保留假体清创**

（2）在清创手术进行之前，应对患者的全身情况进行适当的评估和准备。

（3）术前或术中应进行 5～6 处的组织和关节液进行取材与培养，以期明确感染诊断和确定微生物及敏感抗生素种类。

（4）如果 1 次清创患者感染症状未得到控制，应该进行彻底的返修手术。

（5）关节镜清创效果差，只在感染的诊断中有作用。

（6）清创术中必须更换聚乙烯衬垫。

（7）窦道的存在或伤口不能一期覆盖是清创手术的禁忌证。

2. **彻底的一期或二期翻修手术**　选择一期或二期翻修手术素有争论，目前尚缺乏循证医学证据表明孰优孰劣，有一些基本的原则必须遵循。

（1）一期翻修的适应证包括明确的病原学证据和敏感抗生素，感染局限在受累关节而无全身其他部位的感染灶。

（2）一期翻修的禁忌证包括病原学证据缺乏，合并其他部位的感染，存在窦道，软组织条件差等。

（3）对于二期翻修，一期清创术后何时进行二期假体植入目前尚缺乏明确的标准。一般认为感染控制后即可进行，但如何判断感染是否得到有效控制无统一标准。二期手术前的关节穿刺培养，术中关节周围组织的冷冻切片检查，红细胞沉降率、C 反应蛋白的检测都是可采用的检测指标。目前在美国最多采用的治疗策略是清创术后抗生素静脉使用 4～6 周，停用 2～8 周进行二期假体植入（图 8-28）。

3. **长期的抗生素非手术治疗**　单纯的抗生素治疗对假体周围感染效果很差，但在以下情况下不得不进行长期抗生素的使用。

（1）患者拒绝手术。

（2）各种原因导致的手术不能耐受，包括患者的年龄、全身情况等。

（3）没有采用根治感染的手术：如晚期感染没有去除假体，急性感染清创没有更换衬垫，临床体征及实验室检查发现感染没有完全被清除。

（4）功能良好的关节，彻底的翻修手术可能会造成患者进一步的残疾。

4. **间隔的问题**

（1）根据放置后关节是否可以屈伸，可将间隔分为活动型间隔与固定型间隔，固定型间隔的填充与固定效果确实，且制动效果较好，组织损伤恢复较快，但固定时间较长易造成关节僵硬，且固定期间患者不能活动患肢关节。相比于固定型间隔，患者对于活动型间隔的接受程度更高，后者可以允许关节有一定程度的活动甚至部分负重，这样可以放置更长的时间，以等待二次假体植入的时机。尽管几何形的活动型间隔对于骨缺损特别是不规则骨缺损的充填不如固定型间隔，但较好的术后功能和较长的放置时间使其成为多数医师的首选。

（2）采用间隔技术不仅可以填充缺损和支撑关节结构，防止关节间隙丢失和挛缩，还可使创腔内获得高浓度的抗生素，可以产生一个不同的局部环境，能有效杀灭无效腔及周围组织中的敏感菌。

（3）间隔中放置何种抗生素及放置的剂量应该根据不同患者的情况和病原菌来决定。同时患者的肝肾功能及是否对抗生素过敏应同时加以考虑。

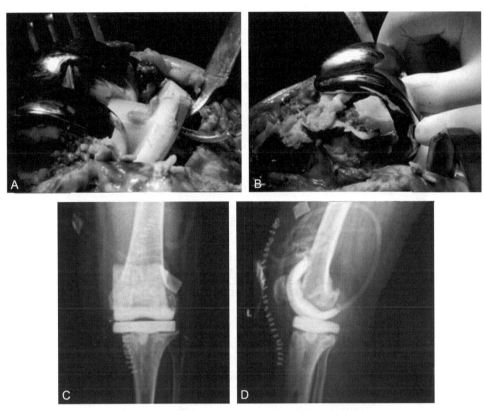

图 8-28　感染假体取出，抗生素骨水泥间隔植入

5. 翻修假体的选择　详见第 7 章

6. 感染治疗过程中抗生素的相关问题

（1）假体取出后一般先静脉使用敏感抗生素。持续时间一般为 2～6 周，然后可以口服抗生素 2～6 周。最新的方案为静脉注射 2 周，口服 2～4 周，以减少潜在的全身不良反应。可以观察患者感染体征的控制情况，序列观测感染指标的下降情况来决定抗生素的使用时长及效果。

（2）抗生素治疗结束后，可以观察 2～4 周感染是否有复发的迹象。如果停用抗生素而感染依然没有复发，预示翻修手术成功可能性很大。

（3）清创术后、一期或二期置换术后抗生素使用一般推荐 2～6 周静脉注射，口服抗生素继续使用 6～12 周。

（4）假体周围感染中，3%～35% 的患者培养阴性。培养阴性的患者应使用覆盖革兰氏阳性和阴性的广谱抗生素，一般推荐使用万古霉素或头孢曲松、氟喹诺酮。

（5）利福平对假体周围感染的常见细菌如葡萄球菌具有良好的治疗作用。一般术后该药和静脉抗生素联合使用，然后与喹诺酮类抗生素联合口服对感染的控制和治疗具有较好的作用。一般不单独使用利福平治疗感染，易产生耐药性。

（6）假体周围感染术后抗生素推荐使用方法见表 8-1。

表 8-1　假体周围感染术后抗生素使用方法

致病菌	初期静脉抗生素	口服抗生素
葡萄球菌属	氟氯西林 2g，静脉滴注，间隔 6h 致病菌 MRSA：万古霉素 15mg/kg，静脉滴注，间隔 12h，2 周	利福平 300mg，口服，每天 2 次；联用以下抗生素中的一种： 环丙沙星 500～750mg，口服，每天 2 次 夫西地酸钠 500mg，口服，每天 3 次 普那霉素 500～1000mg，口服，每天 3 次 利奈唑胺 600mg，口服，每天 2 次，3～6 个月

续表

致病菌	初期静脉抗生素	口服抗生素
革兰氏阴性杆菌	头孢曲松 2g，静脉注射，每天 1 次[a] 或美罗培南 1g，静脉滴注，间隔 8h，2～4 周[a]	环丙沙星 500～750mg，口服，每天 2 次[b] 或阿莫西林 875mg＋克拉维酸 125mg，口服，每天 2 次 或磺胺甲噁唑 800mg＋甲氧苄啶 160mg，口服，每天 2 次，3～6 个月
肠球菌	青霉素 1.8～2.4g，静脉滴注，间隔 6h 或万古霉素 15mg/kg，静脉滴注，间隔 12h，4～6 周	阿莫西林 1000mg，口服，每天 3 次 或普那霉素 500～1000mg，口服，每天 3 次 或利奈唑胺 600mg，口服，每天 2 次，3～6 个月
链球菌	青霉素 1.8～2.4g，静脉滴注，间隔 6h 或万古霉素 15mg/kg，静脉滴注，间隔 12h，4～6 周	利福平 300mg，口服，每天 2 次 或阿莫西林 1000mg，口服，每天 3 次，3～6 个月

注：抗生素选择依据术中细菌培养及药敏结果而定，此表为优先使用抗生素类别；抗生素剂量针对肾功能正常患者；利奈唑胺因其血液系统毒性，应用时间应小于 4 周
a. 若致病菌对环丙沙星耐药，静脉滴注抗生素疗程应延长
b. 环丙沙星可以和静脉滴注抗生素一同开始应用

七、膝关节置换术后感染的预防

膝关节术后感染的预防是一个系统工程，与许多因素有关。团队协作、医护联合、医患共管才是成功的基础。

1. 优化患者术前准备

（1）详细询问病史，了解可能存在的易感因素。

（2）纠正贫血、低蛋白血症，戒烟，改善营养状况。控制血糖，随机血糖＜11.1mmol/L。生物型免疫抑制剂术前停用 3～5 个半衰期。

（3）术前 30min 使用第二代头孢类预防感染，手术时间延长应追加抗生素。

（4）患者术前皮肤的清洁和准备。

2. 术中措施

（1）无尘手术室。

（2）减少人员流动。

（3）充分地保护软组织。

（4）微创操作，减少出血。可以静脉或局部使用氨甲环酸，避免输血。

（5）创面冲洗，优质地缝合创口。

3. 术后护理

（1）预防性抗生素运用 1 个或 2 个剂量。

（2）防止血肿形成和伤口渗液。

（3）纠正贫血和低蛋白血症。

八、特殊和罕见的膝关节术后感染

下列情况患者临床可能产生特殊类型的假体周围感染。

（1）长期使用免疫抑制剂。

（2）各类肿瘤患者。

（3）毒品成瘾者。

（4）植入物手术也易于引起不常见的感染。

1. 真菌感染　仅靠临床表现一般不容易明确诊断。为了明确诊断，必须行病原菌检查，所有临床标本应直接涂片镜检并做培养。

两性霉素 B 对念珠菌、组织胞浆菌及隐球菌感染有显著的疗效，对球孢子菌、毛霉菌及曲霉菌感染疗效稍差。两性霉素 B 有较强的肾毒性作用，并能抑制骨髓，特别是红细胞生成。此外，两性霉素 B 能导致低钾性肌肉无力及心脏毒性，需经静脉给药。氟尿嘧啶与两性霉素 B 不同，经口服给药，抗菌谱较窄，对念珠菌及隐球菌有效，但该药也有肝肾毒性、抑制骨髓的不良反应。酮康唑是一种较新的口服抗真菌药物，对念珠菌、芽生菌、球孢子菌、组织胞浆菌、着色芽生菌、类球孢子菌（巴西芽生菌病）有效，该药较安全，但对肝脏也有一定的毒性，疗效较两性霉素 B 稍差。

2. 放线菌感染　放线菌病是一种慢性肉芽肿性疾病，并有窦道形成，最常见的致病菌是伊氏

放线菌。该菌是口腔的自然菌群，为多形性革兰氏厌氧杆菌，其表现形式多种多样，从杆菌样到长分枝丝状都有。感染是内源性的，不传染。感染常从口腔周围开始，原因是创伤、手术操作或先前存在感染而继发放射菌感染等。近年来，膝关节、腕关节甚至在全髋关节置换术后也有发生放线菌病的报道。病情进展缓慢，骨组织受到感染破坏的同时可以有新骨形成，保持骨的基本结构完整。窦道的分泌物中可找到黄色、质硬、砂样的"硫黄状颗粒"，是临床诊断的重要依据之一。该菌对青霉素十分敏感，通过手术清创及抗生素治疗能获得良好的效果。

（刘　峰）

第五节　人工膝关节置换术后膝关节僵硬

一、影响 TKA 术后僵硬的因素

1. TKA 术后僵硬的术前因素

（1）膝关节术前屈膝角度：术前进行一段时间的膝关节积极功能锻炼可以提高术后关节活动度。TKA 术前屈曲范围受限的患者更容易形成术后僵硬。在术前运动范围大于 90° 的患者中，91.3% 的术后运动范围大于 90°；在术前运动范围小于 90° 的患者中，术后仅有 71.4% 达到 90° 以上的运动范围（图 8-29）。Parsley 等在一项研究中表明，术前屈曲大于 105° 的患者在全膝关节置换术后会降低膝关节的运动范围。

（2）术前诊断：关节感染、关节结核、继发性关节问题、创伤性关节炎、开放性骨折内固定后都与 TKA 术后关节僵硬有关。其中，与骨性关节炎（图 8-30）或创伤后关节炎相比，类风湿关节炎患者经过 TKA 会有更好的术后运动范围。

（3）肥胖：在术后运动范围大于 120° 的患者中，肥胖发生率为 7%，而运动范围小于 100°

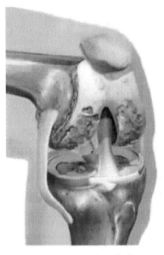

图 8-30　**病变关节**

的患者，肥胖发生率为 78%。身体体重指数（BMI）小于 25kg/m² 的患者的平均运动范围为 125°，BMI 大于 35kg/m² 的患者的平均运动范围为 116°。

（4）膝关节手术史：开放性骨折内固定术后，高位胫骨截骨等与 TKA 术后僵硬有关。其中，高位胫骨截骨术手术史的患者在接受 TKA 的患者中平均损失 10° 的运动范围。

2. TKA 术后僵硬的术中因素

（1）假体因素导致关节的对线异常

1）衬垫厚薄不当：使用加厚的聚乙烯衬垫（图 8-31）常导致伸屈膝间隙紧张。

2）假体大小选择不当：股骨假体过度前置、后置和胫骨假体前倾都会限制膝关节活动度。胫骨假体前倾会导致膝关节过伸和反屈畸形，过度后倾会使伸膝受限引起屈曲不稳。

选择超大的股骨假体或在关节置换后出现明显厚的髌骨，将改变髌股关节的运动学轨迹，降

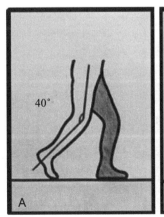 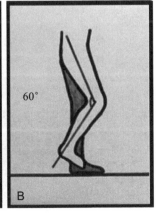

图 8-29　**A.** 走路起步阶段；**B.** 走路开始时膝关节屈曲状态

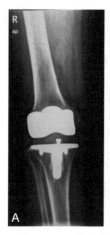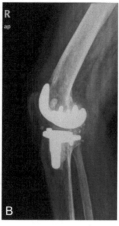

图 8-31 加厚的衬垫使膝关节僵硬

低膝关节的屈曲。在过大的股骨假体（图 8-32A）的情况下，完全伸膝可能受到限制。在伸直股骨假体的情况下，髌骨轨迹变化，股骨前面跟髌骨碰撞，膝盖屈曲受限（图 8-32B）。

3）胫骨前倾：正常胫骨后倾角的减小导致后方的关节间隙减小，从关节表面之间的过早接触减少术后屈曲。如果尝试通过放置较大的胫骨假体，则会使伸直间隙较紧，从而限制膝关节完全伸展。过度收缩通常是由于髌骨关节表面的切除不充分或股骨假体的放置靠前。在全膝关节置换术后，假体的矢状平面上的正确定位是实现令人满意的运动范围的必要条件。

4）股骨假体过伸位放置：股骨假体过伸位放置可以导致股骨假体后置，从而导致屈膝间隙过紧。

（2）间隙异常：在间隙平衡的时候，有几种可能导致膝盖僵硬的情况。一种情况是远端股骨的过度切除，其产生大的伸直间隙，这可能导致错误选择较大的垫片与屈曲间隙相匹配，股骨远端截骨不足，这将导致紧的屈曲间隙和膝关节屈曲度的降低。另一种情况是过度的软组织松解或后髁的过度切除，这可能导致松弛的屈曲间隙。后髁截骨不足，屈膝时聚乙烯衬垫后方发生碰撞，影响了屈和伸。

在使用保留后交叉韧带的假体的情况下，紧的后交叉韧带引起有限的屈曲，而由过度松解引起的松弛的后交叉韧带将引起远端股骨向前移动，引起后部结构的撞击，伸肌机制的张力增加，从而限制了完全伸展。

全膝关节置换术后胫骨和股骨骨赘必须切除；未切除的后骨赘在后囊形成张力，导致术后运动范围的降低。后骨赘产生的机械块也可减少屈曲（图 8-33）。

（3）关节线异常：关节线起着重要的作用，影响膝关节运动的最终范围。低位髌骨导致高的关节线。导致这种情况主要表现在 2 个方面，股骨假体的靠前安放或选择一个尺寸过小的（前 - 后）股骨假体。相反，低的关节线产生高位髌骨。这可能是由于髌骨肌腱过度释放、肌腱破裂或手术中无法纠正术前的高位髌骨。

（4）关节囊的缝合：建议在 90°缝合关节囊，缝合时注意两端组织对齐。

3. TKA 术后僵硬的术后因素

（1）康复不良：有很多种方式可以防止 TKA 术后僵硬。早期患者自主的康复功能锻炼对于预防关节置换术后的并发症有很重要的作用。物理治疗（PT）和连续被动运动（CPM）机器使用具有各种的结果。 Herbold 等在最近的一项随机对照试验中发现，连续的被动运动机器在进行全膝

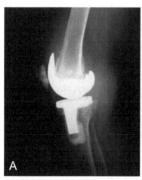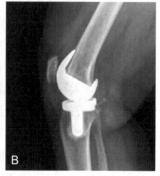

图 8-32 A. X 线片显示右侧膝关节弯曲的位置有一个过大的股骨侧假体；B. 右侧膝关节 X 线片显示股骨前段有间隙

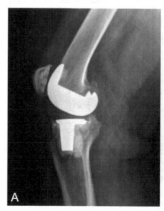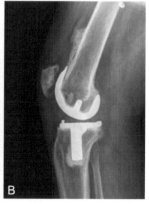

图 8-33 右膝 X 线片显示胫骨侧骨赘

关节置换术患者中并没有提供额外的益处，这与使用连续被动运动的文献中的大多数系列一致，在评估有效性的随机对照试验的荟萃分析中，物理治疗在 1 年以后对运动范围没有好处，最小有效时间为 3 个月。

（2）感染：假体周围感染是关节置换的主要并发症之一，也是关节置换术后患者重新入院的最常见原因之一。假体周围关节感染患者在发病时的症状通常是隐匿的，最常见症状是慢性钝性疼痛，很少表现为脓毒症或急性疾病，但是对有症状的患者应保持高度的警惕。常在患有假体周围关节感染的患者中发现关节僵硬。因此，排除假体周围关节感染引起的僵硬和疼痛，对关节感染使用标准化的诊断方法。

（3）过度纤维化：骨关节纤维化是 TKA 术后关节僵硬的一种公认的原因，发病率为 1.2%～17%。从局部到全身参与，导致整个关节形成广泛的关节纤维组织，除临床症状以外，对于诊断关节纤维化没有金标准。关节纤维化组织病理学特征是由钙化组织、肌成纤维细胞和过度纤维化组成，另外，还有滑膜的增生和周围组织中巨噬细胞和淋巴细胞的增加。

多种因素与骨关节纤维化有关，如转化生长因子 β、缺氧相关的氧化应激、骨形态发生蛋白 2（BMP-2）。手术后形成的纤维组织需要 6 个月才能使细胞和血管损失恢复成熟。然而，僵硬的程度与纤维组织的数量和位置比成熟度水平更相关。6 周内关节僵硬度恶化，持续性增加。因此，应在纤维组织成熟前进行松弛活动纤维化的操作，以防止并发症和恢复关节活动。

（4）复杂的区域性疼痛综合征（CRPS）：是一种局部神经性疼痛的病症，通常与感觉改变、自主神经、运动和（或）营养性皮肤变化有关。疼痛在术后疼痛的时间和（或）僵硬上不成比例。文献中的证据表明，疼痛与创伤组织的异常反应有关。全膝关节置换术后复杂区域性疼痛综合征的发病率约为 0.8%。

疼痛区域通常是肢体的远端，但不是特定的部位。临床特征通常是自发性疼痛、血管舒缩变化、运动异常、痛觉过敏和异常性疼痛。诊断完全依靠临床症状，辅助检查通常是无用的。个体间甚至某一个体随着时间的变化其症状也发生变化，因此诊断时相当困难。治疗时应立即启动多学科协同治疗。在发生复杂的局部疼痛综合征的患者中，当需要重复进行外科手术时应谨慎，可能会出现症状的加重。

（5）异位骨化（HO）：异位骨化与 TKA 术后僵硬存在相关性。它通常位于伸肌或髌上区域周围，并表现为骨刺（图 8-33）。TKA 术后异位骨化的发生率估计约为 15%。与异位骨化发展相关的危险因素是肥厚性 OA 和手术伤口的问题。异位骨化也被视为手术后缺氧环境中纤维组织形成的最终结果。

异位骨化形成可以是无症状的，偶然发现在 X 线片上。治疗仅适用于有症状的病例。异位骨化形成的僵硬与一般僵硬相同，主要行非手术治疗。仅在非手术治疗没有效果并存在活动受限问题时才推荐手术切除。通过施用照射和（或）抗炎药物必须积极地防止复发。应在高风险患者中进行预防，其中包括需要手术切除的异位骨化病史正确的患者或接受同一关节异位骨化切除的患者。外部束放射治疗成功地预防了异位骨化形成，应在手术前 4h 内或手术后不到 72h 施用。非甾体抗炎药也具有预防性能，最常用的药物是术后 5～6 周应用的吲哚美辛（25mg，每天 3 次），但是术后出血、胃肠道问题、肾损伤和骨不愈合的风险增加。塞来考昔是一种选择性 COX-2 抑制剂，是异位骨化预防的另一种选择，具有相同的功效，能降低非甾体抗炎药不良反应的风险。

（6）相关疾病：瘢痕体质被认为可以增加术后关节纤维化，故影响术后屈膝角度。心理因素、神经系统疾病（帕金森病）、关节滑膜炎、血友病、淋巴水肿、周围血管疾病、营养性肌腱炎、滑膜炎、磨损碎屑或反复关节积血滑膜炎、关节假体松动或破损等都被认为对屈膝角度有影响。

二、诊　　断

全膝关节置换术后 6 周内膝关节伸膝受限 ≥ 10° 和（或）屈曲 < 95° 为膝关节僵硬。

三、预　　防

在术前、术中、术后影响关节僵硬的因素中，正确的患者和假体的选择是膝关节置换术后预防不良预后的关键。要预防关节僵硬，必须做到以下4个方面：①患者必须清楚地定义自己的期望，同时也要理解自己在获得期望值中的作用。患者更愿意在康复时，伴随适当的术后镇痛。此外，患者需要有一整套的预防体系，如果出现问题，必须联系外科医师。②术前应该很好地改变影响术后关节僵硬的术前因素。③术前仔细规划可以确保选择适当的假体，必须实现术中适当的屈伸平衡及假体位置。膝关节在屈曲时闭合，而不是在伸展时闭合，可以确保足够的运动范围。全膝关节置换术后，膝关节屈曲对重力的影响可能是最终运动范围的最佳预测指标。④术后第1天开始主动活动膝关节，尽早开始物理治疗或其他辅助治疗可以帮助早期达到膝关节的运动范围，并且有助于预防术后粘连和挛缩。

四、治　疗

治疗膝关节置换术后僵硬最困难的是实际的选择（图8-34）。

1. 初步评估　全膝关节置换术后僵硬的初步评估应包括对患者术前状况，特别是膝关节运动范围的全面评估。对术后病程进行评估，尤其要注意伤口相关并发症等可能使患者出现假体周围关节感染的问题。

针对关节僵硬问题，首先应明确界定症状起源，排除髋关节或脊柱疼痛。其次进行体格检查，髌骨的被动运动会将根本原因区分开来，并排除骨关节纤维化导致的关节僵硬。当髌骨可以被动运动时，该情况可能与间隙平衡或其他问题有关。应进行基本的实验室筛选试验，即C反应蛋白和红细胞沉降率。诊断膝关节僵硬的放射学检查有助于评估矢状面和冠状面中的假体对线的机械原因至关重要；轴向平面可能需要额外的成像，如在怀疑旋转定位时使用CT。使用Figgie等提出的拍摄X线片方法有助于来确定假体松动、超大和关节线定位。

当关节僵硬由感染引起时应进行对症治疗。排除因感染等其他明显原因导致的膝关节僵硬的患者可选择膝关节麻醉下手法松解、关节镜下检

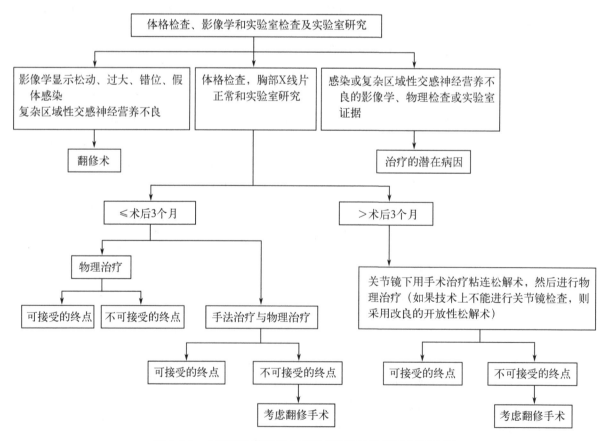

图 8-34　人工膝关节置换术后膝关节僵硬诊断及处理流程

查松解、松解手术甚至关节翻修术中的一个。

2. 麻醉下手法松解 尽管膝关节在麻醉下手法松解（MUA）的作用受到争议，但如果适应证选择恰当，这种治疗方案是有效的，此种操作的主要目的是加速患者的初步康复过程。本手法通过破坏膝盖内未成熟的粘连来提高患者膝关节的活动度，MUA 应在全膝关节置换后 6～8 周进行。在这段时间后，关节内粘连将成熟，操作会增加并发症如假体周围骨折或伸肌机制破裂，在全膝关节置换术后接受此操作的患者和未接受此操作的患者在随访 1 年内无明显差异。有文献证实 MUA 在术后 12 周内有效。该方法应在全身麻醉或局部麻醉下进行，并在足够的肌肉松弛后，患者取仰卧位，被动伸展和屈曲膝关节。用轻柔和恒定的压力施加于膝关节，迫使膝关节屈伸。伴随压力，一些关节内粘连可能松解，从而改善膝关节的活动范围，膝关节也应该慢慢完全伸直。完全伸展后，膝关节伸展手术应进行髌骨上下移动，以破坏髌骨上的粘连。之后，应进行积极的康复，以避免形成新的粘连。第一次操作后能最佳控制疼痛，如使用脊髓麻醉。操作后，拍摄 X 线片以确保没有医源性假体周围骨折。

3. 关节镜下手术 是一种微创技术，能将膝关节各个间室里的粘连松解。关节镜检查可用于治疗全膝关节置换术后继发关节纤维化的有效方法。关节镜可清理髌上囊、内外侧沟、股骨假体髁间窝和聚乙烯衬垫周之纤维粘连带、瘢痕组织及过度增生的滑膜组织。还可松解外侧支持带及股四头肌内侧扩张部来进一步提高屈膝角度。术中可能损伤股骨假体或聚乙烯衬垫。在非手术治疗全膝关节术后僵硬无效 3 个月后，应采用关节镜下松解。在 20 个月随访中，这个手术明显改善术后活动，但高达 22% 的病例报告治疗失败。一些外科医师认为，不能进入关节后部和髌上囊上方的区域可能是此手术的一个缺点。但对关节镜下粘连松解术与麻醉下手法松解的效果进行比较，前者可获得更大的关节活动度。

4. 开放手术下松解手术 当运动范围严重受损时，建议开放手术松解伴有聚乙烯内衬交换，以便进入膝盖后部区域。由于存在严重的粘连，膝盖的显露可能是具有挑战性的。后囊内角膜、后囊、上颌囊，内侧和外侧沟的清创应精心细致。如果无法实现充分的显露，并且髌骨不能脱开，则可以采用其他手术方式，如胫骨结节的截骨或股四头肌切口。有时在更广泛的情况下，必须进行更正规的股四头肌成形术，以便从股骨和上覆的筋膜中释放股四头肌。该方法比 MUA 和关节镜下松解手术可获得更大的关节活动度。

5. 全膝关节翻修术 经上述方法仍不能达到满意效果者，如果 TKA 术后超过 12 个月，应进行膝关节翻修。全膝关节翻修术可能无法充分解决患者的关节僵硬，无法充分满足患者的期望，因此应该在手术前及手术中认真讨论规划，必须制订具体的术前计划和明确的手术目标。

皮肤切口应遵循先前的切口，如果存在多个瘢痕切口，则可能需要使用最外侧的切口。不建议切除皮肤上的瘢痕，因为这可能导致伤口闭合时存在张力。翻修时解剖标志不容易辨认，最好以股骨内外上髁的连线作为解剖标志，或者将胫骨假体前方对准胫骨结节内 1/3 来定位。扩大切口以增加显露，如果充分松解扩大切口后仍不能很好显露，髌骨仍不能向外侧翻开，可采用股直肌切开、股四头肌 V-Y 成形或胫骨结节截骨等方法。术中进行关节松解，要尽量松解后关节囊，并且对衬垫、假体、截骨量等进行纠正以获得正确力线。对瘢痕组织，特别是外侧和内侧沟槽进行细致的清创。髌骨的轨迹也需要进行评估，然后需要仔细检查所有假体的方向和固定情况，并取出任何错位和（或）松动假体。TKA 术后僵硬的病例中胫骨假体的内旋发生率高，通过术前 CT 扫描了解内旋状况能提高 TKA 僵硬膝翻修的成功率。

测量髌骨厚度，在男性厚度＞ 26mm、女性＞ 24mm 的情况下，应进一步切除髌骨。对屈曲和伸展间隙应进行充分评估。考虑到手术后僵硬非常高的复发率，5° 伸展为手术的终极目标。经过翻修的 TKA 患者的僵硬发生率约为 4%，类似于初次全膝关节置换术。术前较低运动范围、僵硬度作为翻修的主要适应证，但是年龄较小、初次和全膝关节翻修术之间的间隔时间较短，修复时固定假体的存在、术后伤口引流和较低的 Charlson 指数被证明是该患者群体中术后僵硬的危险因素。

　　翻修时需要胫骨结节下截骨，反复的胫骨结节下截骨对骨愈合没有影响。翻修术后应循序渐进、安全地增加关节活动范围。如果采用了股四头肌成形术或胫骨结节截骨术，必要时须使用支具伸膝位固定一段时间，逐渐开始主动和被动功能锻炼。

（宋科官）

主要参考文献

[1] 沈灏，张先龙，蒋垚，等. 全膝关节置换术后感染的治疗方法和策略. 中华关节外科杂志(电子版)，2008, 2(6):625-630.

[2] 史占军，肖军，李朋. 人工关节置换术后假体周围感染的诊断. 中华骨科杂志，2010, 30(6): 626-629.

[3] 中国医学会"念珠菌病诊治策略高峰论坛"专家组. 念珠菌病诊断与治疗：专家共识. 中国感染与化疗杂志，2011, 11 (2):81-95.

[4] 周琦，吴海山. 人工关节置换术后真菌感染——真正的灾难. 中华关节外科杂志(电子版)，2012, 6(6): 65-67.

[5] 朱晗晓，蔡迅梓，严世贵. 关节置换术后深部感染的诊断和治疗. 中华关节外科杂志：电子版，2011, 5(3):379-385.

[6] Aaron R, Scott R. Supracondylar fracture of the femur after total knee arthroplasty. Clin Orthop Relat Res, 1987, 219:136-139.

[7] Ascione T , Pagliano P, Mariconda M, et al. Factors related to outcome of early and delayed prosthetic joint infections. J Infect, 2015, 70(1):30-36.

[8] Austin M S, Ghanem E, Joshi A, et al. A simple, cost-effective screening protocol to rule out periprosthetic infection. Journal of Arthroplasty, 2008, 23(1):65-68.

[9] Baker P N, Meulen J H V D, Lewsey J, et al. The role of pain and function in determining patient satisfaction after total knee replacement. Data from the National Joint Registry for England and Wales. J Bone Joint Surg Br, 2007, 89(7):893-900.

[10] Bellemans J, Vandenneucker H, Victor J, et al. Flexion contracture in total knee arthroplasty. Clin Orthop Relat Res, 2006, 452:78-82.

[11] Ben-David B, Schmalenberger K, Chelly JE. Analgesia after total knee arthroplasty: is continuous sciatic blockade needed in addition to continuous femoral blockade? Anesthesia & Analgesia, 2004, 98(3):747-749.

[12] Bogut A, Niedzwiadek J , Strzelec-Nowak D, et al. Infectious prosthetic hip joint loosening : bacterial species involved in its aetiology and their antibiotic resistance profiles against antibiotics recommended for the therapy of implant-associated infections. New

Microbio1, 2014, 37(2):209-218.

[13] Bong M R, Di C P. Stiffness after total knee arthroplasty. Journal of Bone & Joint Surgery American Volume, 2005, 1(2):264-270.

[14] Bourne RB, Chesworth BM, Davis AM, et al. Patient Satisfaction after Total Knee Arthroplasty: Who is Satisfied and Who is Not? Clinical Orthopaedics & Related Research®, 2010, 468(1):57-63.

[15] Buvanendran A, Kroin JS, Tuman KJ, et al. Effects of perioperative administration of a selective Cyclooxygenase 2 inhibitor on pain management and recovery of function after knee replacement: a randomized controlled trial. Jama, 2003, 290(18):2411-2418.

[16] Chalidis BE, Tsiridis E, Tragas AA, et al. Management of periprosthetic patellar fractures. A systematic review of literature. Injury, 2007, 38(6): 714-724.

[17] Cohen SP, Liao W, Gupta A, et al. Ketamine in pain management. Adv psycho som med 2011, 30:139-161.

[18] Cottino U, Sculco PK, Sierra RJ, et al. Instability After Total Knee Arthroplasty, Orthop Clin North Am, 2016, 47(2): 311-316.

[19] Della Valle CJ, Sporer SM, Jacobs JJ, et al. Preoperative testing for sepsis before revision total knee arthroplasty. J Arthroplasty, 2007, 22(6 suppl2):90-93.

[20] Dennis DA. Periprosthetic fractures following total knee arthroplasty, Instr Course Lect, 2001, 50: 379-389.

[21] Deshmane PP, Rathod PA, Deshmukh AJ, et al:. Symptomatic flexion instability in posterior stabilized primary total knee arthroplasty, Orthopedics, 2014, 37(9): e768-e774.

[22] Greidanus NV, Masd BA, Garbuz DS, et al. Use of erythrocyte sedimentation rate and C-reactive protein level to diagnose infection before revision total knee arthroplasty A prospective evaluation. J Bone Joint Sura Am, 2007, 89(7):1409-1416.

[23] Gristina AG. Biomaterial-centered infection: microbial adhesion versus tissue integration. Science, 1987, 237(4822):1588-1595.

[24] Grosu I, Lavand'Homme P, Thienpont E. Pain after

knee arthroplasty: an unresolved issue. Knee Surgery Sports Traumatology Arthroscopy Official Journal of the Esska, 2014, 22(8):1744-1758.

[25] Gustke KA, Golladay GJ, Roche MW, et al. Increased satisfaction after total knee replacement using sensor-guided technology. Bone & Joint Journal, 2014, 96-B(10):1333-1338.

[26] Honsawek S, Deepaisarnsakul B, Tanavalee A, et al. Relationship of serum IL-6, C-reactive protein, erythrocyte sedimentation rate, and knee skin temperature after total knee arthroplasty: a prospective study. International Orthopaedics, 2011, 35(1):31-35.

[27] Jaiswal PK, Perera JR, Khan W, et al. Treating stiffness after total knee arthroplasty: a technical note and preliminary results. Open Orthop J, 2012, 6:276-280.

[28] Yoo JH, oh JC, oh HC, et al. Manipulation under Anesthesia for Stiffness after Total Knee Arthroplasty. Knee Surgery & Related Research, 2015, 27(4):233-239.

[29] Kasture S, Saraf H. Epidural versus intra-articular infusion analgesia following total knee replacement. Journal of Orthopaedic Surgery, 2015, 23(3):287-289.

[30] Kerr DR, Kohan L. Local infiltration analgesia: a technique for the control of acute postoperative pain following knee and hip surgery:a case study of 325 patients. Acta Orthopaedica, 2008, 79(2):174-183.

[31] Koo MH, Choi CH. Conservative treatment for the intraoperative detachment of medial collateral ligament from the tibial attachment site during primary total knee arthroplasty. Journal of Arthroplasty, 2009, 24(8):1249-1253.

[32] Kousa P, Järvinen TL, Vihavainen M, et al. The fixation strength of six hamstring tendon graft fixation devices in anterior cruciate ligament reconstruction. Part I: femoral site. Am J Sports Med, 2003, 31(2):174-181.

[33] Lai Z, Shi S, Fei J, et al. Retraction Noteto:Total knee arthroplasty performed with either a mini-subvastus or a standard approach: a prospective randomized controlled study with a minimum follow-up of 2 years. Archives of Orthopaedic & Trauma Surgery, 2015, 135(5):745.

[34] Lauretti GR, Righeti CC, Mattos AL. Intrathecal ketorolac enhances intrathecal morphine analgesia following total knee arthroplasty. Journal of Anaesthesiology Clinical Pharmacology, 2013, 29(4): 503-508.

[35] Lee AR, Choi DH, Ko JS, et al. Effect of Combined Single-Injection Femoral Nerve Block and Patient-Controlled Epidural Analgesia in Patients Undergoing Total Knee Replacement. Yonsei Medical Journal, 2011, 52(1):145-150.

[36] Lesh ML, Schneider DJ, Deol G, et al. The consequences of anterior femoral notching in total knee arthroplasty. A biomechanical study. J Bone Joint Surg(Am), 2000, 82-A(8):1096-1101.

[37] Mahomed NN, Barrett J, Katz JN, et al. Epidermiology of total knee replacement in the United States Medicare population. J Bone Joint Surg Am, 2005, 87(6):1222-1228.

[38] Manrique J, Gomez MM, Parvizi J. Stiffness after total knee arthroplasty. Journal of Knee Surgery, 2015, 28(2):119-226.

[39] Martinez V, Belbachir A, Jaber A, et al. The influence of timing of administration on the analgesic efficacy of parecoxib in orthopedic surgery. Anesthesia & Analgesia, 2007, 104(6):1521-1527.

[40] Meek RM, Norwood T, Smith R, et al. The risk of peri-prosthetic fracture after primary and revision total hip and knee replacement. J Bone Joint Surg Br, 2011, 93(1):96-101

[41] Meftah M, Wong AC, Nawabi DH, et al. Pain management after total knee arthroplasty using a multimodal approach. Orthopedics, 2012, 35(5):e660-e664.

[42] Morata L, Senneville E, Bernard L, et al. A retrospective review of the clinical experience of linezolid with or without rifampicin in prosthetic joint infections treated with debridement and implant retention. Infect Dis Ther, 2014, 3(2): 235-243.

[43] Oberbek J, Synder M. Assessment of Selected Factors Influencing the Development of Stiffness after Total Knee Arthroplasty. Ortop Traumatol Rehabil, 2016, 18(5):477-484.

[44] Ortiguera CJ, Berry DJ. Patellar fracture after total knee arthroplasty. J Bone Joint Surg Am, 2002, 84-A(4): 532-540.

[45] Parratte S, Pagnano MW. Instability after total knee arthroplasty, J Bone Joint Surg Am, 2008, 90(1): 184-194.

[46] Parvizi J, Ghanem E, Menashe S, et al. Periprosthetic infection: what are the diagnostic challenges?. Journal of Bone & Joint Surgery American Volume, 2006, 88 Suppl 4(6):138-147.

[47] Parvizi J, Kim KI, Oliashirazi A, et al. Periprosthetic patellar fractures. Clin Orthop Relat Res, 2006,446): 161-166.

[48] Platzer P, Schuster R, Aldrian S, et al. Management and outcome of periprosthetic fractures after total knee arthroplasty. J Trauma, 2010, 68(6): 1464-1470.

[49] Ranawat AS, Ranawat CS. Pain management and

accelerated rehabilitation for total hip and total knee arthroplasty. Journal of Arthroplasty, 2007, 22(7suppl3):12-15.

[50] Rayan F, Konan S, Haddad FS. A review of periprosthetic fractures around total knee arthroplasties. Current Orthopaedics, 2008, 22: 52-61.

[51] Ritter MA, Thong AE, Keating EM, et al. The effect of femoral notching during total knee arthroplasty on the prevalence of postoperative femoral fractures and on clinical outcome. J Bone Joint Surg Am, 2005, 87(11):2411-2414.

[52] Salinas FV, Liu SS, Mulroy MF. The effect of single-injection femoral nerve block versus continuous femoral nerve block after total knee arthroplasty on hospital length of stay and long-term functional recovery within an established clinical pathway. Anesthesia & Analgesia, 2006, 102(4):1234-1239.

[53] Seah RB, Yeo SJ, Chin PL, et al. Evaluation of medial-lateral stability and functional outcome following total knee arthroplasty: results of a single hospital joint registry, J Arthroplasty, 2014, 29(12): 2276-2279.

[54] Senneville E, Joulie D, Legout L, et al. Outcome and predictors of treatment failure in total hip/knee prosthetic joint infections due to Staphylococcus aureus. Clin Infect Dis, 2011, 53(4): 334-340.

[55] Seo JG, Moon YW, Park SH, et al. A case -control study of spontaneous patellar fractures following primary total knee replacement. J Bone Joint Surg Br, 2012, 94(7):908-913.

[56] Skinner HB, Shintani EY. Results of a multimodal analgesic trial involving patients with total hip or total knee arthroplasty. American Journal of Orthopedics(Belle MeadN), 2004, 33(2):85-92.

[57] Smith SL, Wastie ML, Forster I. Radionuclide bone scintigraphy in the detection of significant complications after total knee joint replacement. Clin Radiol, 2001, 56 :221-224 .

[58] Song IS, Sun DH, Chon JG, et al. Results of revision surgery and causes of unstable total knee arthroplasty, Clin Orthop Surg, 2014, 6(2): 165-172.

[59] Song SJ, Detch RC, Maloney WJ, et al. Causes of instability after total knee arthroplasty, J Arthroplasty, 2014, 29(2): 360-364.

[60] Tan CM, Liau JJ, Chen WT, et al. The accuracy of posterior condylar angles measured by one MR image. Clinical Orthopaedics & Related Research, 2007, 456:159-163.

[61] Tsukayama DT, Estrada R, Gustilo RB. Infection after total hip arthroplasty. A study of the treatment of one hundred and six infections. J Bone Joint Surg Am, 1996, 78(4):512-523.

[62] Maffulli GD, Bridgman S, Maffulli N, et al. Early functional outcome after subvastus or parapatellar approach in knee arthroplasty is comparable. Knee Surgery Sports Traumatology Arthroscopy Official Journal of the Esska, 2012, 20(9):1883-1884.

[63] Wang YC, Teng WN, Kuo IT, et al. Patient-machine interactions of intravenous patient-controlled analgesia in bilateral versus unilateral total knee arthroplasty: a retrospective study. Journal of the Chinese Medical Association Jcma, 2013, 76(6):330-334.

[64] Workgroup Convened by the Musculoskeletal Infection Society. New definition for periprosthetic joint infection. J Arthroplasty, 2011, 26(8):1136-1138.

[65] Xiao M. Varying indications for total knee replacement and prosthesis selection. Journal of Clinical Rehabilitative Tissue Engineering Research, 2011, 15(17): 3200-3201.

[66] Yadeau JT, Liu SS, Rade MC, et al. Performance characteristics and validation of the Opioid-Related Symptom Distress Scale for evaluation of analgesic side effects after orthopedic surgery. Anesthesia & Analgesia, 2011, 113(2):369-377.

[67] Yercan HS, Sugun TS, Bussiere C, et al. Stiffness after total knee arthroplasty: prevalence, management and outcomes. Knee, 2006, 13(2):111-117.

第四部分

4

前沿技术在膝关节置换中的应用

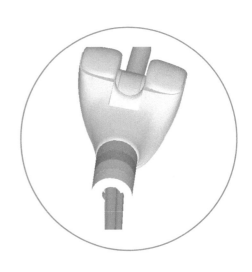

第9章

微创技术在人工膝关节置换中的应用

目前得到普遍认同的观点是，真正的微创人工全膝关节置换术（MIS-TKA）应当具备以下 3 个条件：切口小，尽可能地减少软组织损伤；不损伤伸膝装置，不干扰髌上囊；尽可能牵开髌骨而不翻转髌骨。微创不仅仅是一门技术，更是一种理念，它要求术者在术中始终坚持微创化操作的原则，以最大限度地减少手术创伤。目前普遍把 MIS-TKA 的切口长度定在 10 ～ 14cm，但应当明确切口长度并不是判断一个手术是否微创的主要指标，微创强调的不仅仅是缩小的切口，而主要是针对重要解剖的破坏程度而言，更不能以牺牲常规手术的手术效果作为代价。MIS-TKA 的概念还应包括软组织技术的提高、假体设计与手术器械的改进、围术期管理的完善、患者术前教育与术后康复质量的提高。微创全膝关节置换术主要有三种：①小切口内侧髌旁入路；②经股内侧肌下入路；③股内侧肌下入路。我们主要使用髌内侧弧形切口股内侧肌下入路。

一、微创全膝关节置换术的常用手术入路

（一）小切口内侧髌旁入路

该入路由 von Langenbeck 于 1879 年最早进行描述。Install 于 1971 年将此入路进行了改良。该入路被认为是最经典的膝关节置换手术入路，目前全膝关节置换术大多采用这种切口或仅稍作修改。该入路的特点是比较简单，容易掌握，基本是传统切口的缩短，手术区显露相对较清楚，手术难度相对较小，当手术遇到困难时，可方便延长，切口远离重要血管神经结构，相对安全。

但这种手术入路仍在一定程度上损伤了股四头肌肌腱和髌上囊，干扰了伸膝装置，术后疼痛较其他微创入路明显，康复也相对较慢，另外，该入路会破坏髌骨内侧血供，关节切开向近侧超过髌骨内上角将损伤膝降动脉，若同时还要做外侧支持带松解则将会严重影响髌骨的血供，从而增加髌骨坏死、骨折及假体松动的风险。

（二）经股内侧肌下入路

经股内侧肌下入路是由 Engh 等首创的，该入路正好综合内侧髌旁入路暴露良好与股内侧肌下入路对伸膝装置保护好的优点。经股内侧肌下入路与股内侧肌下入路一样可以减少术中出血及术后疼痛，通过避开膝降动脉可保护髌骨血供，能改善髌骨轨迹与髌骨关节稳定性，较少干扰伸膝装置，缩短住院时间。但与髌旁内侧入路相比仍有一定难度，因此要有选择地进行。

（三）股内侧肌下入路

股内侧肌下入路由 Hofmann 等引入，有借助自然界面分离的优点，该入路未干扰股四头肌肌腱，松解股内侧肌也是沿肌间隙平面进行，目前被认为是唯一可完整保护伸膝装置的入路。该入路能将髌骨轨迹不良可能性降至最低；由于保持了伸膝装置的完整性，还将有助于术中更加准确地判断髌骨滑行轨迹和外侧关节囊松解的必要性，减少外侧支持带松解的比例；保护了膝上动脉和膝降动脉，即使行外侧支持带松解，髌骨与伸膝装置的血供也能得到保留；由于不干扰伸膝装置及髌上囊，术后粘连少，术后疼痛轻，伸膝肌力恢复更快。因此，有的学者认为只有股内侧肌下

入路才能真正被称为股四头肌无损伤入路（QS MIS-TKA）。

二、髌内侧弧形切口股内侧肌下入路微创全膝关节置换术的手术技术

笔者做微创股内侧肌下入路全膝关节置换术时，改良了手术切口，采用髌骨内侧弧形切口（图9-1），采用此切口有以下优点：①切口外侧皮瓣由皮肤、皮下及髌骨构成，三层结构连成一体，有效保护髌骨血供；②切口上部设计在2根皮神经之间，减少膝关节术后切口外侧皮肤感觉异常区域；③切口弧形设计，术后功能锻炼时皮肤张力小，能有效减少切口并发症。

（一）体位

在行膝关节置换手术时，患者一般取仰卧位，手术床保持水平。需要几个体位垫维持术中膝关节的位置，减少助手的工作量（图9-2）。首先是大腿上段外侧挡板可以维持膝关节屈曲时大腿不会外旋。其次是小腿后方的2根脚凳，近端的1根可以维持膝关节屈曲90°，远端1根可以维持膝关节屈曲30°。

（二）术前准备

术前需要有足够的术前教育，包括手术方案、术后康复计划、疼痛管理等，可以使患者能够理解从术前、术中到术后康复的整个过程，从而更好地配合医师的工作。术前预防性的工作可以降

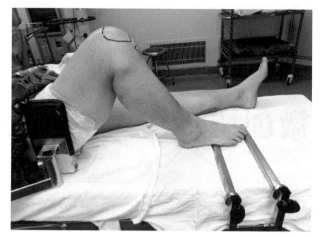

图 9-2　术中体位

低手术后切口的感染，如术前使用肥皂水清洗皮肤，用阿基德匹罗星滴鼻以减少葡萄球菌的定植等。笔者治疗的患者中，绝大多数可以不需要使用止血带进行手术，自从术前开始使用氨甲环酸控制术中出血后，更不需要用到止血带，只有在一些特定的翻修手术情况下才需要用到止血带。

（三）手术切口

标准的手术切口为弧形，切口远端在胫骨结节内侧1.5～2cm斜向髌骨内侧缘中点后改为向外弧形切口，近端止于髌骨上缘水平（图9-3）。注意髌骨表面的皮肤及皮下不需要分离，这样可以保护皮肤血供（图9-4）。

分离好股内侧肌后，可暴露收肌管，直视下行收肌管隐神经阻滞，效果确切（图9-5）。

（四）关节的显露

切开皮下后，用组织剪锐性分离股内侧肌并向外侧牵拉，显露关节囊，沿髌骨上方2cm至髌骨内侧中点向下沿髌韧带内侧切开关节囊，显露膝关节（图9-6）。

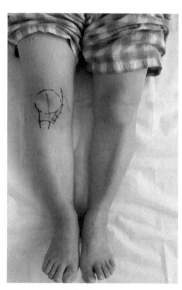

图 9-1　髌内侧弧形切口（一）

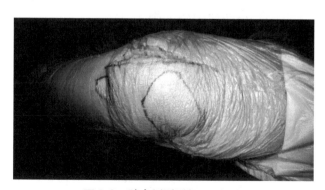

图 9-3　髌内侧弧形切口（二）

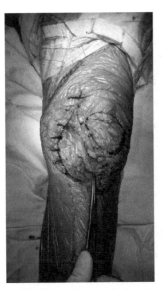

图 9-4　髌骨表面的皮肤及皮下不需要分离

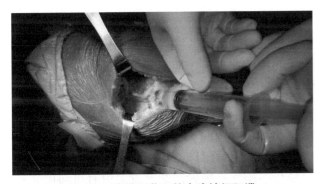

图 9-5　直视下收肌管内隐神经阻滞

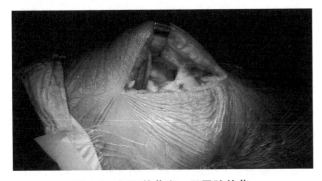

图 9-6　切开关节囊，显露膝关节

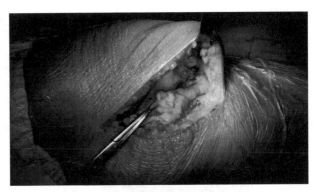

图 9-7　切除髌下脂肪垫

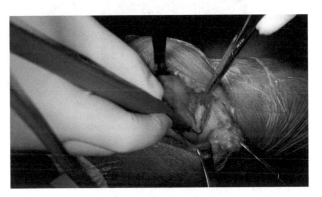

图 9-8　切除内侧半月板

　　屈膝 60° 位，内侧副韧带深层和内侧胫骨平台上缘间隙置 1 个 Hohmann 拉钩（图 9-9、图 9-10），股骨远端外侧及胫骨平台外侧各置 1 个 Hohmann 拉钩向外牵引，显露股骨髁间，依次切除髁间骨赘、前后交叉韧带（图 9-11）。找到后交叉韧带止点，沿胫骨后方插入 Hohmann 拉钩，向前推挤胫骨平台（图 9-12），切除外侧半月板及残留的内侧半月板，注意切除外侧半月板后角时，可能会碰到膝外下动脉，需要电凝止血。

　　将 Hohmann 拉钩置于股骨远端外侧，伸膝位切除髌下脂肪垫、滑膜及内侧半月板前角（图 9-7），注意位于外侧间室的脂肪垫要切除干净，否则会影响胫骨平台的显露。

　　屈膝 90° 位，将 Hohmann 拉钩置于内侧副韧带深层和内侧胫骨平台上缘的间隙，进行内侧半月板（图 9-8）及内侧间室骨赘切除，必要时行内侧副韧带的松解。

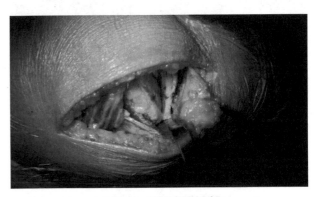

图 9-9　显露内侧间室

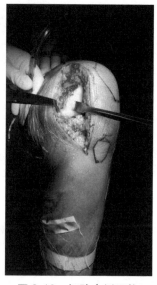

图 9-10 切除内侧骨赘

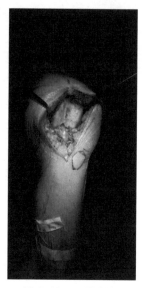

图 9-11 显露髁间

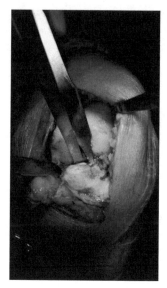

图 9-12 显露胫骨平台

（五）胫骨侧截骨

1. 截骨要求 胫骨侧的截骨一般与假体厚度一致，厚度测量应该是从平台最高处测量，测量时应该包括任何残留的软骨组织，在膝内翻中，绝大多数平台最高点在外侧平台。还有一种截骨方法是根据骨缺损侧切除 0～2mm 厚的骨质，但是当用这种方法外侧需切除 12～13mm 时，则不能用该方法，而是保留部分内侧骨缺损，骨缺损的大小根据分型采用不同的方法处理（图 9-13、图 9-14）。

2. 截骨平面的确定 使用髓外定位确定胫骨平台截骨平面，主要考虑是胫骨近端和远端的解剖标志都清晰可见，降低脂肪栓塞的风险，且有

许多患者胫骨呈外翻弓形，特别是有些患者下肢本身就呈外翻力线。胫骨外翻弓形的患者不适合使用髓内定位，对于明显弓形的胫骨，有必要的时候需要使用带偏心距的胫骨侧假体。胫骨近端切骨导向器最好置于胫骨内外侧皮质的中心，但是因胫骨结节、髌韧带、脂肪垫的影响，比较难以确定。髓外定位的远端的解剖标志为容易触及的胫骨前嵴。在胫骨远端装置上设有可向内移动的踝关节杠，一般情况下向内侧移动 6mm 常可校正胫骨切骨的内翻对线。正常膝关节胫骨平台的后倾变异比较大，胫骨切骨时一般给予后倾 5°，将髓外定位杆踝关节处的调节杆向前方移动即可获得后倾，根据肢体长度，每向前移动定位杆5mm，即可获得后倾 1°～2°（图 9-15～图 9-17）。

3. 胫骨假体大小测量 目的是在避免假体过大旋突的同时，保持最大程度地覆盖骨面。任何假体向前及向内的悬突都会引起症状，导致组织

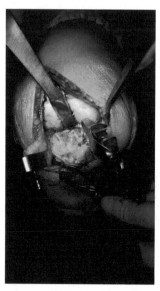

图 9-13 髓外定位后设计截骨面

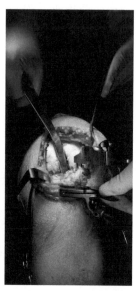

图 9-14 朝外截骨

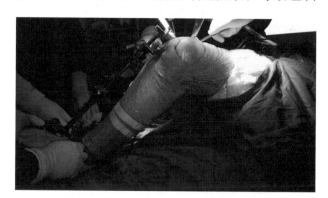

图 9-15 髓外定位可设计胫骨后倾角度

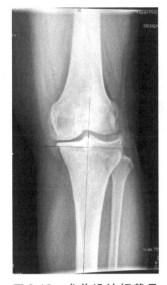

图 9-16　术前设计好截骨平面

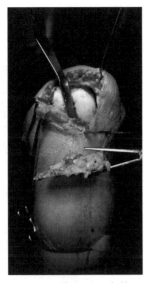

图 9-17　截骨后观察截骨块是否与术前设计一致

的炎性疼痛。后外方轻度地突出骨缘很少引起症状，但是如果突出明显有可能会造成腘肌肌腱撞击综合征，应注意避免。当需要在上下两个尺寸的胫骨试件做选择的时候，宁小勿大，以避免假体突出骨缘引起症状。对于严重膝内翻需要内侧结构松解时，可以选择小号假体并偏外放置，未覆盖的骨面予以切除，以获得内侧的松解。最后行胫骨平台成形（图 9-18、图 9-19）。

（六）股骨侧处理

1. 股骨远端髁截骨　清理股骨髁间骨赘，解剖分离后交叉韧带，在后交叉韧带止点上方约 1cm 处、髁间窝真正中心内侧数毫米处行股骨髓腔钻孔

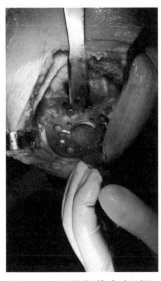

图 9-18　胫骨假体大小测量

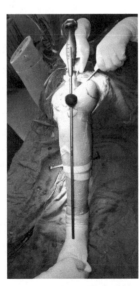

图 9-19　截骨后测量截骨平面与胫骨力线是否垂直

（图 9-20～图 9-22）。术前股骨前后位 X 线片可以帮助确认股骨髓腔定位杆的进针点。股骨远端截骨，通常推荐切除的骨量与股骨金属假体远端的厚度相匹配，但应该明确这一切骨量是包括曾有的软骨厚度，否则会造成股骨远端截骨过多，关节线上移。确定外翻角的方法是在术前下肢全长前后位 X 线片上测量，画出股骨干解剖轴和机械轴，两线的夹角就是股骨外翻角度，一般是 5°～7°。术前测量的优点是能提示内外髁截骨的相对截骨量，除了一些特殊的病例，通常截骨量在内侧要稍多于外侧。

笔者在术中喜欢使用自行设计的外翻角固定为 5° 的股骨导板（图 9-23），可以观察内侧髁，远端截骨与术前测量是否一致，若不同，则需要更改股骨远端截骨的外翻角度。同时在股骨远端未截骨时可以知道胫骨截骨量，初步预估垫片厚度，了解股骨截骨量，确认关节线是否处于正常位置。

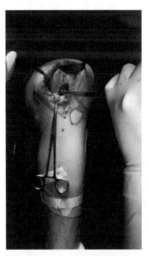

图 9-20　处理髁间窝

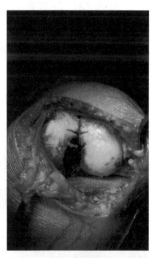

图 9-21　设计股骨髓腔开口

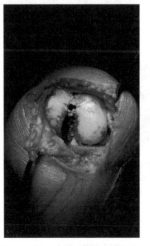

图 9-22　股骨髓腔开口后

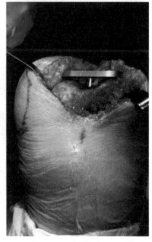

图 9-23　固定外翻 5° 截骨导板

2. **伸直间隙平衡**　胫骨截骨及股骨远端截骨完成后可进行伸直间隙的平衡（图 9-24），使用撑开器切除残余的半月板、清理关节腔内截骨后残余的骨赘，置入间隙垫块，行软组织松解，确定伸直间隙内外侧平衡（图 9-25）。

3. **股骨截骨**　伸直间隙平衡后，在屈曲位利用胫骨平台截骨平面使用撑开器或笔者自行设计的屈曲位间隙平衡器来确定股骨外旋角度（图 9-26、图 9-27）。根据已经确定好的外旋钉空测量假体大小，安放前后切骨导块。滑车截骨主要问题是要确认避免导致前方骨皮质的切迹。术前侧位 X 线片的测量可以大致判断滑车截骨量。后髁截骨需注意拉钩的放置，避免锯片对内侧副韧带的损伤。然后完成斜面截骨。最后非常重要的一点是去除后髁的骨赘和未被覆盖的后髁骨质，极度屈曲膝关节即可抬高股骨远端，也可使用屈曲 90°为撑开屈曲间隙，显露股骨后髁，使用弧形骨刀切除后髁骨赘和未被覆盖的后髁骨质。屈曲位置入间隙垫块，评估屈曲位内外侧间隙是否平衡，必要时再次行软组织松解以保证伸屈间隙平衡。屈伸间隙平衡后，进行髁间成形。置入胫骨侧及股骨

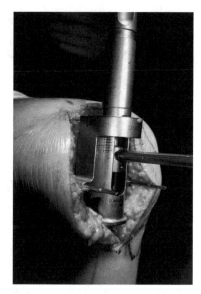

图 9-26　确定股骨外旋截骨角度

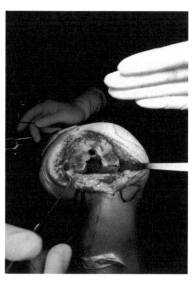

图 9-27　设定好的外旋角度定位钉

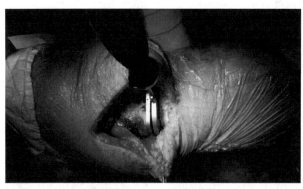

图 9-24　伸直间隙测量

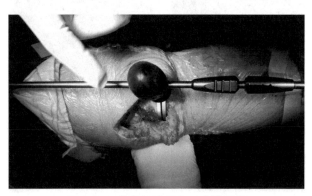

图 9-25　伸直间隙平衡及力线测量

侧试模，再次评估屈伸间隙及内外侧间隙平衡状态，必要时再次行软组织平衡或适当的截骨。屈伸间隙平衡：①若内侧有骨赘增生影响则切除内侧骨赘，后关节囊松解后大多能够完美解决；②若有发育畸形导致的膝关节内翻，则使用内侧副韧带针刺松解来解决；③若有后关节囊挛缩，则使用屈曲间隙优先，用平衡器先处理屈曲间隙，再回头测量伸直间隙，大多能恢复正常。

（七）髌骨侧截骨

切除髌骨上极股四头肌肌腱后方及髌骨下极髌韧带后方的滑膜，避免出现术后的撞击综合征。髌骨截骨必须有足够的残留髌骨厚度，并使髌骨

置换后的厚度与置换前相匹配。如果使用小号髌骨假体，尽量靠内侧放置，以改善髌骨轨迹，安装试模后测量髌骨轨迹，一般使用无拇指试验来评估，如果屈伸关节时髌骨假体内侧面和滑车槽的内侧面有较好的接触则不需要外侧支持带的松解。不过笔者使用股内侧肌下入路手术后，遇到需要外侧支持带松解的机会很少（图9-28）。

（八）假体骨水泥固定

骨水泥置入固定假体柄的胫骨干骺端及假体的龙骨，然后是胫骨平台表面。假体随机敲击安装到位，去除被挤出的多余骨水泥。股骨侧骨水泥涂在股骨截骨面上，后髁截骨面的骨水泥尽量少，以免骨水泥渗入关节后方，股骨假体后髁和

斜面凹槽多涂抹骨水泥，这样所有骨水泥就会向前方挤出，很容易被去除。安装聚乙烯衬垫，伸直位加压，然后屈膝45°，再次清除渗出的骨水泥（图9-29）。最后再次伸直膝关节做最后的骨与骨水泥界面加压。

（九）引流和伤口关闭

一般初次使用股内侧肌下入路微创全膝关节置换的患者出血量少，不需要放置引流管。伤口关闭也比髌旁内侧入路简单，直接缝合关节囊即可关闭膝关节腔，股内侧肌未切开，无须缝合，直接缝合皮下及皮肤即可，弧形切口使皮肤张力小，可皮内缝合，避免了拆线的烦恼。

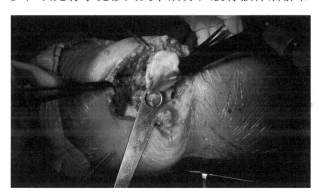

图 9-28　髌骨截骨

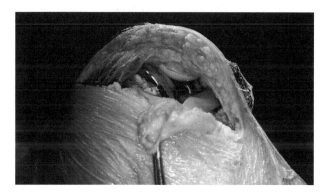

图 9-29　安装假体后见髌骨轨迹良好

（徐　杰）

主要参考文献

[1] Chang CH, Chen KH, Yang RS, et al. Muscle torques in total knee arthroplasty with subvastus and parapatellar approaches Clinical Orthopaedics & Related Research, 2002 (398): 189-195.

[2] Vaishya R, Vijay V, Demesugh DM, et al. Surgical approaches for total knee arthroplasty Journal of Clinical Orthopaedics & Trauma, 2016, 7(2): 71-79.

[3] Curtin B, Yakkanti M, Malkani A. Postoperative pain and contracture following total knee arthroplasty comparing parapatellar and subvastus approaches. Journal of Arthroplasty, 2014, 29(1): 33-36.

[4] De MJ, Victor J, Cornu O, et al. Total knee arthroplasty in patients with substantial deformities using primary knee components. Knee Surgery Sports Traumatology Arthroscopy, 2014, 23(12): 3653-3659.

[5] Engh GA, Holt BT, Parks NL. A midvastus muscle-splitting approach for total knee arthroplasty. Journal of Arthroplasty, 1997, 12(3): 322-331.

[6] CooperRE Jr, Trinidad G, Buck WR. Midvastus approach in total knee arthroplasty: a description and a cadaveric study determining the distance of the popliteal artery from the patellar margin of the incision. Journal of Arthroplasty, 1999, 14(4): 505-508.

[7] Koçak A, Özmeriç A, Koca G, et al. Lateral parapatellar and subvastus approaches are superior to the medial parapatellar approach in terms of soft tissue perfusion. Knee Surgery Sports Traumatology Arthroscopy Official Journal of the Esska, 2018, 26(6): 1681-1690.

[8] Mukherjee P, Press J, Hockings M. Mid-vastus vs medial para-patellar approach in total knee replacement-time to discharge. Iowa Orthopaedic Journal, 2009, 29: 19-22.

[9] Pagnano MW, Meneghini RM, Trousdale RT. Anatomy of the extensor mechanism in reference to quadriceps-sparing TKA. Clin Orthop Relat Res 2006, 452:102-105.

[10] Peeler J, Cooper J, Porter MM, et al. Structural para-meters of the vastus medialis muscle. Clinical Anatomy, 2005, 18(4): 281-289.

[11] Peng X, Zhang X, Cheng T, et al. Comparison of the quadriceps-sparing and subvastus approaches versus the standard parapatellar approach in total knee arthroplasty: a meta-analysis of randomized controlled trials. Bmc Musculoskeletal Disorders, 2015, 16: 327.

[12] Scuderi GR, Tenholder M, Capeci C. Surgical approaches in mini-incision total knee arthroplasty. Clinical Orthopaedics & Related Research, 2004 (428): 61-67.

[13] Shah NA, Patil HG, Vaishnav VO, et al. Morbidity index: A score to assess immediate postoperative recovery in TKR patients. Journal of Orthopaedics, 2015, 13(3): 235-237.

[14] Tsukada S, Fujii T, Wakui M. Impact of soft tissue imbalance on knee flexion angle after posterior stabilized total knee arthroplasty. Journal of Arthroplasty, 2017, 321(8):2399-2403.

[15] Unwin O, Hassaballa M, Murray J, et al. Minimally invasive surgery (MIS) for total knee replacement; medium term results with minimum five year follow-up. Knee, 2017, 24(2):454-459.

第10章

导航技术在人工膝关节置换中的应用

第一节 概 述

　　人工全膝关节置换手术作为治疗晚期膝关节病变的成熟手术，40 余年来已得到飞速发展。传统的机械定位系统作为普遍使用的假体植入方式一直是人工全膝关节置换术的主流。近年来，计算机辅助骨科手术（computer assisted orthopedics surgery，CAOS）的发展为骨科手术带来了极大的便利性、准确性和可重复性，对复杂的手术提供了人为难以达到的数字化和精细化水平。该技术又被称为计算机导航技术，1993 年法国的 Saragaglia 小组首先研发了膝关节手术的导航系统，并于 1997 年首次用于临床人工膝关节置换术而取得成功；自 1998 年开始，计算机导航辅助的全膝关节置换术在欧美国家被推广应用于临床；2001 年，美国食品药品监督管理局（FDA）批准了德国的 OrthoPilot 膝关节导航系统用于临床。至今，导航辅助下全膝关节置换术在欧美国家已有较高比例的普及，澳大利亚膝关节置换注册中心数据显示导航在全膝关节置换中的运用已从 2003 年的 2.4% 提升到了 2015 年的 28.6%，德国目前的使用率超过了 30%。导航系统使用较多的有 Zimmer iAssist System（图 10-1）、Styker Navigatin System（图 10-2）和 Smith & Nephew The NAVIO Surgical System（图 10-3）等。我国在这方面的运用也方兴未艾，全国各地大医院已开展并积累了相应的经验。

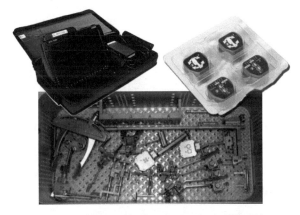

图 10-1　Zimmer iAssist System 导航系统

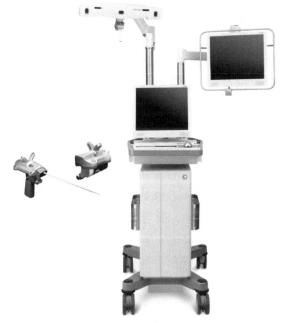

图 10-2　Styker Navigatin System 导航系统

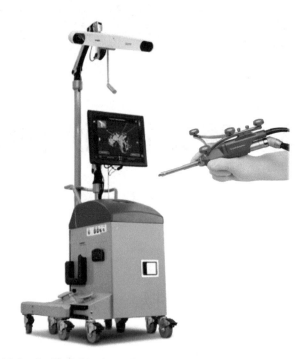

图 10-3　Smith & Nephew The NAVIO Surgical System 导航系统

第二节　导航系统的分类及特点

计算机导航人工膝关节置换手术系统根据人机交互方式和自动化程度分为以下三类：①从动系统，具体操作由医务人员完成，系统为术者提供可视化信息反馈，进行导航监控和调整，导航系统在手术过程中起辅助作用，是目前已用于临床的导航方式。②半自动系统，属于下一代机器人导航系统，在医务人员的参与下，由导航系统技术者的预定计划完成手术操作。该系统多处于实验研究阶段,尚无临床应用报道。③全自动系统，设计原理为术前由医务人员设计手术计划，术中在术者的监视下由机器人自动完成手术操作，不需要手术医师的人工干预。但是目前机器人在灵活性方面难以与人手媲美，费用昂贵，需要较长的操作时间，可能带来污染，难以满足大量的临床工作等限制了其在临床的推广应用。作为机器人导航的终极目标，随着人工智能等技术的进步，全自动系统可望实现临床应用。

根据导航系统信号传输方式可主要分为以下四类：①光学定位（红外线）法，是目前导航系统中主流定位方法。安装于患者及手术器械上的红外发射器发射红外线信号，被导航系统捕获后显示判断具体空间位置,指导医师完成手术操作。其优势在于定位精度高，可达毫米级别，但易受周围物体遮挡或金属镜面反射影响。②磁定位法，利用电磁线圈定位三维空间方向，根据已知的相对位置关系可确定目标的空间位置，优势为非接触式，但对工作环境中的金属物体介入较敏感，精度易受影响。③声学定位法，利用手术器械上放置的多个超声波发射器（多于 3 个），通过测量超声波发射与接收的时间间隔来判断距离，从而绘制具体三维空间位置，但易受环境温湿度、空气流动的影响。④机械定位法，通过机械手的几何模型和关节编码器的瞬时值计算出与机械手相连的手术器械位置。优势是不受障碍物遮挡，缺点是较笨拙，机械手的压力改变可产生位移误差。

根据是否需要影像学资料分为影像依从性导航系统和非影像依从性导航系统两大类。影像依从性导航系统需要将术前拍摄的影像学 CT 或 X 线数字化图像资料导入计算机，在术中录入解剖标志点，建立术前图像和术中形态部位的对应关系，进行术中导航。优点是三维立体图像清晰,缺点是需要严格的配准和参照才能获得良好的图像，无法实时显像，图像无法更新。而非影像依从性导航系统为该导航系统内部已存储了大量的人体解剖学数据信息，术中通过膝关节的被动屈伸运动，确定膝关节活动面和股骨、胫骨和髌骨的运动轨迹及生物力学轴线改变，从而进行术中精确导航。其是目前临床全膝关节置换术普遍使用的计算机导航系统。

第三节 关节外科导航系统的工作原理

导航系统在关节外科中的工作原理是通过个性化的设计和术中实时导航定位，计算机反馈给术者假体空间位置和下肢力线的相关信息，对截骨、软组织张力和下肢对线等信息进行量化，根据术中信息及时提醒和对误差信息进行修正，最终帮助医师在术中完成精确的手术操作。

导航系统由导航硬件设备和软件程序两部分组成。其硬件设备包括感应器、空间示踪器和一体化计算机工作站。空间示踪器固定于股骨或胫骨解剖标志点上，通过感应器接收和反射信号给工作站，从而获取并建立空间坐标，原理类似于全球定位系统（global positioning system, GPS）。同时，手术器械亦通过示踪器确定其空间位置。所有数据在一体化工作站处理后形成真实图像与虚拟图像的匹配，指导手术的实施。各厂家的硬件设备大同小异，主要区别在于软件程序方面，各有自身的特点，主要用于人机交互。影像学依从性导航系统需要将术前的影像学资料或术中获取的影像学资料输入计算机，通过术中解剖标志的录入建立术前图像和术中形态部位的对应关系，从而进行术中导航。而非影像依从性导航系统，内部本身已存储大量解剖学数据信息库，通过录入的解剖标志数据进行动态推算，计算出髋关节、膝关节和踝关节中心，从而绘制出患者的下肢生物力线。后者具有更加简便的特点，应用也较广泛。

第四节 导航技术在人工膝关节置换中的应用

一、导航下人工膝关节置换术的优点与缺点

尽管传统的人工膝关节置换手术已经相当成熟，对于熟练的医务人员在没有导航的情况下依然可以顺利地完成手术，然而事实是有近1/3的膝关节置换术后患者对效果并不满意，其中的原因当然是各方面的，但是术者的操作失误或无法察觉的误差也是其中重要的原因，文献发现对于即使有丰富经验的高年资主刀医师，人工膝关节置换术后下肢力线偏差＞3°的情况也可超过10%，而导航技术则可大幅提高精确性。

关于导航技术的优点，首先最突出的是可达到精确的下肢对线和良好的软组织平衡。膝关节置换术后临床效果及远期使用寿命主要取决于良好的假体植入、下肢力线的恢复和软组织平衡稳定。计算机导航下的解剖定位和力学轴线计算精度极高，定位误差＜1mm，力学轴线误差＜1°，可以确保力学轴线和软组织平衡精确度。在截骨前，假体试模安装和假体固定后三个关键点可同步记录膝关节全范围内被动屈伸活动内外间隙和股骨胫骨相对位置变化数据，判断侧副韧带和后方关节囊张力，根据反馈及时调整软组织平衡。当安装试模后屈伸膝关节，计算机可测量膝关节运动学数据值和运动曲线。在骨水泥硬化过程中也可进行导航监视，避免出现力线的偏差。最近Alcelik教授通过文献回顾指出，导航下的全膝关节置换术较传统手术可以获得更加优良的下肢力线，从而为延长假体使用寿命奠定了基础。

其次，对于术前存在解剖畸形或髓腔病变的患者，如股骨干发育异常、骨折畸形愈合、股骨干内固定术后和股骨髓腔内陈旧性感染灶等情况，以往传统人工膝关节置换手术无法或不宜使用股骨髓内定位截骨，往往只能根据术前影像学或术中经验判断，存在难以准确判断的定位误差。另外，如果股骨还合并有屈曲、旋转和矢状位的畸形，则仅仅根

据术者经验难以完成准确的截骨和下肢力线及软组织平衡，无法达到良好的假体植入，因此难以保证术后良好的手术效果。此时，计算机导航技术就能有效地解决该类问题。计算机导航通过注册后的髋关节、膝关节、踝关节中心确定下肢力线，可以有效引导截骨，确保截骨矢状面和冠状面与术者想要达到的下肢力线，大大提高了截骨的精确性，对于此类关节外畸形的复杂膝关节置换具有特别的价值。

再次，计算机导航的全膝关节置换术采取的髓外定位术可避免打开髓腔，减少了手术的总失血量和降低了脂肪栓塞的风险，为手术的微创提供了技术支撑。Tabatabaee 通过文献荟萃分析发现导航全膝关节置换术的输血率显著低于传统手术，而 Malhotra 等通过随机对照研究发现，导航组全膝关节置换术患者血液中脂肪栓子形成显著少于传统组全膝关节置换术患者，减少了血栓风险。

最后，计算机导航辅助的全膝关节置换术可将术中操作数字化后存储，为将来对比研究临床和影像学提供参考依据，具有可重复性。数字化存储的资料也可用于医务人员的教学与培训，演示全膝关节置换术中的常见错误及后果，这一优势是传统无导航的假骨手术操作和真实手术无法比拟的。

总之，导航下的全膝关节置换术在下肢力线、软组织平衡、严重骨骼畸形、降低出血和血栓风险及教学方面具有公认的优势。然而目前大多数报道也指出，与传统膝关节置换术相比，导航下的全膝关节置换术在术后膝关节功能中短期随访，假体使用寿命，术后感染，深静脉血栓实际发生率及住院时间和经济花费等方面并无显著差异，两者远期随访结果值得学者关注。

关于导航技术的缺点，就目前而言，首先是大多数报道显示其手术时间较传统手术明显延长，从而增加了感染风险和失血量。而由低年资医师操作导航系统完成全膝关节置换术所用时间较经验丰富的主刀医师明显延长，提示尽管导航系统具有诸多优势，手术实施者才是最关键的因素。Smith 等报道，导航全膝关节置换术的学习曲线约在连续进行 20 例手术之后可以达到较熟练水平，当然前提是必须具备扎实的全膝关节置换手术技能才能将导航的优势发挥至最大。

其次，需要准确录入注册患者解剖标志，使之数字化，计算机根据该数据计算出标准的生物力学轴线和空间定位，录入的不准确可导致误差，甚至使导航无法正常进行。影响录入精确性的原因有追踪定位器固定松动，术中器械碰撞，以及患肢存在先天性发育不良、骨赘过多、股骨旋转参考线磨损等。

再次，导航术中需要在股骨或胫骨安装追踪定位器，增加了骨折风险，尤其是对骨质疏松患者而言风险更高，文献报道其发生率在 0.13% 左右。

最后，除了手术技术方面的一些缺点，导航技术在各厂家兼容性、稳定性、规范性和标准化方面仍需改进，加之目前我国导航手术所需的高昂费用都限制了其在我国的发展和推广。

二、导航下人工膝关节置换术的适应证与禁忌证

计算机导航的全膝关节手术适应证广泛，对于传统机械定位方式的全膝关节置换术几乎都可以适用，甚至是传统手术难以胜任的部分特殊病例，如严重肥胖，股骨和胫骨的严重畸形，导航辅助都可以较好地完成。

关于导航全膝关节置换术的禁忌证则同传统膝关节置换的禁忌证类似，包括活动的或潜在的感染，夏科关节炎，关节周围无足够皮肤软组织覆盖，缺乏肌肉控制和术后康复不能配合者。因为定位固定针的需要，可能增加骨折风险，严重的骨质疏松可视为相对禁忌证。

三、导航下人工膝关节置换术的操作步骤

导航下人工膝关节置换术操作步骤一般分为注册、术中导航及实时监控和术中结果确认三部分。

注册是整个导航技术的核心，指将术前的影像学资料或术中定位与实际解剖结构相匹配吻合的过程。作为导航技术的第一步，注册必须做到准确录入相关信息，否则将导致误差错误，甚至后续操作无法进行而失败。注册过程分为三步：①首先确定下肢力线，通过髋关节各方向活动确定髋关节中心，然后注册膝关节中心，可得出股骨力学轴线；其次通过内外踝和前交叉韧带止点的注册来确定踝关节中心和胫骨机械轴线。计算机自动计算获得下肢力线（图 10-4）。②采集关节

表面解剖信息，注册及信息录入后，计算机分析确定假体大小型号及植入位置，计算得出截骨厚度。③所有信息录入注册完成后，患者在空间中的实际位置将和三维模型中的虚拟位置精确匹配，计算机进行综合分析，自动生成手术计划。该计划如在具体实施中发生误差，术者可根据实际情况进行实时调整，包括假体尺寸型号、安装位置和截骨厚度等。只有完成了患者实际空间位置和虚拟三维图像之间的精确注册，随后的器械导航跟踪才有意义，也才能保证手术器械的精确操作。注册精度决定了整个导航手术的精度。

随后进行的导航引导下手术操作，依据计算机设计的手术计划实施。在电脑屏幕或定位仪上可显示每一步的结果和偏差情况，术者可根据术者具体情况实时进行手术方案调整，从而得到预期手术目的。在完成解剖标记点注册后，导航系统评估膝关节初始运动学特性并记录。将截骨导向器固定后（图 10-5 和图 10-6），带示踪器的截骨平面探测器会发送数据给计算机，系统可实时显示反馈患者解剖和截骨情况，医务人员获取相应信息后进行准确调整，实现人机互动，避免产生偏差，这是传统手术永远无法达到的。截骨完成后，安装试模假体，导航下屈伸膝关节并收集运动学参数变化，同时利用软组织张力测量仪（图10-7）可准确提示反馈膝关节张力情况，帮助术中顺利完成软组织松解和张力平衡。

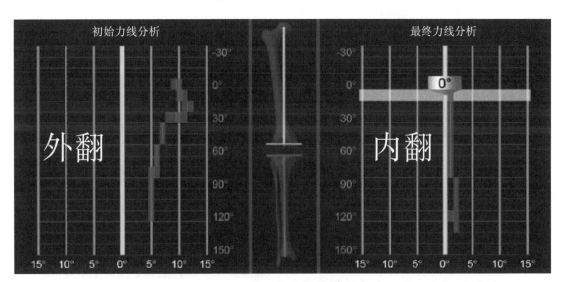

图 10-4　计算机获取下肢力线

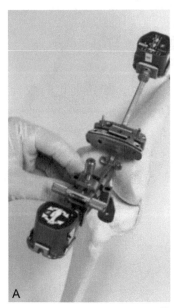
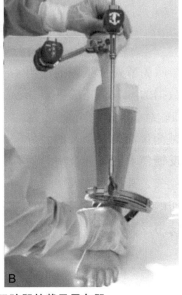

图 10-5　固定带示踪器的截骨导向器

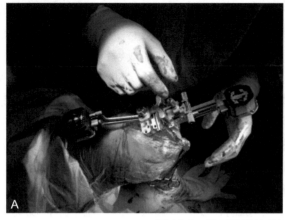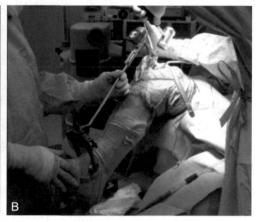

图 10-6 带示踪器的截骨导向器的术中应用

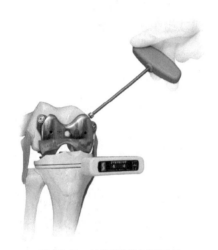

图 10-7 软组织张力测量仪

最后计算机对假体型号，位置及软组织平衡进行评估，使屏幕显示当前状态，在导航确认下植入假体，导航系统再次测量膝关节运动学参数，

手术完成（图 10-8）。重建的膝关节下肢力线对线，假体位置，软组织平衡和屈伸间隙等以数字化形式记录，为后续临床及影像学结果提供对比资料，使膝关节置换术精细化和可重复化成为可能。

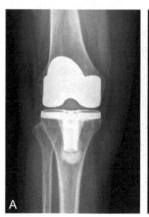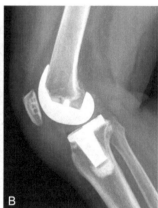

图 10-8 全膝关节置换术后 X 线表现

第五节 展 望

计算机导航系统在全膝关节置换领域的使用帮助了医务人员在精确数据的参考下完成手术操作，实现了截骨、力线和软组织平衡的精细把握，这是仅凭术者经验和机械测量法难以企及的。导航系统提供的术中实时反馈使术者有机会修正误差，从而真正做到有的放矢。其精确的数字化操作和存储，为临床效果回顾和教学提供了便利和可重复性。目前的临床使用经验已充分显示出其

优越性，如精细化的截骨，良好的软组织平衡，创伤小，并发症少及远期效果良好都给患者带来信心。随着科技的不断进步和医学研究的深入，导航技术在全膝关节置换术中的应用也会越来越广，在更加友好的人机交互界面，人工智能导航系统主动参与和费用降低等方面都会进一步改善。

（吴立东 包家鹏）

主要参考文献

[1] 李程, 裴福兴, 杨静, 等. 计算机导航全膝关节置换系统的初步临床应用. 中国矫形外科杂志, 2006 (1): 25-28.

[2] 徐志宏, 陈东阳, 史冬泉, 等. 计算机导航下与传统人工全膝关节置换术的疗效比较. 中国修复重建外科杂志, 2014(9): 1066-1071.

[3] Deep K, Shankar S, Mahendra A. Computer assisted navigation in total knee and hip arthroplasty. SICOT J, 2017, 3:50.

[4] Goh GS, Liow MH, Lim WS, et al. Accelerometer-based navigation Is as accurate as optical computer navigation in restoring the Joint Line and mechanical axis after total knee arthroplasty: a prospective matched study. J Arthroplasty, 2016, 31(1):92-97.

[5] Mason JB, Fehring TK, Estok R, et al. Meta-analysis of alignment outcomes in computer-assisted total knee arthroplasty surgery. J Arthroplasty, 2017, 22(8):1097-1106.

[6] Scuderi GR, Fallaha M, Masse V, et al. Total knee arthroplasty with a novel navigation system within the surgical field. Orthop Clin North Am, 2014, 45:167-173.

[7] Giles R. Current Advances in Total Knee Arthroplasty.// Computer navigation within the operative field in total knee arthroplasty. Future Medicine eBook, 2014, (4): 44-55.

第11章

3D打印技术在人工膝关节置换中的应用

第一节　概　　述

3D打印技术(three-dimensional printing technology) 是快速成型技术的一种，是基于数字文件，应用粉末状金属或塑料等可黏合材料，通过逐层堆叠累积的方式制造三维实体的先进技术。现代3D打印技术起源于20世纪80年代。美国学者Charles Hull 于1984 年率先在实验室中实现了将数字模型文件打印成三维立体模型的技术（图11-1）。2 年后，Charles Hull 对3D 打印技术做出改进，推出可用于商业应用的光固化法(stereo lithography apparatus，SLA)，并开发出第一台商用立体光敏3D 打印机。这是3D 打印技术发展史上的里程碑。此后经过30 余年的完善与发展，陆续出现了熔融沉积成型（fused deposition modeling，FDM)、选择性激光烧成（selective laser sintering，SLS)、多点喷射建模（multijet modeling，MJM)、黏结剂喷射技术（binder jet technique，BJT)、分层实体制造（laminated object manufacturing，LOM)等不同的3D 打印技术。其打印精度与材料质量与最初的技术相比已有长足的进步。

我国的3D 打印技术研究起源于20 世纪90 年代，由清华大学、西安交通大学、华中科技大学等高校率先开展，目前已处于世界先进水平。2012 年工信部启动了10 个国家3D 打印研究中心，进一步促进了我国3D 打印领域技术的发展。2012 年8 月15 日湖南华曙高科技有限责任公司成功研制出我国第一台商用激光3D 打印机，标志着我国正式具备完全自主的商用3D 打印技术研发与应用能力（图11-2)。

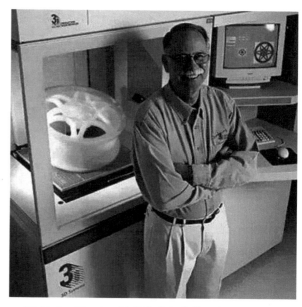

图 11-1　Charles Hull 和世界上第一台 3D 打印机

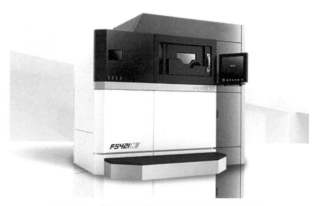

图 11-2　华曙 FS421M 型金属 3D 打印机

3D打印技术最初主要应用于工业、电子、航空航天等领域。近年来,随着医疗技术的不断进步,外科疾病的治疗目标逐渐向"数字化微创技术""精准化医疗""个体化医疗"方向发展,3D打印技术在医疗产业的应用也逐渐增多。3D打印在医疗领域主要应用于教学、局部重建、术前诊断、手术模拟、术中导向器(板)、植入物等的定制。其优势在于精准化及个体化。对于骨科而言,术中导向器(板)、植入物等的个体化定制可以实现最大限度地降低因手术人员所导致的个体误差,降低手术难度,提高手术疗效。目前已有关于3D打印应用于口腔医学、颌面外科、复杂骨盆骨折、椎间融合器、肿瘤假体定制、术中导向器(板)等的报道,且均取得了令人振奋的效果。我国在这一领域处于世界先进水平,2015年就已有取得市场准入资质的3D打印的椎间融合器(图11-3)。

在膝关节置换术领域,3D打印技术的应用主要有两大方面:一是截骨导板、截骨槽的个体化定制;二是关节假体的个体化定制,如严重畸形、肿瘤假体的关节定制等。然而,受基体材料的理化性能的限制,3D打印的人关节往往难以满足长期在体生存的要求,因此进展较为缓慢。2017年美国FDA发布了关于人造医疗植入物添加剂的技术标准,此可看作是目前世界上第一个关于长期在人体的3D打印基体材料的纲领性技术文件。我国目前尚无此类标准。目前,3D打印在临床膝关节置换术中的应用主要集中于截骨方案的个体化定制,即截骨槽、截骨板的定制(图11-4)。

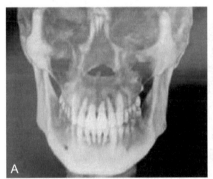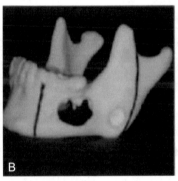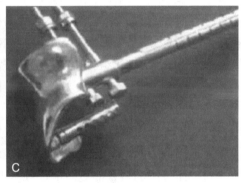

图 11-3　**3D 打印应用实例**　A. 颅骨三维建模;B. 3D 打印下颌结构;C. 3D 打印人工半膝关节

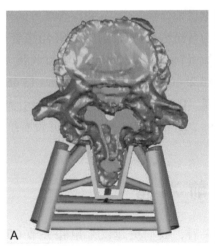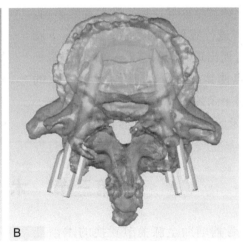

图 11-4　**A. 3D 打印椎弓钉导板;B. 模拟椎弓根钉打入**

（张子琦）

第二节 3D打印技术在人工膝关节置换中的优势

与传统的人工膝关节置换术相比，3D打印技术因其精准化、个体化、微创化的特点而具有无可比拟的优势。首先，个体化定制的手术方案能最大化地消除个体差异导致的手术疗效差异；其次，精准化的截骨方案或假体设计能满足不同病患的需求；最后，微创化的手术过程也能加速患者术后恢复及关节功能重建，缩短住院时间，实现术后快速康复。

Qiu等对比了3D打印的个体化截骨器(patient-specific instrumentation, PSI)与传统截骨器(conventional instrumentation, CI)对全膝关节置换术的影响，发现PSI组术中，术者在术中对股骨截骨量、胫骨截骨量、外翻角、外旋角的控制更加容易，术后测量的上述参数与术中对比结果也更加接近。相对的，CI组则更加依赖术者的经验。此外，在一些术后参数上，如髋膝角、股骨冠状面、胫骨冠状面、外侧胫骨平台角等，与CI组相比，PSI组也与术前计划更加接近，差异有统计学意义。因此，3D打印截骨器能更精准地实现术前计划，而传统的截骨器更多地依赖术者的经验。邓必勇等的研究结果也证实，以3D打印截骨器进行全膝关节置换术的截骨患者，其术后下肢力线与术前计划无统计学差异，且不受术者的影响。而以传统截骨器进行截骨器的患者，其术后下肢力线因不同术者而出现不同的结果。3D打印截骨器的精准化特点使其最大化地消除了术者本人的经验、技术等对手术效果的影响。

3D打印技术的另一优势是个体化定制的手术方案。在膝关节严重畸形、膝关节肿瘤等对截骨方案有特殊需求的患者身上，这一优势尤为明显。英强等对一组4期膝关节骨性关节炎或严重类风湿关节炎的患者应用3D打印截骨器进行全膝关节置换，取得了较为理想的效果。林丽琼等对1组伴有严重关节外畸形的患者，包括4期骨性关节炎、骨折后畸形愈合、先天性发育畸形的患者，采用3D打印截骨器进行全膝关节置换术，短期随访结果较为理想。该组患者的特点是均伴有严重的股骨畸形，无法采用传统的髓内定位截骨法进行截骨，而3D打印技术可以进行个体化模拟截骨，则可解决这一问题。韩文锋等对1组伴有股骨侧严重关节外畸形的患者采用3D打印截骨器进行全膝关节置换术，术后随访1～3年，患者的膝关节活动度由术前平均78.5°±13.5°改善为110.0°±15°，HISS评分由术前平均34.5分提高至88.0分，效果满意。

在手术的微创化方面，理论上来说，3D打印技术辅助全膝关节置换的优势主要在于缩短手术时间，减少手术创伤，以及降低术中出血。Vide等对比研究了PSI截骨器和传统截骨器对全膝关节置换术的影响，发现PSI组的手术时间比传统组平均缩短18min(24.8%)，而传统组患者术中或术后的输血风险是PSI组患者的7.09倍。然而，这一结论目前尚存在争议。我国李辉等的研究结果则显示，与传统截骨方案相比，PSI组患者虽然手术时间更短(76min vs 80min)，切口长度更短(12.7cm vs 13.2cm)，输血率(12.96% vs 13.46%)和平均输血量(0.26 vs 0.30)更低，术后引流量更低(182ml vs 208ml)，但是这些差异并没有统计学意义。

(张子琦)

第三节 术前准备

3D打印截骨器辅助全膝关节置换的术前准备在总体上遵循医学数字影像获取—三维数据重建—截骨方案制订—截骨器设计—模拟截骨—截骨器打印这一流程(图11-5)。

虽然从理论上来说，膝关节CT和MRI图像均可满足三维模型重建的需求，但从临床实践上来看，我们更建议采用膝关节CT平扫作为模型重建的原始数据。因CT图像对骨性结构的显示更加清晰，分辨率更高，且以薄层CT(最薄可达0.2mm)为基础的三维模型更加精确，对于膝关节的还原度更高(图11-6)。

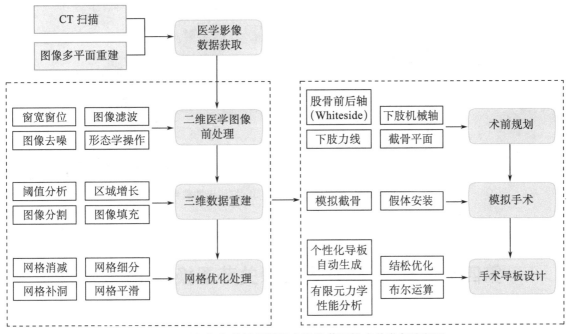

图 11-5　3D 打印截骨器辅助全膝关节置换术前准备流程图

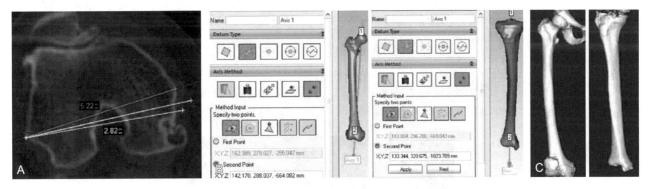

图 11-6　A. 术前 CT 扫描；B. 三维重建过程；C. 重建后的三维模型

　　需要指出的是，重建后的三维图像仅能还原膝关节的骨性结构，对于其周围的软组织形态及功能是无法反映的，因而在制订截骨方案时，需要注意考虑软组织的状态。我们主张"适度地截骨"，即不可为了过度追求完美的下肢力线而忽略关节周围软组织的异常状态。应在关节功能得到重建的前提下，尽可能地保留骨量。尤其是对于伴有关节严重畸形的患者，更不可为了追求外形的矫正，而忽略骨量保留和软组织平衡。

　　此外，模拟手术这一步骤是不可或缺的。在截骨方案制订及截骨器设计完成后，严谨的模拟手术能发现前期截骨方案和截骨器设计的不足之处，并加以改进。有时为了实现理想的手术效果，通过反复地模拟截骨手术，不断对截骨方案和截骨器设计进行改进，是实现最优手术方案的必经之路（图 11-7 和图 11-8）。

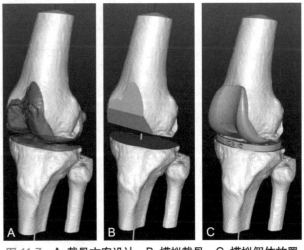

图 11-7　A. 截骨方案设计；B. 模拟截骨；C. 模拟假体放置

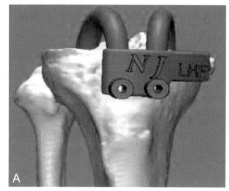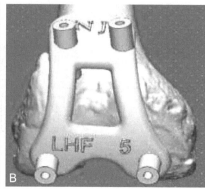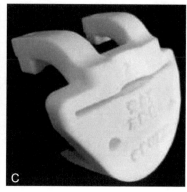

图 11-8 A 和 B. 截骨器设计；C. 3D 打印出的截骨器成品

（张子琦）

第四节 3D 打印在人工膝关节置换术中的应用

应用病例一

一、病史和体格检查要点

1. 一般情况 邵 XX，男性，64 岁，既往体健。

2. 主诉 左膝关节置换术后疼痛 2 年，左膝关节铰链型假体取出术后 1 年。

3. 诊断 左膝关节铰链型假体取出旷置术后。

4. 病史要点 3 年前外院诊断骨关节炎

（图 11-9），行左侧全膝关节置换术后 2 个月，左膝疼痛（图 11-10）。

初次置换术后 2 个月，诊断为膝关节置换术后假体感染，行假体取出旷置术（图 11-11）；假体取出旷置术后 6 个月行左侧铰链型假体翻修术（图 11-12），铰链型假体翻修后患者疼痛症状持续（图 11-13、图 11-14）。

铰链型假体翻修术后 1 年，疼痛 6 个月后左

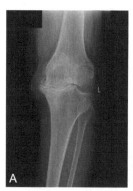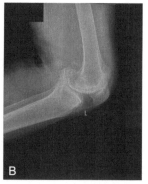

图 11-9 左侧膝关节初次置换术前（诊断：双膝骨性关节炎）

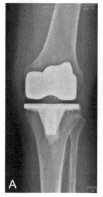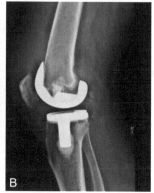

图 11-10 左膝关节置换术后正位、侧位 X 线片

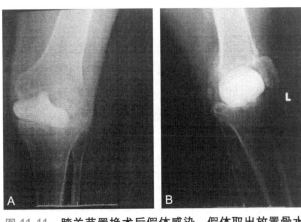

图 11-11 膝关节置换术后假体感染，假体取出放置骨水泥 space

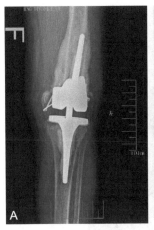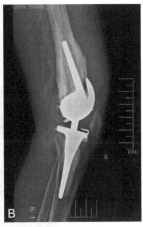

图 11-14 铰链型假体翻修术后 1 年正侧位 X 线片

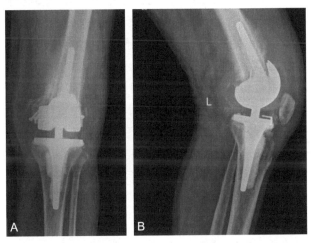

图 11-12 假体取出旷置 6 个月后，铰链型假体翻修术后正侧位 X 线片

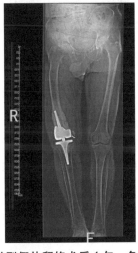

图 11-15 铰链型假体翻修术后 1 年，负重下肢全长位 X 线片示左侧股骨内翻畸形

5. 体格检查要点 扶双拐入病房，跛行步态，左侧膝关节正中有 2 条手术切口瘢痕，瘢痕周围皮肤少量色素沉着，伤口愈合良好，无红肿、窦道，上侧切口长 16cm，下侧切口长 6cm。左膝关节外翻应力试验阳性；内翻应力试验阴性，韧带松弛；无压痛；左下肢短缩约 6cm，膝关节屈曲 63°，背伸 5°。左小腿肌力正常，为 5 级；股四头肌肌力 4 级；肢体末梢血液循环良好，感觉正常。余肢体正常。

6. 辅助检查

（1）实验室检查：超敏 C 反应蛋白 < 0.33mg/dl；空腹血糖为 4.74mmol/L；D- 二聚体为为 2600μg/L；红细胞沉降率为 6mm/h；白细胞计数为 5.90×10^9/L，红细胞计数为 4.43×10^{12}/L，血红蛋白浓度为 138g/L，中性粒细胞分类为 52.40%。

（2）X 线检查：如图 11-16 所示。

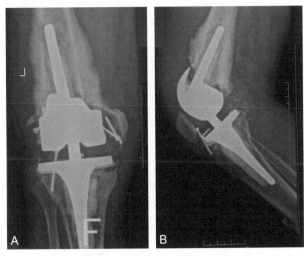

图 11-13 铰链型假体翻修术后 6 个月正侧位 X 线片

侧股骨内翻畸形，延长杆向外侧突破皮质，如图 11-15 所示，行铰链型假体取出第二次旷置术，骨水泥占位器间隔 1 年后（图 11-16），来本院门诊要求诊治。

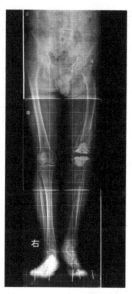

图 11-16　行铰链型膝关节假体取出，旷置 1 年后下肢全长位 X 线片

二、诊断和鉴别诊断

1. 诊断思路　患者 3 年前，因"骨性关节炎"在外院行左侧膝关节置换术，术后 2 个月即诊断为"膝关节置换术后感染"，行取出假体骨水泥填充旷置，放置骨水泥约 5 个月后，行铰链型膝关节置换，患者自铰链型膝关节假体翻修术后，持续疼痛 6 个月。在我院门诊求诊，诊断为"铰链型膝关节翻修术后假体松动"，住院取出铰链型膝关节假体，取出铰链型膝关节前，各种感染指标均基本正常，无明显感染迹象。鉴于铰链型膝关节翻修术前，曾经诊断过"膝关节置换术后感染"，我院取出假体旷置 1 年时间。本次住院各种检查指标基本正常，考虑取出 space，行返修手术。本次疾病的诊断为左膝关节铰链型膝关节翻修术后松动，假体取出旷置术后。

2. 鉴别诊断　膝关节置换术后疼痛的主要原因：感染、无菌性松动等，在本例患者诊治过程中，曾经被诊断过"膝关节置换术后感染"，这次就诊，患者主诉无明显静息痛，局部皮温不高，无发热等伴随症状，入院检查各项感染指标无明显异常。另外，铰链型膝关节取出前，下肢全长 X 线片明显显示左侧下肢股骨端存在关节外畸形，铰链型膝关节短时间出现松动，因为力学因素，假体柄穿出外侧骨皮质。综合判断：铰链型膝关节翻修术后无菌性松动。

三、治 疗 措 施

对于本例患者的治疗应该慎重对待，周密计划。患者，男性，64 岁，左膝关节已经接受 4 次手术，间歇性左膝关节疼痛 3 年，扶拐行走。本次 X 线显示股骨远端及胫骨近端骨量严重丢失，尤其是股骨远端。铰链型膝关节术后松动造成股骨内、外髁已经被吸收，没有办法应用普通膝关节假体。应用铰链型膝关节或肿瘤膝再次翻修时，如果患者股骨远端畸形没有得到纠正，松动会再次发生。

笔者计划借助计算机模拟手术，术前 3D 打印手术演练，筛选并制订一套合理的治疗方案。

（一）计算机模拟手术，预演 4 套手术方案，寻找最佳手术方式

患者行双下肢全长 CT 扫描，获得 DICOM 文件，显示双侧下肢股骨、胫骨全长三维重建图像。确定目标肢体参数后，进行下肢力线及各种长度、角度测量，通过正常侧镜像到患侧的观察，可大致观察畸形及规划可能有效的手术方法（图 11-17 ～图 11-19）。

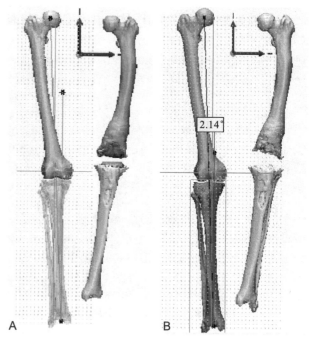

图 11-17　A. 三维重建后（包含骨水泥）；B. 三维重建后（剔除骨水泥）

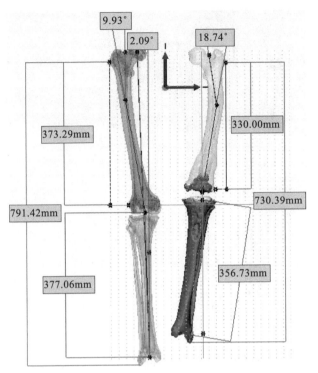

图 11-18 健侧内翻 2.09°；患侧胫骨外旋（相对健侧）8°，患侧股骨短缩 43.29mm，患侧股骨相对健侧内收 8.81°，患肢下肢短缩 61.03mm

1. 第一套计算机模拟手术方案 关节外截骨，股骨侧关节外翻截骨钢板固定，同期行肿瘤型假体置换。

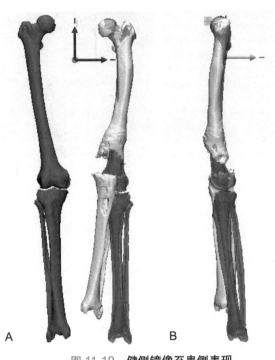

图 11-19 健侧镜像至患侧表现
A. 正位像；B. 侧位像

（1）设想与假体：如图 11-20、图 11-21 所示，在畸形最明显的地方，进行外翻截骨纠正内翻，由于前期测量股骨内翻角度为 8.81°，所以准备外翻 8.81° 截骨，然后定制肿瘤型膝关节假体，截骨处用钢板内固定。

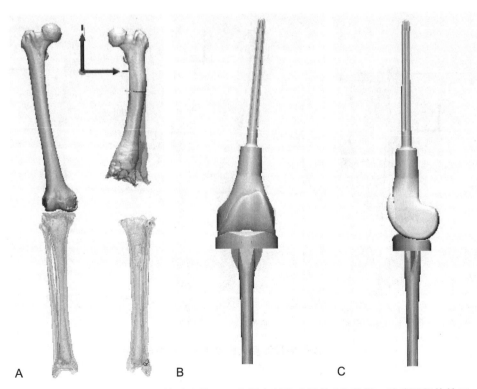

图 11-20 设想在股骨端畸形最明显的地方截骨，获得定制肿瘤膝的 3D 数据，肿瘤型假体的正、侧位外观照

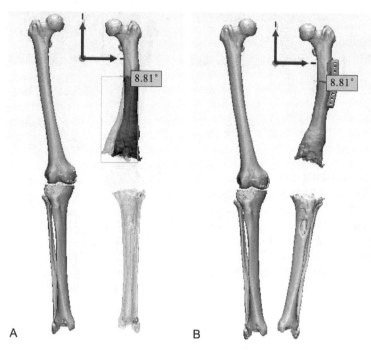

图 11-21 截骨位置与截骨角度，拟合截骨导向板

（2）截骨位置及角度：截骨线距离股骨远端皮质骨垂直距离为 185mm，外翻截骨 8°（将股骨远端与胫骨视为一体），下肢力线仍内翻畸形，外翻截骨 10°（关节外截骨最好的结果）（图 11-22）。

（3）关节外翻截骨钢板固定，同期肿瘤膝置换的模拟结果：由于股骨端假体柄髓内阻挡的原因，钢板远端只能打入一枚双皮质螺钉，其余均为单皮质螺钉，患者骨质疏松严重，这种固定方式不牢靠（图 11-23）。

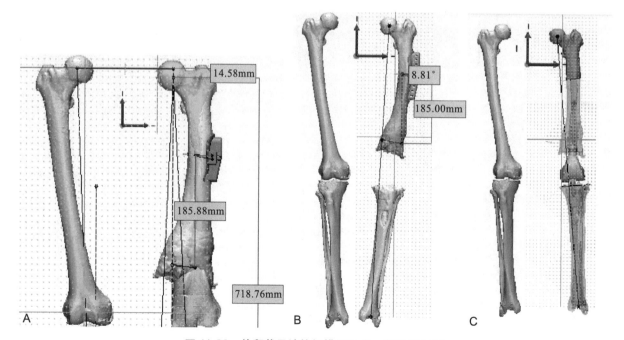

图 11-22 外翻截骨计算机模拟手术，截骨导向板

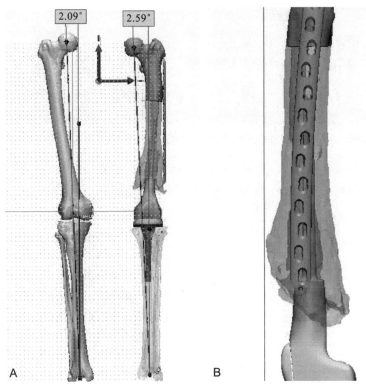

图 11-23　获取内固定钢板的 3D 数据，拟合截骨后内固定情况

（4）关节外截骨同时关节置换缺陷：关节外截骨创伤大，截骨后骨折愈合时间较长，影响关节置换后功能锻炼；关节外截股四头肌，尤其是股中间肌纤维化、异位钙化；截骨高度与股骨端假体髓腔干长度矛盾；骨水泥假体植入骨水泥时有进入截骨面的危险，影响骨折愈合。

2. 第二套计算机模拟手术方案　股骨远端截骨，矫正外翻畸形同期行肿瘤型假体置换。

（1）单纯第一次假体拟合，发现常用型号定制假体的形态，对患侧下肢长度恢复缺乏帮助，建议加做股骨假体近端垫块，希望通过垫块的添加能适当延长患肢长度（图 11-24）。

（2）如果垂直于股骨髓腔截骨并植入假体，下肢处于内翻状态；贴紧外侧皮质开髓，股骨远端做外翻截骨（3°、5°、8°分别拟合），测量下肢力线情况（图 11-25）。

（3）开髓点贴近外侧皮质截骨，股骨远端外翻 2.29° 截骨，延长杆贴近端紧贴内侧皮质；股骨远端截骨矫正最好结果是擦外侧皮质，顶内侧皮质。但依然有轻度内翻，却可以接受。但是，这种股骨假体远端紧靠股骨远端，近端紧靠股骨内侧皮质，假体的力学环境较差，容易出现早期

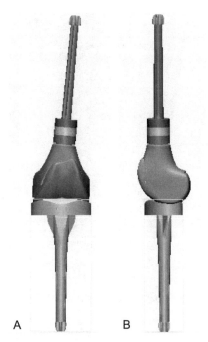

图 11-24　在原有肿瘤型假体基础上，添加 3 枚垫块，增加假体长度，延长患肢

松动。如果缩短股骨假体延长杆，是否可以避免假体近端，抵住内侧皮质，经沟通，制造厂家认为无法缩短延长杆，再缩短就会造成关节的早期松动（图 11-26）。

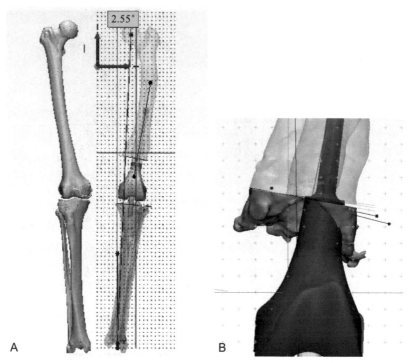

图 11-25　股骨远端外翻截骨拟合，计算机模拟手术

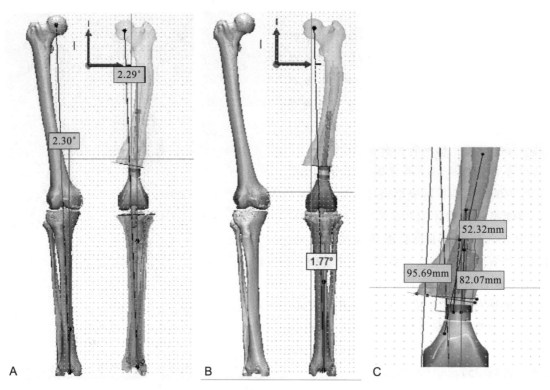

图 11-26　股骨远端外翻截骨拟合，计算机模拟手术

　　3. 第三套计算机模拟手术方案　股骨假体髓腔延长杆偏心设计，保持下肢力线平衡。

　　(1) 设想股骨远端垂直髓腔截骨，股骨远端外翻畸形，通过假体髓腔延长杆外翻设计，纠正下肢力线，偏心设计 9°，下肢力线基本恢复（图 11-27 和图 11-28）。

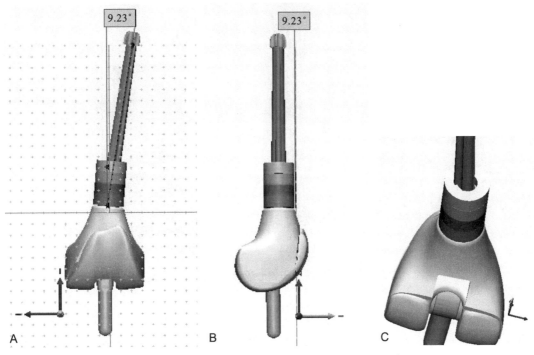

图 11-27　股骨假体髓腔干近端外翻 9.23° 设计

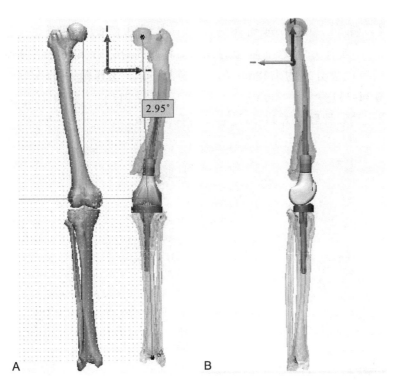

图 11-28　股骨假体髓腔干偏心设计，计算机模拟手术，下肢全长正位及侧位 X 线片

　　（2）偏心设计角度 9°，放大图像可以看到，股骨假体髓内干近端抵内侧皮质；同时偏心设计角度 9°。从假体上方看，股骨髓内干远端抵股骨远端外侧皮质。这样的假体体内力学环境不良。

说明髓腔干外翻偏心角度不够，应该加大外翻角度（图 11-29）。

　　4. 第四套计算机模拟手术方案　股骨假体髓腔延长杆加大偏心设计及垫片斜行设计。

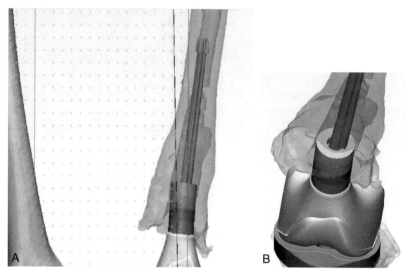

图 11-29　股骨假体髓腔干偏心设计，外翻角度应该加大

（1）增加 2.95°偏距，同时修改垫圈上下面为垂直于髓腔延长杆的斜面，消除假体间空隙（图 11-30）。

（2）最终股骨截骨方案为垂直髓腔截骨，远端 5.84mm，远端内侧截骨 34.74mm，远端外侧截骨 40.13mm。最终胫骨截骨方案为垂直胫骨解剖轴，平腓骨头。后方截骨分别为 1.48mm 与 9.50mm（图 11-31～图 11-33）。

（3）股骨开髓点及远端截骨后（图 11-34）。

（4）计算机模拟手术完成正位、侧位像。下肢力线良好，假体位置适当，患肢肢体得到适度延长，故拟定行第四套手术方案（图 11-35）。

（二）3D 打印仿真模具，进行手术演练

1. 将患侧 CT 扫描数据进行 3D 打印实体 1：1 模具，同时将计算机演练得到的假体数据反馈给定制厂家，按照预先设定参数进行定制假体。

2. 在 3D 打印模具上用定制的假体进行模拟手术预演。

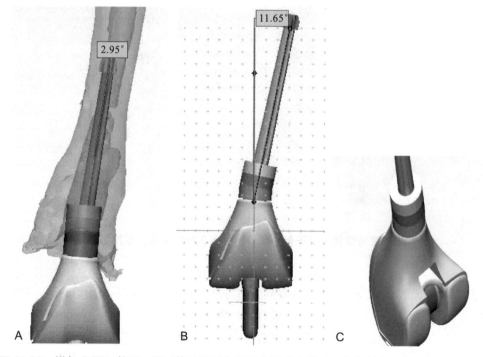

图 11-30　增加 2.95°偏距，同时修改垫圈上下面为垂直于髓腔延长杆的斜面，消除假体间空隙

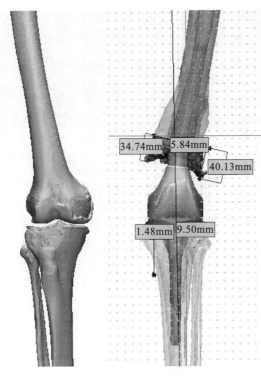

图 11-31　**最终股骨及胫骨截骨方案**

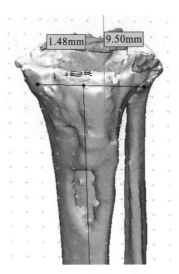

图 11-32　**最终胫骨截骨**

（1）3D打印患侧下肢股骨及胫骨全长（图11-36）。

（2）3D打印模具上显示，股骨远端截骨与胫骨近端截骨量，与计算机模拟一致（图11-37～图11-40）。

（3）3D模具实体手术完成，下肢力线良好（图11-41）。

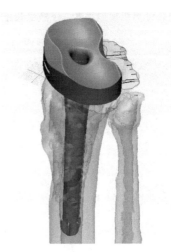

图 11-33　**模拟放置胫骨假体**

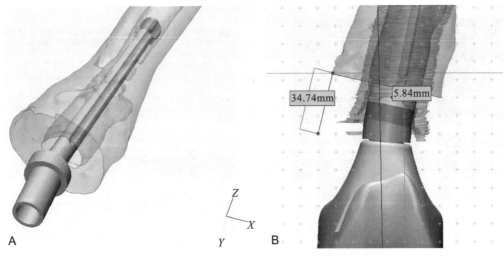

图 11-34　**股骨远端开髓点及股骨远端截骨局部**

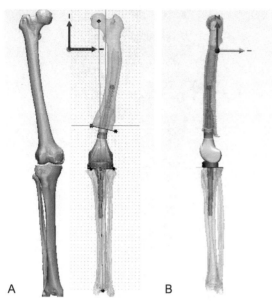

图 11-35　最终计算机模拟手术，下肢全长正位及侧位像

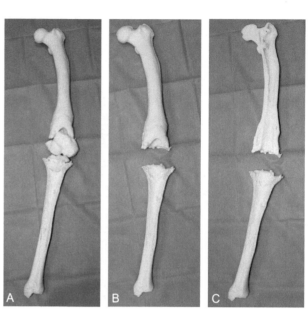

图 11-36　A. 骨水泥；B. 剔除骨水泥；C. 矢状位劈开模型

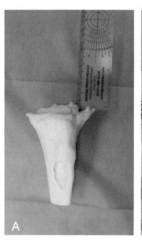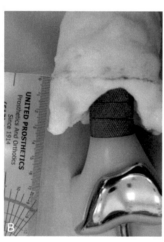

图 11-37　3D 打印模具股骨远端截骨手术

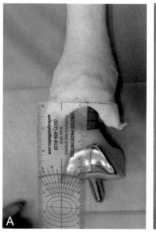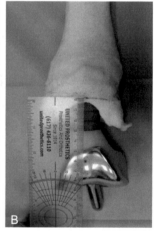

图 11-38　3D 模具上远端截骨，与计算机虚拟远端截骨同等 5.8mm

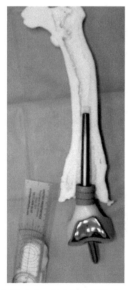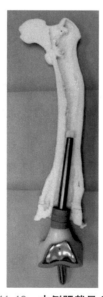

图 11-39　外侧髁截骨 4cm　　图 11-40　内侧髁截骨 3.5cm

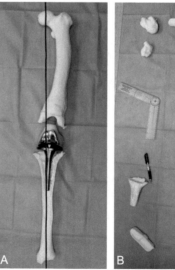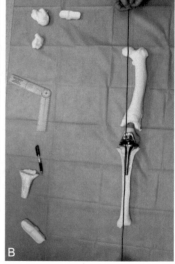

图 11-41　定制假体在 3D 打印模具上演练手术，下肢力线良好

（三）按术前计划进行实体手术

1. 切口暴露，取出骨水泥 space，比较 3D 打印的骨水泥模具，如图 11-42 所示形态，体积完全一致，说明打印的精准度很高。

2. 内侧截骨 3.5cm；外侧截骨 4cm；远端截骨 5.8mm（图 11-43）。

3. 胫骨截骨及股骨远端髓腔扩髓（图 11-44）。

4. 截骨完成软组织张力平衡，安装假体（图 11-45）。

（四）术后 X 线检查

术后 X 线检查如图 11-46 所示。

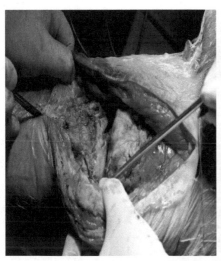
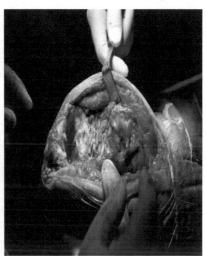

图 11-42　**切口暴露，取出骨水泥占位器**

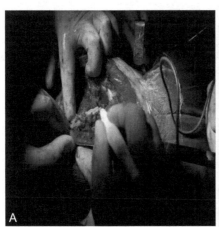
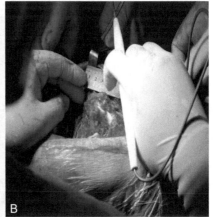
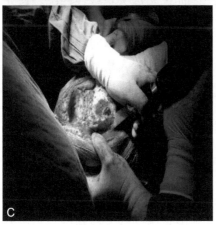

图 11-43　**术中截骨**　A. 外侧 4cm 截骨线；B. 内侧 3.5cm 截骨线；C. 股骨远端截骨完成

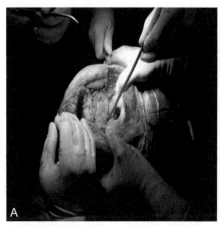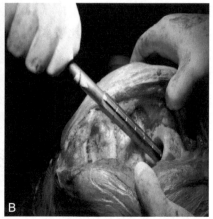

图 11-44　胫骨截骨及股骨远端髓腔扩髓

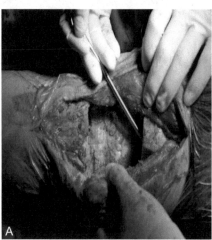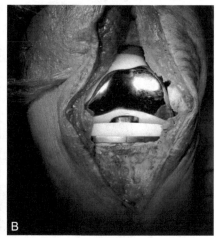

图 11-45　截骨完成软组织张力平衡，安装假体完毕

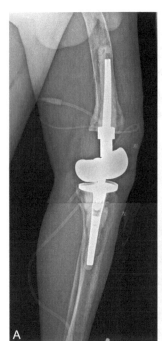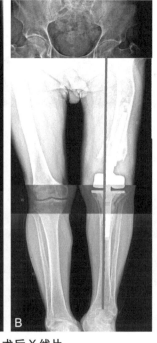

图 11-46　术后 X 线片

四、病例诊疗评述

在全膝关节置换术中，由于患者存在显著畸形、肿瘤及翻修等情况，人工假体的形态类型与手术部位的形态不符十分常见。人工假体与手术部位无法实现最佳匹配，便无法实现术后患肢功能最优化重建。面对这种情况，目前主流做法是根据人工假体对手术部位骨性结构进行改造，从而实现置入物与邻近骨性结构的匹配，然而此种做法易造成局部支撑结构强度不足、应力传导不均、继发不理想骨重建。3D 打印技术通过扫描、建模、优化假体模型并经模拟力学测试，可制造出与患者局部解剖结构匹配并具有承重能力的膝关节植入物。

3D 打印定制特殊化、个体化膝关节是目前精准化医疗的发展趋势。本例患者利用定制膝关节假体，而非直接的 3D 打印定制膝关节假体，但是这种技术完全是可以实现的，只是临床应用还需要推进。这例患者主要应用 3D 打印模具进行术前演练。最重要的是，计算机模拟手术、筛选手术方案是这个病例成功的关键因素。从这一病例得到几点体会与大家分享：

（1）计算机模拟手术可以筛选最佳手术方案。

（2）需要骨科医师与计算机工程师及假体制造商密切配合，充分交流，获取特异性、个体化假体。

（3）利用 3D 打印模具进行手术预演可以使医师充分了解术中可能遇到的困难，精确手术操作步骤，将看似复杂的手术简单化。

应用病例二

一、病史和体格检查要点

1. 一般情况 郭某，女性，65 岁，既往体健。

2. 主诉 双膝关节疼痛 10 余年，加重并活动受限 6 个月。

3. 诊断 双膝关节骨性关节炎。

4. 病史要点 患者 10 余年前，无明显原因出现双膝关节疼痛不适，以劳累及天气变化时为著，休息后可缓解。半年前双膝关节疼痛加重，持续性疼痛，休息后无缓解，行走约 100m 即感疼痛难忍。曾于当地医院行双膝关节局部注射玻璃酸钠治疗后，症状无明显缓解。

5. 体格检查要点 视诊：双膝关节肥大，屈曲内翻畸形，股四头肌未见明显萎缩，局部无红肿。触诊：膝内侧压痛明显，双膝关节局部皮温无明显变化，双侧髌骨研磨试验阳性，浮髌试验阴性，侧方应力试验阴性，抽屉试验阴性。检查双膝关节屈伸活动受限，伸直 −15°，屈曲 110°。量双侧膝关节内翻约 30°，屈曲约 15°，双下肢等长。

6. 辅助检查

（1）实验室检查：白细胞计数为 6.70×10^9/L，红细胞计数为 5.03×10^{12}/L，血红蛋白为 127g/L，中性粒细胞分类为 60.40%；红细胞沉降率为 9mm/h；超敏 C 反应蛋白 < 0.23mg/dl；D- 二聚体 1600μg/L；空腹血糖为 5.14mmol/L。

（2）X 线检查：如图 11-47、图 11-48 所示。

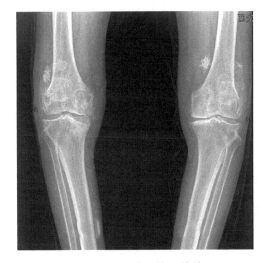

图 11-47 双膝正位 X 线片

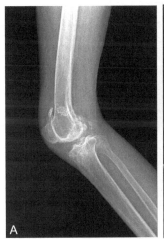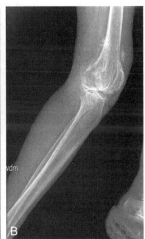

图 11-48 双膝侧位 X 线片

二、诊断和鉴别诊断

1. 诊断思路 患者，女性，65 岁。双侧膝关节疼痛 10 余年，无明显感染病史，无外伤病史及手术病史，X 线检示双侧膝关节骨质增生、关节间隙狭窄、内翻、屈曲畸形，未见其他异常，符合退行性骨关节病的 X 线表现。诊断：骨性关节炎终末期。患者疼痛症状明显，非手术治疗无效，无明显手术禁忌证，可以行双膝关节置换术。

2. 鉴别诊断 主要与膝关节类风湿关节炎、感染化脓性关节炎、风湿性关节炎、创伤性膝关节炎、血友病性关节炎，还有一些少见的牛皮癣性关节炎，夏科膝关节炎进行鉴别，病史中无明显其他上述相关病史，实验室检查基本正常，故较易进行鉴别诊断。

三、治疗措施

1. 扫描双下肢全长 CT，获得 DICOM 文件，进行三维重建（图 11-49）。

2. 模拟手术（图 11-50）。

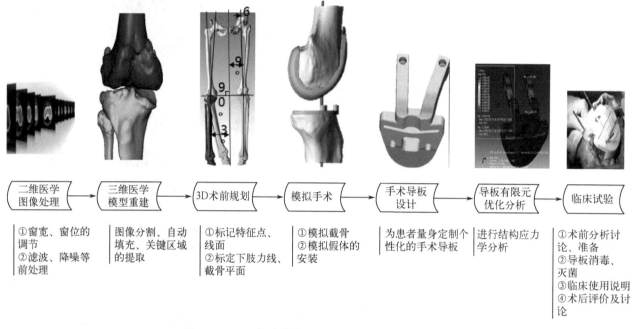

二维医学图像处理	→	三维医学模型重建	→	3D术前规划	→	模拟手术	→	手术导板设计	→	导板有限元优化分析	→	临床试验

①窗宽、窗位的调节
②滤波、降噪等前处理

图像分割、自动填充、关键区域的提取

①标记特征点、线面
②标定下肢力线、截骨平面

①模拟截骨
②模拟假体的安装

为患者量身定制个性化的手术导板

进行结构应力学分析

①术前分析讨论、准备
②导板消毒、灭菌
③临床使用说明
④术后评价及讨论

图 11-49　3D 打印技术在 TKA 应用中的流程示意图

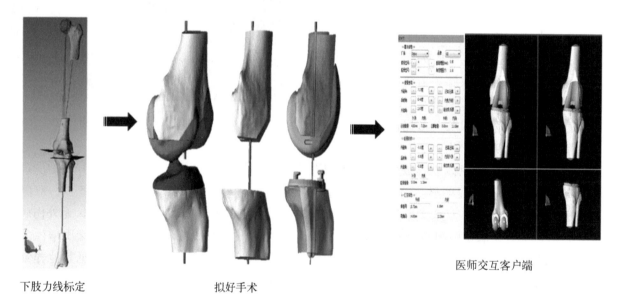

下肢力线标定　　　　拟好手术　　　　医师交互客户端

调整最优截骨量、术前预知假体大小

图 11-50　PSI 计算机模拟手术

3. 打印截骨导板（图 11-51）。

4. 临床应用（图 11-52）。

5. 术后 X 线片（图 11-53、图 11-54）。

四、病例诊疗评述

膝关节置换截骨模板辅助截骨是当前膝关节置换的一个发展方向，传统关节置换术中医师依靠术前影像学资料及术中髓内、髓外截骨导向器等定位装置决定截骨的角度及量，缺乏客观、量化的手术设计使术中精确定位截骨比较困难，而超过半数早期失败或后期翻修的关节置换与术中不当截骨有关。根据患者的关节解剖特点，利用 3D 打印技术制备个体化关节置换截骨导板，将会减少术中反复截骨时间，增加手术准确性，降低截骨不当引起的手术风险和术后效果不佳的概率。

传统的膝关节手术工具具有某些不足：部件繁多、操作复杂耗时、助手学习曲线长、反复拆装清洗、占用供应室手术室空间、增加工作量及医院成本；反复使用的器械易损坏，或存在测量误差，精准下降；手术时间长，有止血带并发症及失血、污染、麻醉并发症等。

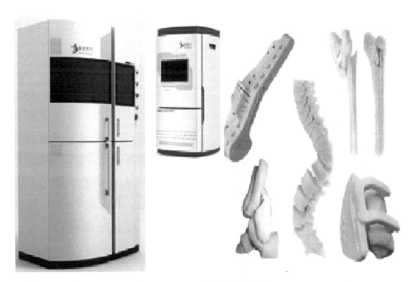

图 11-51　打印截骨导板

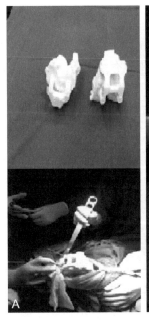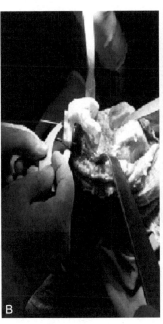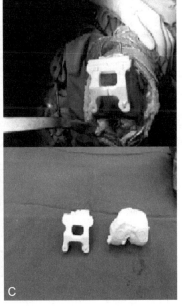

图 11-52　术中情况

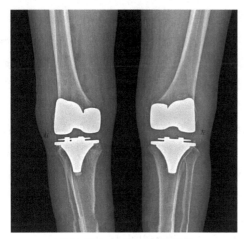

图 11-53 术后正位 X 线片

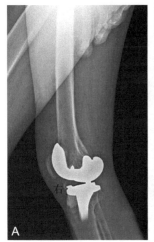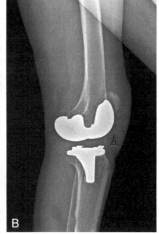

图 11-54 术后侧位 X 线片

PSI 于 2006 年由 Hafez 等首先报道了 45 例，其中 16 例尸骨，29 例模具，利用个体化截骨导板进行膝关节置换。近 5 年 PSI 得到迅速发展，没有出现发展平台期。PSI 具有自己的优势：操作简单，学习曲线短；术前模拟手术可预见手术结果；无须开髓，减少出血量，降低脂肪栓塞的发生率；缩短手术时间，降低出血、感染、止血带并发症等。同时，也有一些缺陷，缺乏术中测量步骤；影像学检查及模块的制作需要额外的费用。

目前，笔者对于 PSI 在膝关节置换中的应用体会如下：PSI 是膝关节置换术辅助工具的一个新的发展方向，理论上有很多优势。对于初次膝关节置换术中应用 PSI 的临床结果目前还没有达成统一，因此既不能盲目信任，也不能放弃创新。出现这种情况的原因比较复杂，如不同 PSI 系统与膝关节假体系统；进行这类研究的手术医师大多是经验丰富的、有大量膝关节置换经验的，且他们更加熟悉常规手术操作器械。术中调整率造成不能完整执行术前计划。

对于复杂膝关节置换，常规手术器械无法正常实施时，PSI 表现出明显的优势，可以简化手术流程，达到满意效果。

（王　伟）

第五节　展　　望

3D 打印技术正以惊人的速度渗透入临床领域。我国已有部分技术处于世界领先水平，目前我国是少数具有自主生产 3D 打印机能力的国家之一，上海交通大学第九人民医院在外科领域应用 3D 打印技术取得显著进展，建立了面向临床的个体化植入物数字制造系统。我国骨科在患者数量、手术数量及手术技巧等方面不亚于西方国家，然而在先进设备，尤其是植入物方面仍落后于西方。

全膝关节置换术截骨导板已进入临床应用。传统关节置换术通常采用机械引导装置及截骨工具决定手术操作，高年资医师对翻修及复杂病例在髓内外定位器的辅助下仅凭肉眼观察和手术判断术中截骨，也可能造成手术失败。精确导向截骨在提高力线准确性、缩短手术时间及简化复杂手术流程方面具有显著优势，是提高关节置换手术准确性和安全性的有效方法。然而其在提高长期疗效方面仍存在争议，仍需要长期随访结果。

个体化植入物是 3D 打印技术对骨科最重要和最有价值的部分。部分特殊人群无法适应传统关节置换假体，只能对关节周围骨组织进行改造以匹配假体，骨质缺损、应力改变增加了远期假体松动并发症的发生率。3D 打印个体化假体符合原位病变关节的形态学与生物学特征，不仅优化宏观力学结构，而且可以实现微观结构设计。微孔结构可降低金属假体弹性模量、减轻应力遮挡并促进新生骨质长入。目前 FDA 已批准多款微孔结构假体进入临床使用，其促进骨质长入效果仍需要长期研究。个体化植入物的高费用和长周期也在一定程度上限制了其使用。个体化植入物的推广应用仍需要产学研多方合作以优化制备流程、降低生产成本。

3D 打印技术取决于材料、设备及工艺的发展。金属材料的天然属性使其无法与骨组织较好融合。目前，如何修改 3D 打印材料的多孔表面以提高其骨结合能力成为一项研究热点。在生物支架材料方面，水凝胶支架可显著改善软骨填充，而 3D 纤维蛋白填充水凝胶支架目前已基本具备骨填充能力。生物可降解材料的 3D 打印为临床提供了新的可能。总之，材料和制备工艺的进展将极大扩展 3D 打印在骨科中的应用。

（王 伟）

主要参考文献

[1] 韩文锋，王宁，刘欣伟，等. 3D 打印在伴有股骨侧关节外畸形初次膝关节置换术中应用体会. 创伤与急危重病医学, 2016, 4(5):260-264.

[2] 李辉，马建兵，姚舒馨，等. 个性化手术导板对现代血液保护下全膝关节置换术后失血量的影响. 骨科, 2016, 7(5):313-316.

[3] 刘伟，黄健. 3D 打印技术在关节置换方面的应用研究及进展. 中国组织工程研究, 2017, 21(7): 1123-1130.

[4] 卢鹏，田文. 3D 打印技术在骨科及手外科领域的应用研究进展. 中国骨与关节杂志, 2007, 6(5):348-351.

[5] 英强，舒克冬，敬东，等. 3D 打印技术在复杂人工膝关节置换术中的临床应用. 中国冶金工业医学杂志, 2017, 34(6):724-725.

[6] McGurk M, Amis AA, Potamianos P, et al. Rapid prototyping techniques for anatomical modelling in medicine. Ann R Coll Surg Engl, 1997, 79(3):169-174.

[7] Anderl W, Pauzenberger L, Kolblinger R, Patient-specific instrumentation improved mechanical alignment, while early clinical outcome was comparable to conventional instrumentation in TKA. Knee Surg Sports Traumatol Arthrosc, 2016,24(1): 102-111.

[8] QiunB, LiuF, Tang B, et al. Clinical study of 3D imaging and 3D printing technique for patient-specific instrumentation in total knee arthroplasty. J Knee Surg, 2017, 30(8):822-828.

[9] Chotanaphuti T, Khuangsirikul S. Comparative study of femoral component sizing in TKA between custom cutting block and intraoperative anterior reference sizing. Journal of Arthroscopy and Joint Surgery, 2015, 2(2): 79-83.

[10] Dehaan AM, Adams JR, Dehart ML, et al. Patient-specific versus conventional instrumentation for total knee arthroplasty: peri-operative and cost differences. J Arthroplasty, 2014, 29(11): 2065-2069.

[11] Franceschi JP. Sbihi A, 3D templating and patient-specific cutting guides (Knee-Plan®) in total knee arthroplasty: Postoperative CT-based assessment of implant positioning. Orthopaedics & Traumatology: Surgery & Research, 2014, 100(6 Supplement): S281-S286.

[12] Hoang D, Perrault D, Stevanovic M, et al. Surgical applications of three-dimensional printing: a review of the current literature & how to get started. Ann Transl Med, 2016, 4(23):456.

[13] Innocenti B, Bellemans J, Catani F. Deviations from optimal alignment in TKA: Is there a biomechanical difference between femoral or tibial component alignment? J Arthroplasty, 2016, 31(1):295-301.

[14] Lorenz A, Herzog Y, Schnaulfer P, et al. Rapid prototyping-a promising technique for orthopaedic implant fabrication: application and validation of TKA prototypes for in-vitro testing. Comput Methods Biomech Biomed Engin, 2014, 17 Suppl1: 54-55.

[15] Lustig S, Scholes CJ, Oussedik S, Unsatisfactory accuracy with VISIONAIRE patient-specific cutting jigs for total knee arthroplasty. J Arthroplasty, 2014, 29(1): 249-250.

[16] Qiao F, Li D, Jin Z, et al. A novel combination of computer-assisted reduction technique and three dimensional printed patient-specific external fixator for treatment of tibial fractures. Int Orthop, 2016, 40(4):835-841.

[17] Stronach BM, Pelt CE, Erickson J, et al. Patient-specific total knee arthroplasty required frequent surgeon-directed changes. Clin Orthop Relat Res, 2013, 471(1): 169-174.

[18] Tack P, Victor J, Gemmel P, et al. 3D-printing techniques in a medical setting: a systematic literature review. Biomed Eng Online, 2016, 15(1):115.

[19] Thienpont E, Paternostre F, Pietsch M, et al. Total knee arthroplasty with patient-specific instruments improves function and restores limb alignment in patients with extra-articular deformity[J]. Knee, 2013, 20(6): 407-411.

[20] Gan Y, Ding J, Xu Y, et al. Accuracy and efficacy of osteotomy in total knee arthroplasty with patient-specific navigational template. Int J Clin Exp Med, 2015, 8(8):12192-12201.

第12章

机器人在人工膝关节置换中的应用

第一节 概　　述

全膝关节置换术（TKA）和单髁膝关节置换术（UKA）是治疗重度膝关节炎的有效方法，随着假体设计的改进、材料性能的改善、手术技术的提高和规范化普及，以及围术期处理的日趋完善，TKA 和 UKA 的手术数量也在不断增长。统计显示，目前在美国每年接受 TKA 的人数超过 60 万，接受 UKA 的人数约为 4.5 万，而且两者仍分别在以 9.4% 和 32.5% 的年增长率迅速增长，预计到 2030 年，美国膝关节置换的年手术量将达到 300 万例。

尽管 TKA 术后 10 ～ 15 年的假体生存率已经超过 90%，但是仍然有 15% 左右的患者对于 TKA 术后的效果感到不满意。对于符合 UKA 指征的患者来说，与接受 TKA 相比，UKA 除了具有手术创伤小、失血量少的优势外，还有膝关节功能恢复更快、本体感觉与步态更好，以及术后康复更短的优点；但是，采用传统技术和工具进行 UKA，患者术后不仅力线不良和假体位置不良的发生率高，而且翻修率要高于 TKA。随着越来越多年轻膝关节置换患者的出现，患者对于假体寿命和关节功能的要求势必越来越高。假体寿命和关节功能受到多种因素的影响，包括患者选择、假体设计、术前功能状态、手术技术和术后康复等。现有的膝关节假体设计虽然已经比早期有了许多显著的进步，但是患者的术后功能和满意度并没有出现相应的正向改变。在患者和假体选择恰当的前提下，截骨和假体植入的精确性及由此带来

的软组织平衡问题可能是影响假体远期生存率和关节功能的决定因素。

为了提高截骨和假体置入的精确性，在传统手术技术的基础上，出现了很多新的技术来辅助医师更好地实施人工膝关节置换手术，包括计算机导航技术、患者个性化截骨工具等。本书另有专门的章节对这些技术进行介绍，此处不再赘述。本章所要介绍的机器人辅助手术系统也属于这样一类为了帮助医师更好地实现理想的手术目标而被引入人工关节领域的技术。

一、机器人辅助人工关节置换手术技术发展概述

世界上第一个应用于人体的骨科手术机器人系统是 1991 年由美国 ISS 公司（Integrated Surgical Systems）和 IBM 共同研发的 Robodoc 手术系统，美国医师使用该手术系统于 1992 年进行了历史上第一例机器人辅助全髋关节置换术，利用机械臂自动进行股骨髓腔准备，以使髓腔更好地与假体形态匹配，为股骨假体的非骨水泥固定提供更佳的压配和接触界面。在随后至今的 20 多年时间里有诸多公司相继开发了多种机器人辅助人工关节手术系统，其中全球最主要的人工关节相关医疗器械公司都已推出了各自的可用于商业推广的手术机器人系统。随着技术水平的不断提高，其临床应用价值也日益受到关节外科医师的关注。

我们可以对这些机器人手术系统进行一些基本的分类。根据是否需要影像学数据资料，这些机器人手术系统可以被分为基于影像型和无须影像型；根据对植入假体产品的兼容性，可以被分为封闭平台型和开放平台型；根据工作原理的不同，可以被分为主动式、被动式及半主动式。根据工作原理的不同，分别对这些机器人系统做一个简单的介绍。

所谓主动式机器人手术系统，就是根据手术医师术前或术中制订的手术计划，由计算机控制机械臂的操作端自动完成全部或大部分截骨操作，不需要医师进行操控，其代表产品就是前面介绍的 Robodoc，它也是第一个被用于膝关节置换的机器人系统。Robodoc 最初上市的时候，美国 FDA 只批准其应用于全髋关节置换术（total hip arthroplasty，THA），而没有批准其用于 TKA，因此它在 TKA 方面的最初应用并非来自美国，而是 2000 年 3 月由几位德国医师实施的手术。Robodoc 的第一代产品在自动研磨过程中损伤软组织，从而导致过多并发症及相关法律诉讼，并且存在操作耗时过多、产热明显、形体

笨重、占用手术室空间等不足，其临床推广并不尽人意，后被另一家美国公司收购。后者延续其设计理念，推出了第二代 Robodoc 产品，并命名为 TSolution-One（图 12-1），2014 年已获得美国 FDA 批准用于 THA，而其应用于 TKA 的适应证目前尚未获得 FDA 的批准。

所谓被动式机器人手术系统，就是根据医师术前或术中制订的手术计划，在术中计算机导航的引导下，将截骨导板安放到准确的位置，由医师操纵传统截骨工具进行截骨，对医师的截骨操作不做安全边界的限制，其代表产品是 PiGalileo 及与之相类似的 OMNINAV iBlock（图 12-2）。从某种意义上来说，很难将这一类机器人辅助手术设备与计算机导航辅助手术设备严格区分开来，或者可以将他们视为计算机导航技术的升级版。这一类机器人手术系统虽然目前仍在市场上有售，但并未激起很多医师的兴趣，前景堪忧。

真正让关节外科医师对机器人辅助关节置换手术系统重新燃起信心的是日趋成熟的半主动式机器人手术系统。所谓半主动式手术系统，就是根据医

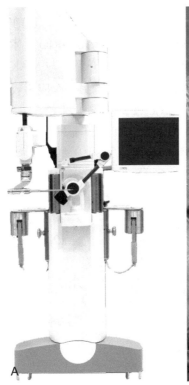
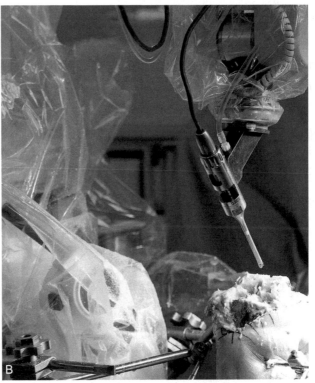

图 12-1　**主动式机器人手术系统 Robodoc**　A. 第二代 Robodoc 产品 TSolution-One 的外观图；B. Robodoc 进行 TKA 手术的术中照片，可以看到机械臂的工作端在自动进行骨面的准备，无须医师操纵

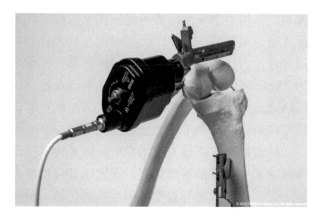

图 12-2 被动式机器人手术系统 OMNINAV iBlock，其工作端被固定在股骨或胫骨上，在配套的导航系统的引导下，按顺序给出 6 个截骨面的截骨导板位置，手术医师在相应的截骨导板引导下使用传统手术工具进行截骨操作

师术前或术中制订的手术计划，在三维空间内引导医师进行截骨操作，并且通过触觉和声音等反馈机制对医师的截骨进行物理性限制，使其始终处于安全区域内，增强了医师准确控制截骨的能力，提高操作精准性的同时也拥有了极高的操作安全性。率先将触觉反馈机制（Haptic）引入骨科手术机器人的是由英国帝国理工学院和 Acrobot 公司合作开发的 Acrobot（Active Constraint Robot 的缩写，即主动式限制型机器人）（图 12-3），这是半主动式骨科机器人系统的先驱，可用于 UKA 和 TKA。虽然 Acrobot 的早期临床结果令人满意，但是由于其没有克服以往机器人系统固有的一大缺点，即需要在术中将患肢相对牢固地固定在一个位置上，因而并没有获得临床医师的欢迎。退出机器人市场之后，其公司资产最终被 Mako 公司收购，同时也解决了两家公司之间存在的专利侵权纠纷问题。Mako 公司推出的机械臂辅助交互式骨科手术系统（MAKO-RIO 手术系统）克服了以往手术机器人需要固定患侧肢体的缺陷，是当前半主动式机器人手术系统的代表性产品（图 12-4），于 2006 年获得美国 FDA 批准用于 UKA，随后其 THA 和 TKA 的应用又先后于 2010 年和 2015 年获得美国 FDA 批准。MAKO-RIO 手术系统的临床应用收到了市场的积极回应，截至目前，MAKO-RIO 手术系统在全世界范围内装机超过 380 台，完成手术超过 83 000 例。本节前面提到的美国近年 UKA 年手术量以超过 30% 的速度增长，与 MAKO-RIO 手术系统的推广使用是密切相关的。全球骨科医疗器械巨头之一的 Stryker 公司于 2013

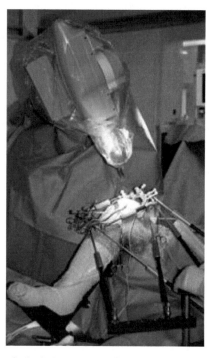

图 12-3 半主动式机器人系统的先驱 Acrobot 术中照片，图中可见患肢被牢固地固定在一个位置上，不允许发生移动

年斥资 16 亿美元收购了 Mako 公司，正是因为看中了由 MAKO-RIO 手术系统所带来的机器人辅助人工关节手术的良好市场前景。MAKO-RIO 手术系统历经 10 多年的技术更新迭代，目前在市场上推出的是其第三代产品。MAKO-RIO 手术系统的工作原理会在以下章节详细介绍。与 MAKO-RIO 手术系统具有相似工作原理的另一个应用较多的半主动式系统是 Navio PFS 系统（图 12-5）。与 MAKO-RIO

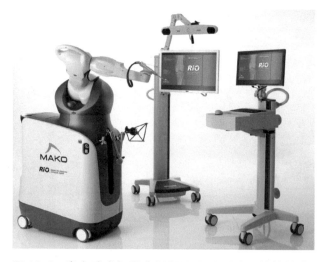

图 12-4 半主动式机器人 MAKO-RIO 手术系统的构成。图中从左到右依次为机械臂模块、导航模块和手术计划模块

手术系统不同的是，Navio PFS 手术系统的手术操作端是手持式的，没有笨重的机械臂，另外，Navio PFS 手术系统无须术前影像资料，仅依靠术中注册信息生成手术计划，而且它是一个开放平台系统，可以使用不同公司生产的假体。推出 Navio PFS 的公司目前已被施乐辉公司收购，但 Navio PFS 系统经 FDA 批准的适应证目前仅限于 UKA。

二、机器人辅助人工关节置换手术系统工作原理简介

不同的机器人手术系统的工作原理也不尽相

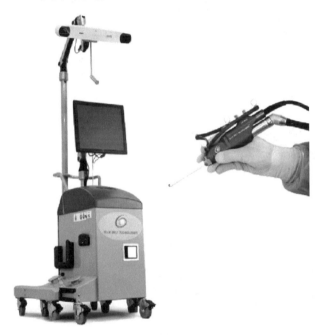

图 12-5　手持式半主动式机器人手术系统 Navio PFS

同。我们以目前最常用的 MAKO-RIO 手术系统为例，对机器人手术系统的工作原理进行简要介绍。

MAKO-RIO 手术系统由三大模块组成（图 12-4），分别是手术计划模块、导航模块和机械臂模块。手术计划模块负责根据术前采集的患者患肢三维 CT 扫描数据信息重建出患者膝关节的虚拟 3D 模型，手术医师在此模块上根据 3D 模型进行术前计划，以最佳的假体覆盖、力线、重建患者膝关节解剖形态特点和最小截骨量作为术前计划的目标，初步确定假体的植入位置和角度及假体的型号大小等信息（图 12-6）。导航模块负责在术中实时捕捉患肢的移动情况及其与机械臂在三维空间内的相对位置数据信息，与术前计划模块实时交互，共同引导手术医师操纵机械臂（图 12-7），使其进入术前计划预定的手术操作区域，利用工作末端上的高速磨钻或专用摆锯进行骨面的准备（图 12-8）。同时，利用术前计划确定的安全区域和术中导航提供的实时空间位置信息，系统将机械臂的工作末端始终控制于安全区域内。一旦工作末端靠近安全区域的边缘，系统就通过触觉反馈和声音反馈给手术医师做出提示，为医师的操作提供一堵无形的虚拟的安全防火墙。当机械臂工作末端由于过大外力或其他原因超出安全区域边缘时，系统就会立刻自动切断工作末端的动力供应，同时通过图像和声音发出警告，保证膝关节周围软组织或其他非手术部位组织的安全。

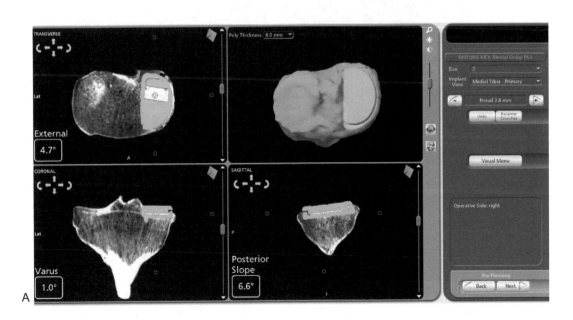

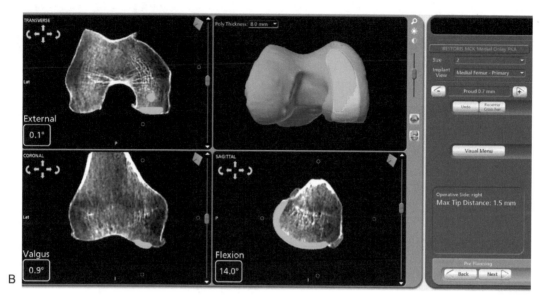

图 12-6 MAKO-RIO 手术系统辅助下膝关节单髁置换术术前计划，根据患者术前 CT 扫描生成膝关节三维重建模型，初步确定胫骨假体（A）、股骨假体（B）安装角度和假体型号大小；图中绿色部分为假体的虚拟图像，可见假体与股骨髁和胫骨近端实现完美覆盖及形态匹配

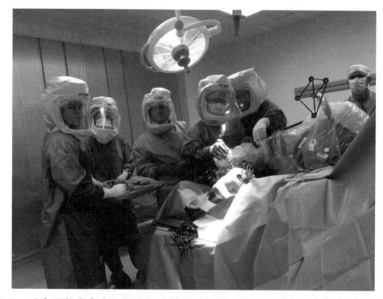

图 12-7 手术医师术中在机器人系统的引导和安全限制下操纵机械臂，进行骨面准备

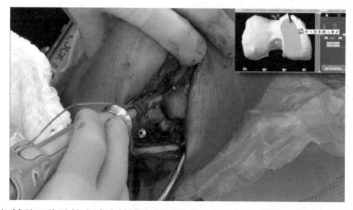

图 12-8 手术医师利用机械臂工作端的高速磨钻进行骨面准备，图中右上角的小图内，虚拟股骨图像中的绿色部分是高速磨钻需要磨削的骨表面组织

第二节 机器人辅助人工膝关节置换术的手术技术及操作步骤

机器人辅助人工膝关节置换术在我国尚处于起步阶段，仅有的一些经验来自于包括本章节笔者所在单位的国内少数几家医院基于 MAKO-RIO 手术系统进行的 UKA 手术。机器人辅助下的 TKA 目前在我国尚未开展。本节主要介绍使用 MAKO-RIO 手术系统进行膝关节单髁置换手术的手术技术及操作步骤。

一、术 前 计 划

患者术前根据 MAKO-RIO 手术系统对 CT 扫描数据的层厚和窗宽等要求常规行患侧髋、膝、踝三个部位的 CT 扫描，利用 MAKO-RIO 手术系统自带的术前计划软件将 CT 扫描数据重建为患者膝关节的虚拟 3D 模型。手术医师根据此模型进行术前计划，以最佳的假体覆盖、力线、重建患者膝关节解剖形态特点和最小截骨量作为术前计划的目标，初步确定假体的植入位置和角度及假体的型号大小等信息（图 12-6）。

二、手 术 技 术

手术于患者仰卧位下进行。取膝前内侧纵行切口（图 12-9），逐层切开，经髌旁内侧进入膝关节；观察外侧胫股关节及髌股关节磨损情况，检查前交叉韧带功能是否良好。确认可以进行 UKA 之后，在股骨髁内侧及胫骨平台前方近胫骨结节处各安装一个金属检测针。在胫骨侧距离胫骨结节 4 横指的位置打入 2 枚固定针，安装胫骨侧示踪器；在股骨侧距离髌骨上极 4 横指处打入 2 枚固定针，安装股骨侧示踪器（图 12-10）。在系统中完成髋关节旋转中心、踝关节中心、股骨髁、胫骨近端的注册（图 12-11），活动膝关节记录原始运动学参数和肢体机械力学参数。需要注意的是，在完成膝关节表面注册之前，不要去清除骨赘。在完成注册并去除膝关节内侧的骨赘后，在施加适当外翻应力的状态下，自伸直位开始活动膝关节，每间隔 15°～30° 由系统记录各项运动学及力学参数（图 12-12），得到初始的关节间隙数据（图 12-13）；微调术前计划中的假体位置，使

得虚拟的内侧关节间隙在各个屈伸角度均维持在 1～2mm，假体的虚拟接触轨迹理想（图 12-14），并确认最终的手术计划。术者操纵机器人机械臂，按照术前计划限定的范围，在触觉反馈机制的引导下用高速磨钻进行股骨侧及胫骨侧骨面准备（图 12-8），取出残留的软骨碎屑及后方骨赘。安装试模，在导航系统引导下确认假体位置、运动学参数和软组织张力满意。随后取出试模，抬高患肢，大腿近端充气式止血带充气止血，在关节周围行"鸡尾酒"注射以利于术后镇痛，用脉冲冲洗枪冲洗创面。干燥骨面后，以骨水泥安装选择好的 RESTORIS MCK 单髁假体，待骨水泥

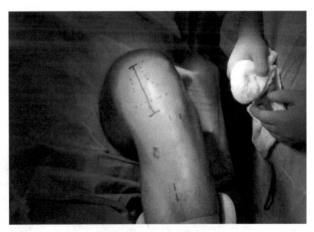

图 12-9 **手术切口**

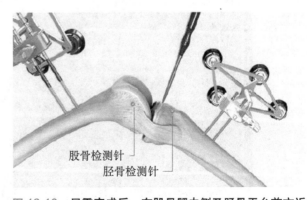

股骨检测针
胫骨检测针

图 12-10 **显露完成后，在股骨髁内侧及胫骨平台前方近胫骨结节处各安装一个金属检测针。在胫骨侧距离胫骨结节 4 横指的位置打入 2 枚固定针，安装胫骨侧示踪器；在股骨侧距离髌骨上极 4 横指处打入 2 枚固定针，安装股骨侧示踪器**

固化后再次在膝关节外翻应力状态下评估软组织平衡情况，并与术前计划进行对比（图 12-15）。常规不放置引流管，逐层关闭手术切口，并用敷料包扎。图 12-16 是一例典型病例的术前术后 X 线片。

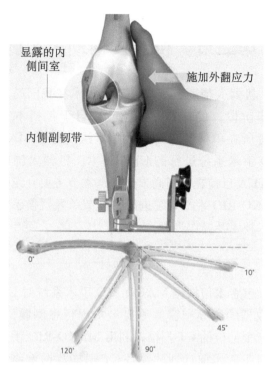

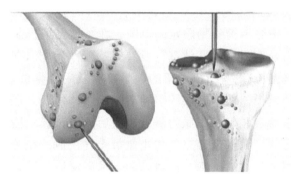

图 12-11　**术中膝关节表面注册示意图**　使用尖头探针刺破软骨到达软骨下骨，进行软骨覆盖的关节面的注册。使用钝头探针进行非软骨覆盖的骨组织表面的注册

图 12-12　**软组织张力评估**　在完成注册并去除膝关节内侧的骨赘后，在施加适当外翻应力的状态下，自伸直位开始活动膝关节，每间隔 15°～30°由系统记录位置参数，获得相应角度下的内侧关节间隙，以此间接代表软组织张力

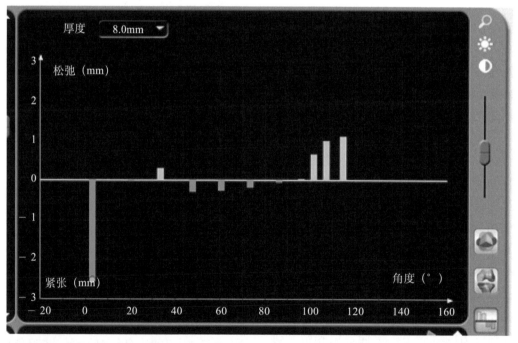

图 12-13　**术中初始的膝关节内侧软组织张力评估图**，图中横坐标表示不同的屈膝角度（°），纵坐标表示虚拟的胫骨和股骨假体之间的间隙（mm），从图中可以看到，在原定的手术计划下，内侧软组织张力是不满意的，因为从屈膝 30°～90°，膝关节内侧的间隙几乎为零，提示内侧软组织张力过紧，需要对手术计划（即假体角度和位置）进行微调

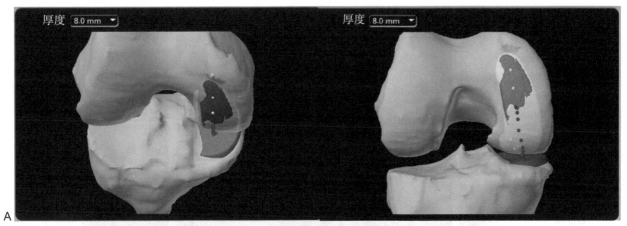

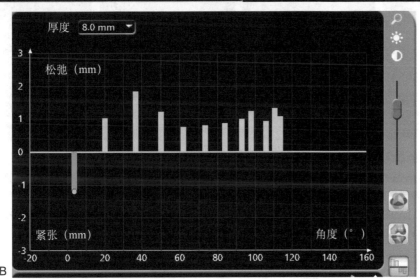

图 12-14　**经过对手术计划进行微调后获得的虚拟的假体接触轨迹和软组织张力情况**　A. 术中捕获的虚拟假体接触轨迹，图中的红色圆点表示不同屈伸角度时的接触点，可见屈伸全程假体之间的接触点均位于假体中部的理想位置；B. 经过微调可以看到，除完全伸直位之外，其他屈曲角度内侧间隙均维持在 1 ～ 2mm，符合正常膝关节的生理功能状态

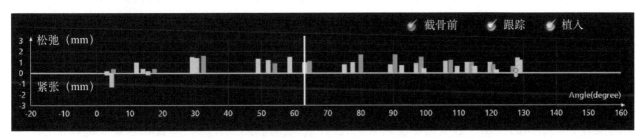

图 12-15　截骨前、安装试模和植入假体时的软组织张力评估。横坐标表示不同的屈膝角度（°），纵坐标表示胫骨和股骨假体之间的间隙。蓝色柱形表示截骨前的虚拟间隙，黄色柱形表示安装试模后的间隙，绿色表示植入假体之后的间隙（mm），可见各个角度下三者均具有较高的一致性，反映手术计划得到了精确的执行

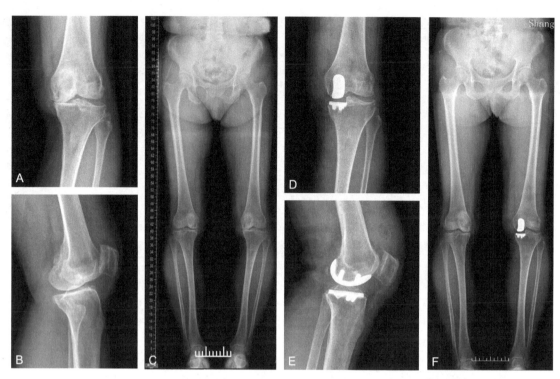

图 12-16　典型病例的术前、术后影像学检查结果。患者，女性，68 岁。左膝关节内侧疼痛 3 年，A 和 B. 术前左膝关节正侧位 X 线片；C. 术前双下肢站立位全长正位 X 线片，可见左膝关节内侧胫股关节间隙狭窄；D 和 E. 术后左膝关节正侧位 X 线片，可见胫骨与股骨假体的大小与形态均与截骨面实现较好匹配，假体在冠状位和矢状位上的植入位置均处于理想状态；F. 术后双下肢站立位全长正位 X 线片，可见左膝关节内翻畸形得到一定程度的纠正，无过度矫正

第三节　展　　望

理想的机器人辅助人工膝关节置换手术系统应当能够根据患者的具体情况为每一位患者制定最佳的手术目标（包括假体相对于解剖结构的位置、下肢力线及软组织张力），然后在手术中精准地引导或帮助医师进行截骨操作和软组织平衡以实现这些既定的手术目标，获得可重复的满意的临床结果，改善患者的关节功能，提高患者的满意度。同时，又不增加手术的复杂性，还能减少对周围骨和软组织的损伤。这些目标驱使着研究人员和临床医师一起对机器人手术系统的相关技术不断地进行改进，未来拥有的机器人手术系统会比现在更加完善。

现有的多项研究均表明，机器人辅助人工膝关节置换手术能够提高膝关节假体植入的精准性。采用术后 CT 扫描数据进行测量的几项临床研究显示，机器人辅助下 UKA 术后的胫骨假体冠状位角度与目标位置的偏差能够控制在 $1.5°\sim2.5°$。

笔者的初步临床结果显示，术后胫骨假体冠状位角度与目标位置平均偏差为 $1.1°\pm0.9°$，在初期的 25 例手术中，100% 的病例胫骨假体冠状位角度与目标位置偏差均在 3° 以内。在假体生存率相关的结果方面，一项多中心研究结果显示，909 例 MAKO-RIO 辅助下的 UKA 病例在最短 2 年的随访期内，仅有 11 例接受了翻修手术，2 年的假体生存率为 98.8%，显著高于传统手术技术 UKA 的短期假体生存率，并且在未接受翻修手术的病例中，对手术结果满意的患者比例高达 92%。但是，机器人辅助膝关节置换手术是否能够提高假体的远期生存率，目前尚无相关数据。

而在膝关节置换术后的关节功能方面，现有的研究因为样本量少或未设置传统手术对照等原因，尚无法证明机器人辅助膝关节置换术在提高手术精准性的同时是否能带来更好的关节功能，未来需要进行更大规模的相关对照研究。

由于拥有三维水平的术前计划能力，机器人辅助系统的术前计划能够帮助临床医师更好地根据患者的解剖特点设定个性化的手术目标，如设定运动学对线的膝关节假体植入目标。而后，借助机器人辅助系统对于手术目标可靠的实现能力，可以使医师轻松而准确地实现膝关节假体的运动学对线。未来可以利用机器人系统的这一优势，开展膝关节运动学相关的研究，探索传统的机械力学对线方法和运动学对线方法究竟孰优孰劣。

在假体设计方面，由于机器人辅助手术系统的骨面准备工具不同于传统的工具，可以依据假体的形态实施任意形状的骨面准备，这就为假体设计工程师解除了传统假体平面截骨的思想禁锢。工程师可以根据韧带保留、骨组织保留、改善固定界面和应力传导方式的要求来进行新型的假体设计，从而有望进一步改善患者的手术治疗效果。

（王俏杰　陈云苏）

主要参考文献

[1] 王俏杰, 柴伟, 王琦, 等. 机器人辅助下膝关节单髁置换术初步临床结果. 中华解剖与临床杂志, 2017, 2:108-115.

[2] Anderson JG, Wixson RL, Tsai D, et al. Functional outcome and patient satisfaction in total knee patients over the age of 75. J Arthroplasty 1996, 11(7):831-840.

[3] Barrack RL, Engh G, Rorabeck C, et al. Patient satisfaction and outcome after septic versus aseptic revision total knee arthroplasty. J Arthroplasty, 2000, 15(8):990-993.

[4] Bell SW, Anthony I, Jones B, et al. Improved accuracy of component positioning with robotic-assisted unicompartmental knee arthroplasty: data from a prospective, randomized controlled study. JBJS, 2016, 98(8):627-635.

[5] Cobb J, Henckel J, Gomes P, et al. Hands-on robotic unicompartmental knee replacement:a prospective, randomised controlled study of the acrobot system. J Bone Joint Surg Br, 2006, 88(2):188-197.

[6] Collier MB, Eickmann TH, Sukezaki F, et al. Patient, implant, and alignment factors associated with revision of medial compartment unicondylar arthroplasty. J Arthroplasty, 2006, 21(6 suppl2):108-115.

[7] Dunbar NJ, Roche MW, Park BH, Accuracy of dynamic tactile-guided unicompartmental knee arthroplasty. J Arthroplasty, 2012, 27(5):803-808.

[8] Emerson RHJr, Higgins LL. Unicompartmental knee arthroplasty with the oxford prosthesis in patients with medial compartment arthritis. JBJS,2008, 90(1):118-122.

[9] Isaac SM, Barker KL, Danial IN, et al. Does arthroplasty type influence knee joint proprioception? A longitudinal prospective study comparing total and unicompartmental arthroplasty. The Knee, 2007, 14(3):212-217.

[10] Jeer PJ, Cossey AJ, Keene GC. Haemoglobin levels following unicompartmental knee arthroplasty: influence of transfusion practice and surgical approach. The Knee, 2005, 12(5):358-361.

[11] Kurtz S, Ong K, Lau E, et al. Projections of primary and revision hip and knee arthroplasty in the United States from 2005 to 2030. JBJS, 2007, 89(4):780-785.

[12] Kurtz SM, Ong KL, Lau E, et al. Impact of the economic downturn on total joint replacement demand in the United States: updated projections to 2021. JBJS, 2014, 96(8):624-630.

[13] Liddle AD, Pandit H, Judge A, et al. Patient-reported outcomes after total and unicompartmental knee arthroplasty:a study of 14.076 matched patients from the National Joint Registry for England and wales. Bone Jt J, 2015, 97-B(6):793-801.

[14] Lonner JH. Indications for unicompartmental knee arthroplasty and rationale for robotic arm-assisted technology. Am J Orthop(Belle Mead NJ), 2009, 38(2 suppl):3-6.

[15] Lyons MC, MacDonald SJ, Somerville LE, et al. Unicompartmental versus total knee arthroplasty database analysis: is there a winner? Clin Orthop Relat Res, 2012, 470(1):84-90.

[16] McCalden RW, Robert CE, Howard JL, et al. Comparison of outcomes and survivorship between patients of different age groups following TKA. J Arthroplasty 2013; 28(8 suppl):83-86.

[17] Pearle AD, van der List JP, Lee L, et al. Survivorship and patient satisfaction of robotic-assisted medial unicompartmental knee arthroplasty at a minimum two-year follow-up. The Knee, 2017, 24(2):419-428.

[18] Price AJ, Webb J, Topf H, et al. Rapid recovery after

oxford unicompartmental arthroplasty through a short incision. J Arthroplasty, 2001, 16(8):970-976.

[19] Sharkey PF, Hozack WJ, Rothman RH, et al. 2nSamll award paper. Why are total knee arthroplasties failing today? Clin Orthop, Relat Res, 2002, 404:7-13.

[20] Sharkey PF, Lichstein PM, Shen C, et al. Why are total knee arthroplasties failing today-has anything changed after 10 years? J Arthroplasty, 2014, 29(9):1774-1778.

[21] van der List JP, Chawla H, Joskowicz L, et al. Current state of computer navigation and robotics in unicompartmental and total knee arthroplasty: a systematic review with meta-analysis. Knee Surg Sports Traumatol Arthrosc, 2016, 24(11):3482-3495.